AF837906

Hans Scheffel · Hatem Alkadhi · Andreas Boss
Elmar M. Merkle (Hrsg.)

Praxisbuch MRT Abdomen und Becken

Hans Scheffel · Hatem Alkadhi · Andreas Boss
Elmar M. Merkle (Hrsg.)

Praxisbuch MRT Abdomen und Becken

Mit 130 Abbildungen in 378 Einzeldarstellungen

Springer

PD Dr. med. Hans Scheffel
Radiologische Praxis am Diakoniekrankenhaus
Speyerer Straße 91
68163 Mannheim
hscheffel@me.com

Prof. Dr. med. Hatem Alkadhi
Institut für Diagnostische und
Interventionelle Radiologie
Universitätsspital Zürich
Rämistrasse 100
8091 Zürich, Schweiz
Hatem.Alkadhi@usz.ch

PD Dr. med. Dr. sc. hum. Andreas Boss
Institut für Diagnostische und
Interventionelle Radiologie
Universitätsspital Zürich
Rämistrasse 100
8091 Zürich, Schweiz
andreas.boss@usz.ch

Prof. Dr. med. Elmar M. Merkle
Klinik für Radiologie und Nuklearmedizin
Universitätsspital Basel
Petersgraben 4
4031 Basel, Schweiz
merklee@uhbs.ch

ISBN 978-3-642-25339-3 Springer-Verlag Berlin Heidelberg New York

Bibliografische Information der Deutschen Nationalbibliothek
Die Deutsche Nationalbibliothek verzeichnet diese Publikation in der Deutschen Nationalbibliografie; detaillierte bibliografische Daten sind im Internet über http://dnb.d-nb.de abrufbar.

Dieses Werk ist urheberrechtlich geschützt. Die dadurch begründeten Rechte, insbesondere die der Übersetzung, des Nachdrucks, des Vortrags, der Entnahme von Abbildungen und Tabellen, der Funksendung, der Mikroverfilmung oder der Vervielfältigung auf anderen Wegen und der Speicherung in Datenverarbeitungsanlagen, bleiben, auch bei nur auszugsweiser Verwertung, vorbehalten. Eine Vervielfältigung dieses Werkes oder von Teilen dieses Werkes ist auch im Einzelfall nur in den Grenzen der gesetzlichen Bestimmungen des Urheberrechtsgesetzes der Bundesrepublik Deutschland vom 9. September 1965 in der jeweils geltenden Fassung zulässig. Sie ist grundsätzlich vergütungspflichtig. Zuwiderhandlungen unterliegen den Strafbestimmungen des Urheberrechtsgesetzes.

Springer Medizin
Springer-Verlag GmbH
ein Unternehmen von Springer Science+Business Media
springer.com

© Springer-Verlag Berlin Heidelberg 2012

Die Wiedergabe von Gebrauchsnamen, Warenbezeichnungen usw. in diesem Werk berechtigt auch ohne besondere Kennzeichnung nicht zu der Annahme, dass solche Namen im Sinne der Warenzeichen- und Markenschutzgesetzgebung als frei zu betrachten wären und daher von jedermann benutzt werden dürften.

Produkthaftung: Für Angaben über Dosierungsanweisungen und Applikationsformen kann vom Verlag keine Gewähr übernommen werden. Derartige Angaben müssen vom jeweiligen Anwender im Einzelfall anhand anderer Literaturstellen auf ihre Richtigkeit überprüft werden.

Planung: Peter Bergmann, Dr. Sabine Ehlenbeck, Heidelberg
Projektmanagement: Christiane Beisel, Heidelberg
Lektorat: Sabine Thürk, Berlin
Zeichnungen: Ingrid Schobel, München
Layout und Umschlaggestaltung: deblik Berlin
Coverbild links: Dr. med. Karin Post, Radiologische Praxis am Diakoniekrankenhaus Mannheim;
Coverbild rechts: © Arteria Photography
Satz und digitale Bearbeitung der Abbildungen: Fotosatz-Service Köhler GmbH – Reinhold Schöberl, Würzburg

SPIN: 80030907

Gedruckt auf säurefreiem Papier

Vorwort

Die Magnetresonanztomographie des Abdomens und des Beckens hat sich über das letzte Jahrzehnt zu einer festen Größe in der diagnostischen Abklärung der inneren Organe entwickelt. Zusammen mit neuen MRT Kontrastmitteln ist sie aus der Beurteilung und Einteilung vieler gastrointestinaler und onkologischer Erkrankungen nicht mehr wegzudenken. Dies verlangt oftmals die Anpassung alter Untersuchungsstrategien an neue Entwicklungen sowie die Integration völlig neuer Methoden.

Das »Praxisbuch MRT Abdomen und Becken« möchte sowohl das Basiswissen auf dem Gebiet der MRT des Abdomens und Beckens vermitteln als auch neue Untersuchungstechniken und -strategien im Detail erläutern. Der Schwerpunkt wurde auf die Darstellung der Pathologie in der MRT sowie deren bildgebende Differentialdiagnose gelegt. Das Buch hat seinen Ursprung im Praxiskurs MRT Abdomen und Becken, der seit vielen Jahren am Universitätsspital Zürich von der dortigen Radiologie ausgerichtet wird. Eine große Zahl der Autoren dieses Buches war oder ist als Dozent oder Organisator am Praxiskurs beteiligt.

Ziel war es komprimiertes Expertenwissen in einem praktisch orientierten Lehrbuch zu verpacken, das während der klinischen Routine neben den Befundungsmonitoren als hilfreiches Nachschlagewerk zur Verfügung steht.

Da es schwierig ist dies alles zeitnah zu produzieren, möchten wir uns im Voraus entschuldigen, falls der im Buch dargestellte Stand des Wissens bereits bei der Veröffentlichung des Buches durch neue Erkenntnisse der Forschung überholt ist.

An dieser Stelle möchte wir auch allen unseren Autoren und Koautoren danken, die uns mit ihren Beiträgen bei der Entstehung des Buches geholfen haben. Besonderer Dank gilt auch den Mitarbeitern des Springer Verlages, die uns jederzeit tatkräftig unterstützt haben, allen voran Frau Christiane Beisel und Herr Peter Bergmann.

Wir hoffen, dass wir unseren Zielen gerecht werden konnten und alle Kolleginnen und Kollegen in dem vorliegenden Buch einen hilfreichen und interessanten Begleiter in der täglichen Praxis finden werden.

Hans Scheffel, Mannheim
Hatem Alkadhi, Zürich
Andreas Boss, Zürich
Elmar M. Merkle, Basel
im Januar 2012

Inhaltsverzeichnis

Herausgeber

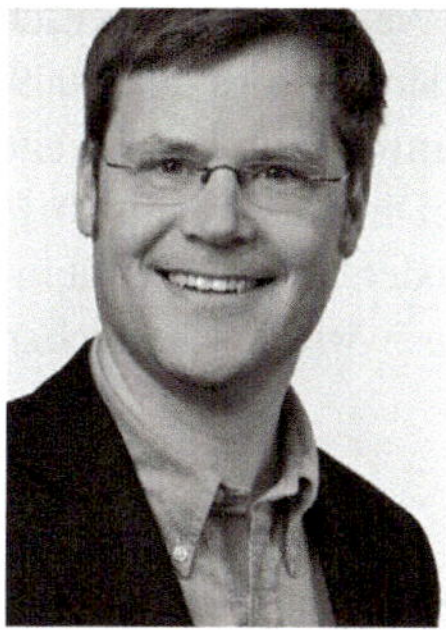

Hans Scheffel studierte Pharmazie und Medizin in Berlin, Heidelberg und München. Seine Promotion erfolgte an der Medizinischen Fakultät der Universität Heidelberg im Fach Psychiatrie. Im Jahre 2002 ging er in die Schweiz nach Zürich und begann seine medizinische Weiterbildung am Institut für Neuroradiologie sowie der Klink für Neurochirurgie des Universitätsspitals Zürich. Im Anschluss wechselte er an das Institut für Diagnostische Radiologie des Universitätsspitals Zürich wo er seinen Facharzt für Diagnostische Radiologie und für Diagnostische Neuroradiologie ablegte. In der Folge war er Leiter des MRI Zentrums für den Bereich Diagnostische Radiologie und erhielt 2009 die Venia legendi im Fach Radiologie durch die Universität Zürich. Er absolvierte einen Forschungsaufenthalt in Boston, USA, am Department of Radiology des Massachusetts General Hospital. Hans Scheffel ist Autor zahlreicher wissenschaftlicher Publikationen und Herausgeber von 2 Büchern. Seine wissenschaftlichen Interessensgebiete sind neben der abdominalen MRT-Bildgebung, die MRT-Ganzkörperbildgebung, die diffusionsgewichtete MRT-Bildgebung und die Kardiovaskuläre Radiologie. Seit 2011 arbeitet er als niedergelassener Radiologe in der Radiologischen Praxis am Diakoniekrankenhaus Mannheim.

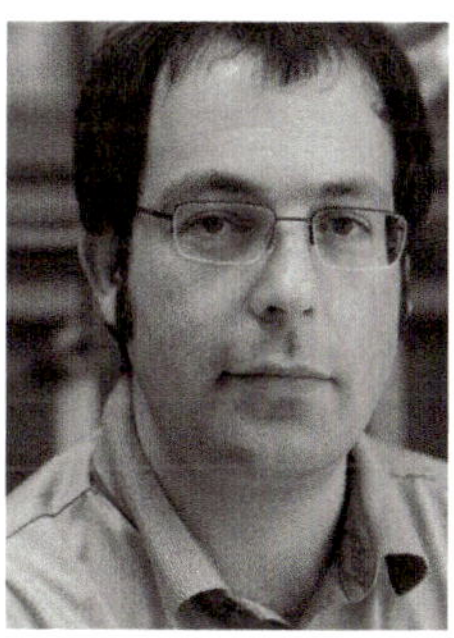

Hatem Alkadhi ist Leitender Arzt am Institut für Diagnostische und Interventionelle Radiologie des Universitätsspitals Zürich, Schweiz. Er absolvierte sein Studium der Humanmedizin an der Ludwig-Maximilians-Universität Zürich. Seine Dissertation verfasste er am Institut für Neuroradiologie, Klinikum Großhadern. Anschließend begann seine Weiterbildung am Institut für Neuroradiologie, an der Klinik für Neurochirurgie, sowie am Institut für Radiologie des Universitätsspitals Zürich. Dort erlangte er den Facharzt für Radiologie sowie den Facharzt für Diagnostische Neuroradiologie. Seine Venia Legendi erhielt er 2006. In den Jahren 2009 bis 2010 folgte ein Studium an der Harvard School of Public Health in Boston, MA mit dem Abschluss Master of Public Health (MPH), sowie ein Forschungsaufenthalt am Department of Radiology des Massachusetts General Hospital Boston, MA. Hatem Alkadhi ist Autor und Koautor von mehr als 240 wissenschaftlichen Publikationen und ist Herausgeber von 3 Büchern.

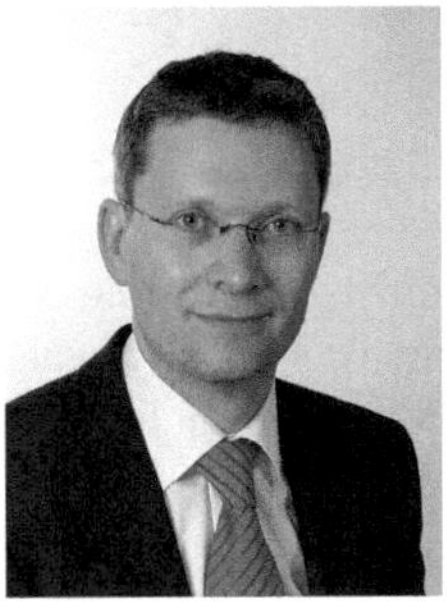

Andreas Boss ist seit 2010 Oberarzt am Institut für Diagnostische und Interventionelle Radiologie des Universitätsspitals Zürich, Schweiz. Nach einem Studium der Physik absolvierte er ein Studium der Humanmedizin an der Universität Tübingen, Deutschland. An der Universitätsklinik Tübingen erfolgte die Weiterbildung im Fach Radiologie. Den Facharzt für Radiologie erlangte er im Jahr 2009. Im Jahr 2005 promovierte er in der Humanmedizin, eine zweite Promotion erfolgte auf der Basis des Physik-Diploms im Jahr 2010. Im Jahr 2010 erhielt er die Venia legendi von der Universität Tübingen. Andreas Boss ist Autor und Koautor von 56 wissenschaftlichen Publikationen und 9 Übersichtsarbeiten.

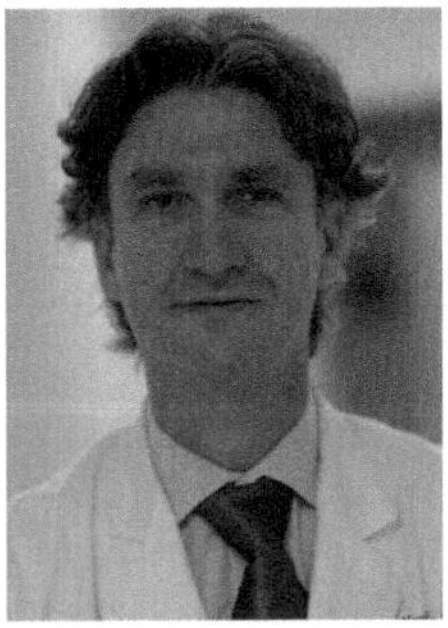

Elmar Merkle ist seit 2012 Chefarzt für Radiologie und Nuklearmedizin am Universitätsspital Basel, Schweiz. Er absolvierte sein Studium der Humanmedizin an der Universität Ulm, wo er im Jahr 1991 in der Abteilung Radiologie promovierte. Anschließend begann er seine Weiterbildung in der Inneren Medizin am Universitätsklinikum in Heidelberg, sowie in der Abteilung Radiologie am Universitätsklinikum in Ulm. Dort erlangte er im Jahr 1997 den Facharzt für Radiologie. Nach zweijährigem USA Aufenthalt erhielt er im Jahr 2000 die Venia legendi von der Universität Ulm. In den Jahren 2001 bis 2003 war er als Oberarzt an der Case Western Reserve University in Cleveland tätig, und von 2003 bis 2011 als Leitender Arzt an der Duke University. Elmar Merkle ist Autor und Koautor von mehr als 150 wissenschaftlichen Publikationen und Herausgeber von 5 Büchern.

Autorenverzeichnis

Prof. Dr. med. Hatem Alkadhi, MPH
Universitätsspital Zürich
Institut für Diagnostische und Interventionelle Radiologie
C AUFN
Rämistrasse 100
8091 Zürich, Schweiz
hatem.alkadhi@usz.ch

Dr. David Bonekamp, MD Ph.D
Diagnostic Radiology
601 North Caroline Street
Baltimore, MD 21287, USA

PD Dr. med. Dr. sc. hum. Andreas Boss
Universitätsspital Zürich
Institut für Diagnostische und Interventionelle Radiologie
C AUFN
Rämistrasse 100
8091 Zürich, Schweiz
andreas.boss@usz.ch

Dr. med. Natalie C. Chuck
Universitätsspital Zürich
Institut für Diagnostische und Interventionelle Radiologie
C AUFN
Rämistrasse 100
CH-8091 Zürich, Schweiz
natalie.chuck@usz.ch

Dr. med. Michael A. Fischer
Universitätsspital Zürich
Institut für Diagnostische und Interventionelle Radiologie
C AUFN
Rämistrasse 100
8091 Zürich, Schweiz
MichaelAlexander.Fischer@usz.ch

Dr. med. Christian Fretz
Institut für Radiologie
Kantonsspital St. Gallen
Rorschacher Strasse 95
9007 St. Gallen, Schweiz
christian.fretz@kssg.ch

PD Dr. med. Karin Herrmann
Institut für Klinische Radiologie
Ludwig-Maximilians-Universtität München
Campus Großhadern
Marchioninistraße 15
81377 München
karin.herrmann@med.uni-muenchen.de

Prof. Dr. med. Dr. rer. physiol. Johannes T. Heverhagen
Stellvertretender Direktor
Klinik für Strahlendiagnostik
Baldingerstraße
D-35033 Marburg
heverhag@mailer.uni-marburg.de

Dr. med. Tobias Heye, MD
Center for Advanced MR Development
Department of Radiology
Duke University Medical Center
Box 3808
Durham, NC 27710, USA
tobias.heye@duke.edu

Prof. Dr. med. Thierry A.G.M. Huisman, MD
Division of Pediatric Radiology
The Johns Hopkins Hospital
600 N Wolfe Street
B-173 A Nelson Building
Baltimore, MD 21287-0842, USA
thuisma1@jhmi.edu

Dr. med Christoph A. Karlo
Kidney Cancer Imaging
Department of Radiology
Memorial Sloan Kettering Cancer Center
1275 York Avenue
New York, NY 10065
christoph.karlo@gmail.com

PD Dr. med. Sonja M. Kirchhoff
Institut für Klinische Radiologie
Klinikum der Universität
Ludwig-Maximilians-Universität München
Nußbaumstraße 20
80336 München
sonja.kirchhoff@med.uni-muenchen.de

PD Dr. med. Sebastian Leschka
Institut für Radiologie
Kantonsspital St. Gallen
Rorschacher Strasse 95
9007 St. Gallen, Schweiz
sebastian.leschka@kssg.ch

Prof. Dr. med. Elmar M. Merkle
Universitätsspital Basel
Klinik für Radiologie und Nuklearmedizin
Petersgraben 4
CH-4031 Basel
merklee@uhbs.ch

PD Dr. med. Henrik J. Michaely
Institut für Klinische Radiologie und Nuklearmedizin
Universitätsklinikum Mannheim
Theodor-Kutzer-Ufer 1–3
68167 Mannheim
henrik.michaely@umm.de

Prof. Dr. med. Ullrich G. Mueller-Lisse
Institut für Klinische Radiologie
Klinikum der Universität München
Ziemssenstraße 1
80336 München
ullrich.mueller-lisse@med.uni-muenchen.de

Dr. med. Ulrike Mueller-Lisse
Urologische Klinik und Poliklinik
Klinikum der Universität München
Campus Großhadern
Marchioninistraße 15
81377 München
ulrike.mueller-lisse@med.uni-muenchen.de

Dr. med. Caecilia S. Reiner
Universitätsspital Zürich
Institut für Diagnostische und Interventionelle Radiologie
C AUFN
Rämistrasse 100
8091 Zürich, Schweiz
caecilia.reiner@usz.ch

PD Dr. med. Hans Scheffel
Radiologische Praxis am Diakoniekrankenhaus
Speyerer Straße 91
68163 Mannheim
hscheffel@me.com

Dr. med. Michael K. Scherr
Institut für Klinische Radiologie
Klinikum der Universität München
Campus Großhadern
Marchioninistraße 15
81377 München
michael.scherr@med.uni-muenchen.de

PD Dr. med. Michael A. Seitz
Urologische Klinik und Poliklinik
Klinikum der Universität München
Campus Großhadern
Marchioninistraße 15
81377 München
michael.seitz@med.uni-muenchen.de

PD Dr. med. Paul Stolzmann
Universitätsspital Zürich
Institut für Diagnostische und Interventionelle Radiologie
C AUFN
Rämistrasse 100
8091 Zürich, Schweiz
paul.stolzmann@usz.ch

Physikalisch-technische Grundlagen

Paul Stolzmann und Andreas Boss

1.1 Einleitung

Die Magnetresonanztomographie (MRT; altgr. tome, Schnitt; graphein, schreiben) ist ein diagnostisches Verfahren, das zur Darstellung von Struktur und Funktion der Gewebe und Organe des menschlichen Körpers eingesetzt wird. Die MRT basiert auf den elektromagnetischen Eigenschaften der Wasserstoffkerne in organischen Verbindungen. Dabei werden durch Magnetfelder und Hochfrequenzpulse sowie die anschließende Messung der erzeugten Magnetisierung Daten erzeugt. Durch die Rohdatenanalyse erfolgt dann die Berechnung eines Bildsignals in örtlicher Abhängigkeit, die Rekonstruktionen von 2-dimensionalen Schichten oder 3-dimensionalen Volumina. Anatomie und Pathologie können mittels der MRT mit hervorragendem Weichteilkontrast abgebildet werden – vollständig ohne die Exposition gegenüber ionisierender Strahlung.

1.2 Physikalische Grundlagen

Physikalische Grundlagen der Magnetresonanz dienen dem Verständnis der MRT und insbesondere des Bildkontrasts. Die geltenden Gesetzmäßigkeiten und Zusammenhänge lassen sich nur durch die Quantenmechanik korrekt abbilden. Der interessierte Leser sei an dieser Stelle auf die zahlreichen detaillierten Lehrbücher zu diesem Thema verwiesen (► Abschn. 1.3).

Allerdings ermöglicht die kurze nachfolgende Beschreibung einen klinisch ausreichenden und schnellen Einblick in die Funktionsprinzipien der MRT durch Vereinfachung des Elektromagnetismus' und Analogisierung zur Mechanik.

1.2.1 Prinzip der Magnetresonanz

Atomkerne bestehen aus Protonen und Neutronen. Wenn die Summe dieser Protonen und Neutronen (sog. Atomzahl) ungerade ist, dann besitzen diese Kerne einen Kernspin (Syn.: Eigendrehimpuls). Dieser Eigendrehimpuls des elektrisch positiv geladenen Kerns induziert ein magnetisches Feld; dabei wird der Kern zu einem winzigen Magneten. Statistisch sind die Rotationsachsen der Kernspins in alle Richtungen des Raumes gleich verteilt. Wird jedoch ein äußeres Magnetfeld B_0 angelegt, resultiert daraus ein paralleles oder antiparalleles Ausrichten der Kerne entlang der Feldlinien. Die Kerne präzedieren (d. h., sie rotieren in Kreiselbewegung) mit der Frequenz ω_0 um die Achse des äußeren Magnetfelds. Diese Präzessionsfrequenz f (sog. Larmor-Frequenz) ist abhängig von der magnetischen Flussdichte B_0 und der gyromagnetischen Konstante γ des spezifischen Kerns.

$$f = \frac{\gamma}{2\pi} \cdot B_0 \, .$$

f Larmor-Frequenz, γ gyromagnetische Konstante, B_0, magnetische Flussdichte

Für den Wasserstoffkern ^1H beträgt die Larmor-Frequenz ca. 42,6 MHz bei einem $B_0 = 1$ Tesla (T). Senden wir im MRT-Scanner mit 1,5 T Feldstärke auf einen Patienten elektromagnetische Wellen mit einer Frequenz von 63,9 MHz, kommt es zur Resonanz der ^1H-Kerne.

> **Durch das Einstrahlen von hochfrequenten, elektromagnetischen Wellen, die der Larmor-Frequenz des 1H-Kerns entsprechen, wird Energie auf das System übertragen. Dabei wird eine**
> - **Ausrichtungsänderung der Kernspins von parallel zu antiparallel entlang der B_0-Feldlinien verursacht und**
> - **eine phasengleiche Präzession angeregt, d. h. gleiche Rotationsrichtung zum Zeitpunkt der Spinanregung.**

Wenn die kurze Einstrahlung des Hochfrequenzpulses beendet ist, beginnen die Kernspins in ihre Ausgangslage – parallel zu B_0 unter Verlust der Phasensynchronisation – zu relaxieren. Dadurch entsteht wiederum ein elektromagnetisches Induktionsfeld, welches durch eine Empfängerspule gemessen werden kann. Dabei wird Energie vom angeregten System abgegeben.

Die Messung der ^1H-Kernspins eignet sich insbesondere wegen ihrer großen Häufigkeit im menschlichen Körper.

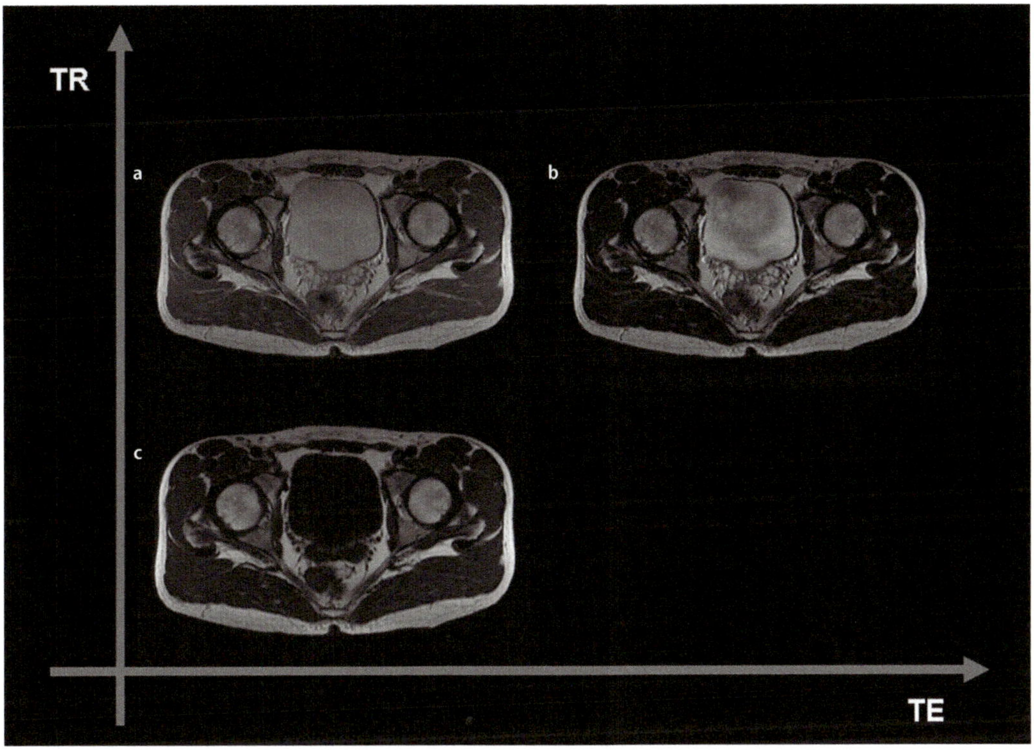

Abb. 1.1 Axiale Schichtbilder des Beckens mit verschiedenem Kontrast resultierend aus der Zeit zwischen multiplen Exzitationen (*TR* Time of Repetition) und zwischen Exzitation und Messung (*TE* Time to Echo). Abgebildet sind Protonendichte- (**a**; TR lang, TE kurz), T2- (**b**; TR lang, TE lang) und T_1-gewichteter Bildkontrast (**c**; TR kurz, TE kurz)

1.2.2 Bildkontrast

Die Höhe des durch die Empfängerspule detektierten Signals (sog. Echo) ermöglicht durch ein spezielles Schema der Radiowelleneinstrahlungen (sog. Sequenz) Rückschlüsse auf die Dichte der Protonen und ihre vom Gewebe abhängigen Relaxationseigenschaften – und damit auf Bildinformationen. Um Informationen über die Protonendichte zu erhalten, führen wir eine Protonendichte (PD)-gewichtete MRT-Sequenz durch. Dabei ist die Dauer der Anregung mittels Hochfrequenzwellen (sog. Exzitation) kurz, und die Messung erfolgt unmittelbar danach. Ein hohes Echosignal wird als heller Grauton im Bild dargestellt (Flüssigkeiten und Weichteile hellgrau, Luft und Kompakta erscheinen schwarz, Abb. 1.1). Die Zeitspanne zwischen multiplen Exzitationen wird als »Time of Repetition« (TR) und zwischen Exzitation und Messung des Echos als »Time to Echo« (TE) bezeichnet.

Zusätzlich zur verschiedenen Protonendichte unterscheiden sich Gewebe v. a. hinsichtlich der Zeiten, mit der nach Exzitation
- **die Längsmagnetisierung parallel zur B_0-Richtung zunimmt (sog. Spin-Gitter-Relaxation),**
- **die phasengleiche Präzession der ^{1}H-Kernspins (Quermagnetisierung) zerfällt (sog. Spin-Spin-Relaxation).**

Spin-Gitter-Relaxation

Durch das Zuführen von Energie kann der Vektor der Nettomagnetisierung des Systems so weit aus der B_0-Richtung gekippt werden, bis dieser in der x,y-Ebene präzediert (90° zur z-Richtung). Dabei nimmt die Längsmagnetisierung in z-Richtung M_z (d. h. in z- oder B_0-Richtung) den Wert Null an. Nach dem Abschalten des Hochfrequenzimpulses kommt es durch Wechselwirkung mit den umgebenden Atomen, die am Gitter hängen (im menschlichen Körper ist Gitter gleichbedeutend mit Makromolekülen, deshalb Spin-Gitter-Relaxation), zum Energieübertrag und zur Relaxation. Dabei richtet sich der Vektor der Nettomagnetisierung wieder entlang des statischen Feldes B_0 aus. Die daraus resultierende Zunahme der Längsmagnetisierung M_z (t) ist exponentiell und wächst mit der gewebespezifischen Zeitkonstanten T_1:

$$M_z(t) = M_{z0}\left(1 - e^{-\frac{t}{T_1}}\right)$$

M_{z0} Längsmagnetisierung im Gleichgewichtszustand (zum Zeitpunkt $t = 0$), T_1 Zeit bis 63 % des M_{z0} (sog. Spin-Gitter-Relaxationszeit oder auch T_1-Zeit)

Spin-Spin-Relaxation

Nach dem Abschalten des Hochfrequenzimpulses zerfällt die Phasensynchronisation der Kernspins und damit die x,y-Komponente der Nettomagnetisierung. Die Phasensynchronisation kann durch einen Refokussierungspuls wiederhergestellt werden (▶ Abschn. 1.3.1). Zusätzlich zerfällt die Quermagnetisierung M_T mit der Zeitkonstanten T_2 ähnlich, wie die Nettomagnetisierung in z-Richtung wächst. Durch die Wechselwirkungen mit benachbarten Atomen, die jedoch nicht am Gitter hängen, kommt es zum Energieübertrag. Die Quermagnetisierung nimmt exponentiell mit der Zeit ab; dies wird als Spin-Spin-Relaxation bezeichnet.

$$M_T(t) = M_{T0} \times e^{-\frac{t}{T_2}}$$

M_{T0} Quermagnetisierung zum Zeitpunkt der Spinanregung ($t = 0$), T_2 Zeit bis $M_T = 37$ % der M_{T0}-Amplitude (sog. Spin-Spin-Relaxationszeit oder auch T_1-Zeit)

T_2-Kontrast

Die Zerfallsunterschiede von verschiedenen Geweben bezüglich ihrer T_1- und T_2-Zeiten bestimmen entscheidend das Signal und damit den Bildkontrast.

Bei der T_2-gewichteten Sequenz wird die Echozeit TE, die Zeit zwischen Spinanregung und Messung des Echos, auf 60–100 ms eingestellt bei einer gleichzeitig langen Repetitionszeit TR von 2 000–5 000 ms. Im Unterschied zur PD-gewichteten Sequenz mit kurzer TE erreichen wir durch die unterschiedliche Spin-Spin-Relaxation der Gewebe einen größeren Gewebekontrast, z. B. zwischen Leber und Flüssigkeit (■ Abb. 1.1). Die lange Repetitionszeit TR dient der Unterdrückung eines T_1-Signals. Es gilt: Je freier die Protonen schwingen können (in Wasser oder Flüssigkeiten), desto länger bleibt das Signal erhalten (↑T_2-Zeit) und desto länger dauert es, bis die Quermagnetisierung zerfällt.

> **Bei der T_2-gewichteten MRT gilt:**
> **Je länger die T_2-Relaxationszeit, desto höher das Signal (■ Tab. 1.1).**

T_1-Kontrast

Ein T_1-gewichteter Gewebekontrast wird folgendermaßen erreicht: Es erfolgen multiple, aufeinanderfolgende Exzitationen, d. h. mit kurzer TR. Die Exzitation kumuliert und bleibt lange erhalten (z. B. H_2O). In Gittern gebundene Protonen richten sich jedoch schnell wieder entlang des B_0 aus und sind für eine erneute Exzitation und Messung sensibel; sie verursachen ein hohes Signal (↓T_1-Zeit).

> **Bei der T_1-gewichteten MRT gilt:**
> **Je kürzer die T_1-Relaxationszeit, desto höher das Signal (■ Tab. 1.1).**

Wasser mit lange freischwingenden Protonen hat daher wenig Signal, Weichteile haben ein höheres Signal (■ Tab. 1.1).

■ **Tab. 1.1** T_1- und T_2-Zeiten verschiedener Gewebe bei 1,5 Tesla. Stanisz GJ et al. 2005

	T_2-Zeit (ms)	T_1-Zeit (ms)
Leber	46 ± 6	586 ± 39
Nierenkortex	87 ± 4	966 ± 58
Nierenmark	85 ± 11	1412 ± 58
Milz	79 ± 15	1057 ± 42
Pankreas	46 ± 6	584 ± 14
Blut	290 ± 30	1441 ± 120
Herz	40 ± 6	1030 ± 34

Durch die Applikation von gadoliniumhaltigen Kontrastmitteln lässt sich die T_1-Zeit des Gewebes verkürzen, die Signalintensität steigt bei der T_1-gewichteten MRT, die T_2-Zeit wird bei Standarddosierung nicht signifikant beeinflusst.

Mittels der T_1- und T_2-gewichteten MRT können abdominale Tumoren anhand ihrer resultierenden, verschiedenen Signalintensitäten differenzialdiagnostisch unterschieden werden (Abb. 1.2). T_1-gewichtete hypointense Pathologien beinhalten u. a. das hepatozelluläre Karzinom.

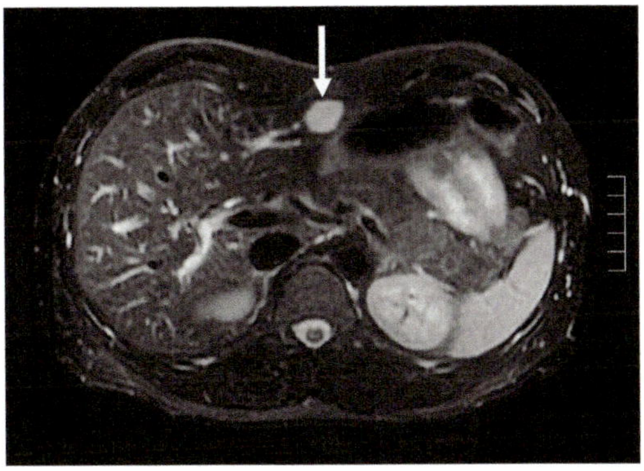

Abb. 1.2 T_2-gewichtetes, axiales MRT-Schnittbild der Leber mit Glühbirnenzeichen (»light bulb sign«) im Segment II (*Pfeil*), einem Hämangiom entsprechend. Zysten, zystische Metastasen oder Zystadenokarzinome müssen differenzialdiagnostisch diskutiert werden

1.2.3 Ortskodierung

Die räumliche Zuordnung der Signalmessungen ist Grundvoraussetzung für das Tomogramm. Dem B_0 werden weitere räumlich ansteigende Magnetfelder mittels der Gradientenspulen zur Schichtselektion überlagert. Jeder Ort im Messfeld erfährt hierbei also eine gering abweichende, lokale Feldstärke mit dem Resultat gering unterschiedlicher Resonanzfrequenzen, sodass lediglich diese Schicht zur Resonanz angeregt werden kann. Diese Schicht wird anschließend mittels Frequenz- und Phasenkodierung ausgelesen. Bei der Phasenkodierung wird durch unterschiedlich starke Gradienten in Phasenrichtung während einer immer gleichen Zeitspanne eine Phasendifferenz räumlich unterschiedlich gelegener Spins zur Ortskodierung provoziert. Durch die sog. Fouriertransformation werden die im k-Raum gespeicherten Frequenz- und Phasensignale in Bildinformationen umgewandelt.

1.3 Technische Aspekte

Das Gradientensystem eines MRT-Scanners ist hochempfindlich und bedarf einer exakten Abstimmung. Die erreichbare Bildqualität hängt wesentlich von der Stärke des nachgewiesenen Signals und seiner Homogenität über den gemessenen Bildraum ab. Zahlreiche Spulensysteme wurden entwickelt, um diesen Anforderungen bei unterschiedlichen Körperregionen gerecht zu werden, z. B. Oberflächenspulen für die abdominale oder käfigartige (sog. bird-cage) Spulen für die Gehirn- und Extremitätenbildgebung.

Im folgenden Kapitel werden Überlegungen zum Sequenzdesign und potenzielle Lösungen zur Artefaktreduktion im Abdomen vorgestellt.

1.3.1 Sequenzen

Lange Aufnahmezeiten und Anfälligkeiten der MRT für Bewegungsartefakte werden mit modernen Techniken reduziert, sodass auch bewegte Organe mit hoher Bildqualität dargestellt werden können.

Der Prototyp der MRT-Sequenz ist die herkömmliche Spinechosequenz (Abb. 1.3). Diese basieren auf der Abfolge eines 90°- und eines 180°-Impulses. Mit dem nachgeschalteten 180°-Impuls (Refokussierungspuls) wird der Einfluss äußerer Magnetfelder auf die präzedierenden Spins reduziert. Die vorgestellte Spinechosequenz benötigt allerdings Minuten zur Aufnahme einer Körperregion. Zusätzlich werden verschiedene Sequenzen mit unterschiedlichem Kontrast zur vollständigen MRT-Untersuchung benötigt, sodass lange Untersuchungszeiten entstehen.

Um eine Reduktion der Messzeiten zu erreichen, stehen verschiedene Möglichkeiten zur Verfügung. Heutzutage gehören daher schnelle Spinechosequenzen und Gradientenechosequenzen

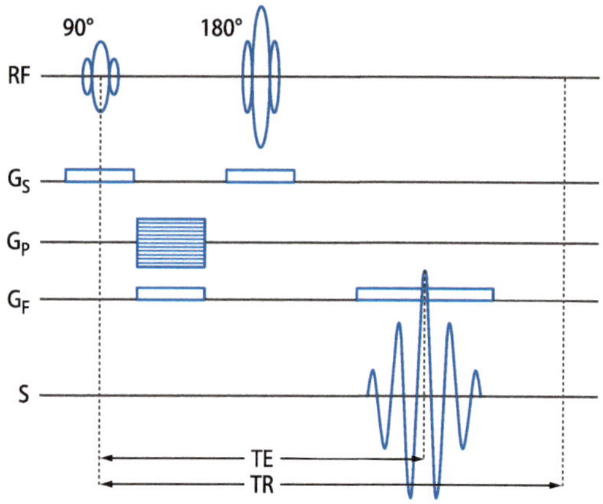

Abb. 1.3 Prototyp der Spinechosequenz. Dem 90°-Impuls folgt ein dephasierende Gradientenschaltung (G_P). Nach dem Abschalten des G_P bleibt eine Phasenverschiebung bestehen, welche eine räumliche Zuordnung in Phasenkodierrichtung erlaubt. Der nachfolgende 180°-Hochfrequenzimpuls zum Zeitpunkt t = TE/2 bewirkt eine Refokussierung der Spins in Frequenzrichtung zur Erzeugung eines Echos. *RF* Hochfrequenzimpuls, G_S Schichtselektionsgradient, G_P Phasenkodiergradient, G_F Frequenzkodiergradient, *S* Magnetresonanzsignal

zum klinischen Untersuchungsstandard und haben die oben beschriebene Ur-Spinechosequenz nahezu vollständig ersetzt. Schnelle Spinechosequenzen beinhalten die mehrfache Signalmessung nach einfacher Exzitation. Gradientenechosequenzen benutzen kleinere Auslenkungen der Kernspins aus der Magnetfeldachse, d. h., die eingestrahlten Hochfrequenzimpulse verursachen eine Auslenkung der Nettomagnetisierung um weniger als 90°. Zusätzlich wird auf den Refokussierungspuls verzichtet. Da für die einzelne Anregung nicht die volle zur Verfügung stehende Magnetisierung genutzt wird, können Exzitationen und Messungen in kürzeren Abständen erfolgen, woraus eine deutlich schnellere Akquisitions- und damit kürzere Untersuchungszeiten resultieren. Ultraschnelle Gradientenechosequenzen bieten die Möglichkeit, die Akquisitionszeit weiter zu reduzieren. Die TR und TE werden dabei so klein gewählt, dass die Akquisition eines gesamten Bildes weniger als 1 s dauert. Allerdings sind ohne Kontrastmittel das Signal und der Bildkontrast sehr niedrig, sodass ein Präparationspuls vor der Exzitation notwendig ist (oft ein Inversionsimpuls von 180° in Richtung der Längsmagnetisierung). Eine weitere Methode zur Reduktion der Untersuchungszeit ist die parallele Bildgebung. Dabei werden mehrere Spulen zur gleichzeitigen Messung und zum Füllen des k-Raumes benutzt.

Zusammenfassend ermöglichen die Techniken der schellen und ultraschnellen Spinecho- und Gradientenechosequenzen prinzipiell die Reduktion der Untersuchungszeit. Mittlerweile existieren eine große Zahl an verschiedenen Sequenzen (und -akronymen). Vorteilhaft sind schnelle Sequenzen, allerdings nicht nur zur Reduktion der Untersuchungszeit des Abdomens, sondern auch um Artefakte zu reduzieren. Optimale Sequenzkombinationen zur Bildgebung des Abdomens können als Protokolle in den anschließenden Kapiteln nach Untersuchungsregion gegliedert nachgesehen werden.

1.3.2 Artefaktreduktion

Inhomogenitäten des B_0-Magnetfelds und »chemical shifts« (durch die unterschiedliche Elektronenverteilung im Molekül/Verbindung variiert das lokale Magnetfeld der ^1H untereinander und damit – gering – deren Resonanzfrequenzen) stellen systematische Fehlerquellen bei der Datenakquisition mittels MRT dar. Strategien, um Artefakte durch Atemverschiebungen von Organen, Darmbewegung und/oder Fluss im Untersuchungsfeld zu reduzieren, werden anschließend diskutiert.

Atemanhalten

Eine Möglichkeit, Atemartefakte zu unterdrücken, ist, die Datenakquisition der Sequenz so stark zu beschleunigen, dass sie während des Atemanhaltens vollständig durchgeführt werden kann. Technisch lässt sich dies durch Gradientenechosequenzen mit optionaler Parallelbildgebung oder Fast-Spinechosequenzen mit einer hohen Anzahl von Refokussierungspulsen erreichen. Voraussetzungen sind die Verwendung von Phased-array-Spulen sowie eine konstante Atemanhaltelage – Letzteres, um Inkonsistenzen durch Positionsfehler bei der Abdeckung des Untersuchungsfelds zu vermeiden.

Für eine Akquisition mit einer maximalen Länge von x Sekunden gilt:

$$\frac{TR \times n_{\mathrm{Phasen}} \times Averages}{TF} \leq x\,.$$

TR Time of Repetition; n_{Phasen} Anzahl der Phasenkodierschritte, *Averages* Anzahl der Mittelungen der wiederholten Messung zur Verbesserung des Signal-zu-Rausch-Verhältnisses, *TF* Turbofaktor als Anzahl der Messungen nach einer Exzitation

Da die Quermagnetisierung mit zunehmendem Turbofaktor zunehmend zerfällt (d. h. innerhalb eines Echozugs mit mehreren Messungen nach einer Exzitation), wird das Bild bei höheren Turbofaktoren immer unschärfer. Dies betrifft primär Gewebe mit langer T_2-Zeit (Abb. 1.4).

Insgesamt sollten Akquisitionen unter Atemanhalten nie länger als 25 s geplant werden. Falls ein Atemanhalten nicht erreicht werden kann, stehen nachfolgende Strategien zur Verfügung.

Atemtriggerung

Bei der Atemtriggerung wird die Datenakquisition mit der monitorisierten Atembewegung des Patienten gleichgeschaltet. Dabei wird der Anregungspuls immer bei der gleichen Zwerchfellposition durchgeführt, welche entweder durch eine spezielle Navigatortechnik oder durch einen Atemgurt gemessen wird. Eine Verlängerung der Untersuchungszeit um 50–100 % stellt den größten Nachteil dieser Technik dar.

Mittelung

Atemartefakte können ebenfalls durch die Mittelung mehrerer Akquisitionen verringert werden. Diese Technik ist allerdings nicht sehr effektiv. Die Untersuchungszeit wird a) verlängert und b) steigt das Risiko für Patientenbewegung.

Darmbewegung

Artefakte durch Darmbewegung lassen sich optimal durch mind. 6-stündiges Fasten vor der MRT Untersuchung und/oder die Gabe des Parasympatholytikums Butylscopolaminbromid oder des Peptidhormons Glukagon reduzieren (▶ Kap. 7).

Flussartefakte

Zur Kompensation von Flussartefakten stehen das Gradient Moment Nulling (GMN) und die Methode der Vorsättigung zur Verfügung. Die Technik des GMN reduziert negative Effekte auf die Bildqualität, welche durch kontinuierlichen Fluss von Wassermolekülen bei der Verwendung von Spinecho- und Gradientenechosequenzen verursacht werden. Bei der Frequenzkodierung während der Schichtselektierung oder während der Datenakquisition tritt eine unerwünschte Dephasierung der bewegten ^{1}H-Kernspins auf, welche zu Bildrauschen führt. Diese Phasenverschiebung der Quermagnetisierung kann durch nach- bzw. vorgeschaltete Gradientenimpulse kompensiert werden.

Die andere Technik ist die der räumlichen Vorsättigung. Um Artefakte durch pulsatilen Blutfluss zu unterdrücken, wird vor jeder Datenakquisition ein Volumen »stromaufwärts« angeregt (und anschließend dephasiert). Diese Vorsättigung ist insbesondere bei der Verwendung von Gradientenechosequenzen zu empfehlen.

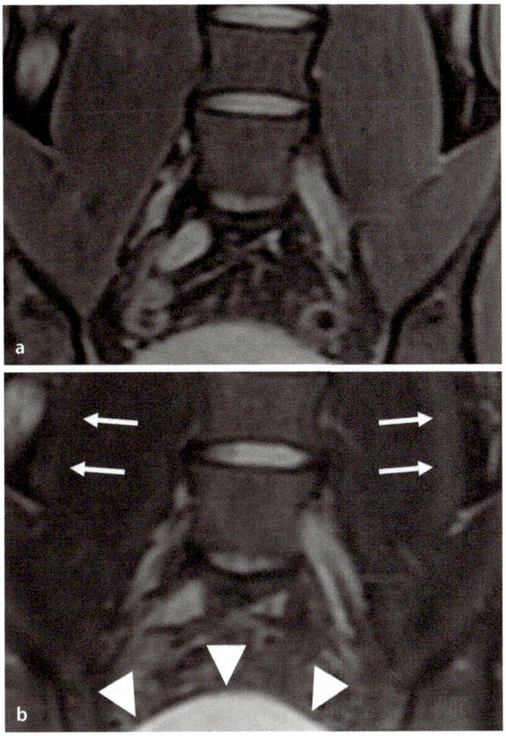

Abb. 1.4 T_2-gewichtete, koronare Schichtbilder des Abdomens. Die Konturschärfe von Strukturen mit kurzer T_2-Zeit, z. B. Musculus psoas, ist bei niedrigem Turbofaktor (**a**, TF = 4) hoch und nimmt bei längeren Echozügen (**b**, TF = 24) deutlich ab (**c**, *Pfeile*). Dieser Effekt ist bei Strukturen mit langer T_2-Zeit, z. B. Bandscheibe und Harnblase (**b**, *Pfeilspitzen*), weniger stark ausgeprägt

1

Tipp

Native Angiographiesequenzen nutzen folgende Effekte vice versa:

a) Die Phasenverschiebung der vom Blutstrom bewegten Spins in speziellen Gradientenfeldern erlaubt die Unterscheidung vom umgebenden Gewebe (Phasenkontrast-Angiographie).
b) Ungesättigtes Blut innerhalb vorgesättigter Volumina erlaubt die signalreiche Erfassung von Gefäßen (sog. Time-of-Flight-Angiographie).

1.3.3 Kontrastmittel und Kontraindikationen

Die bei der MRT verwendeten Kontrastmittel sind wenig nephrotoxisch und werden in geringer Dosierung eingesetzt. Metallische oder elektronische Implantate gelten als Kontraindikationen für die Untersuchung mit der MRT und müssen im Einzelfall geprüft werden. Die folgenden Ausführungen erheben keinen Anspruch auf Vollständigkeit und bieten lediglich einen kurzen Überblick.

▪ Kontrastmittel

Im Unterschied zur Dichteanhebung durch jodhaltiges Kontrastmittel in Röntgentechniken wird in der MRT ein anderes Prinzip zur Signalverstärkung genutzt. In der MRT werden die Signaleigenschaften der zu untersuchenden Läsion durch das Kontrastmittel verändert. Kontrastmittel in der MRT basieren überwiegend auf Gadolinium.

Die paramagnetische Eigenschaft des Gadoliniums reduziert die T_1-Zeit des Gewebes. Dies führt zu einer signifikanten Signalanhebung bei T_1-gewichtetem Bildkontrast. Die T_2-Zeit wird wiederum nur gering verändert. Bei hohen Dosierungen dominiert jedoch eine T_2-Verkürzung mit Signalverlust.

Um die Toxizität des Gadoliniums zu kompensieren, wird es in Chelatkomplexen gebunden und mit einem sehr hohen Löslichkeitsprodukt dargereicht. Als Komplex verbleibt das Gadolinium im Extrazellularraum, weist typischerweise eine geringe Plasmaproteinbindung auf und wird rasch und renal eliminiert. Lebergängige Kontrastmittel besitzen andererseits eine hohe Proteinbindung und werden ebenfalls biliär eliminiert. MRT-Kontrastmittel sind gut verträglich. Anaphylaktische Reaktionen wurden 6fach seltener als bei jodhaltigen Röntgenkontrastmitteln beobachtet.

▪ Kontraindikationen

Wegen der Magnetfelder, die bei der Untersuchung genutzt werden, können Patienten mit Herzschrittmachern, Neurostimulatoren sowie Cochlea-Implantaten etc. i. d. R. nicht mit der MRT untersucht werden. Wichtige Informationen darüber, ob ein Patient mit einem bestimmten Implantat im Einzelfall untersucht werden kann, können z. B. auf der Internetseite www.mrisafety.com nachgesehen werden.

1.4 Konklusion und Ausblick

Mit schnellen Sequenzen und Möglichkeiten zur Artefaktreduktion hat sich die MRT in der Bildgebung des Abdomens etabliert. Der hervorragende Weichteilkontrast der MRT ermöglicht oft bereits ohne Applikation von Kontrastmittel die Differenzierung von Pathologien. Zusätzliche Informationen lassen sich aus dynamischen, mehrphasigen Studien mit Kontrastmittel gewinnen. Darüber hinaus steht die Technik der Angiographie zur Evaluation der Gefäßsituation zur Verfügung.

Aktuelle Fortschritte werden überwiegend auf dem Gebiet der Funktionsuntersuchungen von Magen und Darm erzielt. Durch neue Sequenzen werden außerdem speziellere Untersuchungen wie die Ganzkörper-MRT und Diffusionsuntersuchungen (▶ Kap. 13) möglich. Die Spektroskopie wird bei der Prostatauntersuchung in vivo angewendet. Die Kenntnis der technischen Grundlagen und des aktuellen Stands der Technik ist Basis für die Weiterentwicklung der Methode in interdisziplinärer Zusammenarbeit.

Weiterführende Literatur

Stanisz GJ, Odrobina EE, Pun J, Escaravage M, Graham SJ, Bronskill MJ, Henkelman RM (2005) T1, T2 relaxation and magnetization transfer in tissue at 3T. Magn Reson Med 54: 507–212

Stark DD, Bradley WG (1999) Magnetic Resonance Imaging. 3. Aufl. C.V. Mosby, St. Louis

Weishaupt D, Köchli V, Marincek B (2008) How does MRI work? An Introduction to the Physics and Function of Magnetic Resonance Imaging. 2. Aufl. Springer, Berlin

MR-Diffusionsbildgebung im Abdomen und Becken

Natalie C. Chuck und Andreas Boss

2

2.1 Einleitung

Seit Beginn der 90er-Jahre, mit der Entwicklung stärkerer Diffusionsgradienten, schnellerer Sequenzen und der generellen Verbesserung der MR-Technologie, findet die diffusionsgewichtete Bildgebung (DWI, Diffusion Weighted Imaging) des Abdomens und des Beckens zunehmend Anwendung. Die diffusionsgewichtete Bildgebung erlaubt die Detektion und Charakterisierung solider wie zystischer Läsionen im Abdomen und im Becken, insbesondere in Zusammenschau mit morphologischen Sequenzen.

Die diffusionsgewichtete Bildgebung (DWI) hat in den letzten Jahren zunehmend klinischen Stellenwert gewonnen. Dies gilt insbesondere für die DW-MRT der Leber und der Prostata. Für die übrigen parenchymatösen Abdominalorgane (Nieren, Nebennieren, Pankreas, Milz) sowie das weibliche Genitale und den Gastrointestinaltrakt ist die Anwendung der DWI weitgehend auf akademische Institutionen im Rahmen von Studien beschränkt. Eine breitere Anwendung auch außerhalb der Forschung zeichnet sich für die nähere Zukunft ab, sobald ein Konsens über die Sequenzoptimierung und die Datenevaluation gefunden worden ist.

2.2 Technik

Der sog. b-Wert gibt das Maß der Diffusionsgewichtung einer Sequenz an; typische Werte liegen zwischen 300 und 1 000 s/mm^2. Der b-Wert sollte an die zu untersuchende Körperregion bzw. das Organ angepasst werden.

Technisch führt die Diffusionsgewichtung in einer Sequenz zur Signalabnahme in Abhängigkeit von der Stärke der Diffusion der Wassermoleküle und des angewendeten b-Werts: Je stärker die Diffusionsbewegung der Wassermoleküle und je höher der b-Wert sind, umso stärker ist die Signalabnahme. Der Zusammenhang zwischen Signalstärke ist dabei über die Gleichung

$$S(b) = S_0 \times e^{-b \cdot ADC}$$

gegeben, wobei $S(b)$ die Signalintensität in Abhängigkeit vom b-Wert, S_0 die Signalintensität ohne

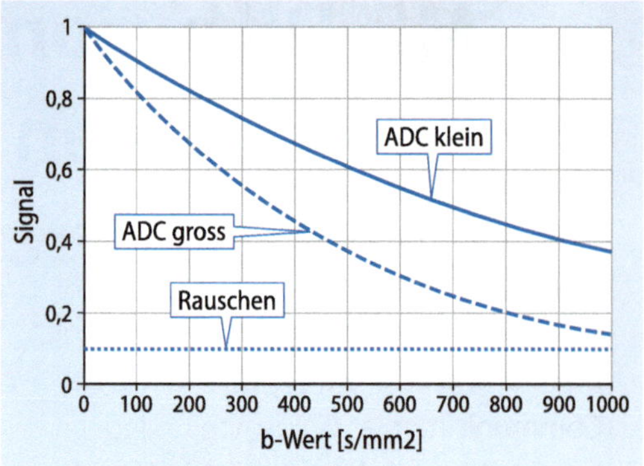

Abb. 2.1 Signalintensität in der diffusionsgewichteten MRT in Abhängigkeit vom b-Wert und dem Diffusionskoeffizienten (ADC) des Gewebes

Diffusionsgewichtung und *ADC* (Apparent Diffusion Coefficient) den Diffusionskoeffizient (in mm^2/s) darstellen. Der ADC ist ein Wert, welcher die Stärke der Diffusionsbewegung der Wassermoleküle beschreibt. Aus einem Bild ohne Diffusionsgewichtung und einem Bild mit Diffusionsgewichtung lässt sich bei bekanntem b-Wert eine ADC-Karte berechnen (Abb. 2.1).

Die mögliche Detektion von pathologischem Gewebe mittels DWI hängt vom Ausmaß der Zelldichte der Pathologie gegenüber dem gesunden Gewebe des Organs ab, da eine erhöhte Zelldichte mit erschwerter Diffusion einhergeht, was sich in einem erniedrigten ADC-Wert ausdrückt. Eine Diffusionsrestriktion kann jedoch auch in viskösen zystischen Läsionen beobachtet werden, z. B. in Abszessen.

> **In der diffusionsgewichteten Sequenz sind Gewebe mit Diffusionseinschränkung heller als das angrenzende Referenzgewebe, da die Anwendung der Diffusionsgewichtung zu einem geringeren Signalabfall bei eingeschränkter Diffusion führt. In der korrespondierenden ADC-Karte ist der Bereich einer Diffusionseinschränkung dunkler, entsprechend eines niedrigeren Diffusionskoeffizienten.**

Im Folgenden wird auf die möglichen Pitfalls der diffusionsgewichteten Bildgebung und insbesondere auf die DW-MRT der Leber und der Prostata eingegangen.

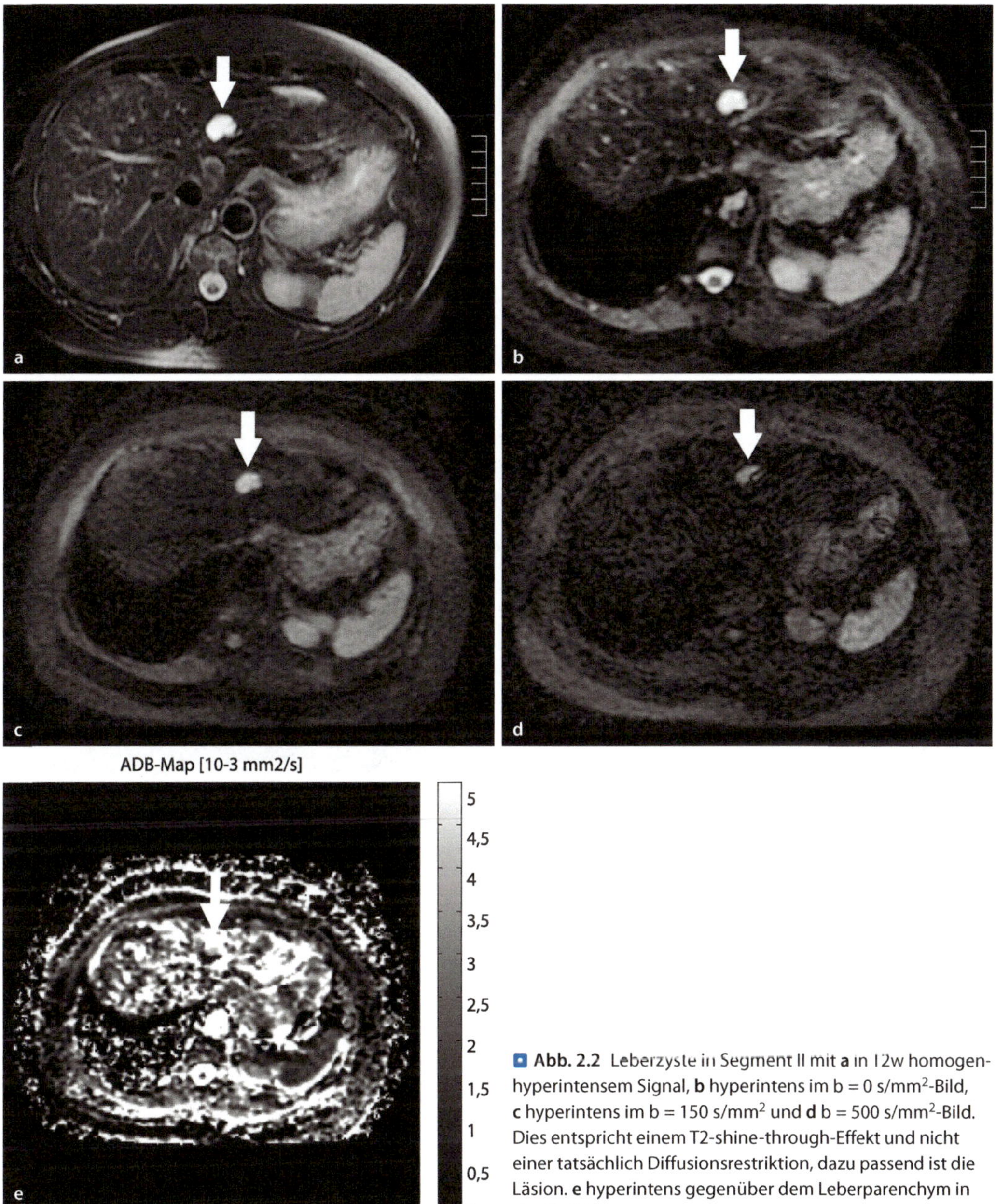

Abb. 2.2 Leberzyste in Segment II mit **a** in T2w homogen-hyperintensem Signal, **b** hyperintens im b = 0 s/mm²-Bild, **c** hyperintens im b = 150 s/mm² und **d** b = 500 s/mm²-Bild. Dies entspricht einem T2-shine-through-Effekt und nicht einer tatsächlich Diffusionsrestriktion, dazu passend ist die Läsion. **e** hyperintens gegenüber dem Leberparenchym in der ADC-Map

2.3 Pitfalls

2.3.1 T2-shine-through-Effekt

Die Signalintensität diffusionsgewichteter Bilder basiert auf der Diffusion der Wassermoleküle und der T2-Relaxationszeit. Läsionen, welche viel Flüssigkeit enthalten, haben eine lange T2-Relaxationszeit und erscheinen deshalb auch bei hohen b-Werten hell. Die Anfertigung einer ADC-Karte kann in diesen Fällen zur weiteren Beurteilung hilfreich sein, da sich die Zyste hier weiterhin hell darstellt, während in einer Region mit echter Restriktion das Areal dunkel bleibt (Qayyum 2009, Abb. 2.2).

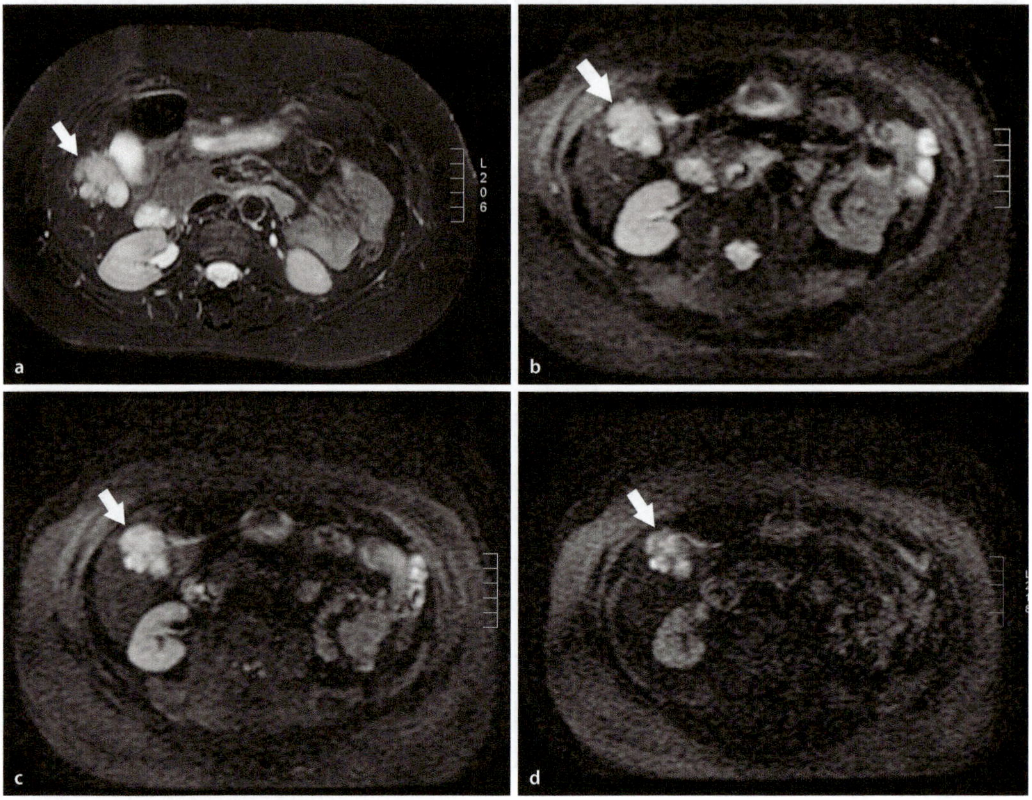

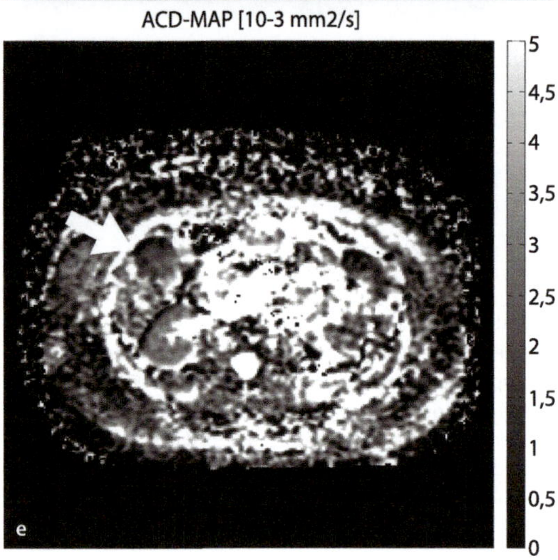

Abb. 2.3 Leberhämangiom in Segment V mit **a** in T2w inhomogen-hyperintensem Signal, **b–d** in b = 0, b = 150 s/mm^2 und b = 500 s/mm^2 hyperintensem Signal, **e** in der ADC-Map dunkel gegenüber dem normalen Leberparenchym (bedingt durch den langsamen Blutfluss)

2.3.2 Langsam fließendes Blut

Langsam fließendes Blut kann die Charaktereigenschaften einer zellulären Läsion aufweisen, z. B. sind Hämangiome bei b-Werten von 500 s/mm^2 hyperintens und auf der ADC-Map hypointens. Damit besteht für ein Hämangiom die Verwechslungsgefahr mit einem soliden Lebertumor oder einer Metastase. Zur Differenzierung müssen konventionelle Sequenzen hinzugezogen werden (Qayyum 2009, Abb. 2.3).

2.3.3 Eisenüberladung

Die echoplanaren Sequenzen, die für die Diffusionsbildgebung meist benutzt werden, sind signalschwach. Im Fall einer Eisenüberladung der Leber kann dies zum vollständigen Signalverlust im Bereich der Leber führen. Umgekehrt wird postuliert, dass dieser Effekt zur vereinfachten Detektion von Metastasen ausgenutzt werden kann, da so die relative Signalintensität der Metastasen erhöht wird.

2.4 Diffusionsbildgebung der Leber

Die klinische Anwendung der DW-MRT der Leber beinhaltet Detektion und Charakterisierung fokaler Leberläsionen, die Evaluation posttherapeutischer Veränderungen bei Malignomen und die Evaluation diffuser Lebererkrankungen.

2.4.1 Fokale Leberläsionen

Detektion

Bei den fokalen Leberläsionen handelt es sich meist um zellreichere oder zellärmere Läsionen im Vergleich zum umgebenden Leberparenchym. Zellreichere Läsionen weisen eine eingeschränkte Diffusion auf und zellärmere eine »freiere« Diffusion im Vergleich zum gesunden Leberparenchym. Solide (zellreichere) Tumoren zeigen auf den diffusionsgewichteten Sequenzen ein erhöhtes Signal. Damit kann die diffusionsgewichtete Bildgebung zur Detektion von Lebermetastasen angewandt werden. Das meistens mit $b = 0\ s/mm^2$ akquirierte Bild entspricht vom Signalverhalten her einem T2-gewichteten Bild. Fokale Leberläsionen erscheinen also oft hyperintens zum Leberparenchym.

Im Vergleich zur konventionellen T2-gewichteten Sequenz ist die Detektionsrate bei DWI-Bildern unter Verwendung eines niedrigeren b-Werts meistens höher. Coenegrachts et al. (2007) haben gezeigt, dass beim Vergleich mit Single-shot-T2w-Fast-Spinechosequenzen die DWI-Sequenzen ($b = 20\ s/mm^2$) eine bessere Sichtbarkeit von Hämangiomen und Metastasen aufweisen, wogegen die T2w-Sequenzen i. Allg. eine bessere Bildqualität und eine bessere Sichtbarkeit von Zysten zeigen. Bruegel et al. (2008) haben DWI-Sequenzen mit verschiedenen T2w-Sequenzen verglichen und in den DWI-Sequenzen eine höhere Treffsicherheit für intrahepatische Metastasen (0,91–0,92) im Vergleich zu den T2w-Sequenzen (0,47–0,67) nachweisen können (■ Abb. 2.4).

Verschiedene Studien haben gezeigt, dass die Detektionsrate für Leberläsionen mit leberspezifischen Kontrastmitteln (sowohl negative mit superparamagnetischen Eisenoxiden [SPIO] als auch positive, z. B. Gadoxetsäure-Dinatriumsalz [Gd-EOB-DTPA]) höher ist als bei unspezifischen extrazellulären gadoliniumhaltigen Kontrastmitteln. Die diagnostische Treffsicherheit von DW-Sequenzen gegenüber leberspezifischen Kontrastmitteln ist von verschiedenen Gruppen untersucht worden und hat gezeigt, dass die Kombination von DW-Sequenzen und kontrastmittelverstärkten Sequenzen mit leberspezifischen Kontrastmitteln die Treffsicherheit erhöht (Koh et al. 2008).

Höhere b-Werte finden wiederum Anwendung, wenn es um die Charakterisierung fokaler Läsionen geht. Die quantitative Messung des Apparent Diffusion Coefficient (ADC) kann für die Charakterisierung fokaler Leberläsionen verwendet werden, da maligne Leberläsionen, verglichen mit benignen Läsionen, oft mit einer Erniedrigung des ADC einhergehen (Bruegel et al. 2008).

Charakterisierung

Zur Differenzierung zwischen zystischen und soliden Läsionen kann die Beurteilung von DW-Sequenzen, welche mit b-Werten $\geq 500\ s/mm^2$ akquiriert worden sind, hilfreich sein. Eine einfache Zyste zeigt bei hohen b-Werten eine Unterdrückung des hyperintensen Signals. Da die Signalintensität in der diffusionsgewichteten Bildgebung von der Diffusion der Wassermoleküle und der T2-Relaxationszeit abhängt, können Strukturen mit wasserreichem Inhalt und somit einer langen T2-Relaxationszeit eine hohe Signalintensität auch bei hohen b-Werten aufweisen (▶ Abschn. 2.3.1). Damit können sowohl maligne als auch benigne Läsionen bei hohen b-Werten eine hohe Signalintensität zeigen und machen es notwendig, dass zusätzlich konventionelle Sequenzen (mit oder ohne Kontrastmittel) sowie ADC-Messungen durchgeführt und beurteilt werden.

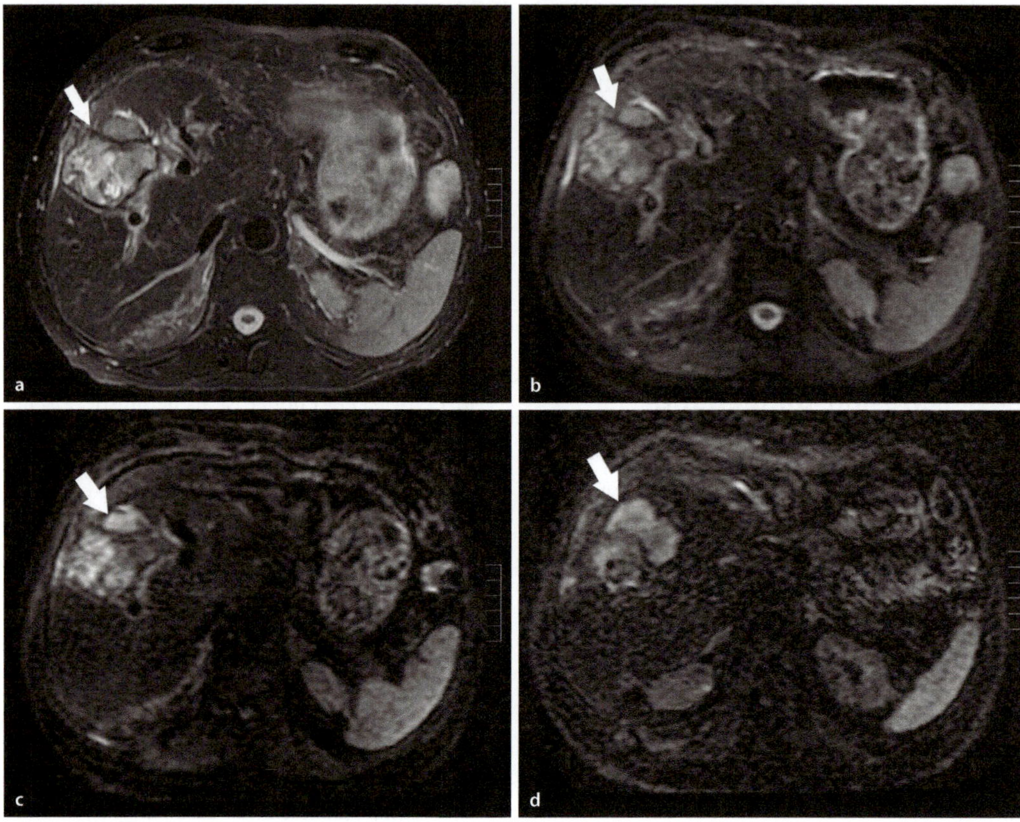

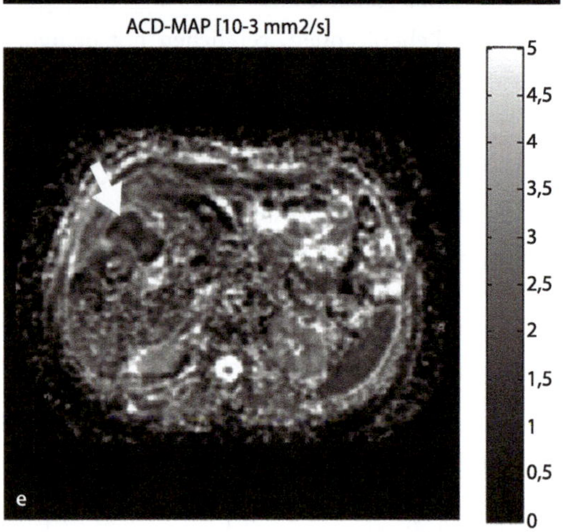

Abb. 2.4 Lebermetastase eines Rektumkarzinoms in Segment V. **a** inhomogen-hyperintenses Signal in T2w, **b** hyperintens in b = 0, **c–d** hyperintens in b = 150 und b = 500 s/mm^2, **e** in der ADC-Map dunkler als das umgebende Leberparenchym

Benigne Leberläsionen haben gewöhnlich höhere ADC-Werte als maligne, da es jedoch eine Überlappung gibt, sind verschiedene ADC-Cut-Off-Werte (zwischen 1,4 bis 1,6 × 10^{-3} s/mm^2) vorgeschlagen worden mit Sensitivitäts-/Spezifitätswerten von 74/77 % (Parikh et al. 2008) bis 100/100 % (Gourtsoyianni et al. 2008). Die Variation des ADC-Cut-Offs beruht auf unterschiedlichen MR-Diffusionssequenzen der jeweiligen Wahl der b-Werte und der Art der evaluierten Leberläsionen. Man sollte bei der Beurteilung des Cut-Offs eine Studie berücksichtigen, welche mit ähnlicher Technik und b-Werten

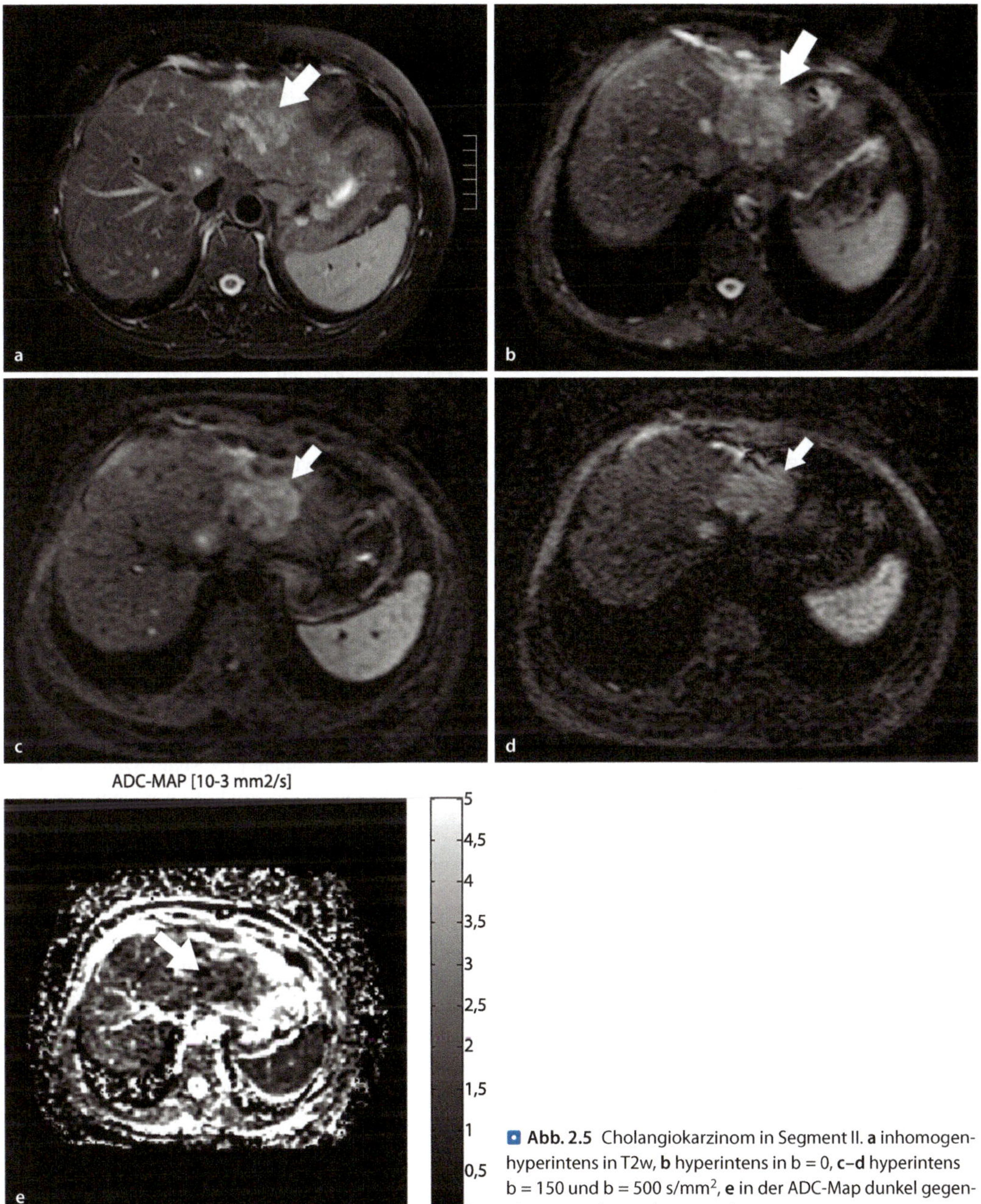

Abb. 2.5 Cholangiokarzinom in Segment II. **a** inhomogen-hyperintens in T2w, **b** hyperintens in b = 0, **c–d** hyperintens b = 150 und b = 500 s/mm², **e** in der ADC-Map dunkel gegenüber gesundem Leberparenchym

gearbeitet hat wie die zu beurteilenden Bilder. Weiterhin sollten ADC-Werte, welche im Bereich des Cut-Offs (1,4 bis 1,6 × 10^{-3} s/mm²) liegen, entsprechend vorsichtig interpretiert werden.

Die Messung und Auswertung des ADC-Werts hat somit immer im Zusammenhang mit konventionell nativen und ggf. kontrastmittelverstärkten Sequenzen zu geschehen (Abb. 2.5).

Beurteilung von Tumortherapieansprechen

Zunehmend wird die DW-Bildgebung auch zur Evaluation eines Tumoransprechens nach Chemotherapie, Radiotherapie, transarterieller Chemoembolisation (TACE) und Radiofrequenzablation (RFA) gebraucht. Dies findet i. d. R. aktuell noch im Rahmen von Human- oder Kleintierstudien statt. Beispielsweise haben Thoeny et al. (2005) eine Verminderung des ADC innerhalb der ersten 24–48 h nach intraabdominaler Injektion der Chemotherapie bei Ratten mit subkutanem Rhabdomyosarkom beschrieben.

2.4.2 Diffuse Leberparenchymveränderungen

Die diffusionsgewichtete Bildgebung kann zur Erfassung und quantitativen Analyse von diffusen Leberparenchymveränderungen verwendet werden. Fibrotische und zirrhotische Leberparenchymveränderungen gehen mit einer Erniedrigung des ADC-Werts im Vergleich zum gesunden Leberparenchym einher. Aufgrund der aktuellen Datenlage liegen bisher noch keine verlässlichen Referenzwerte vor. Des Weiteren müssen die Einflüsse von Leberfett- und/oder Eiseneinlagerung einbezogen werden.

2.5 Diffusionsbildgebung der Prostata

Die Bildgebung hat in der 3-Säulen-Diagnostik (digitale rektale Untersuchung, DRU, Bestimmung des prostataspezifischen Antigens, PSA, und die Stanzbiopsie) des Prostatakarzinoms an Bedeutung zugenommen. Insbesondere bei negativen Biopsien kann die MRT bei Detektion und Lokalisation eines Prostatakarzinoms helfen.

Ergänzend zu den Standardsequenzen (T1w-Aufnahmen des Beckens und T2w-Aufnahmen in 2 oder 3 Ebenen) können Techniken wie die diffusionsgewichtete Bildgebung (DW-MR), die Spektroskopie (MRS) und die dynamische, kontrastmittelverstärkte Bildgebung (DCE-MR) angewendet werden, um die Sensitivität und Spezifität zu erhöhen.

2.5.1 Detektion/Lokalisation

Die diffusionsgewichtete Bildgebung ist in den letzten Jahren als Ergänzung zu konventionellen Protokollen bei der Detektion von Prostatakarzinomen immer häufiger im Einsatz. Die Interpretation der DW-Bilder erfordert die Zusammenschau mit den T2w-Sequenzen sowie die zusätzliche Erstellung von ADC-Maps aus den diffusionsgewichteten Sequenzen. Das Prostatakarzinom präsentiert sich typischerweise mit hoher Signalintensität in den DW-Bildern und einem niedrigen ADC-Wert (entsprechend dunkel auf den ADC-Maps) (▪ Abb. 2.6).

Benigne Erkrankungen der Prostata, z. B. Prostatitis, Einblutungen und therapeutische Veränderungen, können wie das Prostatakarzinom in T2w hypointense Signalveränderungen im Prostataparenchym verursachen und die Detektion und das Staging des Karzinoms erschweren und zu falsch-positiven Resultaten führen. Deshalb wird nach Biopsien ein Abstand von 6–8 Wochen zur Bildgebung mittels MRT empfohlen (Afaq et al. 2011). Rosenkrantz et al. (2010) haben gezeigt, dass die DW-Bildgebung in Bezug auf die Detektion von Karzinomen innerhalb Hämorrhagien sensitiver ist als die konventionellen T2w-Sequenzen. Des Weiteren ist die Detektion von Karzinomen in der zentralen Zone bei durch die benigne Prostatahyperplasie bedingten Signalinhomogenitäten in den T2w-Sequenzen eine diagnostische Herausforderung.

Die DW-MRT wird häufig auch eingesetzt bei Patienten mit erhöhtem PSA und negativer Biopsie. Park et al. (2008) konnten bei 43 Patienten mit vorangegangener negativer Biopsie der Prostata und erhöhtem PSA mittels DW-Bildgebung bei 17 Patienten Karzinome detektieren, von denen nur 6 Karzinome auf den konventionellen T2w-Sequenzen sichtbar waren. Die Karzinome waren vorwiegend in der transitionalen Zone zu finden (76 %).

2.5.2 Charakterisierung

Die diffusionsgewichtete Bildgebung hat das Potenzial, Aussagen in Bezug auf die Differenzierung des Prostatakarzinoms zu erlauben. Der Gleason-Score, basierend auf der Histologie, ist der aktuelle Standard für das histologische Grading. Das Prinzip

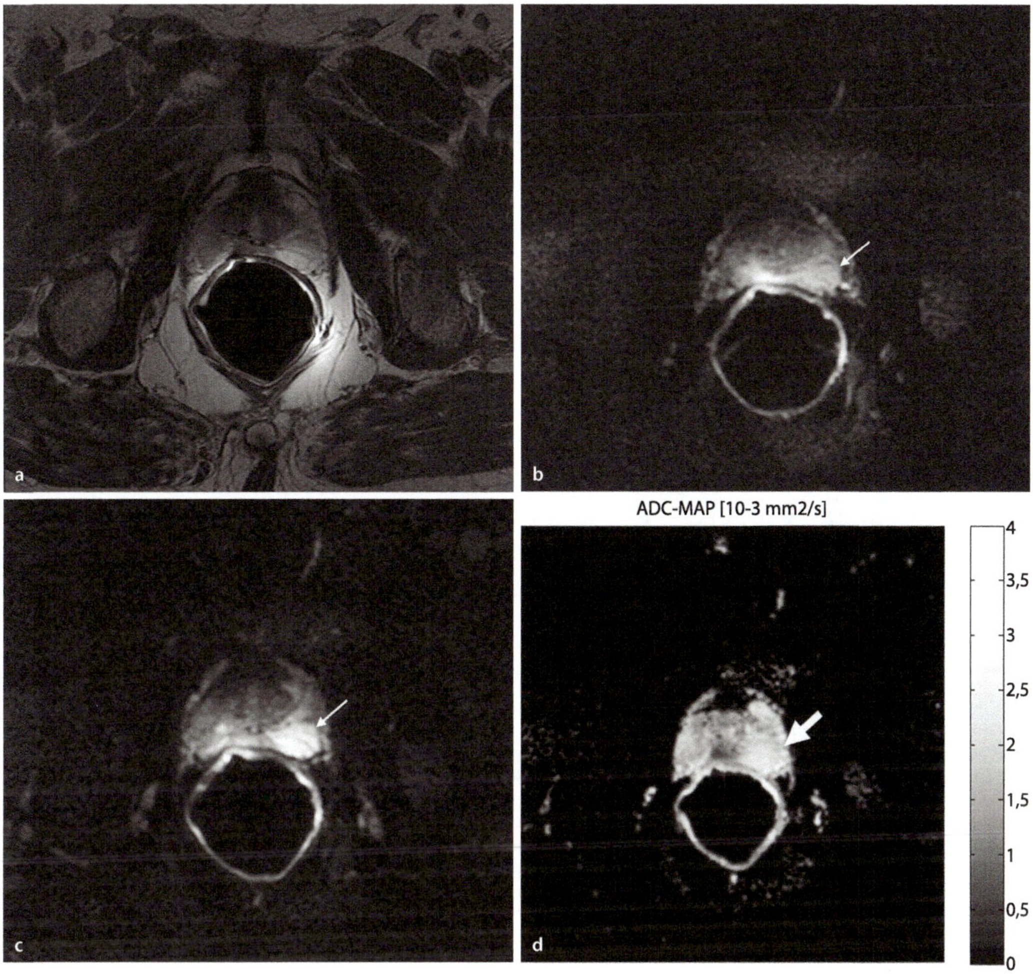

Abb. 2.6 Prostatakarzinom links peripher mit **a** in T2w hypointensem Signal, **b** in b = 0 s/mm^2 und in **c**, **b** = 500 s/mm^2 hyperintensem Signal, **d** in der ADC-Map hyperintens bedingt durch atypischerweise vermehrte Diffusion

hinter der möglichen Differenzierung mittels Bildgebung ist die Zellarchitektur des Prostatakarzinoms: Die zelluläre Architektur ist gestört und weist mit zunehmendem histologischem Grad veränderte glanduläre Formationen, Abnahme des Interzellulärraums und Zunahme der Zelldichte auf. Daraus lässt sich ableiten, dass Karzinome mit einem höheren Grading eine stärkere Diffusionsrestriktion zeigen (Afaq et al. 2011). Es liegen Studien vor, welche eine Korrelation zwischen ADC-Wert und dem Gleason-Score zeigen konnten (Zelhof et al. 2009). Weiter wird der ADC-Wert als möglicher prädiktiver Faktor in Bezug auf das biochemische Rezidiv gehandelt (Park et al. 2011).

Angesichts dieser Studien lässt sich der ADC-Wert als potenzieller prognostischer Biomarker in der Diagnostik des Prostatakarzinoms sehen.

2.6 Diffusionsbildgebung abdominaler und pelviner Lymphknoten

2.6.1 Lymphknotenmetastasen

Es liegen Studien zu Lymphknotenmetastasen beim Prostatakarzinom, Rektumkarzinom und zum Zervixkarzinom vor, in welchen signifikant tiefere

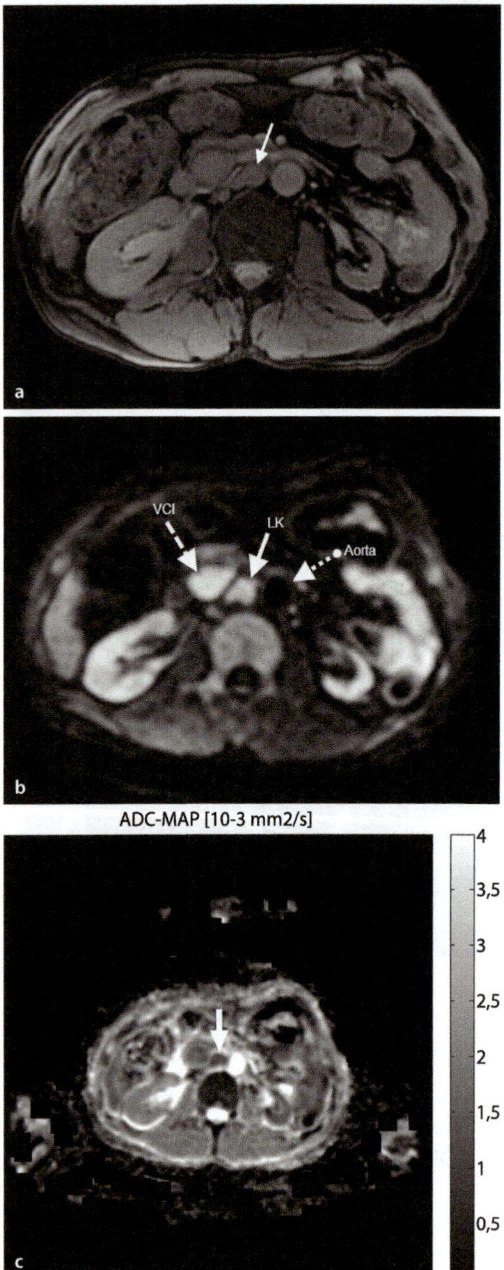

■ **Abb. 2.7** Lymphom mit Manifestation iliakal extern links. **a** pathologisch vergrößerter, homogener Lymphknoten in der FIESTA-Sequenz, **b** in b = 700 s/mm^2 homogen-hyperintenses Signal, **c** in der ADC-Map hypointens

ADC-Werte in den befallenen Lymphknoten beschrieben werden (Lin et al. 2008).

2.6.2 Lymphom

Die Diffusionsbildgebung zur Evaluation von Lymphomen ist für verschiedene Körperregionen beschrieben worden. Lin et al. (2008) berichten für die DW-Bildgebung eine Sensitivität von 90 und eine Spezifität von 94 % (im Vergleich zur PET/CT). Befallene Organe haben eine Diffusionsrestriktion (■ Abb. 2.7) im Sinn eines reduzierten ADC-Werts gezeigt (93 % Übereinstimmung mit der PET/CT in Bezug auf den Organbefall).

2.7 Diffusionsbildgebung der übrigen parenchymatösen Abdominalorgane

2.7.1 Pankreas

Die Differenzierung zwischen fokaler Pankreatitis und Pankreaskarzinomen kann mitunter schwierig sein. Noch ist die DW-Bildgebung für das Pankreas nicht in klinische MR-Protokolle eingebettet, jedoch zeigen sich Ansätze, dass die DW-Bildgebung auch hier ergänzend zu den konventionellen Sequenzen Hilfestellung bei der Differenzierung zwischen malignen und benignen Pankreasläsionen bieten könnte. Die ADC-Werte im Pankreaskarzinom sind wegen der zugrunde liegenden Fibrose und erhöhten Zellularität im Tumorgewebe i. Allg. niedriger als im umliegenden Pankreasparenchym. Im Fall einer angrenzenden Inflammation, verursacht durch Obstruktion der Pankreasgänge, können die ADC-Werte auch erhöht sein im Vergleich zu den Werten im Tumor selbst, ebenso bei Tumornekrose. Die ADC-Werte, welche sich in einer fokalen Pankreatitis messen lassen, haben keine signifikanten Unterschiede zum angrenzenden, gesunden Pankreasparenchym gezeigt (Fattahi et al. 2009).

2.7.2 Nieren

Die Nieren sind aufgrund ihres hohen Blutdurchflusses und der Wassertransportfunktionen ein besonders interessantes Organ für die DW-Bildgebung. Mit der DW-Bildgebung können Aussagen zu Perfusion, Diffusion und zu mikrostrukturellen Veränderungen gemacht werden. Sie kann ebenso hilfreich sein bei der Evaluation von fokalen und diffusen Nierenparenchymveränderungen.

Medulla und Kortex unterscheiden sich voneinander mit unterschiedlichen ADC-Werten, wobei auch hier die Spannbreite in Abhängigkeit von der angewandten Technik, dem Gerät, den b-Werten etc. relativ groß ist.

Die ADC-Werte sinken bei akuter und chronischer Niereninsuffizienz, und sie scheinen mit dem Serum-Kreatininlevel zu korrelieren (Namimoto et al. 1999). Ebenso ist eine Korrelation zwischen der glomerulären Filtrationsrate und dem ADC-Wert beschrieben worden (Xu et al. 2007).

Weitere Anwendungsgebiete der DW-Bildgebung sind transplantierte Nieren, bei welchen es zu einer Angleichung der ADC-Werte zwischen Medulla und Kortex kommt, wohingegen bei der gesunden Niere die ADC-Werte im Kortex höher sind als in der Medulla. Dies wird dem Verlust der autonomen Innervation zugeschrieben (Thoeny et al. 2006).

Aufgrund der radiären Anordnung der Tubuli und der Gefäße in der Medulla kommt es dort zu einer Richtungsabhängigkeit der Diffusion (Anisotropie), welche sich mittels der sog. Diffusion Tensor Bildgebung (DTI) darstellen lässt. Dafür müssen mit speziellen Diffusionsprotokollen mind. 6 Raumrichtungen gemessen werden. Quantitativ lässt sich die Richtungsabhängigkeit mittels der fraktionellen Anisotropie ausdrücken (FA), welche zwischen 0 (keine Richtungsabhängigkeit) bis 1 (nur in 1 Richtung) liegt. Auch diese Methode zur Evaluation von Eigen- und Transplantatnieren ist noch Gegenstand der Forschung.

2.7.3 Nebennieren

In der Differenzierung maligner und benigner Nebennierenläsionen konnte in bisher durchgeführten Studien keine Verbesserung der Treffsicherheit durch DW-Bildgebung und Messung der ADC-Werte beschrieben werden.

2.7.4 Diffusionsbildgebung des GI-Trakts

Die Diffusionsbildgebung des Gastrointestinaltrakts ist Forschungsgegenstand, insbesondere bei der Beurteilung des Dünn- und Dickdarms im Rahmen eines Morbus Crohn, einer chronisch-rezidivierend entzündlichen Darmerkrankung, welche zu Fistelbildung, Stenosierung und Abszessen führt.

Entzündliche Prozesse in der Darmwand führen zu verminderter Diffusion an der betroffenen Stelle, was mit einem erhöhten Signal in den diffusionsgewichteten Sequenzen und einem erniedrigten ADC-Wert einhergeht (Schmid-Tannwald et al. 2011). Des Weiteren gibt es Publikationen zum Rektumkarzinom, in denen ein niedriger Baseline-ADC mit einem besseren Ansprechen auf Chemotherapie assoziiert ist (DeVries et al. 2003).

2.8 Diffusionsbildgebung des inneren weiblichen Genitale

2.8.1 Uterus

■ Zervix

Das Zervixkarzinom kann über den vaginalen Zugang relativ leicht entdeckt und diagnostiziert werden. Die Aufgabe der MRT ist die Bestimmung der Tumorausdehnung: Auf T1w- und T2w-Sequenzen lässt sich die Ausdehnung meist gut bestimmen; über Tumorvaskularisation geben i.v.-kontrastmittelverstärkte Sequenzen Auskunft. Einige Studien weisen darauf hin, dass die ADC-Werte beim Zervixkarzinom signifikant tiefer sind als in der gesunden Zervix und dass die DW-Bildgebung das Potenzial hat, zwischen neoplastischem und gesundem Gewebe zu differenzieren (McVeigh et al. 2008). Damit könnte sie möglicherweise zur Überwachung während der Radiochemotherapie geeignet sein.

■ Endometrium

Das Endometriumkarzinom stellt sich auf T2w-Sequenzen mit variabler Signalintensität dar und macht dadurch die Verwendung von i.v.-Kontrastmittel notwendig. In der DW-Bildgebung kann das Endometriumkarzinom sichtbar gemacht und mittels ADC-Wert-Messung gesundes von krankem Gewebe differenziert werden, da der ADC-Wert im Endometriumkarzinom signifikant tiefer ist als in gesundem Gewebe oder in Polypen (Tamai et al. 2007).

- **Myometrium**

Die Differenzierung zwischen uterinen Sarkomen (Leiomyosarkom, endometriales Stromasarkom, undifferenziertes endometriales Sarkom) und Leiomyomen kann abhängig vom Differenzierungsgrad und vom Grad der Degeneration in den T2w- und den kontrastmittelverstärkten Sequenzen sehr schwierig bis unmöglich sein. Tamai et al. (2008) haben beschrieben, dass die Differenzierung zwischen uterinen Sarkomen und gesundem Myometrium resp. degenerierten Leiomyomen möglich ist, da die uterinen Sarkome niedrigere ADC-Werte ohne Überschneidung zum gesunden Myometrium und degenerierten Leiomyomen aufweisen. Jedoch gibt es große Überschneidungen zu nichtdegenerierten und zu zellulären Leiomyomen. Daher mag die zukünftige Rolle der DW-Bildgebung resp. der ADC-Messung eher von geringer Bedeutung sein. Möglicherweise erweist sich die DW-Bildgebung als hilfreich bei der Therapiekontrolle nach Embolisation oder Ablation von Leiomyomen, da postinterventionell tiefere ADC-Werte gemessen werden konnten (Jacobs et al. 2005).

2.8.2 Ovarien

Das Potenzial der DW-Bildgebung, bei der Differenzierung zwischen malignen und benignen zystischen Veränderungen der Ovarien eine Hilfestellung zu bieten, scheint eher niedrig zu sein, da sich die ADC-Werte zwischen benignen und malignen zystischen Neoplasien nicht signifikant unterscheiden und die ADC-Werte der malignen zystischen Tumoren eine große Streubreite zeigen (Moteki u. Ishizaka 2000).

2.9 Zusammenfassung

Die diffusionsgewichtete MRT des Abdomen und Beckens ist derzeit im Fokus der radiologischen Forschung. Einen klinischen Stellenwert weist sie schon bei der MRT der Prostata und der Leber auf; ihre Aussagekraft sollte jedoch derzeit nicht überbewertet werden. Insgesamt muss die Diffusionsbildgebung ihr Potenzial in der Detektion fokaler Läsionen in unterschiedlichen Organen und auch bei der Charakterisierung fokaler und diffuser Parenchymveränderungen erst noch im Rahmen kontrollierter Studien beweisen.

Literatur

Afaq A, Koh DM, Padhani A, van As N, Sohaib SA (2011) Clinical utility of diffusion-weighted magnetic resonance imaging in prostate cancer. BJU Int. doi: 10.1111/j.1464-410X.2011.10256.x

Bruegel M, Holzapfel K, Gaa J et al. (2008) Characterization of focal liver lesions by ADC measurements using a respiratory triggered diffusion-weighted single-shot echoplanar MR imaging technique. Eur Radiol 18(3): 477–485

Coenegrachts K, Delanote J, Ter Beek L et al. (2007) Improved focal liver lesion detection: comparison of single-shot diffusion-weighted echoplanar and single-shot T2 weighted turbo spin echo techniques. Br J Radiol 80(955): 524–531

DeVries AF, Kremser C, Hein PA et al. (2003) Tumor microcirculation and diffusion predict therapy outcome for primary rectal carcinoma. Int J Radiat Oncol Biol Phys 56(4): 958–965

Fattahi R, Balci NC, Perman WH et al. (2009) Pancreatic diffusion-weighted imaging (DWI): comparison between mass-forming focal pancreatitis (FP), pancreatic cancer (PC), and normal pancreas. J Magn Reson Imaging 29(2): 350–356

Gourtsoyianni S, Papanikolaou N, Yarmenitis S, Maris T, Karantanas A, Gourtsoyiannis N (2008) Respiratory gated diffusion-weighted imaging of the liver: value of apparent diffusion coefficient measurements in the differentiation between most commonly encountered benign and malignant focal liver lesions. Eur Radiol 18(3): 486–492

Jacobs MA, Herskovits EH, Kim HS (2005) Uterine fibroids: diffusion-weighted MR imaging for monitoring therapy with focused ultrasound surgery--preliminary study. Radiology 236(1): 196–203

Koh DM, Brown G, Riddell AM et al. (2008) Detection of colorectal hepatic metastases using MnDPDP MR imaging and diffusion-weighted imaging (DWI) alone and in combination. Eur Radiol 18(5): 903–910

Lin G, Ho KC, Wang JJ et al. (2008) Detection of lymph node metastasis in cervical and uterine cancers by diffusion-weighted magnetic resonance imaging at 3T. J Magn Reson Imaging 28(1): 128–135

McVeigh PZ, Syed AM, Milosevic M, Fyles A, Haider MA (2008) Diffusion-weighted MRI in cervical cancer. Eur Radiol 18(5): 1058–1064

Moteki T, Ishizaka H (2000) Diffusion-weighted EPI of cystic ovarian lesions: evaluation of cystic contents using apparent diffusion coefficients. J Magn Reson Imaging 12(6): 1014–1019

Namimoto T, Yamashita Y, Mitsuzaki K, Nakayama Y, Tang Y, Takahashi M (1999) Measurement of the apparent diffusion coefficient in diffuse renal disease by diffusion-weighted echo-planar MR imaging. J Magn Reson Imaging 9(6): 832–837

Parikh T, Drew SJ, Lee VS et al. (2008) Focal liver lesion detection and characterization with diffusion-weighted MR imaging: comparison with standard breath-hold T2-weighted imaging. Radiology 246(3): 812–822

Park BK, Lee HM, Kim CK, Choi HY, Park JW (2008) Lesion localization in patients with a previous negative transrectal ultrasound biopsy and persistently elevated prostate specific antigen level using diffusion-weighted imaging at three Tesla before rebiopsy. Invest Radiol 43(11): 789–793

Park SY, Kim CK, Park BK, Lee HM, Lee KS (2011) Prediction of biochemical recurrence following radical prostatectomy in men with prostate cancer by diffusion-weighted magnetic resonance imaging: initial results. Eur Radiol 21(5): 1111–1118

Qayyum A (2009) Diffusion-weighted imaging in the abdomen and pelvis: concepts and applications. Radiographics 29(6): 1797–1810

Schmid-Tannwald C, Reiser MF, Zech CJ (2011) [Diffusion-weighted magnetic resonance imaging of the abdomen]. Radiologe 51(3): 195–204

Tamai K, Koyama T, Saga T et al. (2007) Diffusion-weighted MR imaging of uterine endometrial cancer. J Magn Reson Imaging 26(3): 682–687

Tamai K, Koyama T, Saga T et al. (2008) The utility of diffusion-weighted MR imaging for differentiating uterine sarcomas from benign leiomyomas. Eur Radiol 18(4): 723–730

Thoeny HC, De Keyzer F (2011) Diffusion-weighted MR imaging of native and transplanted kidneys. Radiology 259(1): 25–38

Thoeny HC, De Keyzer F, Vandecaveye V et al. (2005) Effect of vascular targeting agent in rat tumor model: dynamic contrast-enhanced versus diffusion-weighted MR imaging. Radiology 237(2): 492–499

Thoeny HC, Zumstein D, Simon-Zoula S et al. (2006) Functional evaluation of transplanted kidneys with diffusion-weighted and BOLD MR imaging: initial experience. Radiology 241(3): 812–821

Xu Y, Wang X, Jiang X (2007) Relationship between the renal apparent diffusion coefficient and glomerular filtration rate: preliminary experience. J Magn Reson Imaging 26(3): 678–681

Zelhof B, Pickles M, Liney G et al. (2009) Correlation of diffusion-weighted magnetic resonance data with cellularity in prostate cancer. BJU Int 103(7): 883–888

Leber

Michael A. Fischer, Tobias Heye, Elmar M. Merkle und Hans Scheffel

3.1 Diffuse Lebererkrankungen

Michael A. Fischer

3.1.1 Einleitung

Unter dem Begriff »diffuse Lebererkrankungen« werden eine Vielzahl verschiedener Erkrankungen subsummiert, die mit einer diffusen Alteration des Leberparenchyms einhergehen und mit der Zeit zu einer Störung der Leberfunktion führen. Ätiologisch können metabolische, entzündliche und vaskuläre Ursachen unterschieden werden (Tab. 3.1). Hereditäre und neoplastische Erkrankungen mit diffuser Verteilung über das Leberparenchym, welche von manchen Autoren den diffusen Lebererkrankungen zugerechnet werden, unterscheiden sich sowohl ätiologisch als auch in ihrem Krankheitsverlauf signifikant von den o. g. Entitäten und werden im ▶ Abschn. 3.1.6 und ▶ Abschn. 3.2 behandelt.

Die diffuse Leberverfettung (intrazellulär) stellt die geringste Reaktion des Leberparenchyms auf eine Noxe dar und ist reversibel. Bei starken Noxen (Hämochromatose, Hepatitis usw.) oder bei chronischer Einwirkung von geringeren Noxen (Steatose) kommt es zu einem Zelluntergang der Hepatozyten mit Ersatz durch Bindegewebe (Narbengewebe). Gleichzeitig verursacht aber auch die direkte Stimulation kollagenproduzierender Zellen eine Störung bzw. Zerstörung der normalen Leberarchitektur im Sinn einer Fibrose oder Leberzirrhose. Fibrose und Zirrhose sind meist irreversibel und gehen mit einem erhöhten Risiko für die Entwicklung eines Leberversagens oder eines hepatozellulären Karzinoms einher, weswegen der Früherkennung einer diffusen Lebererkrankung klinisch eine große Bedeutung zukommt.

Die Leberbiopsie in Kombination mit der histopathologischen Analyse stellt mit Ausnahme der vaskulären Lebererkrankungen den Goldstandard zur Diagnose und Quantifizierung einer diffusen Lebererkrankung dar. Dabei handelt es sich allerdings um eine invasive Methode mit entsprechender Morbidität (Infektion, Blutung), die einen erheblichen Entnahmefehler aufweisen kann. Dieser Entnahmefehler beruht einerseits darauf, dass ein Leberbiopsat nur ca. ein 50 000stel der Leber entspricht, andererseits auf der inhomogenen Verteilung vieler diffuser Lebererkrankungen.

Tab. 3.1 Diffuse Lebererkrankungen

Ursache	Erkrankungen
Metabolisch	Steatose
	NASH (nichtalkoholische Steatohepatitis)
	Hämochromatose/Hämosiderose
	M. Wilson
	Glykogen-Speicherkrankheiten: M. von Gierke, M. Pompe etc.
	Lysosomale Speicherkrankheiten: M. Gaucher, M. Niemann-Pick etc.
	Hepatische Porphyrien
Entzündlich	Hepatitis: viral (akut, fulminant, chronisch), bakteriell
	Sarkoidose, Amyloidose etc.
	Candidiasis
	Mononukleose, milare TBC, Histoplasmose, Malaria, Syphilis etc.
Vaskulär	Kongestion
	Pfortaderthrombose
	Budd-Chiari-Syndrom
	Peliose

Im Gegensatz dazu erlaubt uns die Bildgebung eine nichtinvasive Beurteilung der gesamten Leber, wobei die Rolle der MRT im Folgenden näher erörtert werden soll.

3.1.2 Diagnostische Wertigkeit der MRT

Die diffusen Lebererkrankungen stellen ein Spektrum an Erkrankungen der Leber dar, die radiologisch sehr unterschiedlich zugänglich sind.

Das Verteilungsmuster der Leberparenchymveränderung in der MRT (segmental, homogen, periportal) kann helfen, zwischen vaskulärer, metabolischer und entzündlicher Genese bildgebend zu unterscheiden (Tani et al. 2000). Die Übergänge zwischen den einzelnen Formen sind aber fließend und meist nur gering ausgeprägt.

Vaskuläre Lebererkrankungen wie die Pfortaderthrombose und das Budd-Chiari-Syndrom zeigen meist ein segmentales Verteilungsmuster und sind i. d. R. radiologisch eindeutig diagnostizierbar. Vorteile der MRT gegenüber CT und Ultraschall sind bspw. bei Unverträglichkeit von jodhaltigem KM und Schwangerschaft gegeben oder in Fällen, wo der bessere Weichteilkontrast der MRT zum Tragen kommt wie beim Budd-Chiari-Syndrom (▶ Abschn. 3.1.5).

Diffuse Parenchymschäden, bedingt durch metabolische und entzündliche Erkrankungen, sind hingegen schwierig evaluierbar, weil häufig charakteristische bildmorphologische Merkmale fehlen.

Die Sarkoidose und die Kandidose als infektiösentzündliche Erkrankungen sind einer bildbasierten Diagnosestellung z. T. zugänglich, bei den meisten entzündlichen und metabolischen Lebererkrankungen, inkl. der Hepatitiden, zeigen sich jedoch lediglich unspezifische periportale Veränderungen.

Ähnlich verhält es sich mit der Gruppe der metabolischen Lebererkrankungen, bei denen in der Mehrzahl der Fälle u. a. aufgrund des homogenen Verteilungsmusters, welches einen Vergleich zum gesunden Gewebe nicht zulässt, eine bildbasierte Diagnose nicht möglich ist. Eine Ausnahme stellen allerdings die Steatosis hepatis und die Hämochromatose/Siderose dar, da die MRT in der Lage ist, mit einer hohen diagnostischen Sicherheit Fett und paramagnetische Stoffe wie Eisen zu detektieren und zu quantifizieren. Wichtig ist, dass sich beide Entitäten in der MRT gegenseitig beeinflussen und auch gleichzeitig auftreten können.

Im Folgenden werden die Grundlagen der Lebersteatose- und Hämochromatose-Diagnostik in der MRT dargestellt und im Speziellen die Quantifizierung der beiden Krankheiten betrachtet. Darüber hinaus wird auf die Fibrose und Zirrhose als Folgezustände der diffusen Lebererkrankungen eingegangen.

3.1.3 Chemical-shift-Imaging

Chemische Verschiebung

Die chemische Verschiebung zwischen Fett und Wasser basiert auf der Tatsache, dass die Resonanzfrequenz von Protonen davon abhängt, an welche Moleküle oder Molekülorte diese gebunden sind. In der Praxis hat dabei v. a. die chemische Verschiebung zwischen Protonen in H_2O und in Methylen (CH_2) Bedeutung, da Methylen in den meisten Fettsäureketten (Triglyzeride) vorkommt. Anhand dieser chemischen Verschiebung kann z. B. in der Spektroskopie das Signal von Wasser von dem Signal von Methylen getrennt, und mit etwas mehr Aufwand können auch weitere Fettgruppen erfasst werden, weswegen die Spektroskopie allgemein als der Goldstandard der Fettquantifizierung angesehen wird.

Die chemische Verschiebung zwischen den H_2O-Protonen und den jeweiligen Fettprotonen ist dabei direkt proportional zur Feldstärke und beträgt bei 1,5 Tesla ca. 225 Hz zwischen Wasser und Methylen. Im Wissen um diese unterschiedliche Präzisionsfrequenz beider Moleküle können in einem Gradientenecho-Experiment Messungen nach der initialen Anregung durchgeführt werden, an denen der Fett- und Wasservektor in die gleiche Richtung zeigen und sich somit addieren (»in phase«) oder um 180° versetzt stehen und sich damit subtrahieren (»opposed phase« bzw. »out of phase«). Dies gilt natürlich nur, wenn die Fett- und Wasserprotonen im gleichen Voxel sind.

Diese Art der »Fettbildgebung« wird auch als Chemical-shift-Imaging bezeichnet. Im klinischen Alltag bedient man sich zumeist einer Dualechosequenz, da diese mit der Mindestanzahl von 2 Echos (»in phase« und »out of phase«) auskommt und schnelle wie robuste Bilder liefert. Neben der allgemein üblichen Darstellung mittels In-phase (IP)- und Out-of-phase (OP)-Bildern kann der akquirierte Datensatz aber auch mit der sog. Dixon-Methode dazu benutzt werden, Wasser und Fett selektiv zu unterdrücken. Die Signalintensitäten der beiden resultierenden Bilder kann dann als reines Wasser bzw. reines Fettbild beschrieben werden (◘ Abb. 3.1).

Messungen zu In-phase- und Out-of-phase-Zeiten können theoretisch beliebig oft wiederholt

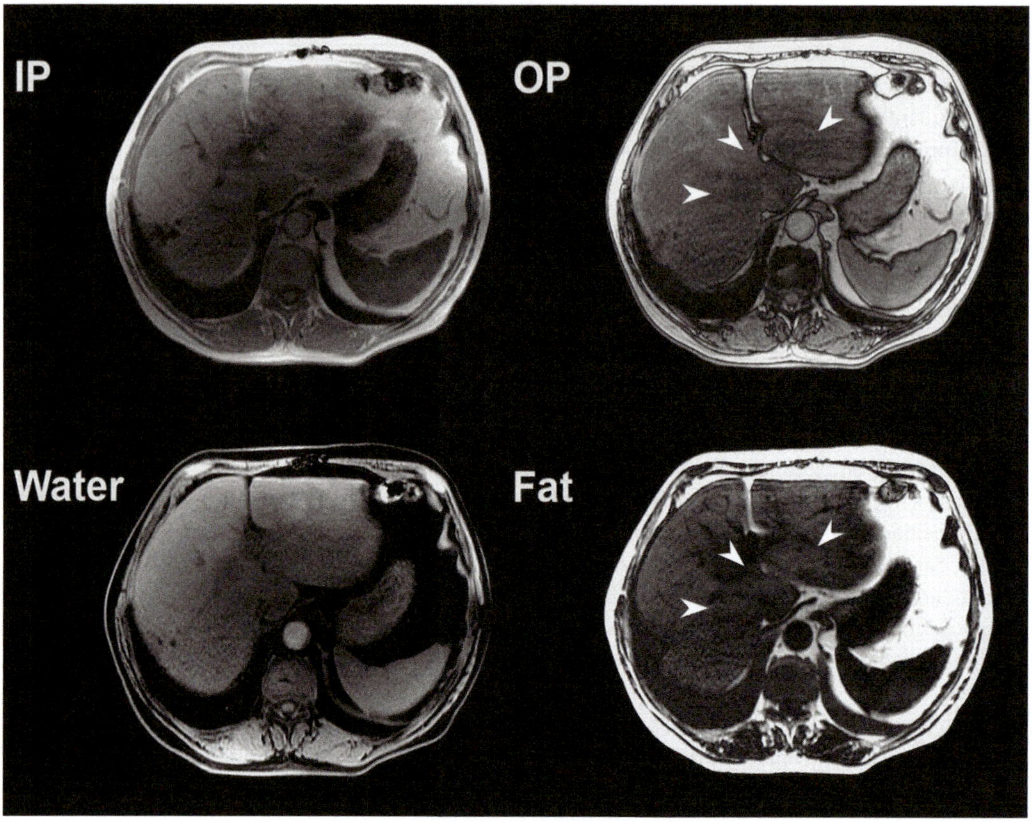

Abb. 3.1 Chemical-shift-Imaging zur Beurteilung der Leberverfettung. Neben der allgemein üblichen Darstellung mittels In-phase (*IP*)- und Out-of-phase (*OP*)-Bildern kann der akquirierte Datensatz mit der sog. Dixon-Methode auch als reines Wasser (*Water*) bzw. reines Fettbild (*Fat*) dargestellt werden. Die *Pfeilspitzen* markieren die Segmente mit dem höchsten Fettgehalt bei einem homogenen Fettverteilungsmuster

werden, solange noch ein Signal ableitbar ist, wenn man den entsprechenden zeitlichen Mehraufwand in Kauf nimmt. Mit der technischen Weiterentwicklung (v. a. parallele Bildgebung) sind daher in den letzten Jahren v. a. sog. Multiechosequenzen in Erprobung, die meist 6–8 Echos messen und im Gegensatz zu den Dualechosequenzen auch den T2*-Abfall berücksichtigen.

T2*-Signalabfall

Die T2*-Zeit entspricht der transversalen Relaxation der Spins in einem Gradientenecho-Experiment und beschreibt den Verlust der transversalen Magnetisierung durch aus der Phase geratene Spins aufgrund von Inhomogenitäten des äußeren Magnetfelds B0. Der Hauptteil der Inhomogenitäten, welche den T2*-Effekt ausmachen, tritt an Gewebegrenzflächen auf oder wird durch lokale magnetische Felder induziert. Die transversale Relaxation bzw. der T2*-Signalabfall kann bestimmt werden, indem man entweder mehrere Echos hintereinander in derselben Sequenz (Multiechosequenz) misst oder mehrere Sequenzen mit den gleichen Parametern akquiriert und die Echozeiten variiert. In der Leber kann man sich diesen Effekt indirekt zunutze machen und Rückschlüsse auf das Vorhandensein von paramagnetischen Stoffen wie Eisenpartikel ziehen, welche z. B. im Rahmen einer Hämochromatose oder Leberfibrose auftreten. Umgekehrt ist auch eine Korrektur der T2*-bedingten Phasenverschiebung bei der Fettquantifizierung mittels Chemical-shift-Imaging möglich, welche auf einer fixen Phasenverschiebung von Fett- und Wasser-Spins beruht.

3.1.4 Kaskade von Leberparenchymveränderungen

Leberzellverfettung/Steatose

Bei der Lebersteatose handelt es sich um eine reversible Einlagerung von Fett (v. a. Triglyceride) in den Hepatozyten in Form von Vakuolen. Dabei handelt es sich meist um eine unspezifische, reversible Reaktion der Hepatozyten auf eine Noxe, wobei ätiologisch die weitaus häufigere alkoholinduzierte Leberverfettung (Alcoholic Liver Disease, ALD) von der nichtalkoholinduzierten Leberverfettung (Non-Alcoholic Fatty Liver Disease, NAFLD) unterschieden werden kann. Eine wichtige Unterform der NAFLD stellt die nichtalkoholinduzierte Steato-Hepatitis (NASH) dar, die bereits den ersten Schritt in der Kaskade von Leberparenchymveränderungen hin zur Leberzirrhose darstellt und über das letzte Jahrzehnt einen epidemischen Anstieg in der westlichen Weltbevölkerung aufweist (Farrell u. Larter 2006; Ekstedt et al. 2006). Studien zeigen, dass in den USA ca. 30 % der Erwachsenen und bereits 13 % der Kinder an einer Leberverfettung leiden (Browning et al. 2004). Neben dem Fortschreiten der Erkrankung bis zur Leberzirrhose weist die verfettete Leber auch ein vermindertes Regenerationspotenzial auf, was u. a. bei operativen Lebereingriffen von Bedeutung ist und mit einer höheren Komplikationsrate einhergeht (McCormack et al. 2007).

Bildgebend können 3 verschiedene Fettverteilungsmuster unterschieden werden: diffus, multifokal und fokal. Bei der fokalen Leberverfettung kann wiederum eine fokale Mehrverfettung von einer fokalen Minderverfettung unterschieden werden (◘ Abb. 3.2). Während es dem Ultraschall und der CT an Spezifität bzw. Sensitivität bei der Detektion von intrazellulärem Fett mangelt, kommt in der klinischen Routine daher meist die MRT mit IP-/OP-Sequenzen zum Einsatz (▸ Abschn. 3.1.3), die eine visuelle Beurteilung der Leberverfettung erlauben. Bei der visuellen Analyse wird der Signalabfall von den OP-Bildern im Vergleich zu den IP-Bildern beurteilt, wobei eine grobe Graduierung der diffusen Leberverfettung in 3 Schweregrade (mild, mittel, schwer) möglich ist. Besser reproduzierbar ist die visuelle Graduierung der Steatose auf den Dixon-basierten Fettbildern (Fischer et al. 2010). Im Gegensatz zur Betrachtung von IP- und OP-Bildern im Verhältnis erfolgt die Beurteilung des Steatosegrads auf einem Bild, indem die Signalintensität der Leber mit der Signalintensität der Milz oder besser der autochthonen Rückenmuskulatur verglichen wird (◘ Abb. 3.1). Eine vergleichbare Vorgehensweise ist allerdings auch bei der alleinigen Beurteilung von OP-Bildern möglich (◘ Abb. 3.2).

Neben der visuellen qualitativen Beurteilung ist mit der MRT auch eine quantitative Beurteilung der Leberverfettung möglich. Da die MRT im Vergleich zur CT keine kalibrierten und damit standardisierten Messwerte liefert (Houndsfiel-Units), sondern die Signalintensität stets eine relative Größe im Vergleich zum umgebenden Gewebe darstellt, ist eine alleinige Messung der Signalintensität, z. B. im Fettbild, nicht zulässig.

Die Quantifizierung von Fett in der MRT wird über die Messung des Signalintensitätsverhältnisses von Fettsignal zum absoluten Signal (Fett + Wasser) eines Voxels im Sinn einer Fettsignalfraktion (FSF) ermöglicht (Fischer et al. 2010).

Für die Fettquantifizierung durch die Dixon-basierten Fett- und Wasserbilder ergibt sich demnach der Algorithmus:

$$FSF = SI_{Fett}/SI_{Fett} + SI_{Wasser}$$

SI_{Fett} Signalintensität des Fettbilds,
SI_{Wasser} Signalintensität des Wasserbilds.

Wird die Fettquantifizierung mit den IP-/OP-Bildern durchgeführt, so lautet der entsprechende Algorithmus:

$$FSF = SI_{IP} - SI_{OP}/2 \times SI_{IP}, \text{ da } SI_{IP}\ (SI_{Wasser} + SI_{Fett}) \text{ und } SI_{OP}\ (SI_{Wasser} - SI_{Fett})$$

SI_{IP} Signalintensität des IP-Bildes, SI_{OP} Signalintensität des OP-Bildes.

Mittels dieser Technik kann in der MRT zuverlässig zwischen histopathologisch gesunder und steatotischer Leber unterschieden werden, wobei die entsprechenden FSF-cut-off-Werte für IP-/OP-Bilder bei ca. 2 % und für die Dixon-basierten Fett-/Wasserbilder bei 5 % liegen (Fischer et al. 2010).

Histologisch wird allgemein eine Hepatozytenverfettung von 5 % als Cut-Off zwischen gesunder

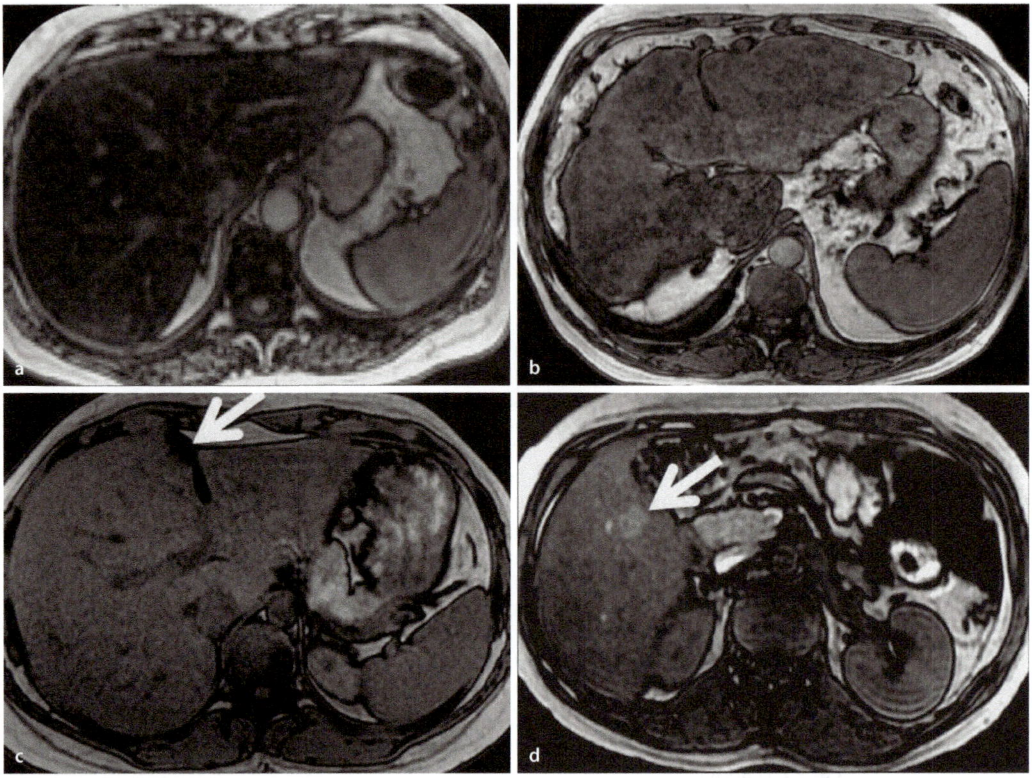

Abb. 3.2 Fettverteilungsmuster. Anhand des Signalabfalls auf den Out-of-phase Bildern (im Verhältnis zur Milz oder zum Leberparenchym als interner Standard) können 3 verschiedene Fettverteilungsmuster unterschieden werden: **a** diffus, **b** multifokal, **c+d** fokal. Bei der fokalen Leberverfettung kann wiederum eine fokale Mehrverfettung (**c**) von einer fokalen Minderverfettung (**d**) unterschieden werden

und steatotischer Leber angegeben. Die histologische Bestimmung der Hepatozytenverfettung ist allerdings neben den oben erwähnten Einschränkungen einer Biopsie zusätzlich aufgrund einer starken Untersucherabhängigkeit der Ergebnisse eine ungenaue Methode (El-Badry et al. 2009).

Die Chemical-shift-MRI ist im Vergleich zur histologischen Analyse genauer und besser reproduzierbar (Raptis et al. 2011), Fettquantifizierung mittels Dualecho- bzw. IP-/OP-Sequenzen zeigen jedoch ebenfalls Limitationen: Bei gleichzeitigem Vorliegen von paramagnetischem Eisen und Fett in der Leber, wie es im Rahmen von vielen chronischen Lebererkrankungen mit fibrotischem Parenchymumbau sowie bei der Hämochromatose beobachtet wird, kommt es zu einem beschleunigten Signalabfall (T2*-Signalabfall) und damit v. a. auf den Fettbildern zu einer Unterschätzung der tatsächlichen Leberverfettung (Fischer et al. 2010). Neue Multiechosequenzen erlauben es, in der gleichen Messung den T2*-Abfall zu quantifizieren und dadurch eine Korrektur des gemessenen Leberfetts um den T2*-Fehler vorzunehmen (Meisamy et al. 2011).

Darüber hinaus hängt die Genauigkeit der Fettmessung von den Sequenzparametern und der entsprechenden T1-Wichtung der Sequenzen ab. Je stärker die T1-Wichtung ist, umso größer ist die Überschätzung der tatsächlichen Leberverfettung, weswegen sich möglichst kleine Flipwinkel und damit eine Protonendichtewichtung etabliert haben (Meisamy et al. 2011).

Gelingt es in Zukunft, das Chemical-shift-Imaging mittels Multiechosequenzen zwischen den einzelnen Herstellern zu standardisieren, so kann die invasive Biopsie in Kombination mit einer untersucherabhängigen histologischen Analyse möglicherweise bald durch die MRT ersetzt werden.

Leberfibrose

Unter Fibrose versteht man i. Allg. eine Bindegewebsvermehrung des Leberparenchyms, bedingt durch Reparationsmechanismen nach Zellschädigung (Narbengewebe) oder durch direkte Stimulation kollagenproduzierender Zellen, sog. Ito-Zellen (»stellate cells«). Die Zunahme der extrazellulären Matrix führt zu einem Verlust der endothelialen Fenestrierung und Leberfunktion sowie sekundär zu einer portalen Hypertension mit Komplikationen wie Ösophagusvarizen, Aszites oder gar Leberversagen. Die Entwicklung der Leberfibrose steht in Beziehung zur Dauer und Intensität der einwirkenden Noxe und ist im Frühstadium reversibel (Bataller et al. 2011).

Der Schweregrad der Fibrose wird histopathologisch meist anhand eines semiquantitativen Scorings bestimmt, wobei je nach Grundkrankheit unterschiedliche Scoringsysteme verwendet werden. Bei chronischer Virushepatitis wird das Fibrosestadium meist auf einer 5-stufigen Skala (F0–F4) nach METAVIR (bzw. Knodell, Scheurer) oder auf einer 7-stufigen Skala (F0–F6) nach Ishak klassifiziert. Ab Stadium F2 (bzw. F3) wird dabei von einer signifikanten Fibrose gesprochen, während das Stadium F4 (bzw. F5–F6) der Leberzirrhose entspricht (Bataller et al. 2011).

Bildgebend gibt es bisher keine etablierte Methode, die eine Leberfibrose detektieren oder sogar quantifizieren könnte. Für die Früherkennung fibrotischer Leberveränderungen werden daher neben dem Versuch einer verbesserten morphologischen Darstellung der Leber durch Einzel- bzw. Doppelkontrast-MRT-Untersuchungen v. a. funktionelle Methoden, inkl. MR-Elastographie, diffusionsgewichteter MRT und Perfusions-MRT untersucht, da funktionelle Veränderungen, wie z. B. die Abnahme der Leberperfusion, den makroskopisch, strukturellen Veränderungen vorangehen. Als besonders vielversprechender Indikator hat sich dabei die Messung der Lebersteifigkeit mittels MR-Elastographie erwiesen. Bei dieser Technik werden über ein externes Vibrationsdevice Schwerwellen generiert, welche die angrenzende Leber zyklisch komprimieren. Mittels einer synchronisierten GRE-Sequenz ist es möglich, das Fortschreiten der Wellen bzw. deren Wellenlänge bildlich darzustellen und somit Rückschlüsse auf die Lebersteifigkeit sowie die einzelnen Fibrosestadien zu erhalten (Faria et al. 2009).

Leberzirrhose

Die Leberzirrhose stellt ein irreversibles Endstadium der verschiedenen diffusen Lebererkrankungen dar und zeichnet sich durch das gleichzeitige Auftreten von Zellnekrosen mit reaktiven fibrotischen und regenerativen Parenchymveränderungen aus. Je nach Art der Regenerate kann eine makronoduläre (> 3 mm), eine mikronoduläre (< 3 mm) oder eine gemischte Zirrhose unterschieden werden. Die toxische Leberzellschädigung durch Alkohol ist die weitaus häufigste Ursache einer Zirrhose (ca. 60–70 %), gefolgt von der infektiösen Leberzellschädigung, v. a. durch die Hepatitis B und C (ca. 10 %), und selteneren Erkrankungen wie der Hämochromatose (ca. 5 %) und biliären Zirrhose (ca. 5 %) (Schuppan u. Afdhal 2008). Die Leberzirrhose zählt zu den führenden Todesursachen in der westlichen Welt, wobei knapp 1/3 der Todesfälle durch eine akute Blutung von portokavalen Shunts (Ösophagusvarizen), die sich im Rahmen einer portalen Hypertension ausbilden, verursacht werden (Altekruse et al. 2005).

In der MRT zeigen die Regenerate eine vergleichbare Signalgebung wie gesundes Leberparenchym und sind daher oft schwer zu erfassen. Eine Sonderform des Regeneratknotens stellt der sog. siderotische Knoten dar, der aufgrund von Eisenhydroxid (Hämosiderin)-Ablagerungen auf den T1w- und T2w-nativen Bildern hypointens erscheint. Im Gegensatz dazu zeigen sich bei ca. 15–25 % der Patienten mit fortgeschrittener Zirrhose hyperintense Regeneratknoten auf den nativen GRE-Sequenzen, welche sich während der KM-Dynamik zunehmend dem Leberparenchym angleichen (◘ Abb. 3.3). Allgemein können direkte und indirekte Zirrhosezeichen unterschieden werden. Leberspezifische Kontrastmittel können helfen, die regenerativen und fibrotischen Veränderungen direkt zu visualisieren, was überwiegend bei makronodulären Regeneraten erfolgreich ist (◘ Abb. 3.4). Bei mirkonodulärer Zirrhose sind indirekte Zirrhosezeichen hilfreich. Dazu zählt die höckrige Einzie-

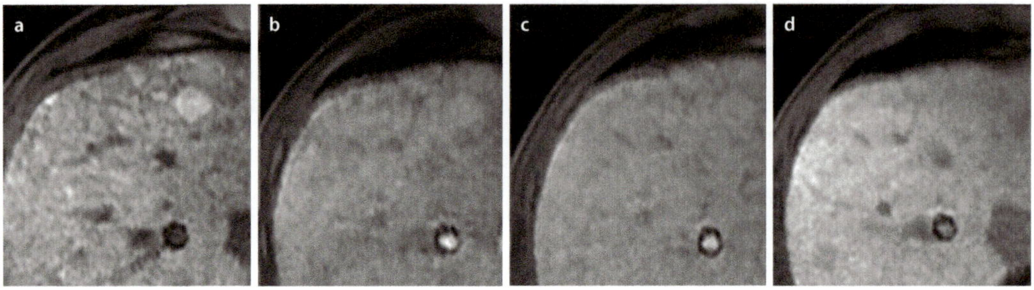

Abb. 3.3 Hyperintenser Regeneratknoten. Es zeigt sich ein makronodulärer, auf der nativen T1w-Aufnahme (**a**) hyperintenser Knoten, der sich in der portal-venösen Phase (**c**) bzw. späten Phase (**d**) zunehmend dem Leberparenchym angleicht. Wird nur die arterielle Phase (**b**) betrachtet, erscheint der Knoten hyperintens und kann vom unerfahrenen Betrachter als dysplastischer Knoten bzw. hepatozelluläres Karzinom fehlgedeutet werden

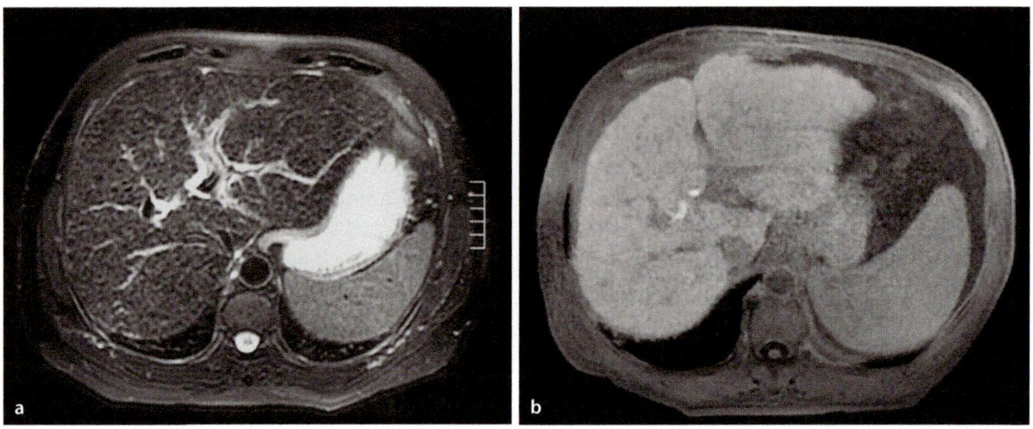

Abb. 3.4 Leberspezifische Kontrastmittel bei Leberzirrhose. **a** In T2*-gewichteten Spätaufnahmen (20 min) nach i.v.-Applikation von Ferucarbotran (Resovist®) stellen sich makrododuläre Regeneratknoten durch die Aufnahme der Eisenpartikel in Kupferzellen hypointens dar, wohingegen die fibrotischen Veränderungen hyperintens zur Geltung kommen. Die »direkte« Visualisierung der zirrhotischen Veränderungen ist bei diesem Patienten von besonderer Bedeutung, da keine indirekten Zirrhosezeichen (Umgehungskreisläufe, Splenomegalie, Hypertrophie des Lobus caudatus) vorliegen. **b** Auf T1-gewichteten Spätaufnahmen (20 min) nach i.v.-Applikation von Gadoxetsäure (Primovist®) stellen sich die Regenerate im Gegensatz zu **a** durch die Aufnahme des Kontrastmittels in die Leberzellen hyperintens und fibrotische Veränderungen hypointens dar

hung der Leberoberfläche, die Atrophie des rechten Leberlappens sowie eine kompensatorische Hypertrophie des linken Leberlappens (Segmente II/III) und des Lobus caudatus (Segment I), der meist separat in die V. cava inferior drainiert (Abb. 3.5). Weitere indirekte Zirrhosezeichen mit einer hohen diagnostischen Genauigkeit stellen ein erhöhtes Verhältnis (> 0,65) der axialen Ausdehnung vom Lobus caudatus zum rechten Leberlappen auf Höhe des Abgangs des rechten Pfortaderasts sowie eine Erweiterung der Leberfurchen (»expanded gallblader fossa sign«, »right posterior hepatic notch sign«) dar. Komplikationen der Leberzirrhose ergeben sich aus Folgen der portalen Hypertension (Pfortaderthrombose, Aszites, Splenomegalie, portosystemische Shunts), der abnehmenden Leberfunktion (Leberversagen) und der Alteration von Hepatozyten (Karzinogenese) (Hussain et al. 2009).

Der Nachweis der Zirrhose-assoziierten Komplikationen, v. a. die Frühdetektion des hepatozellulären Karzinoms, ist eine der wichtigsten Aufgaben der MRT bei Patienten mit Leberzirrhose. Die Karzinogenese ist ein Prozess, der in einem Zellverbund (Regeneratknoten, Abb. 3.3) zu einer Hepato-

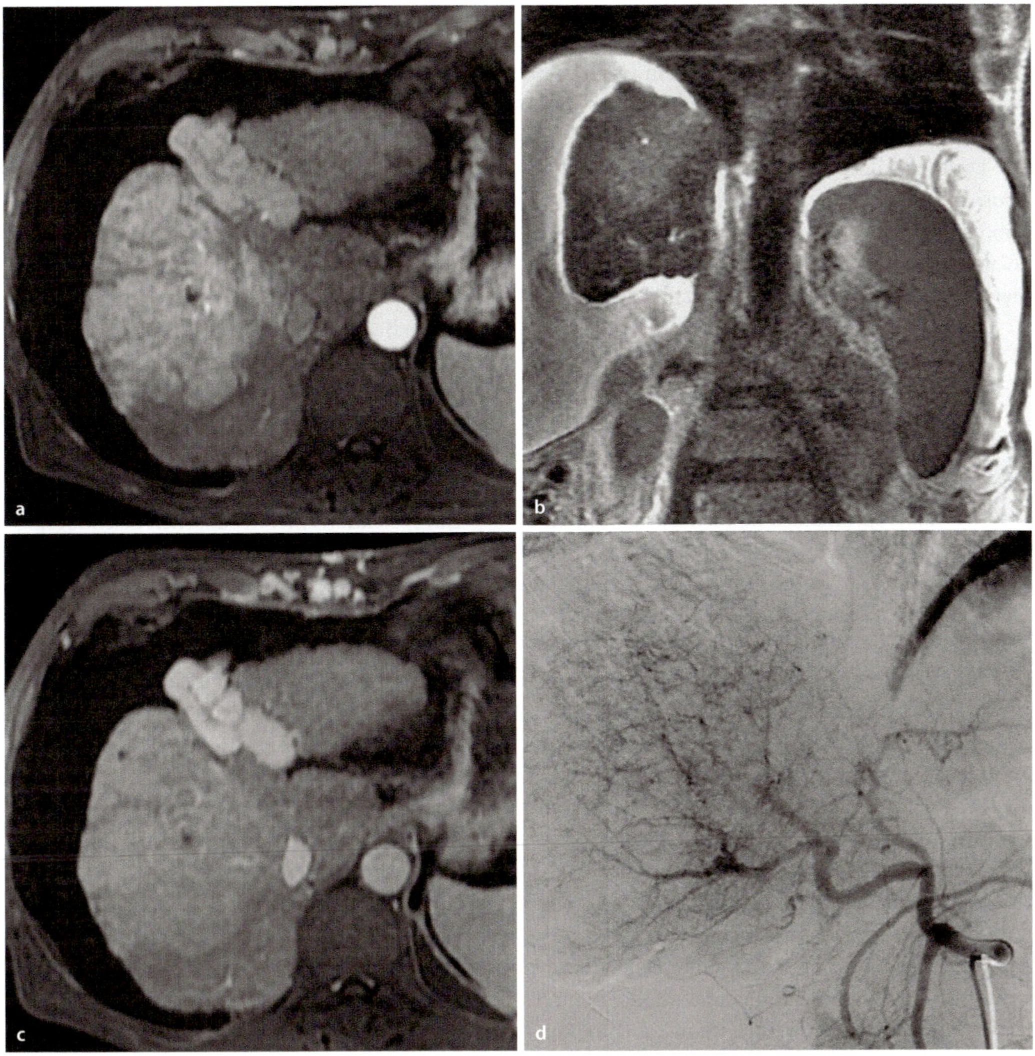

Abb. 3.5 Diffuses hepatozelluläres Karzinom (HCC) auf dem Boden einer Leberzirrhose. **a–d** Fortgeschrittene makronoduläre Leberzirrhose mit Atrophie des rechten Leberlappens und Hypertrophie des Lobus cuadatus. Zusätzlich bestehen Zeichen einer portal-venösen Hypertonie mit Rekanalisation der Vena umbilica (**a+c**) sowie Aszites und Splenomegalie (**b**). Das HCC zeigt eine diffuse Infiltration der rechten Leber und stellt sich auf den nativen T2w-Aufnahmen (**b**) als unscharf begrenztes, hyperintenses Areal dar. In der arteriellen Phase kommt es zu einem kräftigen, homogenen Enhancement (**a**), während die portal-venöse Phase (**c**) ein persistierendes flaues Enhancement (kein Washout) und einen direkten Kontakt des Tumors zur Vena cava inferior zeigt. Die Arthrographie der Arteria hepatica communis zeigt korrespondierend die arterielle Hypervaskularisation des HCC (**d**)

zytenalteration (Mutation) mit Fortschreiten über einen sog. dysplastischen Fokus zum hepatozellulären Karzinom führt. Dabei kommt es mit zunehmendem Dysplasiegrad zu einer Zunahme der arteriellen Blutversorgung und zu einer Abnahme der Hepatozytenfunktion und Kupferzelldichte, welche in der MRT mittels leberspezifischer Kontrastmittel erfasst werden können.

Auf die Zirrhose-assoziierten Knotentypen bzw. auf die Früherkennung des hepatozellulären Karzinoms in der zirrhotischen Leber wird im ▶ Abschn. 3.3.4 näher eingegangen.

Neben einem nodulären Wachstumsmuster wird in der zirrhotischen Leber auch eine diffuse Form des HCC beobachtet, welche ein infiltratives Wachstum zeigt und bei Diagnosestellung meist über 50 % der Leber befallen hat (▫ Abb. 3.5).

Differenzialdiagnostisch zum diffusen HCC muss in der zirrhotischen Leber die konfluierende Fibrose in Betracht gezogen werden, die ebenfalls T2w-hyperintens imponieren kann, aber kein Enhancement während der KM-Dynamik aufweist.

3.1.5 Spezielle diffuse Lebererkrankungen

Hämochromatose

Bei der Hämochromatose handelt es sich um eine autosomal-rezessive Erbkrankheit mit erhöhter Eisenaufnahme im oberen Dünndarm. Bei ca. 80 % der betroffenen Patienten liegt dabei ein Gendefekt im HFE-Gen vor, welcher eine Dysregulation des Eisentransporters bedingt. Infolgedessen kommt es zu einer parenchymalen Eisenablagerung, v. a. in Leber, Pankreas, Lymphknoten, Herz und Haut. Männer sind weitaus häufiger betroffen als Frauen, bei denen die Penetranz geringer ist. Die Erkrankung kann, wenn sie frühzeitig entdeckt wird, erfolgreich behandelt werden.

Von der primären Hämochromatose ist die sekundäre Hämochromatose oder Hämosiderose abzugrenzen, bei welcher es sich um eine erworbene Eisenüberladung der Leber handelt. Bedingt durch eine erhöhte Eisenzufuhr/Freisetzung, z. B. im Rahmen von Bluttransfusionen oder einer chronischen Hämolyse, kommt es im Gegensatz zur primären Hämochromatose zu Eiseneinlagerungen im retikuloendothelialen System (RES), speziell von Leber und Milz (Pietrangelo 2010).

Von einer Eisenüberladung der Leber spricht man, wenn ein Grenzwert von 36 µmol/g überschritten wird. Der Verlauf zur Leberzirrhose ist insbesondere bei der primären Hämochromatose fulminant, bei der es zu einer Eisenablagerung in den Hepatozyten kommt, da die Eisenpartikel einen erheblichen oxidativen Stress auf die Hepatozyten induzieren. Dies kann zur Zellnekrose oder auch zur direkten Mutation, zum hepatozellulären Karzinom, führen (▫ Abb. 3.6). Aktuelle Studien zeigen, dass bereits geringe Eisenablagerungen eine Leberschädigung bzw. Mutation zum hepatozellulären Karzinom verursachen können, v. a. wenn gleichzeitig schädigende Kofaktoren wie Alkohol, Drogen oder chronische Hepatitiden vorliegen. Im Gegensatz dazu kommt es bei der sekundären Hämochromatose zu einem vergleichbar langsameren Fortschreiten der Leberfibrose wahrscheinlich bedingt durch die bessere »Abschirmung« des reduktiven Eisens innerhalb des RES (Pietrangelo 2010).

Bildgebend können beide Entitäten durch Ihr Verteilungsmuster unterschieden werden. Während die primäre Hämochromatose eine Eisenablagerung in der Leber und im Pankreas bedingt, zeigt die Hämosiderose zwar keine Eisenablagerung im Pankreas, aber im RES der Milz (▫ Abb. 3.7).

Zur Detektion einer hepatischen Eisenüberlagerung bedient man sich Gradientenechosequenzen (GRE), da diese einen T2*-Signalabfall aufweisen (▸ Abschn. 3.1.3). Entsprechend zeigen Eisenüberladungen wenig Signal auf einer T2-gewichteten GRE und nehmen mit zunehmender T2*-Echozeit an Signal ab (▫ Abb. 3.7). Vergleichbar nimmt die Signalintensität von der OP- zur IP-GRE-Sequenz (umgekehrt zum Vorliegen von Fett), d. h. von der kurzen OP-Echozeit (2,1 ms) zur längeren IP-Echozeit (4,2 ms), ab, womit eine Eisenüberladung visuell erfasst werden kann (▫ Abb. 3.6).

Zur Quantifizierung der hepatischen Eisenüberladung bedarf es allerdings mehrerer Datenpunkte/Echozeiten, die entweder mittels einer Multiechosequenz oder in mehreren separaten GRE bestimmt werden können. Bei der Methode nach Gandon et al. (2004) werden dazu 5 unterschiedlich stark T2*-gewichtete GRE akquiriert, die sich alle nur in den TE unterscheiden und ansonsten identische Parameter aufweisen. Mithilfe eines Rechenalgorithmus der online zugänglich ist (http://www.radio.univ-rennes1.fr/Sources/EN/HemoCalc15), kann somit mit einer hohen diagnostischen Genauigkeit der Eisengehalt der Leber bestimmt werden.

Einschränkungen der Eisenquantifikation mittels T2*-Gradientenechosequenzen betreffen hauptsächlich eine Überschätzung geringer Eisenablagerungen sowie eine Ungenauigkeit bei Eisenüberladung höher als 300 µmol/g, da aufgrund eines kompletten Signalverlusts kein weiterer Unterschied mehr nachweisbar ist (Castiella et al. 2010).

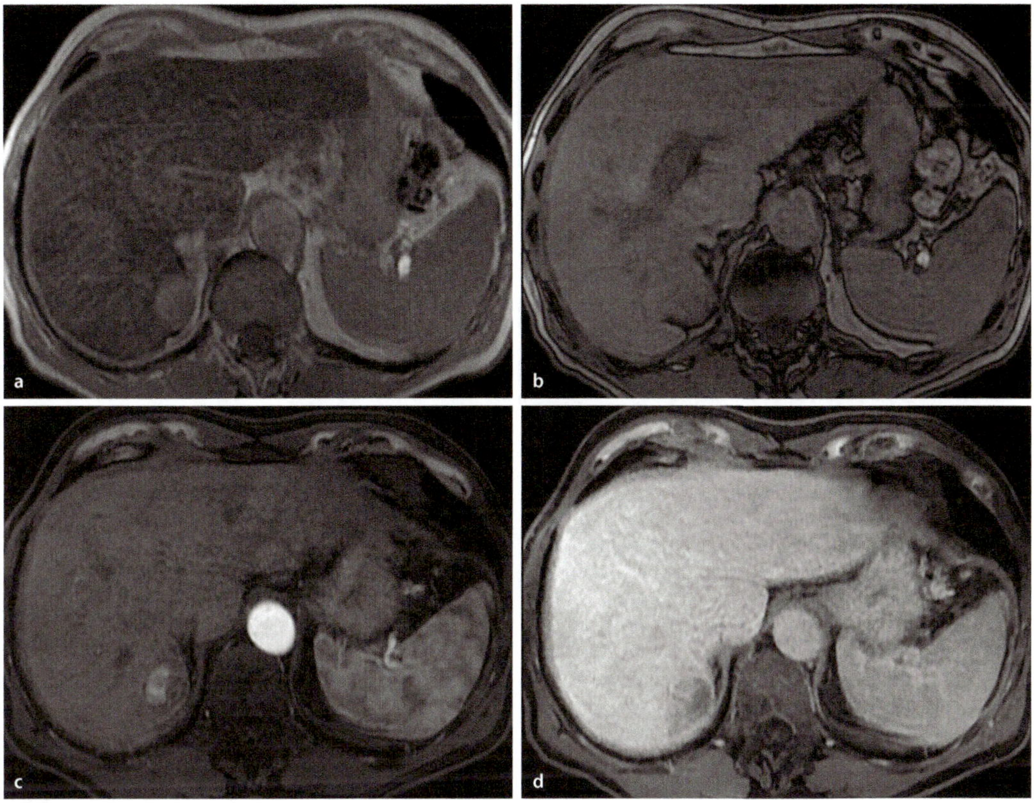

Abb. 3.6 Chemical-shift-Imaging bei primärer Hämochromatose. Es zeigt sich ein Signalanstieg des Leberparenchyms vom In-phase-Bild (**a**) zum Out-of-phase-Bild (**b**), womit eine Eisenüberladung abgeschätzt werden kann. Zusätzlich zeigt sich ein subkapsuläres hepatozelluläres Karzinom (HCC) im Lebersegment VI, welches weder Eisen- noch Fetteinlagerungen aufweist (**a+b**). In der arteriellen Phase (**c**) zeigen die vitalen Tumoranteile des HCC eine kräftige Kontrastmittelaufnahme, während in der späten Phase (**d**) ein Washout in diesem Areal festzustellen ist

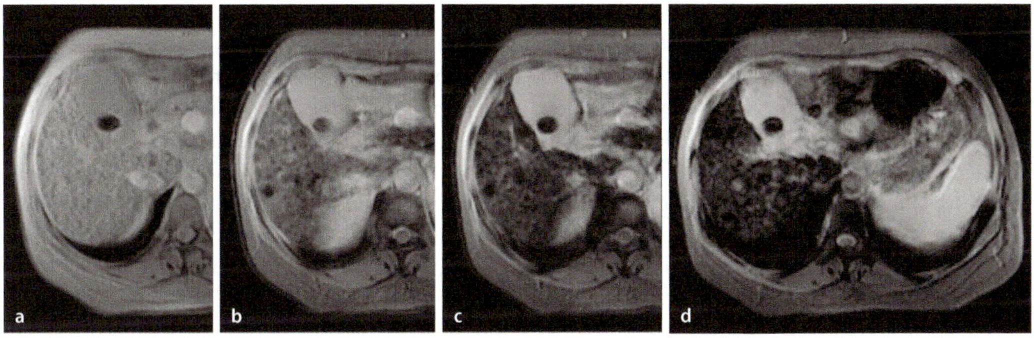

Abb. 3.7 T2*-gewichtete Bildgebung bei primärer Hämochromatose. **a** Auf der Protonendichte-gewichteten Gradientenechosequenz (GRE) mit einer Echozeit (TE) von 4 ms zeigt sich ein zum Muskel isointenses Leberparenchym, das mit zunehmender Echozeit an Signal verliert (**b–d**). Bei einer TE von 9 ms (**b**) und einer TE von 14 ms (**c**) können einzelne hypodense (siderotische) Regeneratknoten im Lebersegment VI abgegrenzt werden, wohingegen nach einer TE von 21 ms (**d**) die gesamte Leber einen Signalverlust aufweist. Das Milzparenchym ist bei der primären Hämochromatose nicht betroffen und zeigt entsprechend keinen Signalverlust in der stark T2*-gewichteten GRE (**d**)

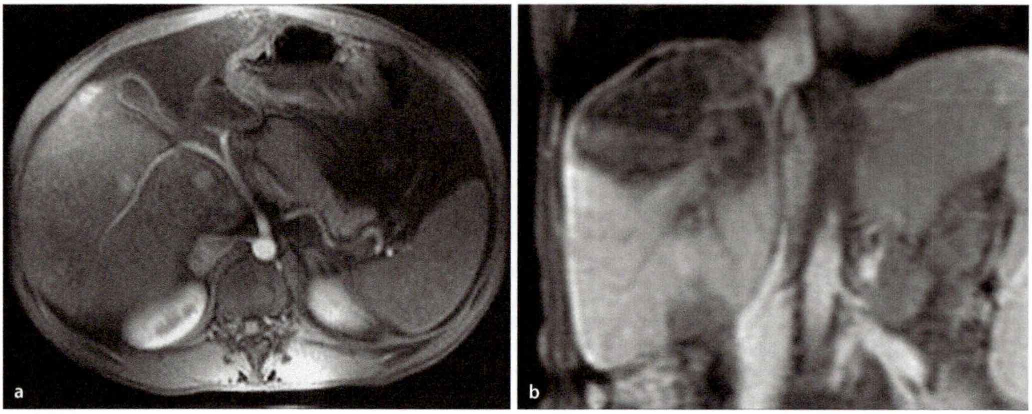

◘ **Abb. 3.8** Budd-Chiari-Syndrom. **a** Die arterielle Phase zeigt eine fleckig, inhomogene Leberkontrastierung aufgrund eines chronisch-entzündlichen Verschlusses der großen Lebervenen und sekundärer Leberzirrhose. Die hyperintens imponierenden Regeneratknoten sind Folge der venösen Abflussstörung des umliegenden Leberparenchyms und dürfen nicht als hepatozelluläres Karzinom fehlinterpretiert werden. **b** Thrombose der mittleren und rechten Lebervene bedingt durch Gefäßinvasion eines Hämangioendothelioms der rechten Leber

Budd-Chiari-Syndrom

Das Budd-Chiari-Syndrom ist definiert als ein Verschluss (Thrombose) der Vena cava inferior (Typ I) und/oder der großen abführenden Lebervenen (Typ II) mit konsekutiver Erweiterung der Zentralvenen bzw. Lebersinusoide. Ursächlich ist meist eine erhöhte Thromboseneigung (Thrombophilie), die durch diverse Erkrankungen (Lupus erythematodes, Faktor-V-Leiden, Erythrozytose) und Medikamente (Kontrazeptiva, Zytostatika) verursacht werden kann und zu einem schnellen Auftreten der Thrombose mit akuter Symptomatik (Lebervergrößerung, Oberbauchschmerz, Aszites) führt. Seltener sind entzündliche oder neoplastische Venenverschlüsse (◘ Abb. 3.8), die sich meist langsam entwickeln, mit der Zeit Umgehungskreisläufe bilden und bedingt durch eine hypoxische Leberzellschädigung langsam bis zur Leberzirrhose fortschreiten. Während bei der akuten Form ein schnelles Handeln zur Auflösung des Thrombus nötig ist, steht bei der chronischen Form eine Behandlung der Grundkrankheit sowie die Behandlung der sekundären portalen Hypertonie im Vordergrund.

Bildgebend zeigt sich ein fehlender Blutfluss in der MR-Angiographie oder ein fehlendes Enhancement der entsprechenden Venen in der späten KM-Phase. Auf den nativen Sequenzen sind die Lebervenen nicht abzugrenzen oder können sich je nach Alter der Thrombose bzw. der Blutabbauprodukte mit unterschiedlicher Signalintensität darstellen (T1w-hyperintens). Es kommt zu einer ausgeprägten kompensorischen Hypertrophie des Lobus caudatus, der separat in die Vena cava inferior drainiert und normalerweise nicht von der Erkrankung betroffen ist. Im chronischen Stadium können intrahepatischen Varizen (»comma sign«) auftreten, die einen Versuch der Kollateralisierung darstellen. Nach KM-Gabe stellt sich das Leberparenchym meist fleckig, inhomogen dar, und anreichernde Regeneratknoten können bei gleichzeitiger Leberzirrhose leicht als HCC fehlinterpretiert werden (◘ Abb. 3.8).

Vom Budd-Chiari-Syndrom kann die venöse Verschlusskrankheit abgegrenzt werden, bei der es zu einem Verschluss der Zentralvenen und kleinen Lebervenen durch eine obliterierende Endophlebitis kommt. Die Endothelschäden, die eine venöse Verschlusskrankheit induzieren, sind meist toxisch bedingt und werden im Rahmen einer Zytostatikatherapie, nach Bestrahlung oder im Rahmen einer Graft-versus-Host-Reaktion nach Lebertransplantation beobachtet (Mergo et al. 1994).

Die bildgebende Diagnose der venösen Verschlusskrankheit ist schwierig. Bei Vorliegen einer unklaren portalen Hypertension oder Hepatomegalie bei gleichzeitigen Risikofaktoren sollte die

Tab. 3.2 Differenzialdiagnostik der fokalen Lebererkrankungen

Einteilung nach bildgebenden Kriterien	Pathologie	Ätiologie
Solide Läsionen	Kavernöses Leberhämangiom	Benigne neoplastisch
	Fokale noduläre Hyperplasie	Benigne neoplastisch
	Leberzelladenom	Benigne neoplastisch
Zystische Läsionen	Zystisches Biliom	Neoplastisch, Präkanzerose
	Dysontogenetische Leberzyste	Primäre Entwicklungsstörung
	Echinokokkuszyste	Infektiös
	Leberabszess	Infektiös
Pseudoläsionen	Fettverteilungsstörung	–
	Perfusionsstörung	–

Erkrankung differenzialdiagnotisch bedacht und eine Biopsie veranlasst werden, die als Goldstandard zur Diagnosestellung gilt.

3.1.6 Zusammenfassung

Die MRT besitzt einen zunehmenden Stellenwert in der Beurteilung von diffusen Lebererkrankungen, wobei das Verteilungsmuster einer Leberparenchymveränderung bereits eine grobe Unterscheidung der 3 Entitäten (metabolisch, vaskulär, entzündlich) erlaubt. Während die MRT nur einen geringen Stellenwert bei den entzündlichen Lebererkrankungen aufweist, spielt sie seit jeher eine wichtige Rolle in der Diagnostik von vaskulären Lebererkrankungen. Eine wachsende Bedeutung kommt der MRT in der Früherkennung von reversiblen Leberparenchymveränderungen wie der Litbersteatose und Leberfibrose zu, um ein Fortschreiten zur Leberzirrhose mit den entsprechenden Komplikationen (portale Hypertension, Karzinogenese) zu vermeiden. Neue Untersuchungstechniken (Multiechosequenzen, MR-Elastographie) zeigen sich dabei vielversprechend, benötigen aber teilweise noch klinische Validierung. Im Gegensatz dazu ist die MRT mittels Chemical-shift-Imaging sowie T2*-gewichteter Bildgebung in der Lage, die Lebersteatose und Hämochromatose zuverlässig zu quantifizieren und damit ein Maß des Krankheitsgrads sowie Schwellenwerte zwischen gesund und krankhaft zu ermitteln.

3.2 Fokale Lebererkrankungen – Benigne

Hans Scheffel

Die benignen Neoplasien der Leber sind meist Zufallsbefunde ohne oder mit unspezifischer klinischer Symptomatik. Eine Abgrenzung gegenüber malignen Prozessen der Leber ist aus therapeutischen Gründen eine wichtige Aufgabe der MRT. Die benignen Lebertumoren werden nach pathologischen Kriterien entsprechend ihres zellulären Ursprungs eingeteilt (z. B. Hämangiom – mesenchymaler Tumor, Adenom – hepatozellulärer Tumor). Aus praktischen und differenzialdiagnostischen Überlegungen lassen sich die benignen Lebertumoren nach ihrer bildgebenden Präsentation in 2 Gruppen einteilen: solide Läsionen und zystische Läsionen (Tab. 3.2).

Eine weitere Gruppe sind die sog. Pseudoläsionen der Leber, die aufgrund Ihrer differenzialdiagnostischen Bedeutung genauso wie die Leberzysten in diesem Kapitel behandelt werden, obwohl sie keine Neoplasien darstellen.

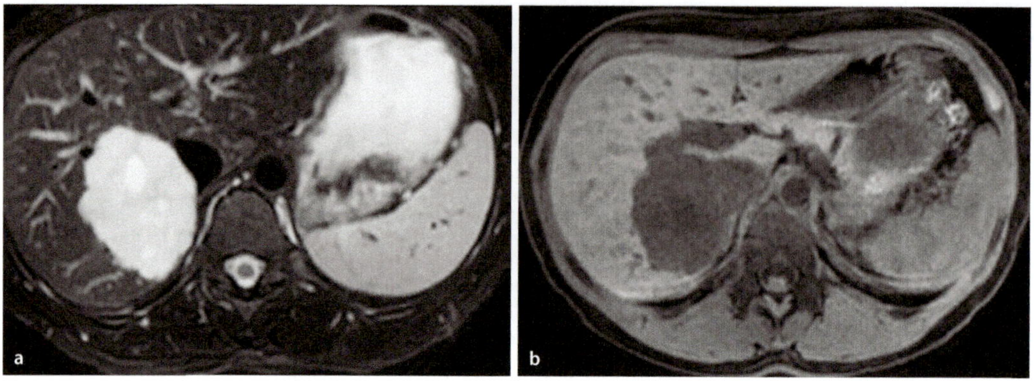

■ **Abb. 3.9** Kavernöses Leberhämangiom in der rechten Leber. Das Hämangiom ist gut demarkiert und teilweise lobuliert. Charakteristisch ist das hyperintense Signal in den T2-gewichteten Bildern (**a**, »light bulb«) sowie das hypointense Signal in den T1-gewichteten Bildern (**b**)

3.2.1 Solide Läsionen

Kavernöses Leberhämangiom

■ Überblick

Das Leberhämangiom ist der häufigste benigne Lebertumor. Er ist mesenchymalen Ursprungs und hat eine Prävalenz von 5–7 %. Die Geschlechtsverteilung ist gering zugunsten der weiblichen Bevölkerung verschoben, die 60–70 % der Patienten darstellen. Die Klink ist meist asymptomatisch oder unspezifisch mit epigastrischen Beschwerden und Völlegefühl. Komplikationen können durch Riesenhämangiome entstehen (> 10 cm), durch Kompression anliegender Organe oder ein Kasabach-Merritt-Syndrom, bei dem es durch eine vermehrte Sequestration von Thrombozyten zu einer Thrombozytopenie kommt.

■ MRT

Hämangiome sind meist gut demarkierte, peripher gelegene homogene Läsionen. Die großen Leberhämangiome können eine zentrale Fibrose zeigen. Häufig liegt ein solitärer Befund einer runden oder lobulierten Läsion vor.

In T2-gewichteten Bildern ist ein starkes hyperintenses Signal (»light bulb«) charakteristisch für ein Hämangiom. In T1-gewichteten Bildern stellen sich Hämangiome hypointens dar. Typisch und meist auch diagnostisch wegweisend ist das Kontrastmittelverhalten (KM-Verhalten), das sich in der frühen KM-Phase als periphere und noduläre KM-Anreicherung zeigt. Im zeitlichen Verlauf nimmt die KM-Aufnahme in zentripetaler Richtung zu, bis in der späten KM-Phase meist eine zum übrigen Lebergewebe iso- bis hyperintense Signalgebung vorliegt. Das Phänomen, auch als Irisblendenphänomen bezeichnet, ist charakteristisch für die Hämangiome und beruht auf ihrer vaskulären Binnenstruktur, die von peripher nach zentral verläuft. Kleine Hämangiome (< 2 cm) zeigen häufig bereits in der frühen KM-Phase eine vollständige KM-Aufnahme und lassen das Irisblendenphänomen vermissen. Riesenhämangiome weisen in den späten KM-Phasen nicht selten einen zentralen Fülllungsdefekt auf.

Atypische Hämangiome präsentieren eine inhomogene Signalcharakteristik in beiden Wichtungen sowie ein KM-Verhalten, das von dem der typischen Hämangiome abweicht. Dies kann zu differenzialdiagnostischen Schwierigkeiten führen. Ursachen können Einblutungen, Fibrosen oder thrombotische Anteile innerhalb der Läsionen sein.

Differenzialdiagnostisch gilt es, vaskularisierte oder nekrotische Metastasen auszuschließen, welche sich in den T1- und T2-gewichteten Bildern ähnlich präsentieren können. Hier sollte jedoch das typische KM-Verhalten sowie die Klinik des Patienten die entscheidenden Hinweise geben (■ Abb. 3.9, ■ Abb. 3.10).

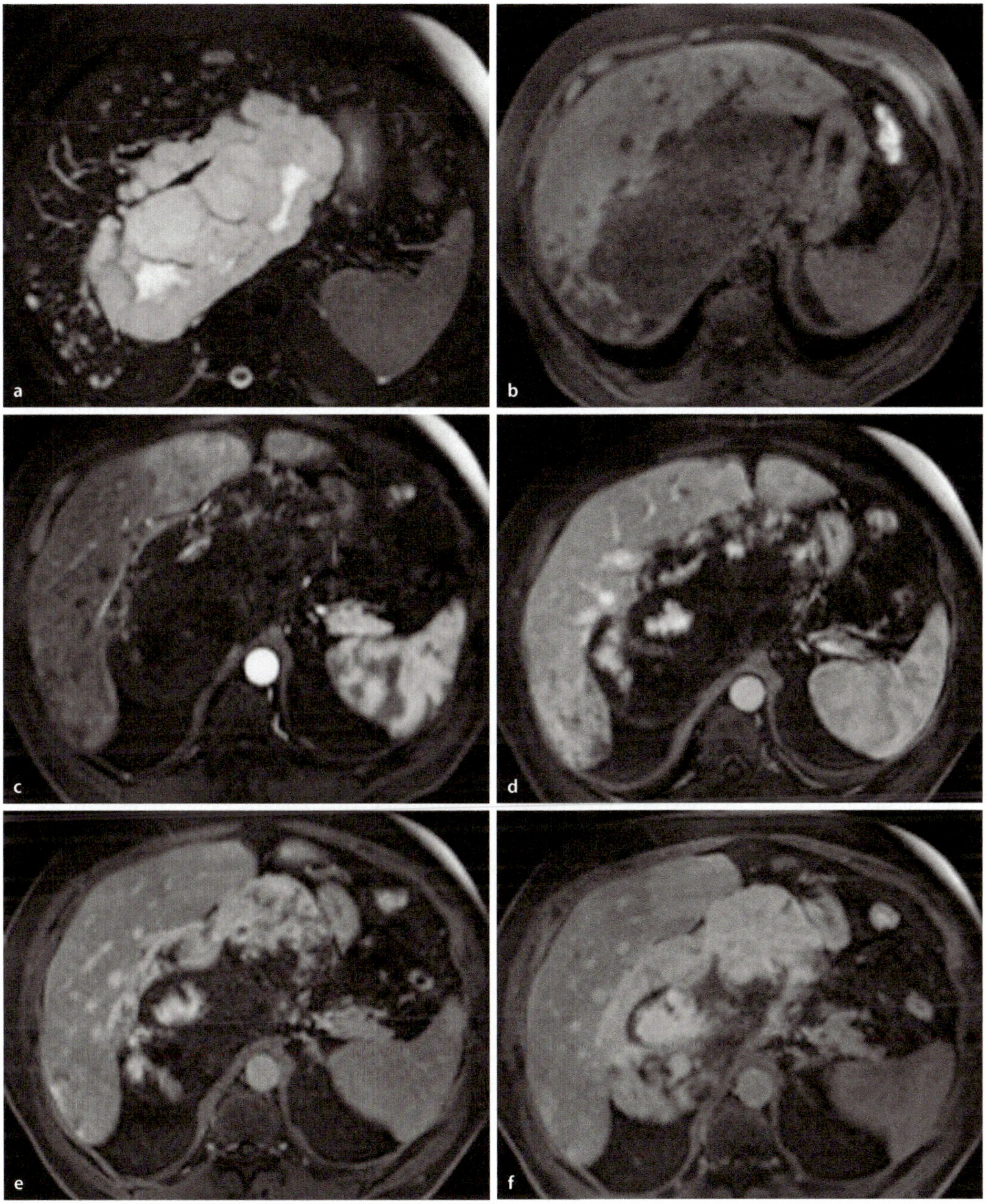

Abb. 3.10 Kavernöses Riesenhämangiom der rechten Leber mit partiell exophytischer Komponente. Das Hämangiom ist gut demarkiert und teilweise lobuliert. Hyperintenses Signal in den T2-gewichteten Bildern sowie ein hypointenses Signal in den T1-gewichteten Bildern (**a**, **b**). Diagnostisch wegweisend ist das Kontrastmittelverhalten mit peripherer und nodulärer KM-Anreicherung in der arteriellen KM-Phase, die im zeitlichen Verlauf in zentripetaler Richtung zunimmt, bis in der späten KM-Phase meist eine zum übrigen Lebergewebe iso- bis hyperintense Signalgebung vorliegt (Irisblendenphänomen, **c–e**). Typischerweise zeigen Riesenhämangiome eine zentrale KM-Aussparung in den späten KM-Phasen (**f**)

Kavernöses Leberhämangiom

- T2-gewichtete Sequenz: starke hyperintense Signalgebung
- T1-gewichtete Sequenz: hypointense Signalgebung
- Typisches KM-Verhalten: Irisblendenphänomen
  - Kleine Hämangiome (< 2 cm): häufig vollständige KM-Aufnahme in der frühen Phase
  - Riesenhämangiome: oft zentraler Füllungsdefekt
- Ausnahme: atypisches Hämangiom mit abweichendem Signal und KM-Verhalten

Fokal noduläre Hyperplasie

▪ Überblick

Fokale noduläre Hyperplasien (FNH) stellen meist asymptomatische Zufallsbefunde dar und repräsentieren den zweithäufigsten primären benignen Lebertumor. D. h., sie sind seltener anzutreffen als das kavernöse Leberhämangion, jedoch häufiger als das Leberzelladenom. Die Geschlechtsverteilung ist zugunsten der weiblichen Bevölkerung verschoben, die in ca. 80–90 % betroffen sind. In der Regel befinden sich die Betroffenen zwischen dem 30. und 50. Lebensjahr. Die FNH ist hepatozellulären Ursprungs und enthält alle Parenchymanteile des normalen Lebergewebes. Während des Tumorwachstums kommt es zur Ausbildung von fibrösen Septen, die die FNH in mehrere knotige Anteile separiert und dem Tumor sein noduläres Erscheinungsbild gibt. Die arterielle Blutversorgung findet ausschließlich über atypisch konfigurierte Gefäße, die in den fibrösen Septen verlaufen, statt. Die venöse Drainage erfolgt in die Lebervenen. Das Wachstum ist abhängig von der Durchblutung, weshalb diese Läsionen meist keine Nekrosen aufweisen. Da alle Parenchymanteile des normalen Lebergewebes vorhanden sein können, finden sich Gallengangproliferate, die jedoch keinen regulären Anschluss an das Gallengangsystem haben.

Im Gegensatz zum Leberadenom besitzen Hormone (z. B. Östrogene) keine ursächliche Rolle in der Entstehung der FNH. Jedoch gibt es Studien, die zeigen konnten, dass sie das Wachstum der Läsionen fördern.

▪ MRT

Die MRT ist die Methode der Wahl in der Diagnostik der FNH unter Verwendung hepatobiliärer Kontrastmittel, da neue Arbeiten zeigen konnten, dass die Sensitivität und Spezifität dieser Untersuchung bei 90–95 % liegen. Das charakteristische Signal der FNH in nativen T1-gewichteten und evtl. auch in T2-gewichteten Sequenzen ist ein nahezu parenchymäquivalentes Signalverhalten, sodass kleine Tumoren in diesen Sequenzen bei flüchtiger Betrachtung leicht übersehen werden können. Lediglich die T2-gewichteten Sequenzen können in den Tumoren eine geringe Signalanhebung hervorrufen. Größere Läsionen können eine Texturstörung mit Verlagerung der benachbarten Gefäße zeigen.

Das KM-Verhalten ist mit einer kräftigen arteriellen KM-Aufnahme verbunden. In der portalvenösen KM-Phase kommt es zu einer Signalangleichung gegenüber dem normalen Lebergewebe. Ein weiteres Charakteristikum der FNH ist die zentrale Narbe innerhalb der Läsion, die jedoch nur bei 50 % der Tumoren nachweisbar ist. Insbesondere kleine Tumoren besitzen häufig keine Narben. Im T2-gewichteten Bild ist sie oft signalangehoben; eine KM-Aufnahme der Narbe findet sich typischerweise in der späten KM-Phase. Nekrosen fehlen meistens, Verkalkungen sind selten.

Tipp

Die FNH lässt sich durch ihre verzögerte hepatobiliäre KM-Ausscheidung von anderen benignen Neoplasien der Leber unterscheiden.

Zur Abgrenzung der FNH gegenüber anderen primären Lebertumoren empfiehlt sich die Gabe eines spezifischen (hepatobiliären) Kontrastmittels. Da bei der FNH eine irreguläre Drainage der Galle vorliegt, hat hepatobiliäres (d. h. gallengängiges) Kontrastmittel eine zum gesunden Lebergewebe verzögerte KM-Ausscheidung. Daher präsentieren sich FNH in der hepatobiliären KM-Phase typischerweise hyperintens zum umliegenden Lebergewebe. Dies erlaubt die Abgrenzung der FNH von

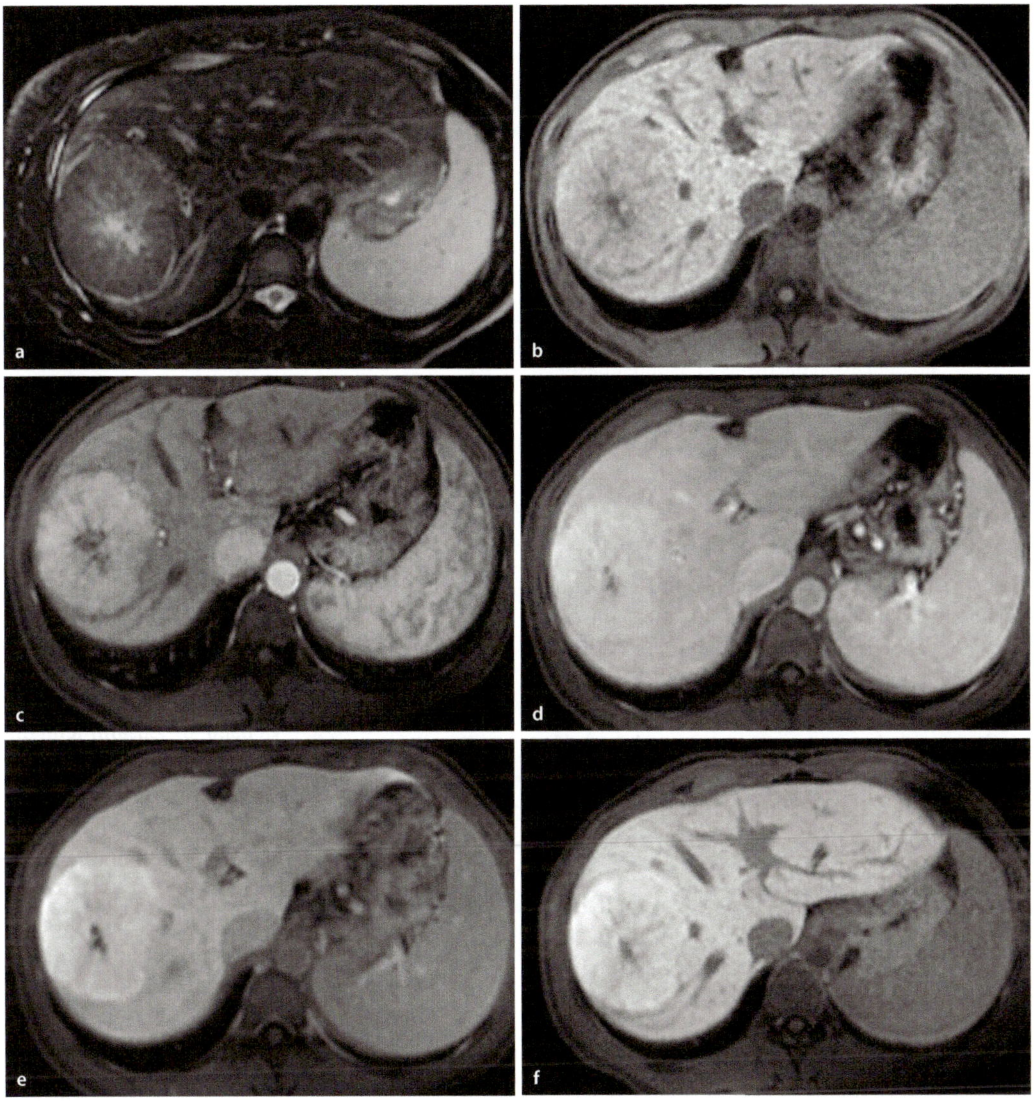

Abb. 3.11 Fokal Noduläre Hyperplasie (FNH). In den T2-gewichteten Sequenzen (**a**) ist sie typischerweise isointens bzw. leicht hyperintens zum übrigen Lebergewebe und in den nativen T1-gewichteten Sequenzen iso- bis hypointens (**b**). Die FNH zeigt ein schnelles und starkes Enhancement in der arteriellen Phase (**c**). In der venösen bzw. der Equilibriumphase (**d**, **e**) ist sie isointens oder leicht hyperintens. Wurde wie im vorliegenden Fall ein hepatobiliäres KM gegeben, ist charakteristisch eine anhaltende Hyperintensität in der hepatobiliären Phase zu beobachten (**f**)

einem Adenom und einem niedrig-differenzierten HCC (bezüglich Kontrastmittel mit hepatobiliärer Elimination ► Abschn. 3.3). Multilokuläre Läsionen sind nicht selten. Sie finden sich in etwa 1/3 der Fälle als kleine FNH-Knoten neben dem Hauptbefund. Daher lohnt es sich, nach der Diagnose des Hauptbefunds nach weiteren Läsionen zu suchen. Gerade leberspezifische KM können hier sehr hilfreich sein, weil sich auch kleine Tumoren in der hepatobiliären Phase sehr gut vom gesunden Lebergewebe abgrenzen (Abb. 3.11).

3

Fokal Noduläre Hyperplasie (FNH)

- T1-gewichtete Sequenz: parenchymäquivalentes Signalverhalten
- T2-gewichtete Sequenz: geringe Signalanhebung, ggf. Texturstörung mit Gefäßverlagerung
- Typisches KM-Verhalten: bei spezifischem KM verzögerte Ausscheidung und hyperintenses Signal in der hepatobiliären Phase
- In 50 % der Tumoren zentrale Narbe innerhalb der Läsion nachweisbar (späte Phase)
- In 1/3 der Fälle multilokuläre Läsionen

Leberzelladenom

▪ Überblick

Die Geschlechtsverteilung des Leberzelladenoms (HCA) ist zugunsten der weiblichen Bevölkerung verschoben (Durchschnittsalter 30 Jahre), die deutlich häufiger betroffen sind als männliche Patienten. Im Gegensatz zur FNH ist der Kausalzusammenhang mit Steroiden gesichert. Ca. 90 % der HCA sind vermutlich östrogenassoziiert und treten bei jungen Frauen auf. Im Rahmen des Anabolikamissbrauchs bei Leistungssportlern sind steroidassoziierte Adenome beim Mann ebenfalls zu beobachten. Diese steroidassoziierten Leberadenome sind von einem HCA zu unterscheiden, das im Rahmen einer Lebererkrankung entsteht und in ein HCC übergehen kann. Weitere Risikofaktoren sind metabolische Erkrankungen (z. B. Glykogenspeicherkrankheit) und kongenitale oder erworbene Perfusionsstörungen der Leber (z. B. Portalvenenanomalie, portovenöse Shunts). Davon abzugrenzen ist die Adenomatose der Leber, die eine Sonderform darstellt und durch das Vorhandensein von > 10 Adenomen in einer ansonsten gesunden Leber charakterisiert ist. Die Leberadenomatose ist nicht mit einer Hormoneinnahme vergesellschaftet.

Pathomorphologisch ist das HCA von einer Pseudokapsel umgeben. Gallenwege sowie portal- und hepatovenöse Strukturen sind nicht vorhanden. Die Blutversorgung über arterielle Gefäße ist häufig unzureichend, daher kommt es leicht zu Blutungen und Nekrosen. Aus diesem Grund sind Einblutungen ein häufiges Symptom (50 %). In der Mehrzahl der Fälle (80 %) werden sie jedoch durch Oberbauchschmerzen symptomatisch. Blutungen bei Spontanruptur sind möglich und können mit einer Akutsymptomatik einhergehen. Das HCA zählt zu den benignen Lebertumoren, besitzt jedoch ein Entartungsrisiko, welches mit 10 % angegeben wird.

▪ MRT

Typischerweise ist das HCA eine solitäre Raumforderung, welche sich scharf gegenüber dem angrenzenden Lebergewebe demarkiert. Sie sind meist subkapsulär gelegen oder können weitgehend extrahepatisch wachsen und als gestielte Raumforderung mit der Leber verbunden sein. Infolge von Einblutungen, Nekrosen und fettiger Degeneration kann das Erscheinungsbild in den nativen T1- und T2-gewichteten Sequenzen heterogen sein. Das Aussehen ist in der MRT folglich variabel und wird nicht zuletzt von den Komplikationen (z. B. Einblutungen) bestimmt.

Kleinere unkomplizierte Adenome (< 5 cm) stellen sich oft homogen dar. Fettreiche Adenome, die allerdings nur 10 % ausmachen, zeigen in der MRT ein fettäquivalentes Signalverhalten, d. h., sie stellen sich sowohl in den T1- und T2-gewichteten Sequenzen mit hyperintensem Signal dar, welches sich mittels Suppression des Fettgehalts unterdrücken lässt.

Tipp

In- und Opposed-phase-Sequenzen können sehr hilfreich sein, um Fettanteile eines HCA zu identifizieren.

Blutungen innerhalb des Tumors präsentieren sich in Abhängigkeit vom Alter des Blutes. Akute bis subakute Blutbestandteile sind in den T1- und T2-gewichteten Sequenzen meist hyperintens; ältere Blutbestandteile sind in den T2-gewichteten Sequenzen charakteristischerweise hypointens. Nekrosen sind in aller Regel mit einem heterogenen Signalverhalten verbunden, wobei hier jedoch ein T1-hypointenses bzw. T2-hyperintenses Signal überwiegt.

Typischerweise zeigen Adenome nach Applikation von KM eine deutliche KM-Aufnahme in der arteriellen Phase und ein vorzeitiges Washout gegenüber dem übrigen Lebergewebe in der portalvenösen bis späten KM-Phase.

Tipp

Der Einsatz von leberspezifischem KM kann zur Abgrenzung gegenüber einer FNH hilfreich sein.

Insbesondere bei Frauen jüngeren Alters mit bekannter Kontrazeptivaeinnahme weist eine größere, fetthaltige, evtl. eingeblutete Raumforderung in der nichtzirrhotischen Leber auf ein HCA hin. An die Leberadenomatose sollte gedacht werden, wenn mehr als 10 eher kleine und homogene Adenome ohne die sonst typischen Einblutungen bzw. Nekrosen vorliegen.

In differenzialdiagnostischer Hinsicht ist die Abgrenzung gegenüber Hämangiomen bzw. einer FNH meist unproblematisch. Weiterhin sollte die Differenzialdiagnose das fibrolamelläre Karzinom, Metastasen bei der nichtzirrhotischen Leber und das hepatozelluläre Karzinom in der zirrhotischen Leber einschließen. Anamnese und Klinik sollten hier die entscheidenden Hinweise liefern (◘ Abb. 3.12).

Leberzelladenom

- Solitäre oder auch gestielte Raumforderung
- Erscheinungsbild in T1-/T2-gewichteten Sequenzen meist heterogen und von Einblutungen, Nekrosen, Fettanteil geprägt
- Typisches KM-Verhalten: deutliche KM-Aufnahme in der arteriellen und vorzeitiges Washout in der portalvenösen bis späten Phase

3.2.2 Zystische Läsionen

Dysontogenetische Zyste

▪ Überblick

Die Leberzyste ist keine eigentliche Neoplasie der Leber. Da sie jedoch insgesamt die häufigste benigne Leberläsion darstellt und von den übrigen Lebertumoren abgegrenzt werden muss, soll sie hier erwähnt werden. Bei Erwachsenen stellen sie einen relativ häufigen asymptomatischen Zufallsbefund mit einer Inzidenz von ca. 5 % dar. Frauen sind etwas häufiger betroffen als Männer. Leberzysten bestehen aus einem dünnwandigen, mit Epithelium ausgekleideten Hohlraum, der teilweise septiert sein kann und mit seröser klarer Flüssigkeit gefüllt ist. Sie treten typischerweise an der Oberfläche der Leber auf.

Symptomatisch werden Leberzysten ab einer Größe von > 5 cm in Abhängigkeit von der Lage.

> **Sind multiple Leberzysten vorhanden, sollte an eine autosomal-dominante polyzystische Lebererkrankung gedacht und diese ausgeschlossen werden.**

▪ MRT

Dysontogenetische Zysten sind meist scharf demarkierte Läsionen mit erkennbarer Zystenwand und Zysteninhalt, die gut vom umgebenden Lebergewebe abgrenzbar sind. Ihr Auftreten kann singulär bzw. multipel über das Leberparenchym verteilt sein.

In der MRT sind sie durch ein homogenes Binnenmuster charakterisiert, welches sich in den T1-gewichteten Sequenzen hypointens bzw. in den T2-gewichteten Sequenzen hyperintens darstellt und daher meist keine differenzialdiagnostischen Schwierigkeiten bereitet. Solche Zysten werden meist als unkomplizierte Zysten bezeichnet. Eingeblutete bzw. proteinreiche Zysten zeigen ein davon abweichendes Signalverhalten und sind häufig sog. komplizierte Zysten. Sie können Verkalkungen und Septierungen aufweisen und sind vielfach in beiden Wichtungen hyperintens. Unabhängig davon zeigen sowohl unkomplizierte als auch komplizierte Zysten weder KM-Aufnahme noch Zysteninhalt oder Zystenwand.

Differenzialdiagnostisch sollten zystische Metastasen, das biliäre Zystadenom sowie eine Echinokokkuszyste abgegrenzt werden. Aufgrund der typischen Signalgebung und des charakteristischen KM-Verhaltens sollte dies aber keine größeren Probleme bereiten (◘ Abb. 3.13, ◘ Abb. 3.14).

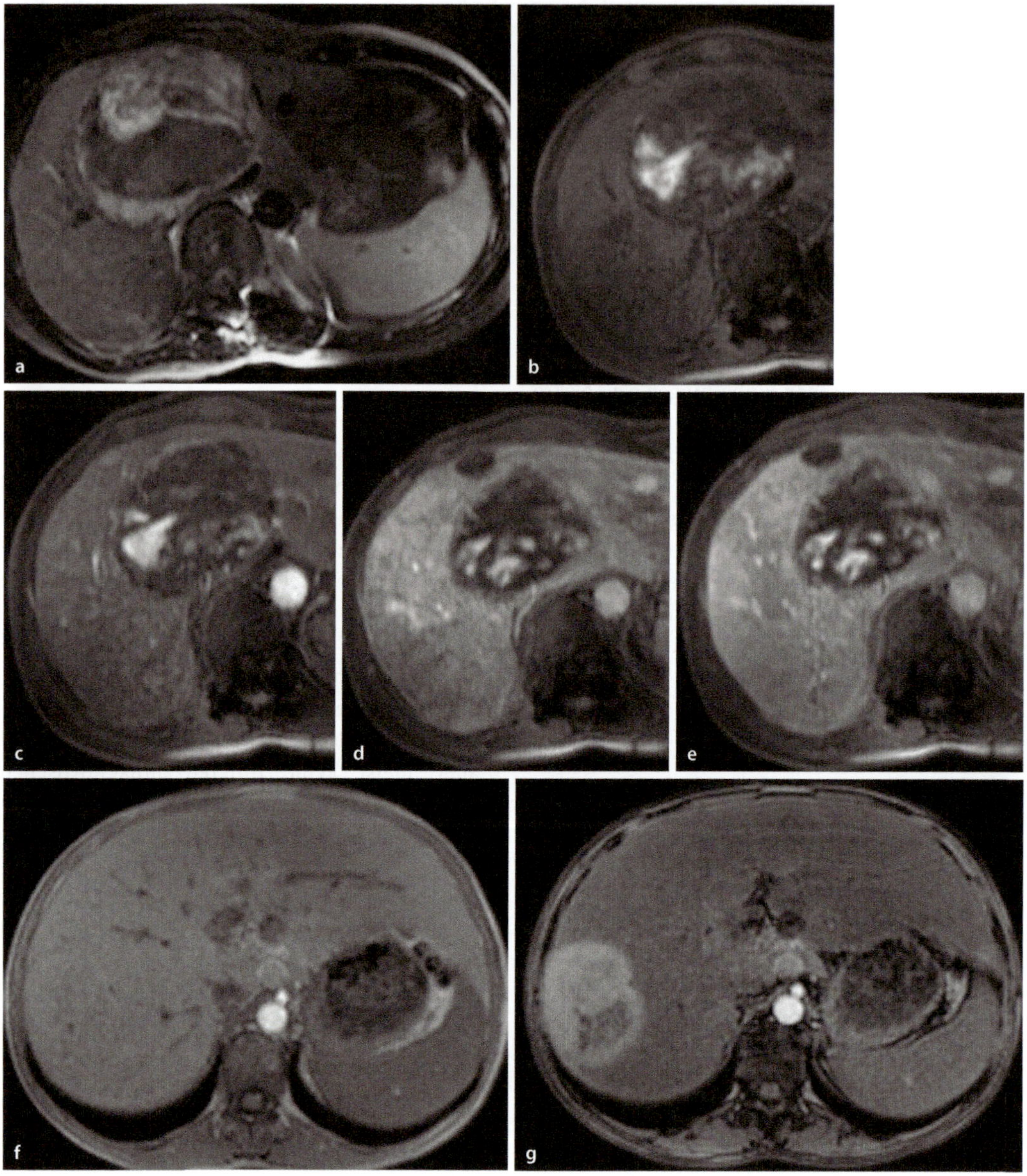

Abb. 3.12 Leberzelladenom. In der T2- und der nativen T1-Wichtung ist in mehr als 50 % eine Hyperintensität zu beobachten, bedingt durch Fettkomponenten, hämorrhagische Nekrosen, Sinusoide oder Peliosis (**a**, **b**). Nach KM-Gabe zeigt sich ein schnelles und starkes Enhancement der Läsion (**c**), welches in der venösen und Equilibriumphase anhält oder auch vorzeitig abfluten kann (**d**, **e**). In-/Out-of-phase-Sequenzen stellen sehr gut vorhandene fettige Anteile dar (**f**, **g**)

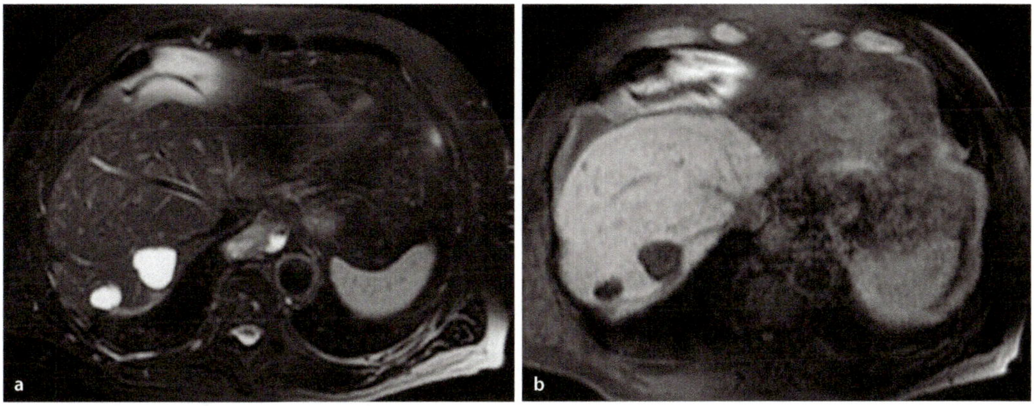

Abb. 3.13 Dysontogenetische Zyste. Zysten sind hyperintens in den T2- und hypointens in den T1-gewichteten Sequenzen (**a**, **b**). Sie nehmen definitionsgemäß kein KM auf

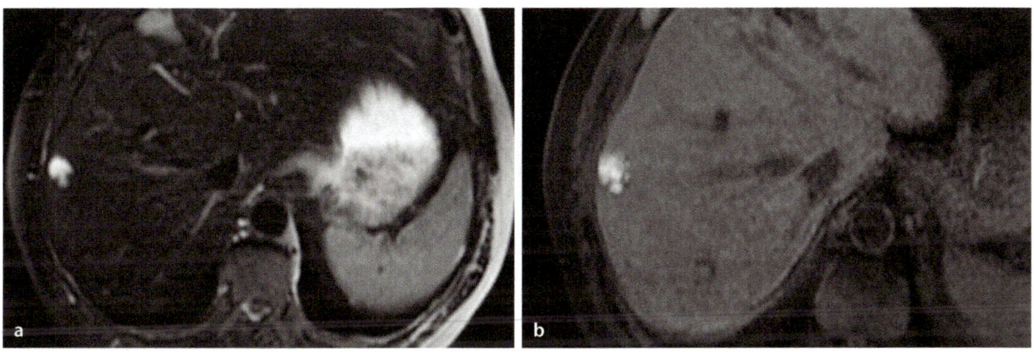

Abb. 3.14 Komplizierte Zyste. Sie können durch Blut oder andere proteinhaltige Bestandteile in allen nativen Wichtungen hyperintens erscheinen (**a**, **b**). Sie zeigen jedoch keine KM-Aufnahme

Dysontogenetische Zyste

- Scharf demarkierte Läsion mit homogenem Binnenmuster, gut abgrenzbar vom umgebenden Leberparenchym
- T1-gewichtete Sequenz: hypointense Signalgebung
- T2-gewichtete Sequenz: hyperintense Signalgebung
- Komplizierte Zysten (proteinreich oder mit Einblutungen, Verkalkungen und Septierungen): in T1-und T2-Sequenz häufig hyperintens
- Keine KM-Aufnahme in Wand oder Hohlraum

Biliäres Zystadenom

Überblick

Das biliäre Zystadenom ist ein seltener Tumor, der sich aus dem Gallengangepithel entwickelt und sich meistens als intrahepatische Raumforderung darstellt. In der Mehrzahl der Fälle sind Frauen mittleren Alters betroffen. Die klinische Symptomatik ist unspezifisch.

Das biliäre Zystadenom ist als Präkanzerose eingestuft.

MRT

In der Mehrzahl der Fälle handelt es sich um eine zystische Raumforderung mit Septierungen. Die Signalintensität ist überwiegend heterogen und

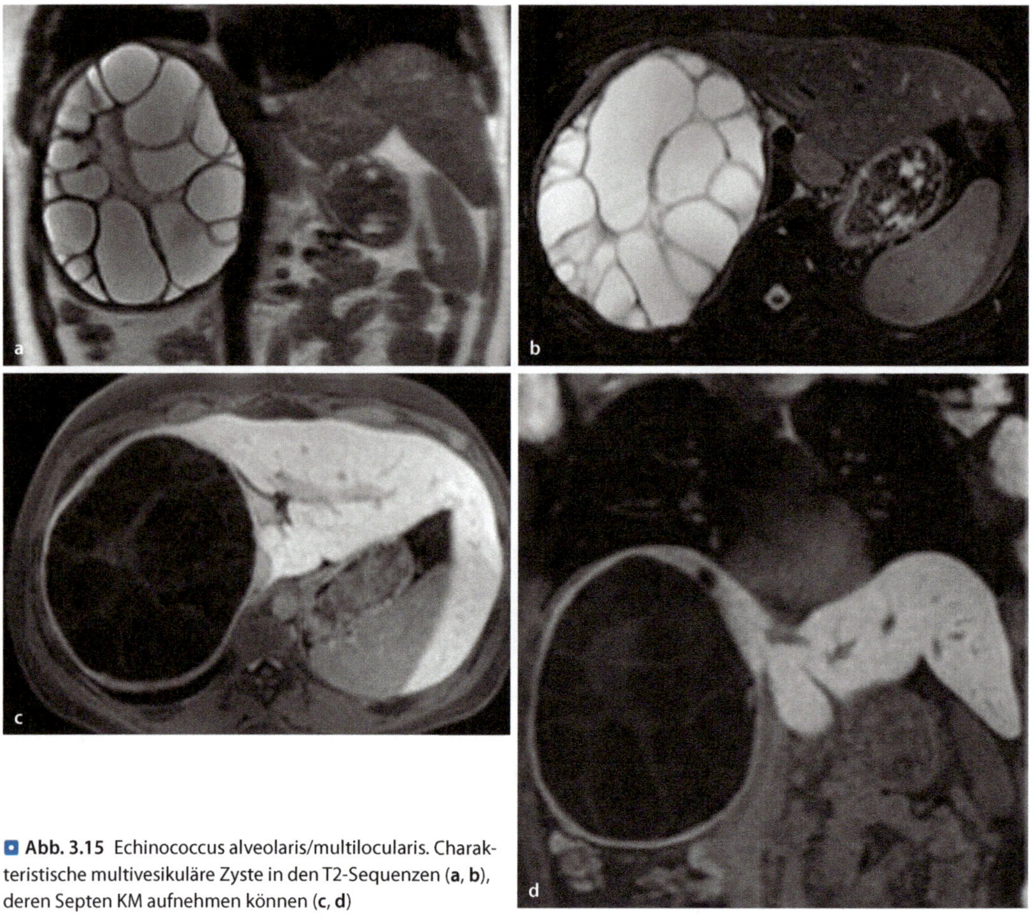

Abb. 3.15 Echinococcus alveolaris/multilocularis. Charakteristische multivesikuläre Zyste in den T2-Sequenzen (**a**, **b**), deren Septen KM aufnehmen können (**c**, **d**)

hängt vom Zysteninhalt ab. In den T2-gewichteten Sequenzen sind die Läsionen jedoch meist hyperintens und daher manchmal schwer von einer dysontogenetischen Leberzyste zu unterscheiden.

Die wichtigste Differenzialdiagnose des biliären Zystadenoms ist die dysontogenetische Leberzyste.

Im Gegensatz zur Leberzyste zeigen jedoch beim Zystadenom die Zystenwand und evtl. vorhandene Septierungen eine KM-Aufnahme. Weitere Differenzialdiagnosen sind zystische Metastasen und fokale, entzündlich bedingte Leberläsionen. Irregularitäten der Wandstruktur sowie solide Tumorkomponenten geben einen Hinweis auf eine maligne Entartung oder ein primäres Zystadenokarzinom, das die maligne Variante des Zystadenoms darstellt.

Biliäres Zystadenom

- Zystische Raumforderung mit Septierungen
- T1-gewichtete Sequenz: hypointense Signalgebung
- T2-gewichtete Sequenz: hyperintense Signalgebung
- KM-Aufnahme in Wand sowie in evtl. vorhandene Septierungen (Unterscheidungsmerkmal zur dysontogenetischen Leberzyste)

Echinicoccus

Grundsätzlich ist zwischen der zystischen Echinokokkose und der weitaus selteneren alveolären Echinokokkose zu unterscheiden. Sowohl beim Hundebandwurm (E. cysticus/granulosus) als auch beim Fuchsbandwurm (E. alveolaris/multilocula-

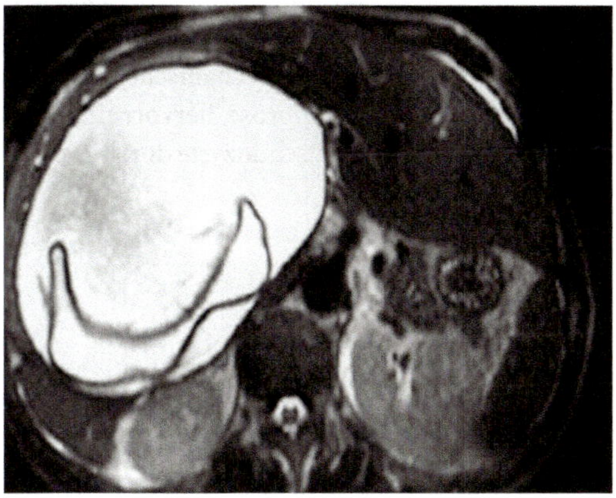

Abb. 3.16 Echinococcus cysticus/granulosus. In Rückbildung befindliche Zystenstadien mit abgelöster Endozyste, was als sog. Wasserlilienzeichen pathognomonisch für eine Echinococcuszyste gewertet werden kann

ris) ist der Mensch Zwischenwirt. Die Leber ist hierbei die häufigste Lokalisation. Der Hundebandwurm findet sich vielfach in Ländern, in denen die Schafzucht weit verbreitet ist. Der Fuchsbandwurm ist besonders in Regionen mit größeren Waldgebieten anzutreffen.

Echinococcus cysticus/granulosus Echinokokkuszyste mit parasitärer Endo- und wirtseigener fibröser Perizyste. Von der initialen Mutterzyste können sich Tochterzysten bilden, sodass multilokuläre Zystenformationen entstehen.

E. alveolaris/multilocularis Es finden sich keine typischen Zysten, sondern ein infiltratives Wachstum. Die alveoläre Echinokokkose manifestiert sich häufiger zentral in der Leber und wird eher durch das invasive Wachstum symptomatisch (z. B. Infektion, Cholestase, portale Hypertension).

- **MRT**

Echinococcus cysticus/granulosus In aller Regel handelt es sich um eine glatt berandete zystische Läsion mit Wandverkalkungen (35 %). Der sog. Hydatidensand aus Skolizes kann einen Sedimentationseffekt hervorrufen. Septierungen entstehen durch die Ausbildung von Tochterzysten (75 %) (Abb. 3.15). Aktive Zystenstadien können sich als univesikuläre Zyste mit oder ohne Hydatidensand oder als multivesikuläre Zyste präsentieren. In Rückbildung befindliche Zystenstadien können sich ebenfalls als univesikuläre Zyste mit abgelöster Endozyste (»water lily sign«) zeigen oder als multilokuläre Zyste mit solider Transformation (Abb. 3.16). Inaktive Zystenstadien führen zu einer heterogenen Zystendarstellung mit solidem Zysteninhalt ohne Tochterzysten, jedoch häufig Verkalkungen.

Echinococcus alveolaris/multilocularis Der Echinococcus alveolaris imponiert weniger als scharf begrenzte zystische Raumforderung als vielmehr als unregelmäßig und unscharf begrenzte solide Läsion. Er ist typischerweise T2w-hyperintens. Sein KM-Enhancement ist allenfalls gering. Bei der Ausbildung von Nekrosen oder einer Superinfektion kommt es typischerweise zu Verkalkungen (Abb. 3.17).

3.2.3 Pseudoläsionen

Pseudoläsionen der Leber gehören nicht zu den Neoplasien. Da sie jedoch nicht selten zu Unklarheiten in der Abgrenzung zu benignen und malignen Leberläsionen führen, werden sie hier erwähnt.

Fokale Fettverteilungsstörungen

Fettverteilungsstörungen sind häufige Befunde in der MRT der Leber. Hierbei handelt es sich um regionale Mehr- oder Minderverfettungen des Leberparenchyms, die charakteristisch in Konfiguration oder Lokalisation sind. Typische Lokalisationen umschriebener Mehr- oder Minderverfettungen befinden sich entlang des Lig. falciforme sowie in der Nähe des Gallenblasenbetts. Sie sind meist gut gegenüber dem restlichen Lebergewebe demarkiert und haben eine keil- oder landkartenartige Konfiguration ohne raumfordernden Effekt. Selten können multifokale Fettverteilungsstörungen vorliegen, die über die ganze Leber verteilt sind und ein metastasenähnliches Muster hervorrufen.

Tipp

Bei multifokalen Fettverteilungsstörungen kann die MRT mittels fettsupprimierter oder In- und Opposed-phase-Sequenzen die entscheidenden diagnostischen Hinweise geben.

3

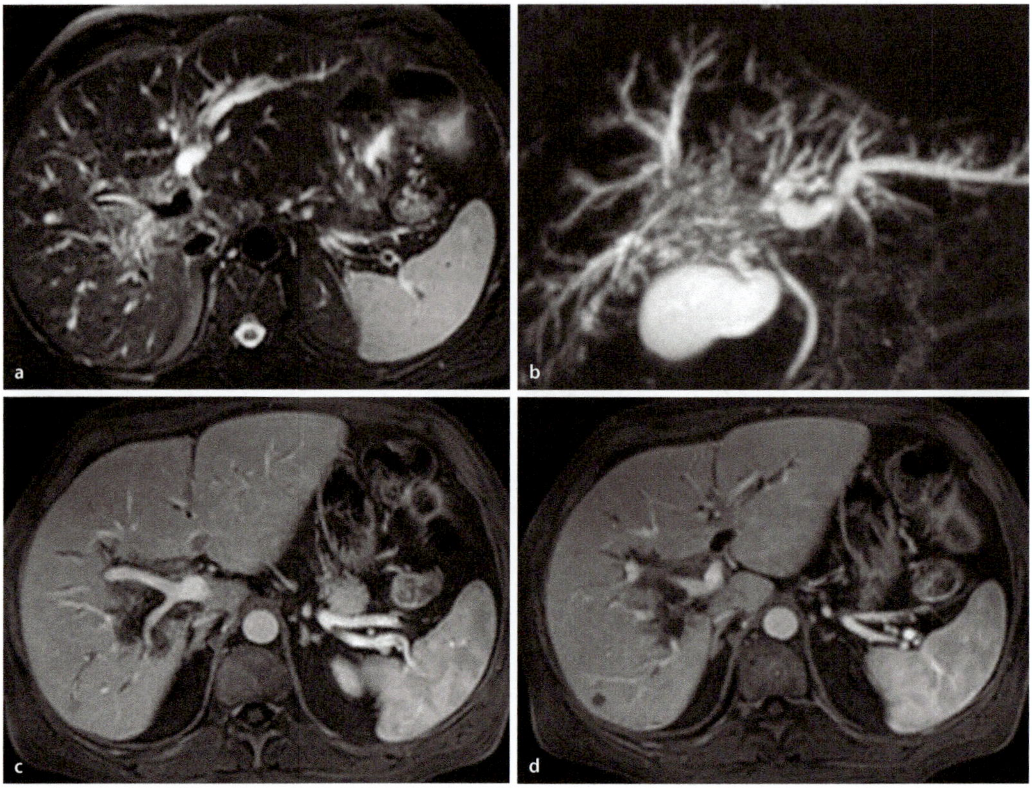

Abb. 3.17 Echinococcus alveolaris/multilocularis. Imponiert weniger als scharf begrenzte zystische Raumforderung, sondern vielmehr als unregelmäßig und unscharf begrenzte solide Läsion. Typischerweise T2w-hyperintens (**a**) und infiltrativer Charakter unter Einschluss der Gallenwege (**b**). Ein KM-Enhancement ist allenfalls gering und nicht immer zu beobachten (**c**, **d**)

Perfusionsstörungen

Perfusionsstörungen entsprechen einer regional unterschiedlichen KM-Aufnahme innerhalb des Leberparenchyms. Ursache ist meist eine mehr oder minder gestörte arterielle bzw. portalvenöse Durchblutung. Sie lassen sich gut an ihrem landkartenartigen Aspekt und der fehlenden Raumforderung erkennen. Charakteristisch sind der fehlende Nachweis der »Läsion« in den nativen Sequenzen und der Kontrastausgleich gegenüber dem restlichen Lebergewebe in den späten KM-Phasen.

Pseudoläsionen

- Fokale Fettverteilungsstörungen: häufig und meist gut gegenüber umgebendem Parenchym demarkiert, aber ohne raumfordernden Effekt
- Multifokale Fettverteilungsstörungen: metastasenähnliche Muster, Ausschluss mittels fettsupprimierter oder In- und Opposed-phase-Sequenzen
- Perfusionsstörungen: fehlender Nachweis der »Läsion« in den nativen Sequenzen und Kontrastausgleich gegenüber restlichem Lebergewebe in späten KM-Phasen

3.2.4 Zusammenfassung

Leberhämangiome sind die häufigsten benignen Neoplasien der Leber. Aufgrund ihres morphologischen Erscheinungsbilds und des Kontrastmittelverhaltens lassen sie sich gut von einer FNH und dem HCA unterscheiden. Zur Diagnosesicherung einer FNH kann der Einsatz von hepatobiliärem KM sehr hilfreich sein. Hinweisend für die Diagnose eines HCA ist ein solitärer steroidassoziierter Tumor in einer nichtzirrhotischen Leber.

Alle 3 Tumorentitäten treten vermehrt beim weiblichen Geschlecht auf. Leberzysten, welche nicht zu den Neoplasien gerechnet werden, stellen die häufigste Leberläsion dar und sollten von dem seltenen biliären Zystadenom abgegrenzt werden.

Pseudoläsionen des Leberparenchyms sind relativ häufige Zufallsbefunde, die bei Kenntnis der entsprechenden bildgebenden Charakteristika keine diagnostischen Schwierigkeiten bereiten sollten.

3.3 Fokale Leberkrankungen – Maligne

Tobias Heye und Elmar M. Merkle

3.3.1 Indikation

Die Indikation zur Magnetresonanztomographie (MRT) der Leber zur Abklärung von Malignomen ergibt sich meist aus unklaren Befunden der Sonographie oder der Computertomographie, aber auch zunehmend als primäre Bildgebung bei entsprechender klinischer Situation, z. B. bei Präkanzerosen wie der Leberzirrhose.

Aufgrund des hohen Weichteilkontrasts, der Möglichkeit der Gewebecharakterisierung sowie der Verfügbarkeit von leberspezifischem Kontrastmittel ist die MRT die umfassendste Methode für die Leberbildgebung. Die Entscheidung zum Einsatz der MRT ist letztendlich abhängig von der klinischen Situation, der Verfügbarkeit und des zu erwartenden diagnostischen Informationsgewinns. So bedürfen einerseits vormals bekannte Lebermetastasen nicht zwingend einer seriellen MRT-Bildgebung; dies kann die CT leisten. Anderseits ermöglicht die MRT eine verbesserte Einschätzung der Dignität einer zwar bereits bekannten, aber nicht einzuordnenden Leberläsion. Lebereigene Tumoren sollten daher prinzipiell mittels MRT diagnostiziert und auch verlaufskontrolliert werden. Patienten mit Risikofaktoren, z. B. Hepatitis B, C, oder Präkanzerosen wie Leberzirrhose profitieren von der MRT aufgrund der hohen Aussagekraft. Einschränkend ist jedoch anzumerken, dass insbesondere Patienten mit nur geringer Atemkapazität oder aber reduziertem Kooperationsvermögen nicht immer vom Einsatz der MRT profitieren und hier die CT zuweilen das bessere bildgebende Verfahren darstellt.

3.3.2 Patientenvorbereitung und -lagerung

Für die MRT der Leber ist keine spezielle Patientenvorbereitung notwendig. Die allgemeine Vorbereitung wie bei jeder Kontrastmittel-MRT beinhaltet die Etablierung eines intravenösen Zugangs für die Kontrastmittelgabe und eine entsprechende Patientenaufklärung, einschließlich der Abklärung von Risikofaktoren (Niereninsuffizienz, Allergien, medizinische Implantate). Die Lagerung erfolgt in Rückenlage mit einer für die Abdomenbildgebung üblicherweise verwendeten Oberflächenspule, z. B. Phased-array-Körperspule.

Die Instruktion des Patienten über die bevorstehenden Atemkommandos kann helfen, die Mitarbeit des Patienten zu verbessern, wenngleich dies in manchen Fällen auch den entgegengesetzten Effekt haben kann.

3.3.3 Protokolle

Grundsätzlich sollte ein umfassendes MRT-Protokoll der Leber erstellt werden, das in der Lage ist, durch entsprechende Sequenzkombination alle Fragen bezüglich des Organs, einschließlich der Läsionsdetektion und -charakterisierung, sowie der vaskulären Versorgung zu beantworten. Darüber hinaus gibt es eine Vielzahl an Spezialtechniken, z. B. der Eisenquantifizierung, die für den klinischen Alltag derzeit keine Routineanwendung finden. Auf die Bildgebung der Gallenwege im Besonderen wird in ▶ Kap. 4 eingegangen.

Nativsequenzen

Ein Standardprotokoll sollte native T1- und T2-gewichtete Sequenzen enthalten (▶ Kap. 1). Empfehlenswert sind zusätzlich Doppelechosequenzen, welche 2 Bilddatensätze liefern: Wasser- und Fettsignal 180° aus der Phase = »opposed phase« sowie Wasser- und Fettsignal in gleicher Phase = »in phase«. Auf dem In-phase-Datensatz tragen Fett und Wasser gleichermaßen zum Bildsignal bei (Wasser + Fett = 100 %). In der Opposed-phase-Sequenz entspricht die Signalintensität dem Betrag aus der Differenz von Wasser- und Fettsignal. Das bedeutet, ein hauptsächlich aus Fett bestehendes Gewebe (z. B. subkutanes Fettgewebe besteht zu 90 % aus Fett, zu 10 % aus Wasser) wird in der »opposed phase« weitgehend signalreich bleiben (90 % Fettsignal – 10 % Wassersignal = 80 % resultierendes Signal). Im Gegensatz dazu zeigt Gewebe, das nicht hauptsächlich von Fett oder Wasser dominiert wird, einen deutlichen Signalverlust in der »opposed phase« (60 % Fett – 40 % Wasser = 20 % resultierendes Signal) im Vergleich zur In-phase-Bildgebung (100 % Signal). Eine Weiterentwicklung dieser Technik ist die Dixon-Methode: Durch Summation und Subtraktion der Doppelecho-Bilddatensätze und einer Phasenkorrektur können aus einer Multikontrastsequenz neben den In- und Opposed-phase-Datensätzen auch Bilder mit »Nur-Wasser-« und »Nur-Fett-Signal« erstellt werden (▶ Abschn. 3.1).

Die Diffusionsbildgebung wird auch zunehmend für die abdominale MRT eingesetzt (▶ Kap. 2). Durch Kombination eines niedrigen und eines hohen b-Wertes (z. B. 0, 500 s/mm^2 bei 1,5 Tesla) gelingt die Unterscheidung zwischen zystischen Läsionen und nicht rein zystischen bzw. soliden Läsionen. Der Hauptvorteil liegt allerdings in der verbesserten Detektion von Läsionen, da Raumforderungen mit eingeschränkter Diffusion hyperintens zum umgebenden Gewebe sind.

Kontrastmittelgabe

Um eine konstante Qualität zu erreichen, ist die Benutzung einer Injektorpumpe mit einer Flussrate von 1–2 ml/s Kontrastmittel (0,1 mmol Gd/kg KG für EZCM; 0,025 mmol Gd/kg KG für EOB-DTPA), gefolgt von einem 20–30 ml Kochsalz-Spülbolus zu empfehlen.

Nach der Kontrastmittelgabe sollte die Bildgebung standardisiert mittels fettsupprimierter, T1-gewichteter 3-D-Gradientenechosequenz in der spätarteriellen, portalvenösen und mind. in 1 spätvenösen Phase erfolgen. Diese Bildgebung erlaubt die Beurteilung der Kontrastmitteldynamik einer Läsion über die zeitlich unterschiedlichen Phasen.

Es ist erstrebenswert, eine Sequenz in der spätarteriellen Phase (definiert als vornehmlich arteriell mit geringer Menge an Kontrast auch in der Pfortader) zu akquirieren, um möglichen hyperarterialisierten Läsionen (z. B. das hepatozelluläre Karzinom) ausreichend Zeit zu geben, Kontrastmittel aufzunehmen.

Umgekehrt ausgedrückt kann eine zu frühe arterielle Phase bewirken, dass Läsionen noch kein oder nicht ausreichend Kontrastmittel aufgenommen haben und somit nicht detektiert werden.

Häufig ist selbst mit guter Testbolus- oder Bolustracking-Methode ein adäquates Timing einer einzelnen spätarteriellen Phase nicht in allen Fällen möglich. Alternativ kann ein 3facher Satz von Bildern während der arteriellen Phase innerhalb einer Atemanhalteperiode aufgenommen werden, wobei jedoch Einbußen bei der Ortsauflösung zwangsläufig sind. Mit diesem Verfahren gelingt die Bildgebung einer spätarteriellen Phase in nahezu allen Fällen (Mori et al. 2005).

Kontrastmittel

Grundsätzlich lassen sich 2 verfügbare Kontrastmittelklassen für die Leberbildgebung unterscheiden: extrazelluläre Kontrastmittel (z. B. Gadopentetsäure-Dimeglumin Gd-DTPA, Magnevist® Bayer Schering Pharma) und leberspezifisches Kontrastmittel (z. B. Gadoxetsäure-Dinatrium, Gd-EOB-DTPA, Primovist® Bayer Schering Pharma). Für eine detaillierte Betrachtung der verfügbaren Kontrastmittel wird auf weiterführende Literatur verwiesen. Abhängig von der Untersuchungsindikation sollte die Kontrastmittelwahl getroffen werden (Grazioli et al. 2010). Die Kontrastmittelwahl hat wiederum Einfluss auf das Untersuchungsprotokoll (Ringe et al. 2010, ◘ Tab. 3.3). Während für die extrazellulären Kontrastmittel das Protokoll typischerweise aus der Abfolge von nativen Sequenzen und Post-KM-Sequenzen besteht, würde dies den zeitlichen Rahmen für die leberspezifischen KM spren-

Tab. 3.3 Standard Leberprotokoll für extrazelluläres und leberspezifisches gadoliniumbasiertes Kontrastmittel

Phase	Sequenzen	Ausrichtung	Schichtdicke (mm)
Nativ	T2-gewichtete 2-D-single-shot-FSE	Koronal	6
	T1-gewichtete 3-D-GRE (out/in phase & 2-Punkt-Dixon)	Transversal	3,5
	T2-gewichtete 3-D-FSE MRCP (atemgetriggert)	Koronal	1
	T2-gewichtete, fettsupprimierte 2D FSE[a]	Transversal	6
	Diffusionsbildgebung[a]	Transversal	6
Kontrastmittelgabe	Flussrate 1–2 ml/s	–	–
3fach arterielle Phase	3 × T1-gewichtete 3-D-GRE	Transversal	5
Portalvenöse Phase	T1-gewichtete 3-D-GRE	Transversal	4
Spätphase	T1-gewichtete 3-D-GRE	Koronal und transversal	4
	T2-Bildgebung[a]	–	–
Hepatozyten Phase[b] (10–20 min p.i.)	T1-gewichtete 3-D-GRE	Koronal & transversal	4 & 2

Leberspezifisches Kontrastmittel:
[a] T2-w Bildgebung sollte aus Zeitgründen zwischen der initialen Kontrastmitteldynamik und der späten Hepatozytenphase akquiriert werden
[b] Hepatozytenphase in der leberspezifisches Kontrastmittel in die Leberzellen aufgenommen und weitgehend aus dem Plasma eliminiert wird

gen. Die Notwendigkeit einer Spätbildgebung, der sog. Hepatozytenphase 10–20 min nach KM-Gabe, erfordert eine Umstellung des Protokolls. Da die T2-Bildgebung durch die KM-Gabe zwar beeinflusst, jedoch nicht diagnostisch beeinträchtigt wird, ist zu empfehlen, die entsprechenden Sequenzen zwischen der ersten Dynamik (arteriell, portalvenös, spätvenös) und der Hepatozytenphase durchzuführen (Tab. 3.3). Dadurch gelingt die Leberbildgebung in einem Zeitrahmen von ca. 30 min.

3.3.4 Malignome

Für die Beurteilung möglicher Läsionen ist das Wissen relevanter klinischer Informationen wesentlich. Zum Zeitpunkt der Bildgebung sollte der klinische Status der Leber (Hepatitis-B-/-C-Virusinfektion, Leberzirrhose etc.) bekannt sein. Umgekehrt kann die Leberzirrhose durch Erfassung morphologischer Zeichen in der MR-Bildgebung erstmals diagnostiziert werden. Bei Hinweisen auf eine Leberfibrose/-zirrhose ist das Spektrum möglicher Läsionen (Regeneratknoten bis HCC) zu bedenken und ggf. mit klinischen Parametern wie dem Alpha-Fetoprotein zu korrelieren. Leberspezifisches Kontrastmittel wird abgesehen von gut differenzierten hepatozellulären Karzinomen von keinem Malignom aufgenommen und kann somit leberfremdes Gewebe bzw. die Abwesenheit normal funktionierender Hepatozyten nachweisen.

Normale Leber ohne Zirrhose

In Abwesenheit einer zugrunde liegenden Parenchymerkrankung der Leber finden sich am häufigsten benigne Läsionen wie die Leberzyste oder das Hämangiom (► Abschn. 3.2). Die meisten malignen Läsionen sind hepatische Metastasen; somit ist die Information über extrahepatische maligne Erkrankungen wichtig für die Diagnosefindung.

Primäre maligne Tumoren der Leber

Primäre Lebertumoren ohne zugrunde liegende Parenchymerkrankung sind äußerst selten.

Fibrolammelläres hepatozelluläres Karzinom

Das fibrolammelläre hepatozelluläre Karzinom tritt im Gegensatz zum klassischen HCC v. a. bei jungen Patienten (Altersgipfel 25 Jahre) auf und exprimiert meist kein Alpha-Fetoprotein (Smith et al. 2008). Der Tumor ist relativ groß (5–20 cm), gut abgegrenzt und lobuliert (McLarney et al. 1999). Typisch in der Bildgebung ist die zentrale Narbe, die in allen Sequenzen oft hypointens erscheint. Die Gefahr einer Fehldeutung des fibrolammellären HCC für eine fokale noduläre Hyperplasie ist gegeben, da neben der zentralen Narbe (bei FNHs meist T2-hyperintens) auch das Patientenalter übereinstimmt und das fibrolammelläre HCC wesentlich seltener als eine FNH ist. Die Signalintensität in der nativen T1-Bildgebung ist hypointens bis isointens, in der T2-Wichtung meist heterogen hyperintens, kann jedoch zwischen hypo- bis leicht hyperintens variieren. In der KM-Dynamik ist der Tumor hypervaskularisiert mit reduzierter Aufnahme von leberspezifischem KM in der Hepatozytenphase.

Peripheres, intrahepatisches cholangiozelluläres Karzinom (CCC)

Das intrahepatische cholangiozelluläre Karzinom (hiläre und extrahepatische CCC ▶ Kap. 4) in der Peripherie entwickelt sich distal der sekundären Aufzweigung des rechten oder linken Gallengangs. Die Morphologie ist der einer raumfordernden Läsion; segmentaler Gallengangaufstau distal der Läsion führt zur Kapselretraktion durch Parenchymatrophie. Der meist gut abgrenzbare, lobulierte (»landkartenartige«) Tumor ist T1-gewichtet nativ heterogen hypointens mit unterschiedlichen Anteilen einer T2-Hyperintensität, je nach Ausmaß einer zentralen Nekrose oder einer zellreichen Peripherie. Das Kontrastmittelverhalten ist primär hypovaskulär, hypointens arteriell und portalvenös, mit möglicher randständiger KM-Aufnahme an der Grenze zum umgebenden Lebergewebe (◘ Abb. 3.18). In der spätvenösen Phase wird häufig eine vermehrte KM-Retention aufgrund des fibrösen Stromaanteils beobachtet (Sainani et al. 2008; Menias et al. 2008).

Hepatoblastom

Das Hepatoblastom ist der häufigste maligne Tumor der Leber bei Kindern jünger als 4 Jahre (▶ Kap. 14). In der Bildgebung ist er meist gut abgegrenzt aufgrund einer Pseudokapsel und kann ein Speichenradmuster zeigen. In der MRT weist der Tumor Signalintensitäten typisch für maligne Läsionen (T1-nativ: hypointens, T2-nativ: hyperintens) mit hypervaskularisiertem Charakter in der KM-Dynamik auf. Areale mit Nekrose und Einblutung können bereits 1-nativ hyperintens sein. Die Läsionen sind üblicherweise groß (> 5 cm), die Prognose ist meist schlecht.

Epitheloides Hämangioendotheliom

Ein seltener, vaskulärer Tumor des Erwachsenenalters, niedriggradig maligne mit noch seltenerer hepatischer Manifestation. Die typische Morphologie wird als Auftreten multipler, konfluierender Läsionen in der Peripherie bzw. subkapsulären Regionen der Leber in Kombination mit Retraktion der Leberkapsel beschrieben (Lin u. Ji 2010). T1-gewichtet inhomogen hypointens und T2-gewichtet inhomogen hyperintens ist in der KM-Dynamik, insbesondere portalvenös, ein typisches Zielscheiben (»target«)-Phänomen zu erkennen. Sowohl das Zentrum als auch der periphere Randsaum sind hypointens und voneinander getrennt durch eine leicht bis moderat hyperintense Zone (◘ Abb. 3.18).

Biliäres Zystadenokarzinom

Das sehr seltene biliäre Zystadenokarzinom ist die maligne Transformation des biliären Zystadenoms, welches als prämaligner Tumor angesehen wird. Beide Tumorformen ähneln sich in der beschriebenen Tumormorphologie: komplexe, multilokulierte, zystische Raumforderungen durchsetzt mit Septen und scharf abgegrenzt zum umgebenden Leberparenchym, teils mit wandständigen Kalzifikationen. Die Septen nehmen in beiden Tumormanifestationen Kontrastmittel auf. Die zystischen Anteile können abhängig vom Zysteninhalt unterschiedliche Signalintensitäten in der nativen MR-Bildgebung aufweisen (proteinhaltig = T1w-hyperintens, T2w-hypointens; serös = T1w-hypointens, T2w-hyperintens). KM-aufnehmende, intrazystische, solide Tumoranteile sind suspekt auf eine

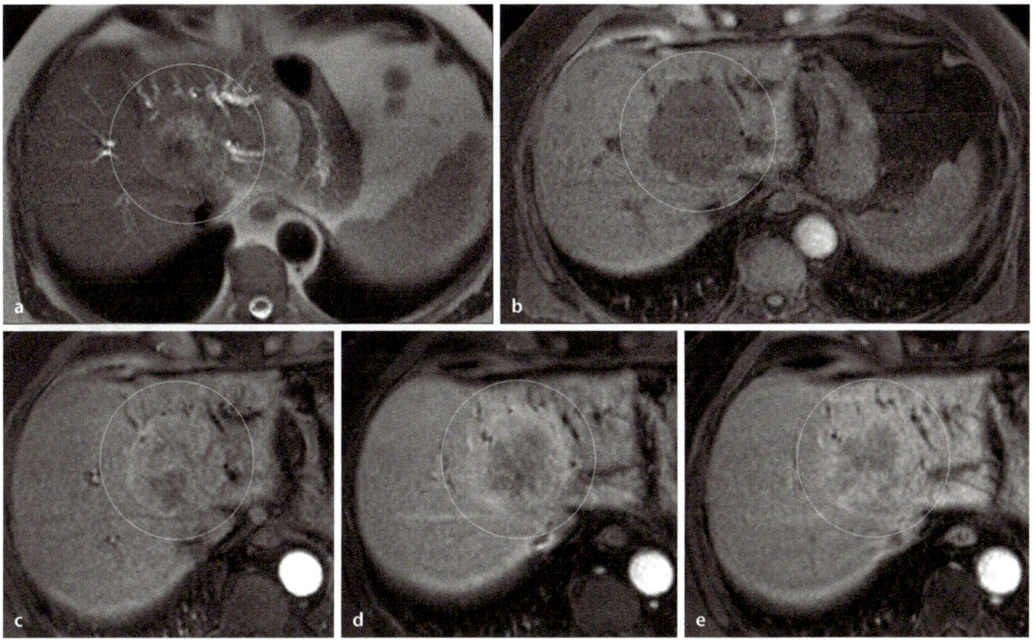

Abb. 3.18 Cholangiozelluläres Karzinom: Der raumfordernde Tumor (*Kreis*) ist T2-gewichtet inhomogen hyperintens und staut die vorgeschalteten, weiter peripher gelegenen Gallengänge auf (**a**). T1-gewichtet nativ (**b**) und deutlich hypointens nimmt der Tumor in der arteriellen Phase (**c**) schwach Kontrastmittel auf; in der venösen Phase (**d**) fällt eine randständige KM-Anreicherung mit zentraler Hypointensität (zentrale Nekrose) auf. Fibröse Stromaanteile innerhalb des Tumors nehmen in der spätvenösen Phase (**e**) zunehmend Kontrastmittel auf

maligne Transformation. Allerdings sind solide, noduläre Anteile ebenso für das langsam wachsende biliäre Zystadenom beschrieben worden. Eine Differenzierung zwischen benigner und maligner Manifestation ist äußerst schwierig in der Bildgebung, sodass eine langfristige Verlaufskontrolle empfohlen wird, falls die chirurgische Resektion nicht möglich ist.

▪▪ Mesenchymale Malignome

Hepatische Angiosarkome wie auch andere Sarkome (undifferenziertes embryonales Sarkom, Fibrosarkom, Leiomyosarkom) sind äußerst seltene primäre Lebertumoren. Das hepatische Angiosarkom tritt solitär, multipel oder diffus auf, ist in der spätarteriellen Phase mit heterogener KM-Retention bis in die portalvenöse und spätvenöse Phase hypervaskularisiert. Es ist relativ hyperintens in der T2-Bildgebung, jedoch etwas weniger als im Vergleich zu kavernösen Hämangiomen.

▪ Sekundäre maligne Tumoren der Leber

In Abwesenheit von prädisponierenden Faktoren für ein hepatozelluläres oder cholangiozelluläres Karzinom sind Metastasen die häufigsten malignen Tumoren der Leber.

▪▪ Lebermetastasen

Die Detektion multipler suspekter Läsionen erhöht die Wahrscheinlichkeit von Lebermetastasen als Differenzialdiagnose, wenngleich das solitäre Auftreten einer Läsion keineswegs eine Metastase ausschließt. Grundsätzlich lassen sich 2 Gruppen von Metastasen anhand des KM-Verhaltens in der Bildgebung unterscheiden:

1. Hypovaskuläre Metastasen

Im Vergleich zum umgebenden Lebergewebe sind hypovaskuläre Metastasen hypointens in der KM-Dynamik (arteriell, portalvenös, spätvenös) und zeigen allenfalls eine randständige KM-Aufnahme in der portalvenösen und verstärkt in der spätvenösen Phase. Sie sind in der nativen T1-Bildge-

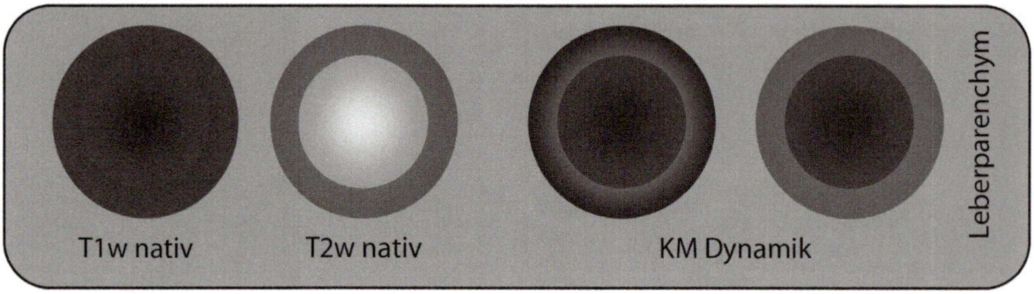

Abb. 3.19 Schemazeichnung des Zielscheiben (»Kokarden« bzw. »target«)-Phänomens. In der Nativbildgebung ist das Zentrum meist T2w-hyperintens, die Peripherie T2w-hypointens. In der T1w ist die ganze Läsion inhomogen hypointens. Nach KM-Gabe ist das hypointense Zentrum, meist nekrotisch und avaskulär, von einem vitalen peripheren Saum demarkiert. Der innere Rand des Saums kann vaskularisiert und damit hyperintens in der KM-Dynamik sein, während der äußere Rand des Saums hypovaskularisiert ist (hypointens), z. B. epitheloides Hämangioendotheliom. Eine andere Form weist neben dem hypointensem Zentrum einen homogen hyperintensen und damit KM-aufnehmenden Randsaum in der Peripherie auf, z. B. hypovaskuläre hepatische Metastasen

bung hypointens und T2-gewichtet hyperintens, insbesondere im Zentrum der Läsion, entsprechend einer möglichen zentralen Nekrose. Die Peripherie, abhängig von der Vitalität, weist meist eine leichte bis moderate T2-Hyperintensität auf. Diese grenzt sich zum spätvenös stark KM-aufnehmenden Randsaum durch ein geringeres Enhancement ab. Das Erscheinungsbild sowohl nativ als auch nach Kontrastmittelgabe wird als Zielscheiben-Phänomen (»target«) beschrieben (Abb. 3.19, Abb. 3.20). Typische Vertreter dieser Bildmorphologie sind Metastasen eines Adenokarzinoms des Kolons oder des Pankreas.

2. Hypervaskularisierte Metastasen

Im Gegensatz dazu können hypervaskularisierte Metastasen eines Mamma-, Nierenzell- oder neuroendokrinen Karzinoms (Schildrüsenkarzinom, Karzinoid, Inselzelltumor, malignes Melanom) hyperintens in der arteriellen Phase sein und ein anschließendes Washout zeigen. Metastasen eines Melanoms sind, falls melaninhaltig, bereits in der nativen T1-Bildgebung hyperintens (Abb. 3.21).

Eine seltenere Form maligner sekundärer Läsionen der Leber sind zystische Metastasen, z. B. eines Ovarialkarzinoms oder GIST-Tumors mit unterschiedlichen zystischen, soliden und KM-aufnehmenden Anteilen. Typischerweise ist eine schmale, randständige KM-Anreicherung abgrenzbar. Im Gegensatz zu unkomplizierten Leberzysten kann die T2w-Signalintensität herabgesetzt sein.

Metastasen im Verlauf unter Therapie

Die KM-Aufnahme kann unter Chemotherapie als Zeichen des Ansprechens mit unterschiedlicher Entwicklung der T2-Signalintensität je nach Ausmaß der Zellularität oder Nekrose abnehmen. Im langfristigen Verlauf unter Therapie und gutem Ansprechen verbleiben zystische Residuen ohne wesentliche KM-Aufnahme mit langsamer Größenrückbildung.

Lymphom

Das primäre Lymphom der Leber ist äußerst selten im Vergleich zum sekundären Befall der Leber. Mehr als 50 % der Lymphompatienten (Non-Hodgkin- > Hodgkin-Lymphom) haben eine Beteiligung der Leber; häufiger handelt es sich um ein Non-Hodgkin-Lymphom der B-Zellreihe. Ein erhöhtes Risiko haben Patienten nach Organtransplantation und AIDS-Patienten. Das Erscheinungsbild ähnelt hypovaskulären Lebermetastasen und kann fokal oder aber diffus bzw. diffus-mikronodulär sein. Die letztere Form kann der Detektion durch die Bildgebung entgehen, einzig eine Organvergrößerung (Hepatomegalie) kann ein Hinweis auf eine Beteiligung sein.

Leberzirrhose

Die Leberfibrose/-zirrhose als Folge einer Hepatitis-B- und/oder -C-Virusinfektion oder alkoholinduziert ist eine Präkanzerose für das hepatozelluläre Karzinom (HCC), seltener für das cholangio-

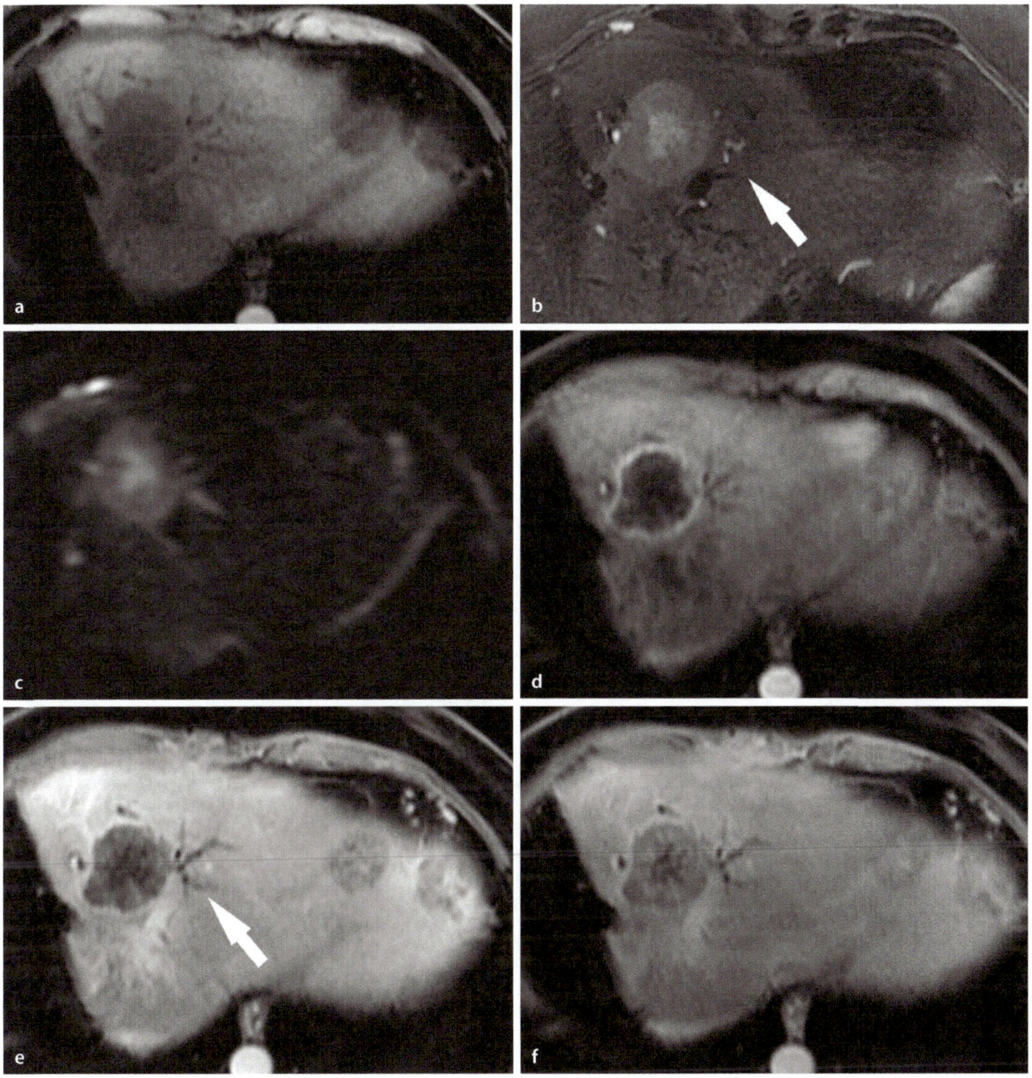

Abb. 3.20 Hypovaskuläre Metastasen eines kolorektalen Karzinoms. In der T1-gewichteten Bildgebung (**a**) hypointens und ohne wesentliche innere Architektur zeigt die T2-gewichtete Sequenz (**b**) und die Diffusionsbildgebung (**c**) das typische Zielscheiben (»target«)-Phänomen: Ein hypointenser Saum umgibt ein hyperintenses Zentrum. In der arteriellen Phase ist eine schmale, aber kräftige KM-Anreicherung an der Grenzzone zum umgebenden Lebergewebe erkennbar. Insgesamt bleibt die Läsion im Vergleich zum Leberparenchym jedoch hypointens (hypovaskulär) von der arteriellen (**d**) über die portalvenöse (**e**) bis zur spätvenösen Phase (**f**). Dennoch ist auch nach KM-Gabe ein Zielscheibenphänomen abgrenzbar. Das Zentrum bleibt hypointens, entsprechend einer Nekrose, während der periphere Saum mit vitalen Tumorzellen Kontrastmittel aufnimmt. Als indirektes Tumorzeichen sind fokal distendierte Gallengänge angrenzend zur Raumforderung erkennbar (**b**, **e**, *Pfeile*). Weitere Läsionen im linken Leberlappen

zelluläre Karzinom (▶ Abschn. 3.1). Etwa 80 % aller HCC entstehen auf dem Boden einer Leberzirrhose. Bis zu 1/3 der Hepatitis-B-Infizierten können allerdings auch ohne zugrunde liegende Leberzirrhose ein HCC entwickeln (Willatt et al. 2008). Ein HCC in der Leber entsteht entweder de novo oder sequenziell via dysplastischer Knoten (gering- bis hochgradig dysplastisch), dysplastischer Knoten

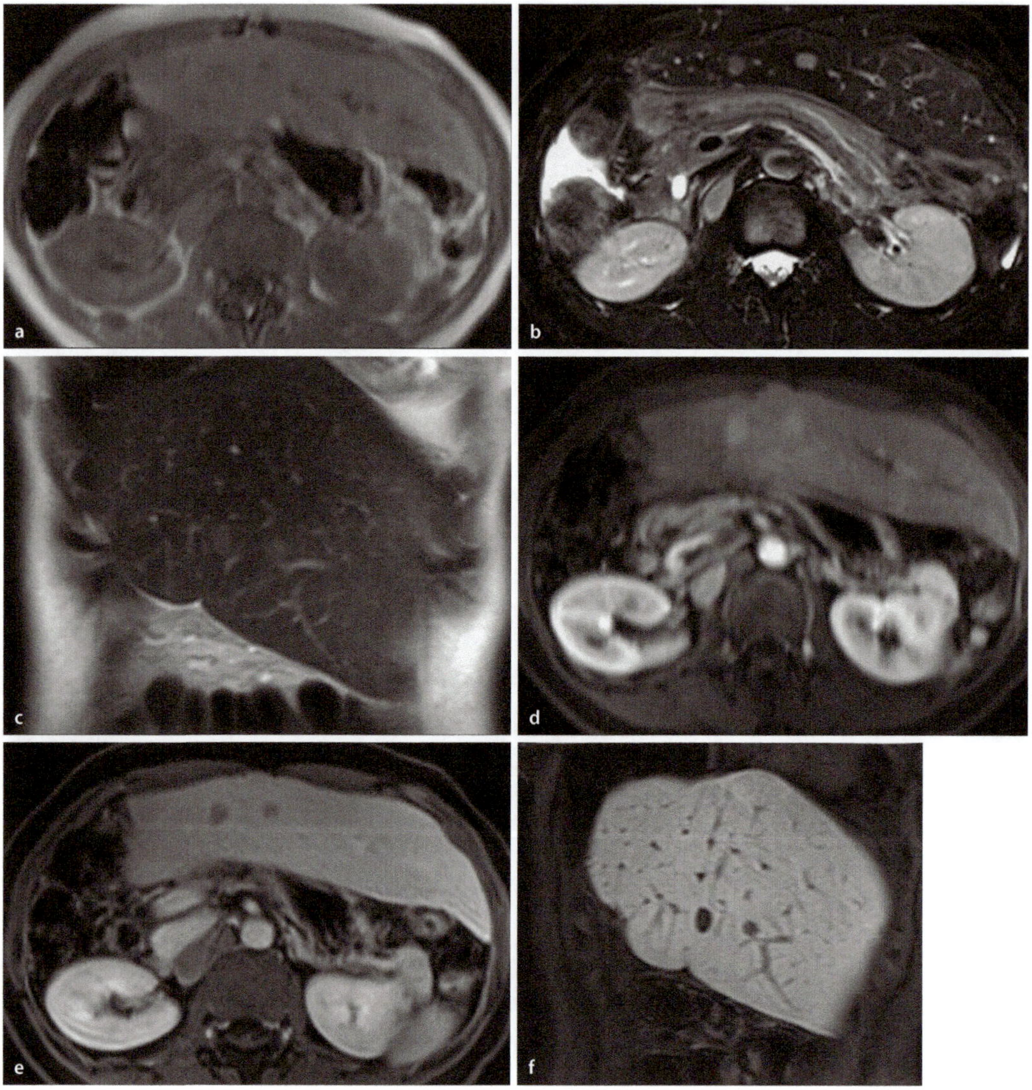

Abb. 3.21 Hypervaskuläre Metastasen eines Karzinoidtumors. In der T1-gewichteten, nativen Bildgebung (**a**) schwach hypointens und T2-gewichtet stark hyperintens (**b, c**) zeigen die 2 intrahepatischen Läsionen eine kräftige KM-Anreicherung in der arteriellen Phase (**d**) und ein KM-Auswaschen in der spätvenösen Phase (**e**). Die Hepatozytenphase des leberspezifischen Kontrastmittels (**f**) zeigt keine KM-Aufnahme der Läsionen und weist damit leberfremdes Gewebe nach. Die unterschiedliche Demarkierung in der T2-Bildgebung ist zu beachten: In der Single-shot-Turbo-Spinechosequenz (**c**) sind die Läsionen im Gegensatz zur fettsupprimierten Fast-Spinechosequenz nur schwach abgrenzbar

mit fokaler Läsion bis hin zum HCC (hoch bis schlecht differenziert). Die Charakteristika der Läsionen in der MR-Bildgebung ergeben sich hauptsächlich aus den Unterschieden und Veränderungen in der Blutversorgung, wobei die Übergänge fließend sind.

▪ Regeneratknoten

Bestehend aus normalen Hepatozyten, die jedoch proliferieren und umgeben sind von fibrösen Septen, definiert die Größe der Regeneratknoten die morphologische Form der Leberzirrhose in mikronodulär (≤ 3 mm), makronodulär (> 3 mm)

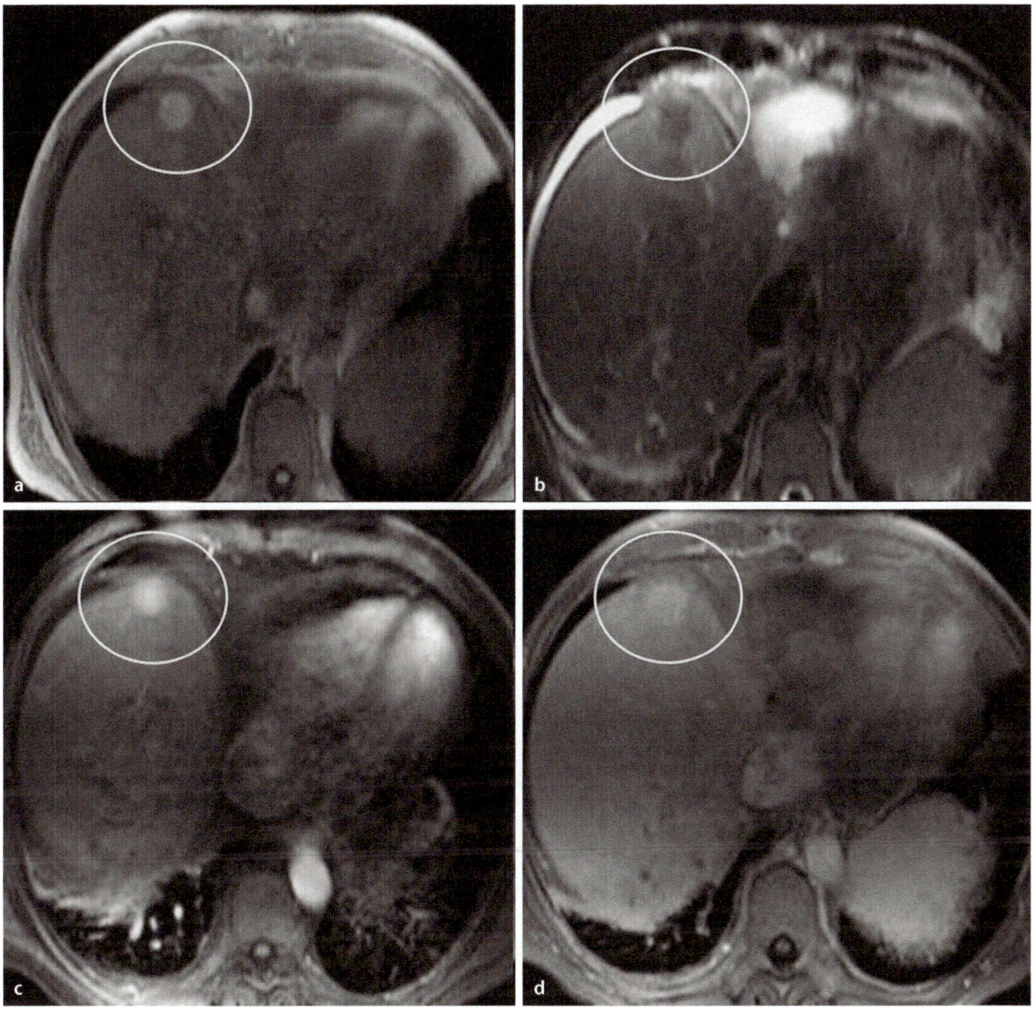

Abb. 3.22 Dysplastischer Knoten. Bereits in der T1-gewichteten Bildgebgung (**a**) ist eine noduläre Raumforderung (*Kreis*) hyperintens abgrenzbar, T2-gewichtet (**b**) hypointens. Die intrinsisch vorhandene native T1-Hyperintensität lässt den Knoten in der arteriellen Phase (**c**) und auch in der venösen Phase (**d**) hyperintens erscheinen; eine Unterscheidung zwischen echter Kontrastmittelaufnahme und intrinsischer T1-Hyperintensität ist schwierig. Die Subtraktion der nativen von der arteriellen Phase ist hier hilfreich, jedoch kann ein Versatz der Datensätze durch Bewegung wie die Atemexkursion auch eine falsch-positive KM-Aufnahme vortäuschen

und Mischformen. Üblicherweise unterscheiden sich die benignen Regeneratknoten aufgrund der hauptsächlich portalvenösen Blutversorgung in der KM-Dynamik nicht vom umgebenden Leberparenchym. Die Signalintensität in den Nativsequenzen entspricht Lebergewebe; jedoch wurden ebenso T1-gewichtet hyperintense Regeneratknoten beobachtet (Abb. 3.3). Es wird vermutet, dass dies auf Protein oder Kupfer in der Läsion beruht. Eiseneinlagerung in sog. siderotischen Regeneratknoten kann zu einer Signalabsenkung in der T1- und T2-Wichtung führen.

Dysplastischer Knoten

Die Definition eines dysplastischen Knotens beruht auf histopathologischen Kriterien: ein mind. 1 mm großer Knoten mit gering- oder hochgradiger Zelldysplasie, jedoch ohne Zeichen der Malignität. Im

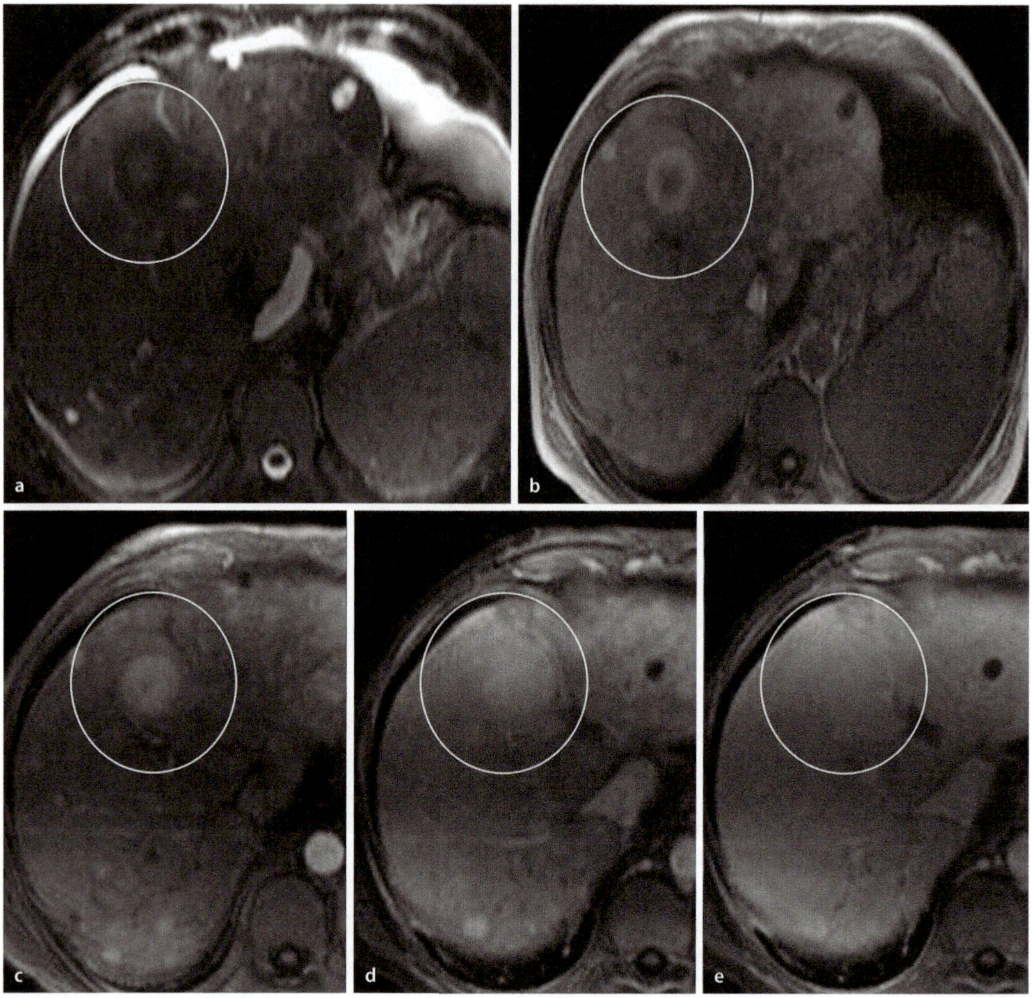

Abb. 3.23 Dysplastischer Knoten mit zentralem HCC (»nodule in a nodule«). Ein vornehmlich T1-gewichtet nativ (**b**) hyperintenser Knoten (*Kreis*) weist ein hypointenses Zentrum mit korrespondierender T2-gewichteter Hyperintensität (**a**) auf. Im Verlauf nach KM-Gabe (**c–e**) nimmt das Zentrum der Läsion sowohl arteriell bis spätvenös Kontrastmittel auf. Dieses Verhalten ist durch eine gemischte arterielle und portalvenöse Blutversorgung zu erklären. Während der äußere T1-gewichtet nativ hyperintense und T2-gewichtet hypointense Saum die Kriterien eines dysplastischen Knotens erfüllt, ist das Zentrum invertiert in seinen Signalcharakteristika (T1-gewichtet: hypointens; T2-gewichtet: hyperintens) und zusammen mit der KM-Aufnahme vereinbar mit einem hepatozellulären Karzinom

Gegensatz zu geringgradig dysplastischen Knoten gelten hochgradig dysplastische Knoten als prämaligne (= nichtmaligne, allerdings das Potenzial zur Malignität beinhaltend) Läsionen mit der Möglichkeit, sich in ein HCC zu entwickeln. Selbst für die Pathologie ist die Unterscheidung zum Regeneratknoten schwierig, ebenso für die MRT. Die Signalintensität in der nativen T1- und T2-Bildgebung ist isointens zum Lebergewebe, bei Kupfereinlagerung T1-hyperintens, bei Eiseneinlagerung T1-hypointens analog zum Regeneratknoten. Geringgradig dysplatische Knoten sind meist portalvenös versorgt und somit isointens zum Lebergewebe während der KM-Dynamik (Abb. 3.22). Jedoch können hochgradig dysplastische Knoten zunehmend über arteriellen Zustrom verfügen und damit ein arterielles Enhancement zeigen. Sowohl der Regeneratknoten als auch dysplastische Knoten

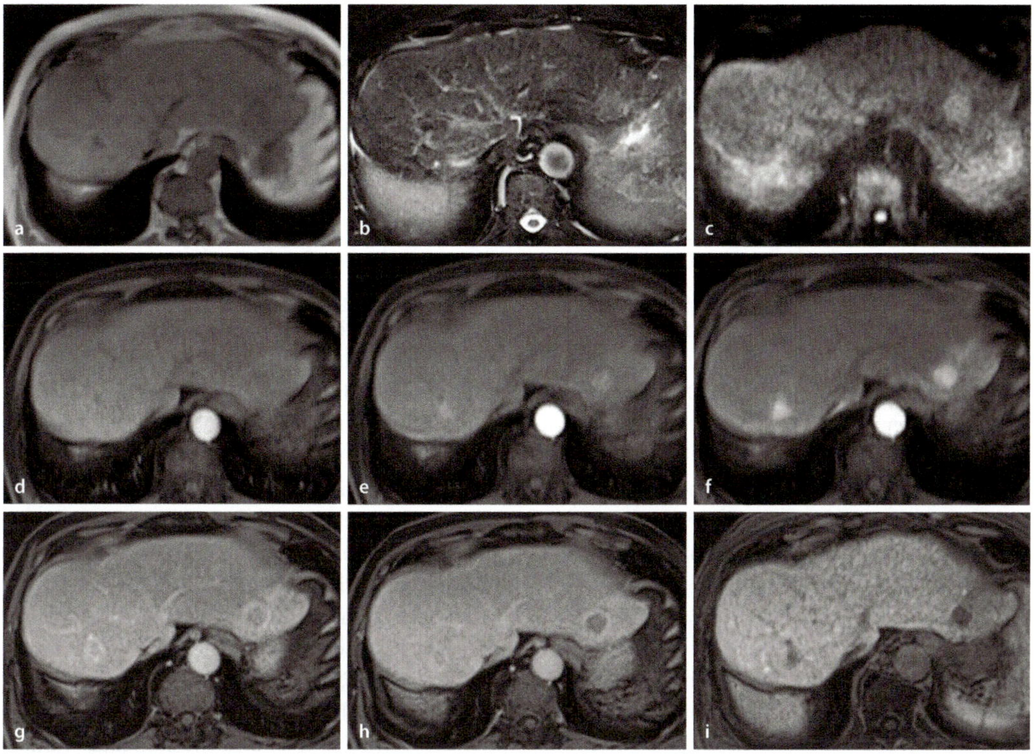

Abb. 3.24 Multifokales, hepatozelluläres Karzinom (HCC) auf dem Boden einer Leberzirrhose. T1-gewichtet nativ nur schwach hypointens (**a**) ist eine moderate Signalsteigerung in der T2- (**b**) und Diffusionsbildgebung (**c**: b-Wert = 800 s/mm^2) abgrenzbar. In der 3fachen arteriellen Phase (**d–f**) wird ersichtlich, dass die Läsionen hauptsächlich in der spätarteriellen Phase (**f**) Kontrastmittel anreichern. In der portalvenösen (**g**) und spätvenösen Phase (**h**) kommt es zum Kontrastmittelauswaschen (Washout). Nach Aufnahme des leberspezifischen Kontrastmittels in die Hepatozyten und Rückgang des intravasalen Kontrastmittelanteils demarkieren sich die HCC-Herde hypointens (**i** T1-gewichtete Hepatozytenphase)

können infarzieren, was zu einer T2-Hyperintensität und zu einer möglichen Fehlinterpretation mit einem HCC führt. Die aktuelle Annahme ist, dass dysplastische Knoten (gering- und hochgradig dysplastisch) in der Mehrzahl wieder zurückgehen und nur ein Bruchteil sich zu einem HCC entwickelt.

Dysplastischer Knoten mit fokaler Läsion (»nodule in a nodule«)

Die Entwicklung eines kleinen HCC innerhalb eines dysplastischen Knotens wurde als »Knoten im Knoten« (»a nodule in a nodule«) beschrieben. Hierbei ist charakteristischerweise ein hyperintenser Fokus in einem hypointensen dysplastischen Knoten in der T2-Bildgebung abgrenzbar, welcher ein arterielles Enhancement in der KM-Dynamik zeigen kann (Abb. 3.23). Die Entwicklung eines HCC aus einem dysplastischen Knoten ist in einem Zeitraum von wenigen Monaten möglich.

Hepatozelluläre Karzinom (HCC)

Histologisch werden 3 Formen des HCC unterschieden: Es tritt als große, gut abgrenzbare Läsion mit oder ohne umgebende Satellitenherde, als noduläre Form mit multiplen kleinen Knoten in der Leber oder als diffuse Durchsetzung der Leber mit kleinen bis kleinsten Knötchen auf. Gerade die diffuse Form kann in der Bildgebung äußerst schwer zu detektieren sein (Abb. 3.5). Die Präsenz eines Thrombus der Pfortader, als Tumorthrombus T2-hyperintens, kann auf ein HCC hinweisen. Jedoch tritt die Pfortaderthrombose, wenn auch mit geringerer Inzidenz, ebenso bei der Leberzirrhose bedingt durch die portale Hyperintension und

Stase auf. Das HCC ist typischerweise T1-hypointens und T2-hyperintens, wobei hier ebenso wie bei den Regenerat- und dysplastischen Knoten Einblutungen, intratumorales Fett, Kupfer oder Glykogen zu einer hohen Signalintensität in der T1-Wichtung führen können. Eine moderate T2-Hyperintensität ist relativ charakteristisch für das HCC, kann jedoch bei stark zirrhotisch verändertem Lebergewebe mit sehr heterogener Signalintensität schwer abgrenzbar sein. Hochspezifisch für das HCC ist das kräftige arterielle Enhancement mit relativ schnellem venösem oder spätvenösem KM-Washout (Hypointensität). Dieses prägnante KM-Verhalten untermauert die Notwendigkeit der Akquisition einer exzellenten arteriellen Phase, um die spätarterielle KM-Aufnahme eines HCC-Herds zu detektieren (◻ Abb. 3.24). Größere Herde weisen eine Pseudokapsel mit möglicher spätvenöser KM-Retention der Kapsel auf.

▪▪ Kleine HCC-Herde (< 2 cm)

Ein diagnostisches Dilemma stellen kleine (< 2 cm) HCC-Herde dar. Aufgrund der gemischten arteriellen und portalvenösen Blutversorgung fehlt möglicherweise das KM-Washout. Somit sind diese kleinen HCC-Herde nur in der arteriellen Phase hyperintens abgrenzbar. Bei noch kleineren und/oder gut differenzierten Läsionen kann das arterielle Enhancement aufgrund mangelnder arterieller Blutversorgung als diagnostisches Kriterium gänzlich fehlen. Die T1- und T2-Signalcharakteristika sind bei dieser Läsionsgröße sehr variabel und nicht hilfreich in der Differenzialdiagnose.

▪▪ HCC & leberspezifisches Kontrastmittel

Diagnostisch äußerst hilfreich, insbesondere bei kleinen, fraglichen HCC-Herden, ist die Anwendung von leberspezifischem Kontrastmittel. Die fehlende Aufnahme in der späten Hepatozytenphase demarkiert Läsionen ohne funktionierende Hepatozyten. In der Kombination mit einem arteriellen Enhancement und der Abwesenheit von Kriterien für ein Hämangiom bekräftigt dies den Verdacht auf ein HCC. Einschränkend sollte erwähnt werden, dass eine schlechte Leberfunktion (Serum Bilirubin > 3 mg/dL) zu einer geringeren und verzögerten Aufnahme in die Hepatozyten mit verlängerter Verweildauer des Kontrastmittels im Plasma führt. Unter Umständen kann eine diagnostische Hepatozytenphase nicht akquiriert und die Information, dass eine Läsion Hepatozyten enthält oder nicht, damit nicht abgeleitet werden. Zudem können gut differenzierte HCC leberspezifisches Kontrastmittel vergleichbar mit normalem Lebergewebe aufnehmen.

Diagnostische Problemfälle

Hypervaskularisierte Areale der Leber können kleine HCC-Herde oder hypervaskularisierte Metastasen vortäuschen. Nichttumorbedingt werden sie durch arterioportale Shunts oder Verschluss einer distalen Portalvene verursacht (AEP, Arterial Enhancing Pseudolesion). Alternativ entstehen sie als Folge einer Leberbiopsie in Form arteriovenöser Shunts oder Pseudoaneurysmatas. Ebenfalls ist eine aberrante oder frühe venöse Drainage in der Lage, einen hypervaskularisierten Tumor zu imitieren. Häufig sind diese Areale jedoch flächig oder keilförmig und haben keinen Läsionscharakter. Jede Unregelmäßigkeit der Kontrastierung des Lebergewebes in den unterschiedlichen Phasen bedarf jedoch einer genauen Inspektion, da dies ein indirektes Tumorzeichen sein kann. Falls ein Tumor, durch Verschluss oder Kompression des lokalen portalvenösen Systems, eine verstärkte arterielle Blutzufuhr im nachgeschalteten Stromgebiet verursacht, demarkiert sich ein flächiges, meist keilförmiges Areal, dessen Spitze auf die Tumorlokalisation weist. Bei diesen Problemfällen hat sich der Einsatz leberspezifischer Kontrastmittel als gewinnbringend erwiesen, da Pseudoläsionen in der Hepatozytenphase ein normales Kontrastmittelaufnahmeverhalten zeigen.

3.3.5 Zusammenfassung

Zusammenfassung diagnostische Kriterien HCC

Werden 2 beliebige Kriterien der folgenden Liste erfüllt, sollte der Verdacht auf ein HCC gestellt werden:

- Arterielles Enhancement mit KM-Washout in der venösen oder späten Phase
- Hyperintenses Signal in der T2-Wichtung
- Keine oder reduzierte Aufnahme von leberspezifischem KM der Läsion (> 2 cm) im Vergleich

Tab. 3.4 Differenzialdiagnosen primärer & sekundärer Leberläsionen in absteigender Häufig- und Wahrscheinlichkeit basierend auf der Bildmorphologie

Maligne Lebertumoren	Differenzialdiagnosen	
Primär	**Maligne Tumoren**	**Benigne Tumoren**
Hepatoblastom	HCC, hypervaskuläre Metastase	Hämangiom
Fibrolammelläres HCC	Klassisches HCC, peripheres CCC	Fokal noduläre Hyperplasie (FNH), kavernöses Hämangiom
Epitheloides Hämangioendotheliom	Hypovaskuläre Metastase, peripheres CCC	Kavernöses Hämangiom, fokale Fibrose
Biliäres Zystadenokarzinom	Zystische Metastase	Hämorrhagische/superinfizierte Leberzyste, Leberabszess, zystische Echinokokkose, biliäres Zystadenom
Hepatisches Angiosarkom	Hypervaskuläre Metastase, Lymphom, HCC	Kavernöses Hämangiom, Adenom
HCC	Hypervaskuläre Metastase, peripheres CCC	High-Flow (kapilläres) Hämangiom, fokal noduläre Hyperplasie (FNH), Regenerat- oder dysplastischer Knoten
Peripheres CCC	Hypovaskuläre Metastase, Lymphom	Leberabszess, Choledocholithiasis, entzündlicher Pseudotumor
Sekundär		
Hypovaskuläre Metastasen	Lymphom, peripheres CCC	Leberabszess
Hypervaskuläre Metastasen	Dysplastischer Knoten[a], HCC	High-Flow (kapilläres) Hämangiom
Zystische Metastasen	Biliäres Zystadenokarzinom	Unkomplizierte Leberzyste, biliäres Zystadenom, Leberabszess
Lymphom	Hypovaskuläre Metastase, peripheres CCC	Leberabszess, fungale Infektion

[a] prämaligne Läsion

zum normalen Lebergewebe in der Hepatozytenphase.

Allerdings stellen folgende Punkte diagnostische Problemfälle dar:
- T2-hyperintenser Regenerat- oder dysplatischer Knoten (Infarzierung)
- Kleine (< 2 cm) Läsion mit arteriellem Enhancement ohne venösen/spätvenösen KM-Washout
- Gut differenziertes HCC mit Aufnahme von leberspezifischen KM
- Schlechte Leberfunktion (Serum Bilirubin > 3 mg/dL) verlängert Plasmahalbwertszeit von leberspezifischem Kontrastmittel; somit keine diagnostischen Bilder in der Hepatozytenphase

Zusammenfassung Tumorkriterien

Zeichen eines malignen Tumors können sein (Tab. 3.4):
- Hypovaskuläres Verhalten in der KM-Dynamik zum umgebenden Lebergewebe
- Zielscheiben (»target«)-Phänomen als Ausdruck einer zentralen Nekrose mit vitalem Tumorsaum
- Kapselretraktion als Ausdruck der Parenchymatrophie (Cave: Post-OP oder Post-Biopsie)
- Keilförmige hypervaskularisierte Parenchymareale können Hinweis auf eine Raumforderung an der Spitze des Areals sein
- Fokaler und/oder peripherer Gallengangaufstau ist hochsuspekt auf einen zugrunde liegenden malignen Tumor

Literatur

Altekruse SF, McGlynn KA, Reichman ME (2009) Hepatocellular carcinoma incidence, mortality, and survival trends in the United States from 1975 to 2005. J Clin Oncol 27(9): 1485–1491

Bataller R, Rombouts K, Altamirano J, Marra F (2011) Fibrosis in alcoholic and nonalcoholic steatohepatitis. Best Pract Res Clin Gastroenterol 25(2): 231–244

Browning JD, Szczepaniak LS, Dobbins R et al. (2004) Prevalence of hepatic steatosis in an urban population in the United States: impact of ethnicity. Hepatology 40(6): 1387–1395

Castiella A, Alustiza JM, Emparanza JI, Zapata EM, Costero B, Diez MI (2010) Liver iron concentration quantification by MRI: are recommended protocols accurate enough for clinical practice? Eur Radiol. Epub Aug 6

Ekstedt M, Franzen LE, Mathiesen UL et al. (2006) Long-term follow-up of patients with NAFLD and elevated liver enzymes. Hepatology 44(4): 865–873

El-Badry AM, Breitenstein S, Jochum W et al. (2009) Assessment of hepatic steatosis by expert pathologists: the end of a gold standard. Ann Surg 250(5): 691–697

Faria SC, Ganesan K, Mwangi I et al. (2009) MR imaging of liver fibrosis: current state of the art. Radiographics 29(6): 1615–1635

Farrell GC, Larter CZ (2006) Nonalcoholic fatty liver disease: from steatosis to cirrhosis. Hepatology 43(2 Suppl 1): S99–S112

Fischer MA, Nanz D, Reiner CS et al. (2010) Diagnostic performance and accuracy of 3-D spoiled gradient-dual-echo MRI with water- and fat-signal separation in liver-fat quantification: comparison to liver biopsy. Invest Radiol 45(8): 465–470

Gandon Y, Olivie D, Guyader D et al. (2004) Non-invasive assessment of hepatic iron stores by MRI. Lancet 363(9406): 357–362

Grazioli L, Lee JM, Malfertheiner P, Zech CJ, Blomqvist L, Merkle EM (2010) Consensus Report of the Third International Forum for Liver Magnetic Resonance Imaging. Invest Radiol 45: S1–S10

Hussain SM, Reinhold C, Mitchell DG (2009) Cirrhosis and lesion characterization at MR imaging. Radiographics 29(6): 1637–1652

Lin J, Ji Y (2010) CT and MRI diagnosis of hepatic epithelioid hemangioendothelioma. Hepatobiliary Pancreat Dis Int 9: 154–158

McCormack L, Petrowsky H, Jochum W, Furrer K, Clavien PA (2007) Hepatic steatosis is a risk factor for postoperative complications after major hepatectomy – A matched case-control study. Annals of Surgery 245(6): 923–930

McLarney JK, Rucker PT, Bender GN, Goodman ZD, Kashitani N, Ros PR (1999) Fibrolamellar carcinoma of the liver: radiologic-pathologic correlation. Radiographics 19: 453–471

Meisamy S, Hines CD, Hamilton G et al. (2011) Quantification of hepatic steatosis with T1-independent, T2-corrected MR imaging with spectral modeling of fat: blinded comparison with MR spectroscopy. Radiology 258(3): 767–775

Menias CO, Surabhi VR, Prasad SR, Wang HL, Narra VR, Chintapalli KN (2008) Mimics of cholangiocarcinoma: spectrum of disease. Radiographics 28: 1115–1129

Mergo PJ, Ros PR, Buetow PC, Buck JL (1994) Diffuse disease of the liver: radiologic-pathologic correlation. Radiographics 14(6): 1291–1307

Mori K, Yoshioka H, Takahashi N et al. (2005) Triple arterial phase dynamic MRI with sensitivity encoding for hypervascular hepatocellular carcinoma: comparison of the diagnostic accuracy among the early, middle, late, and whole triple arterial phase imaging. AJR Am J Roentgenol 184: 63–69

Pietrangelo A (2010) Hereditary hemochromatosis: pathogenesis, diagnosis, and treatment. Gastroenterology 139(2): 393–408, e1–2

Raptis DA, Fischer MA, Graf R et al. (2011) MRI: the new reference standard in quantifying hepatic steatosis? Gut. doi:10.1136/gutjnl-2011-300155

Ringe KI, Husarik DB, Sirlin CB, Merkle EM (2010) Gadoxetate disodium-enhanced MRI of the liver: part 1, protocol optimization and lesion appearance in the noncirrhotic liver. AJR Am J Roentgenol 195: 13–28

Sainani NI, Catalano OA, Holalkere NS, Zhu AX, Hahn PF, Sahani DV (2008) Cholangiocarcinoma: current and novel imaging techniques. Radiographics 28: 1263–1287

Schuppan D, Afdhal NH (2008) Liver cirrhosis. Lancet 371(9615): 838–851

Smith MT, Blatt ER, Jedlicka P, Strain JD, Fenton LZ (2008) Best cases from the AFIP: fibrolamellar hepatocellular carcinoma. Radiographics 28: 609–613

Tani I, Kurihara Y, Kawaguchi A et al. (2000) MR imaging of diffuse liver disease. AJR Am J Roentgenol 174(4): 965–971

Willatt JM, Hussain HK, Adusumilli S, Marrero JA (2008) MR Imaging of hepatocellular carcinoma in the cirrhotic liver: challenges and controversies. Radiology 247: 311–330

Weiterführende Literatur

Anderson SW, Kruskal JB, Kane RA (2009) Benign hepatic tumors and iatrogenic pseudotumors. Radiographics 29(1): 211–229

Bartolozzi C, Cioni D, Donati F, Lencioni R (2001) Focal liver lesions: MR imaging-pathologic correlation Eur Radiol 11(8): 1374–1388

Layer G, Bohrer M (2007) Radiologische Diagnostik von Lebertumoren. Teil 1: Allgemeine Krankheitsaspekte und radiologische Verfahren. Radiologe 47(9): 819–829

Layer G, Delorme S (2007) Radiologische Diagnostik von Lebertumoren. Teil II: Nachweis und Differenzialdiagnose. Radiologe 47(10): 919–931

Gallenwege

Tobias Heye und Elmar M. Merkle

4.1 Indikation

Die Reifung der Magnetresonanz-Cholangiopankreatikographie (MRCP) in eine robuste, nichtinvasive Methode zur Darstellung der intra- und extrahepatischen Gallengänge hat dazu geführt, dass im klinischen Alltag häufig die diagnostische MRCP einer invasiven endoskopischen retrograden Cholangiopankreaticographie (ERCP) mit den bekannten Risiken und Komplikationen vorangestellt wird.

4.2 Patientenvorbereitung und -lagerung

Im Idealfall sollten Patienten vor einer MRCP 4–6 h gefastet haben, damit eine ausreichende Füllung der Gallenblase und des Gangsystems besteht. Zusätzlich wird verhindert, dass Flüssigkeit im oberen Gastrointestinaltrakt zu einer Bildüberlagerung führt. Optional kann zur Vorbereitung vor der Bildgebung negatives (eisenhaltiges), orales Kontrastmittel verabreicht werden, um das Wassersignal im Magen und Duodenum zu unterdrücken (1–2 Gläser, ≈ 400 ml, Ananassaft haben die gleiche Wirkung, schmecken besser und sind zudem billiger) (Riordan et al. 2004). Über den Nutzen von negativen, oralen Kontrastmitteln besteht allerdings kein Konsens, da durch Signalauslöschung im Duodenum bisweilen unklar ist, ob papillennahe Anteile des distalen Ductus choledochus komplett dargestellt sind. Ebenfalls optional ist der Einsatz von N-Butylscopolaminiumbromid (Buscopan®) zur Reduktion der Darmperistaltik, um die Bildqualität zu verbessern. Ansonsten entspricht die Patientenvorbereitung der bei einer üblichen abdominalen MR-Bildgebung mit einer Oberflächenempfängerspule (Phased-array-Körperspule) und Lagerung in Rückenlage.

Einige der eingesetzten Sequenzen werden mittels Atemtriggerung akquiriert, sodass die Bildqualität und die Akquisitionszeit von der Mitarbeit des Patienten abhängig sind. Im Allgemeinen verbessert die Anleitung des Patienten, gleichmäßig zu atmen, den Ablauf.

4.3 Protokolle

Jede T2-gewichtete Sequenz in axialer und koronaler Schichtausrichtung mit oder ohne Fettsupprimierung erlaubt die Beurteilung der intra- und extrahepatischen Gallengänge. Spezielle MRCP-Sequenzen sind stark T2 (also Wasser)-gewichtet, um das Signal der statischen Gallenflüssigkeit zu erfassen mit dem erwünschten Nebeneffekt, dass das Hintergrundsignal von Organen und Weichteilgewebe unterdrückt wird. Die MRCP wird als 2-D-Dickschichtmethode oder in einer hochauflösenden 3-D-Dünnschicht-Technik mittels Fast-Spinechosequenzen akquiriert. Intrahepatische Gallengänge 3.–4. Ordnung können so dargestellt werden (Watanabe et al. 2007).

Die 2-D-Dickschicht Methode liefert ein Übersichtsbild der Gallengänge abhängig von der gewählten Schichtdicke (4–9 cm) und ist aufgrund der Schnelligkeit (< 2 s) in der Akquisition besonders robust für den Einsatz im klinischen Alltag. Während der Sequenzplanung sollte die Schichtausrichtung in koronaler Ebene auf die Achse des Ductus choledochus und des Ductus pancreaticus zentriert werden. Üblicherweise werden mehrere Angulationen (20° RAO, AP, 20° LAO) in Atemanhaltetechnik angefertigt.

Die 3-D-Dünnschicht-MRCP nutzt ebenfalls Fast-Spinechosequenzen, um eine Schichtdicke von 1 mm ohne Lücke zwischen den Schichten zu erhalten. Der Einsatz von Atemtriggertechniken (Navigator, Atemgürtel) resultiert in einer Akquisitionszeit von 3–6 min im Normalfall, allerdings mit entsprechender Anfälligkeit für Bewegungsartefakte. Bei guter Patientencompliance wird jedoch eine exzellente Ortsauflösung und Bildqualität erreicht. Die hohe Ortsauflösung der 3-D-MRCP erlaubt die Nachverarbeitung des Datensatzes mittels Multiplanarer Rekonstruktion (MPR), Maximum-Intensitäts-Projektion (MIP) sowie 3-D-Volumenberechnung.

Beide Techniken sollten ergänzend in einem MRCP-Protokoll eingesetzt werden, da die Nachteile der einen Sequenz durch die Vorteile der anderen ausgeglichen werden. Alternativ kann mit der 3-D-Technik begonnen und bei gutem Ergebnis auf die 2-D-Techniken verzichtet werden, da die verschiedenen Projektionen durch entsprechende Bildnachbearbeitung generiert werden können.

Tab. 4.1 MRCP-Sequenzprotokoll mit modularem Aufbau: initial native T1- und T2-gewichtete Standardsequenzen gefolgt von MRCP-Sequenzen und optionaler Kontrastmittelgabe

	Sequenzen	Ausrichtung	Schichtdicke (mm)
Nativ	T2-gewichtete 2-D-Single-shot-FSE	Koronal	6
	T2-gewichtete, fettsupprimierte 2-D-FSE[a]	Transversal	6
	T1-gewichtete 3-D-GRE (»out/in phase« & 2-Punkt-Dixon)	Transversal	3,5
MRCP	T2-gewichtete 2-D-FSE-MRCP in 3 Angulationen (20°RAO, AP, 20°LAO) zentriert auf DHC und Ductus pancreaticus	Oblique koronal	40–90
	T2-gewichtete 3-D-FSE-MRCP (atemgetriggert)	Koronal	1
	Diffusionsbildgebung?	Transversal	6
Kontrastmittelgabe	Flussrate 1-2 ml/s		
3fach arterielle Phase	3 × T1-gewichtete 3-D-GRE	Transversal	5
Portalvenöse Phase	T1-gewichtete 3-D-GRE	Transversal	4
Spätphase	T1-gewichtete 3-D-GRE	Koronal & transversal	4
	T2-Bildgebung[a]		
Hepatozytenphase (10-20 min. p.i.)	T1-gewichtete 3-D-GRE	Koronal & transversal	4 & 2

Leberspezifisches Kontrastmittel:
[a] T2w-Bildgebung (außer MRCP) sollte aus Zeitgründen zwischen der initialen Kontrastmitteldynamik und der späten Hepatozytenphase akquiriert werden

Modularer Protokollaufbau

Zur Planung der MRCP-Sequenzen und falls eine Kontrastmittelbildgebung nachgeschaltet werden soll, empfiehlt sich zunächst die Akquisition von T1- und T2-gewichteten Standardsequenzen über den Oberbauch (Tab. 4.1). Die Kontrastmittelbildgebung kann zusätzliche Informationen bei Entzündung und Tumoren liefern. Bei Gabe von leberspezifischem Kontrastmittel, welches über die Gallengänge ausgeschieden wird, gelingt auch eine MRC mittels T1-gewichteter Sequenzen.

So kann, je nach klinischer Fragestellung, zwischen einem sehr auf die Gallengänge fokussierten wie kurzen Protokoll und einem den gesamten Oberbauch umfassenden Ansatz gewählt werden (▶ Kap. 3). Die Akquisitionszeit für ein reines MRCP-Protokoll kann auf rund 10 min optimiert werden.

4.4 Gallengänge

4.4.1 Anatomie

Die peripheren, intrahepatischen Gallengänge, verzweigt als zarte, in der gesunden Leber nicht durch die Bildgebung abgrenzbare Äste, sammeln sich in Segmentästen und münden getrennt nach Leberlappen in den rechten und linken Ductus hepaticus, welche sich zum Ductus hepaticus communis vereinigen. Die Lebersegmente V–VIII werden im Normalfall über 2 größere Äste, den rechten posterioren Ast (Segmente VI, VII) und rechten anterioren Ast (Segmente V, VIII), in den rechten Ductus hepaticus drainiert. Der linke Ductus hepaticus entsteht aus Zuflüssen der Segmente II–IV.

Im Leberhilus gibt der Ductus hepaticus den Ductus zysticus zur Gallenblase ab und wird

Tab. 4.2 Klassifikation der Choledochus-Zysten nach Todani

Todani-Klassifikation	Beschreibung
Typ I	Zystische Ektasie der extrahepatischen Gallengänge, ca. 80–90 % aller Gallengangzysten. Subtypen (1a–c) sind diffuse oder fokale Zysten der gesamten extrahepatischen Gallengänge sowie fusiforme Zysten des Ductus choledochus
Typ II	Extrahepatisches Divertikel des Ductus choledochus
Typ III	Choledochocele des distalen Ductus choledochus papillennah
Typ IVa	Multiple sackartige Ektasien der extrahepatischen sowie multiple zystische Ektasien der intrahepatischen Gallengänge
Typ IVb	Multiple zystische Ektasien beschränkt auf die extrahepatischen Gallengänge
Typ V	Multiple intrahepatische Gallengangzysten. Sind die kleinen, peripheren Gallengänge befallen, resultiert eine kongenitale hepatische Fibrose. Der Befall der zentralen, größeren Äste wird Caroli-Krankheit genannt, die Kombination beider Verteilungen Caroli-Syndrom

danach als Ductus choledochus bezeichnet. Er mündet in das Duodenum über die Papilla vateri (major) gemeinsam mit dem Ductus pancreaticus (Wirsungianus), reguliert über den Musculus sphincter oddii.

Dies entspricht der Normalkonfiguration des Gallengangsystems, welche bei ca. 2/3 der Bevölkerung beobachtet wird.

4.4.2 Normvarianten und Anomalien

Der Aufbau des Gallengangsystems und die gemeinsame Mündung des Ductus choledochus mit dem Ductus pancreaticus unterliegen einer gewissen Varianz. Die Identifikation der Varianten in der Interpretation der MRCP hat unmittelbare Relevanz für die Viszeralchirurgie, insbesondere bei Leberteilresektionen (z. B. Leberlebendspende).

Die gemeinsame Endstrecke aus Ductus choledochus und Ductus pancreaticus an der Papilla vateri kann unterschiedlich lang sein, von einer Y-artigen Konfiguration mit relativ langer gemeinsamer Strecke bis zu einem V-artigen Zusammenschluss erst unmittelbar an der Papille. Ein sehr langes gemeinsames Segment mit Zusammenschluss oberhalb des Musculus sphincter oddii erlaubt den Reflux von Pankreassekret in das Gallengangsystem – ein Erklärungsansatz für die Entstehung von Choledochuszysten (Tab. 4.2). Umgekehrt führt Reflux von Galle in das Pankreasgangsystem zu rezidivierenden Pankreatitiden (Mortele et al. 2006).

Der rechte posteriore Ast ist am häufigsten variant; in bis zu 20 % der Fälle mündet er im linken Ductus hepaticus. Eine Trifurkation tritt bei ca. 11 % der Bevölkerung auf, wenn der rechte posteriore und anteriore Ast gleichzeitig mit dem linken Ductus hepaticus fusionieren. Werden diese Varianten nicht in der Bildgebung identifiziert, besteht die Gefahr einer Gallengangleckage, z. B. nach einer Hemihepatektomie.

Varianten des Ductus cysticus sind wichtig bei der Planung einer laparoskopischen Cholezystektomie. Der Ductus cysticus kann entweder im distalen Drittel des Ductus choledochus oder auf der medialen Seite des Ductus choledochus münden sowie langstreckig (> 2 cm) parallel zum Ductus choledochus verlaufen (Catalano et al. 2008b).

Choledochuszysten

Choledochuszysten sind sehr seltene, kongenitale Fehlbildungen der Gallengänge und werden meist im Kindesalter diagnostiziert, ca. 20 % erst im Erwachsenenalter (Tab. 4.2, Abb. 4.1).

4.4.3 Gallensteine (Cholelithiasis)

Konkremente im Gallengangsystem (Cholezysto-/Choledocholithiasis) sind T2-gewichtet hypointens

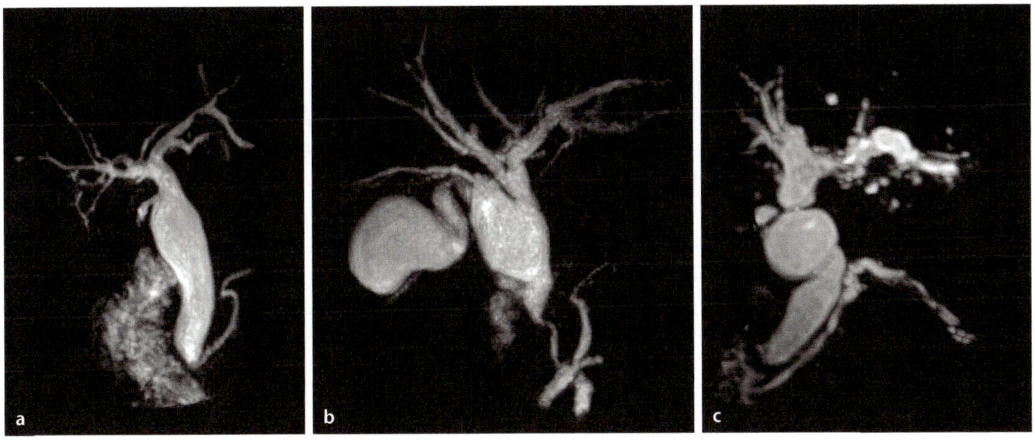

Abb. 4.1 Choledochuszysten nach Todani. **a** Typ I: diffuse und fusiforme Ektasie der extrahepatischen Gallengänge, **b** Typ II: echtes Divertikel der extrahepatischen Gallengänge, im vorliegenden Fall mit relativ langem und breiten Divertikelhals. Zu beachten ist, dass ein aberranter rechter Gallengangast und der Ductus zysticus direkt in die Choledochuszyste münden. **c** Typ IVa: multiple intra- und extrahepatische zystische Ektasien

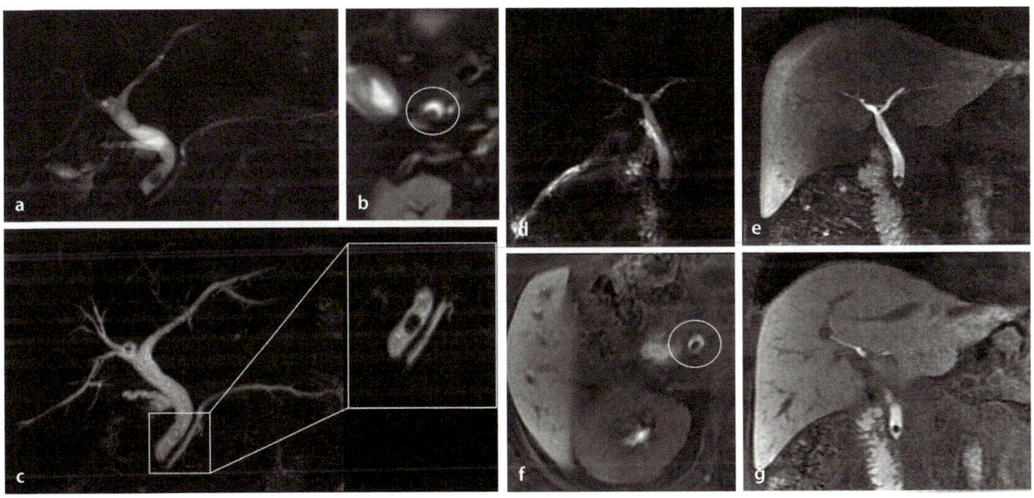

Abb. 4.2 Choledocholithiasis. Die Dickschicht-MRCP (**a**) weist im distalen Ductus choledochus papillennah ein Füllungsdefekt auf. Die zugehörige axiale, T2-gewichtete Bildgebung (**b**, *Kreis*) bestätigt ein Konkrement als Hypointensität entsprechend der Schwerkraft an der lageabhängigen, dorsalen Wand. Die Übersichtsdarstellung (**c** MIP, Maximum Intensity Projection) der Dünnschicht-MRCP lässt ein Konkrement nur erahnen. Aufgrund der Summation hyperintenser Bildinformationen wird das hypointense Konkrement nur relativ schwach abgebildet. Erst die Einzelschichten (**c**, *Bildvergrößerung*) stellen das Konkrement deutlich dar. Ein zweiter Fall einer Choledocholithiasis: Vergleich der Dickschicht-MRCP (**d**) mit einer T1-gewichteten MRCP nach Gabe von leberspezifischem Kontrastmittel (**e**, MIP; **f**, axiale T1; **g**, koronale T1). Das Konkrement grenzt sich deutlich von dem in die Gallengänge ausgeschiedenen Kontrastmittel ab

und in den stark wassergewichteten MRCP-Sequenzen je nach Größe und Sequenztechnik als fokale Signalminderung oder vollständige Füllungsdefekte abgrenzbar. Zum Teil sind die Füllungsdefekte ringförmig von T2w-hyperintenser Gallenflüssigkeit umgeben (■ Abb. 4.2). Je nach Lage des Konkrements resultiert eine Dilatation der vorgeschalteten Gallengangabschnitte (Cholestase). Umgekehrt weist der Kalibersprung zwischen distendierten und normalkalibrigen Gallengängen auf die Lokalisation der Abflussbehinderung hin (Konkrement oder Stenose). Unter einem Durchmesser von 3 mm nimmt die Sensitivität für den Nachweis von Konkrementen, auch der 3-D-Dünnschicht-Methode, deutlich ab. Pigmentkonkremente mit Bilirubin als Hauptbestandteil sind T1-gewichtet hyperintens und entstehen meist primär in den Gallengängen im Gegensatz zu Cholesterin- oder Kalkkonkrementen aus der Gallenblase, welche T1w-hypointens sind. Gallenblasen-Sludge (= Schlamm) führt ebenso zu einer Signalminderung in der T2-Wichtung und sedimentiert entsprechend der Schwerkraft an der lageabhängigen, dorsalen Gallenblasenwand. Konzentrierte Gallenflüssigkeit ist T1w zunehmend hyperintens (Yeh et al. 2009).

Mirizzi-Syndrom

Das Mirizzi-Syndrom liegt bei externer Kompression und konsekutiver Einengung des Ductus choledochus durch ein im Ductus cysticus oder im Gallenblasen-Infundibulum impaktiertes Konkrement vor. Alternativ verursacht das impaktierte Konkrement eine inflammatorische und stenosierende Wandverdickung des Ductus choledochus. Bildmorphologisch ist eine Einengung des Ductus choledochus nachweisbar, jedoch keine Choledocholithiasis. Differenzialdiagnostisch ist an eine primäre Gangstenose als Ursache zu denken.

4.4.4 Entzündung

Cholezystitis (akut, chronisch, xanthogranulomatös)

Die akute Cholezystitis ist Folge einer Obstruktion des Galleabflusses, entweder des Ductus zysticus oder des Infundibulums der Gallenblase. Da am häufigsten durch ein Konkrement bedingt, sind Tumoren (Adenomyomatose, Polypen, maligne Neoplasien) oder eine erhöhte Viskosität der Gallenflüssigkeit (z. B. ischämisch bedingt) seltener ursächlich für die Obstruktion. Eine Reihe von Zeichen weist auf die Cholezystitis hin.

Zeichen einer Cholezystitis

- Impaktiertes Konkrement
- Ödematöse (T2w-hyperintense) Wandverdickung der Gallenblase (> 3mm) mit Schichtung
- Vermehrte KM-Aufnahme der Gallenblasenwand
- Zunehmende Distension der Gallenblase (Hydrops)
- Flüssigkeitslamelle um die Gallenblase
- Flüssigkeitssaum zwischen Leber und Zwerchfell/Bauchwand
- T2w-hyperintenses Signal und vermehrte KM-Aufnahme im angrenzenden mesenterialen Fettgewebe und/oder Leberparenchym

Als Komplikation kann im weiteren Verlauf ein Gallengangempyem entstehen. Der Eiter schichtet sich in der Gallenblase lageabhängig mit geringerer T2-Signalintensität im Vergleich zu normaler Gallenflüssigkeit. T1w ähnelt das Empyem dem Gallenblasen-Sludge, jedoch mit den morphologischen Charakteristika der Cholezystitis.

Die Maximalform ist die gangränöse Cholezystitis, MR-morphologisch durch eine unregelmäßige Wandverdickung und KM-Aufnahme der Gallenblasenwand gekennzeichnet. Segmentale Unterbrechungen in der bei einer akuten Cholezystitis homogenen KM-Aufnahme der Gallenblasenwand entsprechen Arealen der Ischämie bzw. Nekrose weisen auf die drohende Gallenblasenperforation hin.

Die chronische Cholezystitis weist eine unterschiedlich starke, jedoch homogene Wandverdickung der Gallenblasenwand auf. Insgesamt ist die T2w-Hyperintensität der Wand aufgrund der Chronizität geringer ausgeprägt. Komplikationen der chronischen Cholezystitis sind die akute Cholezystitis und das Gallenblasenkarzinom.

Die xanthogranulomatöse Cholezystitis ist eine sehr seltene Form der chronischen Cholezystitis. Beschrieben wird die fokale oder diffuse Wandverdickung und die Aufhebung der normalen Wandschichtung durch nekrotische Areale und eingeschlossene T2w-hyperintense, zystische Foci. Aufgrund der irregulären Morphologie ist die Unterscheidung zum Gallenblasenkarzinom in der Bildgebung äußerst schwierig (Watanabe et al. 2007).

▪ Cholangitis

Als Folge der Obstruktion des Gallengangsystems (z. B. Choledocholithiasis) kommt es zur Stase der Galle. Enterale Bakterien können in die Gallengänge aszendieren, sich über die intrahepatischen Äste in die systemische Blutzirkulation ausbreiten und eine Sepsis verursachen. Die Bildgebung ist hilfreich in der Detektion und Lokalisation der Obstruktion. Die Cholangitis selbst ist schwer nachzuweisen. Zwar geben eine leichte KM-Aufnahme der intrahepatischen Gallengänge, T2w-herabgesetzte und T1w (fettsupprimiert) intermediäre Signalintensitäten der Gallenflüssigkeit Hinweise auf das Vorliegen einer Cholangitis, doch schließt die Abwesenheit dieser Zeichen sie keineswegs aus.

▪ »Biliary cast«

Die Formation von »biliary cast« ist eine seltene Komplikation nach Lebertransplantation. Die genaue Pathogenese ist noch unklar. Lithogenes Material, zusammengesetzt aus Zelldetritus von ischämisch geschädigtem Gallengangendothel sowie aufgestauter Gallenflüssigkeit (Stenose), kleidet das Gallengangsystem »gipsartig« aus mit konsekutiver Cholangitis und chronischer, bakterieller Besiedelung. In der Bildgebung ist neben der intrahepatischen Cholestase und dem möglichen Vorhandensein einer Stenose der »biliary cast« T1w (fettsupprimiert) leicht hyperintens abgrenzbar.

▪ Primär sklerosierende Cholangitis (PSC)

Die PSC ist eine idiopathische, abakterielle chronische Cholangitis mit progressiver Fibrosierung der intra- und extrahepatischen Gallengänge. Das typische perlschnurartige Erscheinungsbild der Gallengänge entsteht durch multifokale Stenosen mit prästenotischer Dilatation in inhomogener Verteilung im gesamten Gallengangsystem. Therapeutisch wichtig ist es, die meist zentral gelegene, dominante Stenose zu identifizieren, welche durch einen besonders stark ausgeprägten Kalibersprung zwischen vorgeschalteten und nachfolgenden Gallengängen charakterisiert ist (◘ Abb. 4.3). Im Frühstadium sind die Gallengangveränderungen subtil und evtl. für die MRT nicht zu detektieren. Im Verlauf treten begleitende Veränderungen des periportalen Leberparenchyms auf. Die fibrotische Transformation der von den Gallengängen abhängigen Parenchymareale ist durch eine Signalminderung in der T1w- und Signalsteigerung in der T2-gewichteten Bildgebung abgrenzbar. Je nach Verteilung der Gallengangveränderungen kommt es zu einem unregelmäßigen, fleckigen Nebeneinander aus hypo- und hypertrophierten Arealen des Leberparenchyms. Im langfristigen Verlauf entwickeln sich Zeichen einer Leberzirrhose. Als Komplikationen können intraduktale Konkremente, eine bakterielle Cholangitis sowie ein cholangiozelluläres Karzinom auftreten.

Sekundäre Formen der sklerosierenden Cholangitis (bakterielle oder ischämische Cholangitis, AIDS-Cholangiopathie, Autoimmun-Pankreatitis etc.) haben eine ähnliche MR-Morphologie wie die PSC.

▪ Primäre biliäre Zirrhose (PBC)

Die PBC ist eine Autoimmunerkrankung, welche hauptsächlich Frauen betrifft, als periportale Entzündung beginnt und in eine Nekrose der kleinen sowie mittelgroßen Gallengänge übergeht. Im Verlauf entwickelt sich nach zunehmendem fibrotischen Umbau eine Leberzirrhose. MR-morphologisch kann das Erscheinungsbild der PSC ähneln, jedoch fehlt das typische, sowohl zentral als auch peripher ausgeprägte, perlschnurartige, ektatische Muster der Gallengänge. Die PBC-Veränderungen an den Gallengängen sind peripher stärker als zentral in Form von Kaliberunregelmäßigkeiten und Gangabbrüchen charakterisiert. In einer Übersichtsdarstellung der MRCP (MIP) können die kleinsten üblicherweise darstellbaren Äste oder ganze Segmente fehlen, der »Gallengangbaum« wirkt amputiert und atrophiert (◘ Abb. 4.4). Als relativ spezifisch für die PBC wurde das Halo-Zeichen beschrieben: eine ringförmige T1w- und T2w-Hypointensität (5–10 mm), welche eine zentral gelegene Pfortader umgibt. Dünne, schnurartige T2w-signalgesteigerte Areale ziehen durch das Parenchym entsprechend einer Fibrose und sind relativ typisch für die PBC. Analog zur PSC wird auch eine periportale T2w-Signalsteigerung als Ausdruck der Entzündung beschrieben. Ebenfalls tritt eine unregelmäßige Verteilung von atrophierten und hypertrophierten

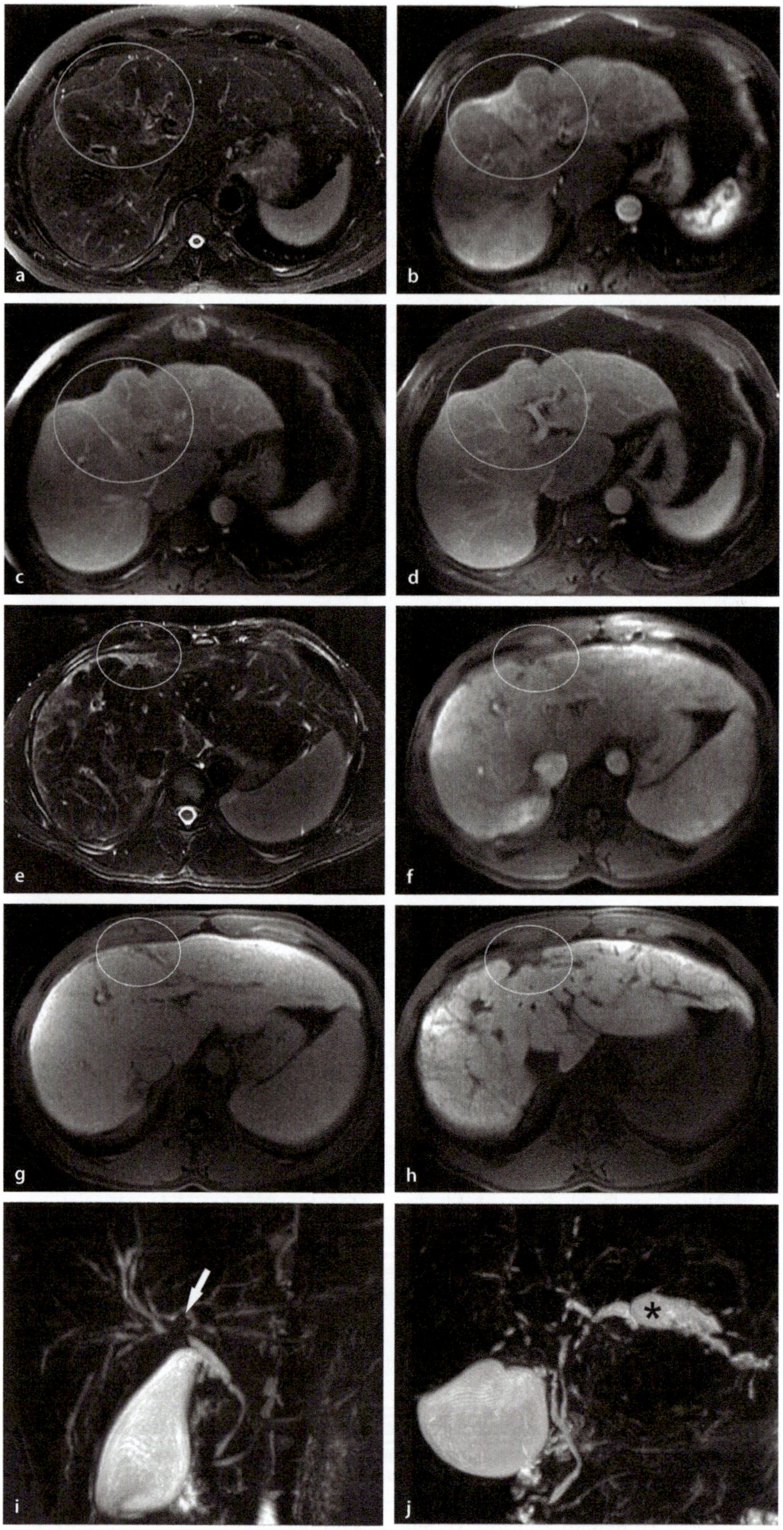
a
b
c
d
e
f
g
h
i
j
*

◄ **Abb. 4.3** Primär sklerosierende Zirrhose (PSC). Die Übersichtsdarstellungen der Dünnschicht-MRCP (**i, j**, Maximum Intensity Projection, MIP) zeigen das typische, perlschnurartige Erscheinungsbild der Gallengänge mit multifokalen Stenosen und daraus resultierend segmentalen Ektasien. In den gezeigten Fällen sind eine zentralen Stenose (**i**, *Pfeil*) und grotesk ausgeprägte fokale Ektasien (**j**:*) erkennbar. Zwei unterschiedliche Fälle (**a–d**; **e–h**) verdeutlichen unterschiedliche Stadien des fibrotischen Organumbaus (*Kreis*) im Verlauf der Erkrankung. Fibrotische Areale sind T2-gewichtet hyperintens (**a, e**) mit leicht vermehrter Kontrastmittelaufnahme zum umgebenden Lebergewebe (**b, c, f, g**) in der arteriellen und venösen Phase. Die Fibrose führt zur Kapselretraktion und ist benachbart von einem kompensatorisch hypertrophierten Areal (**b, c**, *Kreis*). In der Bildgebung mit leberspezifischem Kontrastmittel (**h**) nimmt das narbig-fibrotische Areal allenfalls gering Kontrastmittel auf

Parenchymabschnitten im späteren Verlauf auf. Ein typisches PBC-Muster ist die diffuse Durchsetzung des Parenchyms mit multiplen Regeneratknoten, welche von schnurartigen, T2w-signalgesteigerten fibrotischen Zügen umgeben sind (Haliloglu et al. 2009; Wenzel et al. 2001).

Gallengangstenosen und -leckagen

Nach operativer Rekonstruktion der Gallengänge (z. B. Lebertransplantation: direkte Anastomose Empfänger- zu Spender-DHC oder biliodigestive Anastomose) erlaubt die MRCP die Diagnose von Stenosen an der Anastomose, die Detektion von Konkrementen und Gallengangleckagen. Insbesondere nach einer biliodigestiven Anastomose verbleibt die MRCP als einzig akzeptierte Methode, die Gallengänge zur beurteilen, da diese für die ERCP nicht mehr erreichbar sind. Der Kalibersprung zwischen dilatierten vorgeschalteten Gallengängen und schlankem nachfolgenden Gangsystem identifiziert die Lokalisation einer Stenose. Gallengangleckagen können indirekt durch das Neuauftreten T2-ge-

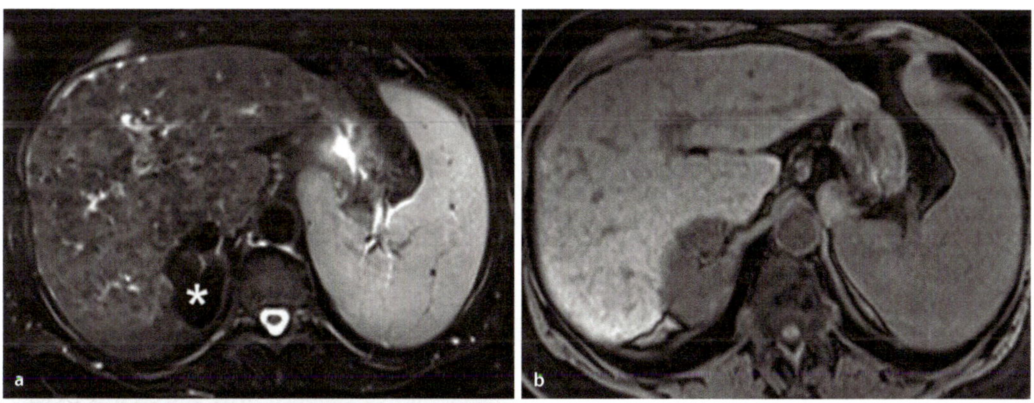

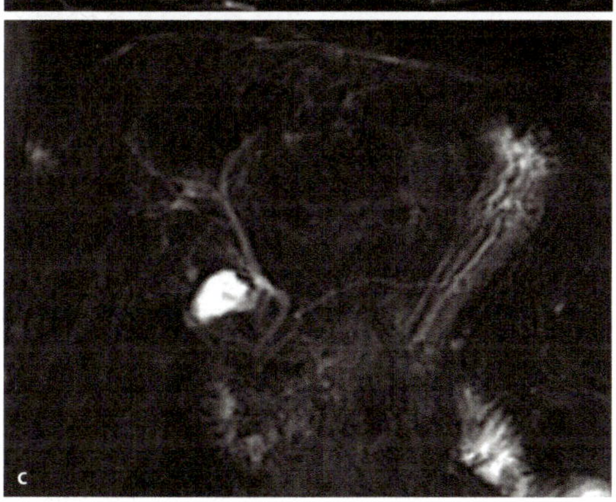

Abb. 4.4 Primär biliäre Zirrhose (PBC). Die T2-gewichtete Bildgebung (**a**) zeigt multiple noduläre Hypointensitäten und eine vermehrte periportale Hyperintensität entsprechend des fortgeschrittenen fibrotischen Organumbaus, durchsetzt mit multiplen Regeneratknoten. Die feinhöckrige Organkontur in der nativen T1-gewichteten Sequenz (**b**), die Splenomegalie und portokavale Umgehungskreisläufe (**a**, *) sind weitere Zeichen für die bereits manifeste Leberzirrhose. In der Dickschicht-MRCP (**c**) fehlen die peripheren Gallengangäste; einzig die zentralen intrahepatischen Äste sind erkennbar

wichteter signalgesteigerter Flüssigkeitsansammlungen vermutet werden. Mittels T1-gewichteter MRCP nach Gabe von leberspezifischem Kontrastmittel gelingt der direkte Nachweis des KM-Austritts in ein Biliom.

4.4.5 Tumoren der Gallenwege

Polypen der Gallenblase

Formen der benignen, nichtneoplastischen Gallenblasenpolypen sind in absteigender Häufigkeit Cholesterolpolypen, Adenomyomatose und inflammatorische Polypen. Adenome machen den geringsten Anteil der Gallenblasenpolypen aus, sind neoplastisch und können selten in ein Adenokarzinom übergehen. In der Bildgebung sind die Polypen als wandständige, in das Gallenblasenlumen ragende Raumforderungen, insbesondere in der T2-Wichtung, abgrenzbar. Die Unterscheidung zwischen Konkrementen und/oder Sludge ist häufig schwierig; die Wandständigkeit erlaubt unabhängig von der Richtung der Schwerkraft die Diagnose. Einige Polypen nehmen aufgrund der Vaskularisierung Kontrastmittel auf. Dies ist allerdings kein Malignitätskriterium. Risikofaktoren für eine maligne Transformation sind das Alter, Gallenblasenkonkremente, PSC sowie die Größe. Es besteht allerdings kein Konsens über Schwellenwerte als Indikation für die Cholezystektomie. Ein Konzept sieht Polypen > 6 mm für die Resektion vor, während andere Vorschläge > 10 mm (außer PSC-Patienten, dann > 6 mm) als Schwellenwert vorschlagen (Gallahan u. Conway 2010).

Adenomyomatose der Gallenblase

Die Adenomyomatose der Gallenblase resultiert in einer fokalen, segmentalen oder diffusen Wandverdickung mit zystischen, T2w-hyperintensen Einschlüssen in der Wand (Perlenkette = erweiterter Rokitanski-Aschoff-Sinus). Die fokale Form kann polypös auftreten oder füllt halbmondförmig den Gallenblasenfundus aus (Abb. 4.5). Die segmentale (anuläre) Wandverdickung bildet eine Taille, sodass die Gallenblase eine Sanduhrkonfiguration annimmt. Die diffuse Form betrifft die gesamte Gallenblase mit Volumenminderung. Eine KM-Aufnahme der verdickten Wand wurde insbesondere bei der diffusen Form beschrieben. Häufig sind begleitend Gallensteine vorhanden. Die Abgrenzung zum Gallenblasenkarzinom ist schwierig; aus dem veränderten Epithel kann eine Dysplasie entstehen. Als relativ spezifisch für die Adenomyomatose gilt das Perlenkettenzeichen.

Adenokarzinom der Gallenblase

Das Karzinom der Gallenblase ist der häufigste maligne Tumor des Gallengangsystems, entwickelt sich oft im Gallenblasenfundus oder -hals und besitzt aufgrund der meist späten Diagnosestellung eine schlechte Prognose. Der Tumor überwindet die dünne Gallenblasenwand relativ schnell und infiltriert das unmittelbar benachbarte Lebergewebe. Tumorkriterien beinhalten irreguläre diffuse oder fokale Wandverdickungen (> 1 cm), welche unscharf zur Umgebung abgrenzbar sind. Darüber hinaus ist eine früh einsetzende und lang anhaltende inhomogene Kontrastmittelaufnahme der Wand in der KM-Dynamik beschrieben. Ebenso ist die Wandverdickung T2-gewichtet heterogen hyperintens und T1-gewichtet iso- bis hypointens zum Leberparenchym (Catalano et al. 2008a).

Extrahepatisches cholangiozelluläres Karzinom (CCC)

Cholangiozelluläre Karzinome entstehen aus dem Gallengangepithel und werden nach der Lokalisation in intrahepatische (▶ Kap. 3) und extrahepatische Manifestationen unterteilt. In ca. 2/3 der Fälle tritt das CCC als Klatskin-Tumor an der Bifurkation aus dem Ductus hepaticus dexter und sinister im Leberhilus auf und wird nach der Bismuth-Corlette-Klassifikation (Abb. 4.6) eingeteilt. In etwa 1/3 der Fälle entwickelt sich das CCC in den distalen, extrahepatischen Gallengängen. Es wurden 3 unterschiedliche Wachstumsformen des CCC beschrieben: raumfordernd, periduktale Infiltration und intraduktale Ausbreitung. Die Diagnose wird meist erst in fortgeschrittenen Stadien gestellt. Je nach Ausdehnung und Befall der Ductus-hepaticus-Bifurkation ist eine kurative Behandlung häufig nicht mehr möglich. In der MR- und MRCP-Bildgebung kann der intraduktale Tumoranteil vollständig dem Nachweis entgehen. Einzig indirekte Zeichen wie Dilatation der vorgeschalteten Gallengangabschnitte und fehlendes Flüssigkeitssignal im Gang aufgrund der

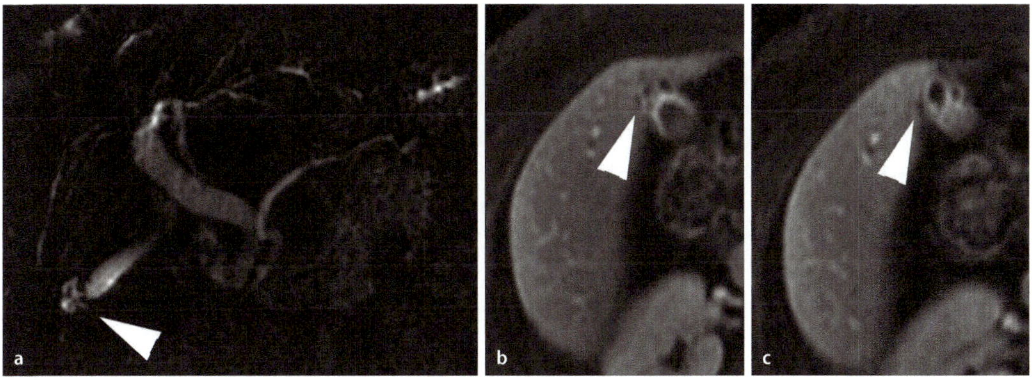

Abb. 4.5 Adenomyomatose der Gallenblase. Die Dickschicht-MRCP zeigt die typischen, perlenkettenartigen T2w-Hyperintensitäten (**a**, *Pfeil*) am Gallenblasenfundus mit einer leichten Wandverdickung und vermehrten Kontrastmittelaufnahme (**b, c**, *Pfeile*) in den fettsupprimierten, T1-gewichteten Post-KM-Sequenzen

Tumormasse geben Hinweise auf einen intraduktalen Tumor (Abb. 4.7). Allerdings ist bei nicht vollständiger Gangauskleidung ein Tumorausschluss durch die Bildgebung nur sehr eingeschränkt möglich. Andere Ursachen für Kaliberunregelmäßigkeiten des Gallengangsystems wie z. B. entzündliche (bakterielle Cholangitis, PSC, PBC) sowie ischämische Stenosen oder Konkremente können differenzialdiagnostisch vorliegen bzw. einen Tumor vortäuschen. Raumfordende CCC-Typen sind, abhängig von den unterschiedlichen muzinösen, fibrösen, hämorrhagischen oder nekrotischen Tumorkomponenten, in der MR-Bildgebung T1w-hypo-isointens und T2w-heterogen hyperintens. In der KM-Dynamik wird eine initiale (arterielle), zarte periphere Anreicherung in der Tumorperipherie mit einer KM-Retention der gesamten Läsion in den Spätphasen beschrieben. Die späte Anreicherung wird durch neoplastische Zellen in der Peripherie und fibröse Anteile im Tumorzentrum erklärt. Entscheidend für die Therapieplanung, der wesentlichen Funktion der Bildgebung, sind die Beschreibung der Ausbreitung im Gallengangsystem (Bismuth-Corlette) und die Infiltration in vaskuläre Strukturen (A. hepatica, V. porta). Trotz einer guten Sensitivität der 3-D-Dünnschicht-MRCP in der Detektion von Kaliberunregelmäßigkeiten des Gallengangsystems kann eine ERCP oder PTC (perkutane transhepatische Cholangiographie) notwendig sein, um die genaue Tumorausdehnung in Bezug auf die Hepaticus-Bifurkation zu bestimmen (Sainani et al. 2008; Menias et al. 2008).

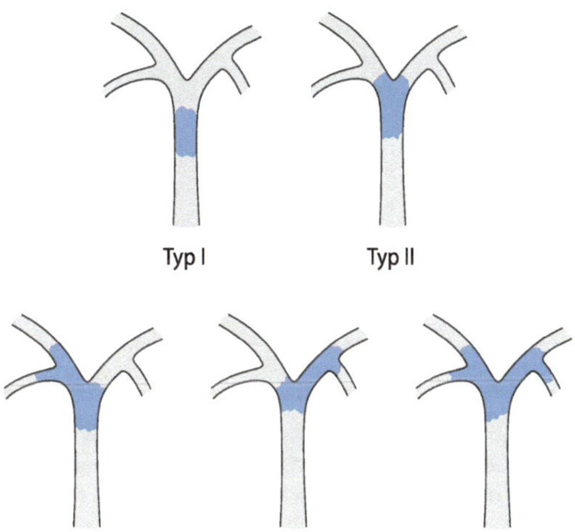

Abb. 4.6 Bismuth-Corlette-Klassifikation. Einteilung der intraduktalen Tumorausdehnung eines cholangiozellulären Karzinoms bezogen auf die Architektur des Gallengangsystems: Tumor beschränkt auf die extrahepatischen Gallengänge ohne Hepatikusgabel (Typ I), mit Beteiligung der Hepatikusgabel (Typ II), Tumorausdehnung in den rechten (Typ IIIa) oder den linken (Typ IIIb) Ductus hepaticus sowie Tumorausdehnung von der Hepaticusgabel in beide Ductus bis einschließlich Segmentäste 2. Ordnung (Typ IV)

4.4.6 Diagnostische Problemfälle: Gallengänge

Eine geringe Erweiterung und vermehrte Sichtbarkeit des intrahepatischen Gangsystems nach Cholezystektomie ist normal und entspricht keinem Gallengangaufstau.

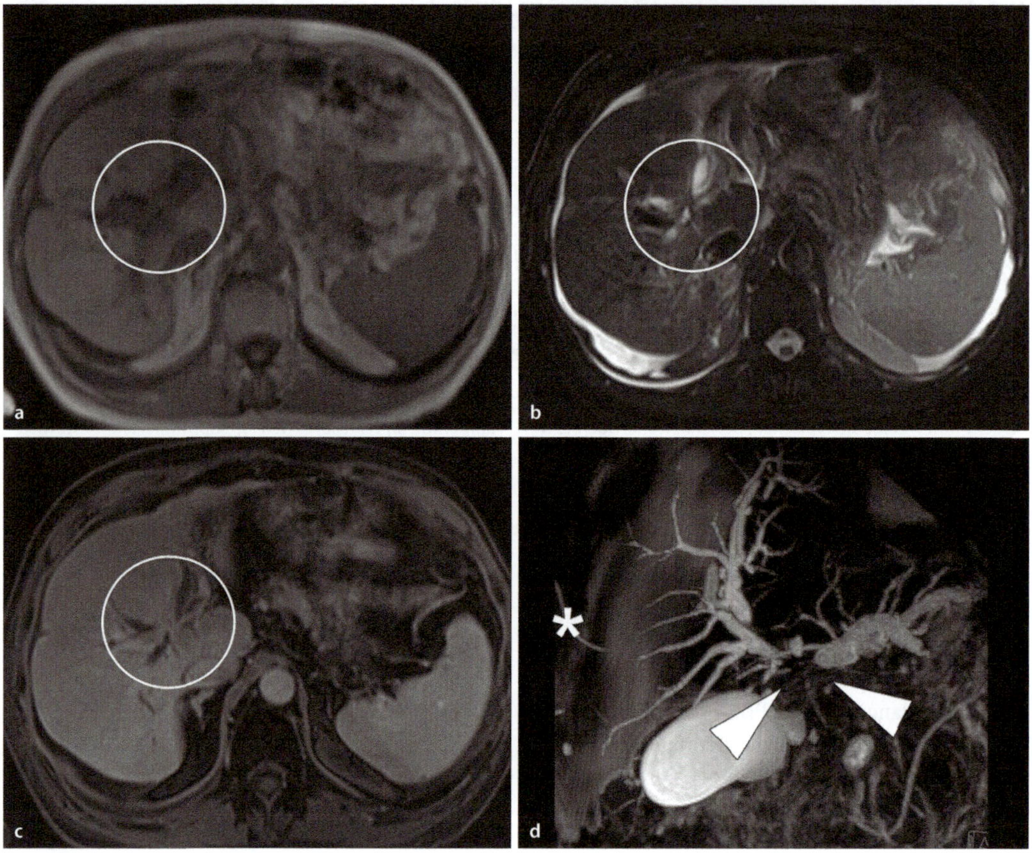

Abb. 4.7 Hiläres, intraduktales cholangiozelluläres Karzinom. Die nativen T1- (**a**) und T2-gewichteten (**b**) Sequenzen zeigen dilatierte intrahepatische Gallengänge, welche nach zentral in Richtung Leberhilus spitz zulaufen und damit auf den möglichen Tumor hinweisen (*Kreis*). In der T1-gewichteten Post-KM-Bildgebung (**c**) ist kein direkter Tumornachweis möglich. Die MIP (Maximum Intensity Projection)-Übersichtsdarstellung der Dünnschicht-MRCP (**d**) zeigt die massiv dilatierten, intrahepatischen Gallengänge in beiden Leberlappen mit abruptem Gangabbruch am Confluens des Ductus hepaticus dexter et sinister (*Pfeile*). Neben einem zentralen hilären Tumor ist differenzialdiagnostisch eine Stenose entzündlicher Genese auszuschließen. Der weiter distal gelegene Ductus choledochus ist nur noch schmal abgrenzbar. Eine rechtsseitige perkutane, transhepatische Cholangiodrainage (PTCD) liegt im Gallengangsystem ein (*)

Chirurgische Clips sowie Pulsationsartefakte aus der benachbarten A. hepatica und deren Äste können zu Signalauslöschungen führen und damit Stenosen oder Füllungsdefekte, insbesondere an der Hepatikusgabel, vortäuschen. Umgekehrt können vaskuläre Strukturen (A. hepatica, V.porta) eine Kompression der zentralen Gallengänge mit konsekutiver Cholestase verursachen.

Duodenaldivertikel erschweren die Darstellung des distalen Ductus choledochus, während Kontraktionen des Musculus sphincter oddii ein Konkrement vortäuschen können.

Luft in den Gallengängen kann ebenso als Konkrement imponieren, ist jedoch im Gegensatz zu echten Konkrementen in den lageabhängigen, posterioren Anteilen anterior im Gallengang lokalisiert. Hier hilft auch die Detektion des gasinduzierten Suszeptibilitätsartefakts, welches auf dem In-phase-GRE-Bild (vgl. Opposed-phase-Bild) aufgrund der längeren Echozeit größer erscheint.

Tab. 4.3 Differenzialdiagnosen Gallengänge und die wichtigsten MRT-Zeichen

Diagnose	MR-Aspekt	Differenzialdiagnose
Choledochuszysten	Zystische bis fusiforme Auftreibungen des intra- und extrahepatischen Gallengangsystems (Todani-Klassifikation)	Duodenaldivertikel/-duplikatur
Gallengangkonkremente	T2w-hypointens umgeben von ringförmiger Hyperintensität (Gallenflüssigkeit)	Aereobilie, Kontraktion M. sphincter Oddii, Pulsationsartefakt A. hepatica
	Pigmentkonkremente T1w-hyperintens	
Akute Cholezystitis	Wandverdickung mit T2w-Hyperintensität	Chronische Cholezystitis, akute Cholezystitis auf dem Boden eines Tumorprozesses
	T1-post-KM-Anreicherung	
	Saum freier Flüssigkeit	
Chronische Cholezystitis	Wandverdickung mit geringer T2w-Hyperintensität	Gallenblasenkarzinom
Xanthogranulomatöse Cholezystitis	Irreguläre fokale oder diffuse Wandverdickung	Gallenblasenkarzinom, Adenomyomatose
	T2w-hyperintense Wandeinschlüsse	
PSC	Perlschnurartige Ektasien des Gallengangsystems zentral und peripher	PBC, CCC
PBC	Gangverschlüsse peripher, atrophierter und amputierter Aspekt des Gallengangsystems	PSC, Zirrhose (Alkohol oder viral induziert), diffuse Metastasierung, diffuse Lymphommanifestation, fungale Infektion
	Halo-Zeichen	
	Bandartige Fibrose (T2w-hyperintens)	
Gallenblasenpolyp	Wandständige, nicht lageabhänige Raumforderung	Adenomyomatose (fokal), Gallenblasenkarzinom, Konkrement
	> 6 mm oder > 10 mm Schwellenwert zur CCE	
Adenomyomatose	Perlenketten-Zeichen = T2w-hyperintense Einschlüsse der GB-Wand	Gallenblasenkarzinom, chronische oder xanthogranulomatöse Cholezystitis
Gallenblasenkarzinom	–	Adenomyomatose, GB-Polyp
Hiläres CCC	Füllungsdefekt an der Hepaticus-Bifurkation	PSC, Stenose entzündlicher oder ischämischer Genese, Konkrement, Sarkoidose? AIDS-Cholangiopathie?
	Aufstau der vorgeschalteten Gallengänge	
	Raumfordernder Typ: zartes peripheres Enhancement arteriell und KM-Anreicherung des Tumors in der Spätphase	
Extrahepatisches CCC	Irregulärer Füllungsdefekt im Ductus choledochus	PSC, Pankreatitis (autoimmun/chronisch), Mirizzi-Syndrom, Stenose entzündlicher oder ischämischer Genese, Konkrement, Sarkoidose? AIDS Cholangiopathie?
	Wandüberschreitendes Wachstum	
	Mögliche Kontrastmittelaufnahme des Tumors	

4.5 Zusammenfassung

Die moderne MRCP-Technik erlaubt die Beurteilung der intra- und extrahepatischen Gallengänge durch Akquisition stark wassergewichteter Fast-Spinechosequenzen in 2-D-Dickschicht- (4–9 cm) oder 3-D-Dünnschicht-Technik (1 mm). Die Anwendung in der klinischen Routine kann modular erfolgen, entweder als kurzes, natives MRCP-Protokoll mit ca. 10 min Akquisitionszeit oder als Baustein in einer umfassenden Abklärung der Leber mit Kontrastmittelgabe. Ein breites Spektrum von Pathologien – von der Cholezysto-/Choledocholithiasis über entzündliche Veränderungen (Cholezystitis, PSC, PBC) bis hin zu Tumoren – kann adäquat abgebildet werden (▫ Tab. 4.3).

Literatur

Catalano OA, Sahani DV, Kalva SP et al. (2008a) MR imaging of the gallbladder: a pictorial essay. Radiographics 28: 135–155, quiz 324

Catalano OA, Singh AH, Uppot RN, Hahn PF, Ferrone CR, Sahani DV (2008b) Vascular and biliary variants in the liver: implications for liver surgery. Radiographics 28: 359–378

Gallahan WC, Conway JD (2010) Diagnosis and management of gallbladder polyps. Gastroenterol Clin North Am 39: 359–367, x

Haliloglu N, Erden A, Erden I (2009) Primary biliary cirrhosis: evaluation with T2-weighted MR imaging and MR cholangiopancreatography. Eur J Radiol 69: 523–527

Menias CO, Surabhi VR, Prasad SR, Wang HL, Narra VR, Chintapalli KN (2008) Mimics of cholangiocarcinoma: spectrum of disease. Radiographics 28: 1115–1129

Mortele KJ, Rocha TC, Streeter JL, Taylor AJ (2006) Multimodality imaging of pancreatic and biliary congenital anomalies. Radiographics 26: 715–731

Riordan RD, Khonsari M, Jeffries J, Maskell GF, Cook PG (2004) Pineapple juice as a negative oral contrast agent in magnetic resonance cholangiopancreatography: a preliminary evaluation. Br J Radiol 77: 991–999

Sainani NI, Catalano OA, Holalkere NS, Zhu AX, Hahn PF, Sahani DV (2008) Cholangiocarcinoma: current and novel imaging techniques. Radiographics 28: 1263–1287

Watanabe Y, Nagayama M, Okumura A et al. (2007) MR imaging of acute biliary disorders. Radiographics 27: 477–495

Wenzel JS, Donohoe A, Ford KL 3rd, Glastad K, Watkins D, Molmenti E (2001) Primary biliary cirrhosis: MR imaging findings and description of MR imaging periportal halo sign. AJR Am J Roentgenol 176: 885–889

Yeh BM, Liu PS, Soto JA, Corvera CA, Hussain HK (2009) MR imaging and CT of the biliary tract. Radiographics 29: 1669–1688

Pankreas

Sebastian Leschka und Christian Fretz

5.1 Einleitung

Die diagnostische Beurteilung von Erkrankungen des Pankreas beruht auf klinischen und laborchemischen Parametern sowie einer multimodalen Bildgebungsstrategie. Neben den Bildgebungsmodalitäten wie transabdominaler Ultraschalluntersuchung, CT und MRT kommen auch endoskopische Ultraschalluntersuchungen und retrograde Cholangiopankreatikographie zur Anwendung. Die initiale Bildgebung des Pankreas besteht vorwiegend aus einer transabdominalen Ultraschalluntersuchung und/oder einer CT. Diese beiden Modalitäten erlauben eine schnelle und präzise Abklärung bzgl. einer vermuteten Pankreatitis, eines Pankreastumors bzw. einer traumatischen Pankreasverletzung. In den heutzutage gebräuchlichen Abklärungsalgorithmen erfolgt die MRT als ergänzende Bildgebung. Eine Ausnahme stellt die Abklärung möglicher Pankreasanomalien dar; hier ist die MRT in Kombination mit einer Magnetresonanz-Cholangiopankreatikographie (MRCP) häufig die initiale Bildgebungsmethode.

5.2 Indikationen

Im Allgemeinen erfolgt die MRT des Pankreas entweder bei Patienten mit unklarem Ultraschall- oder CT-Befund, dem klinischen Verdacht auf einen pathologischen Prozess des Pankreas oder wenn Kontraindikationen für die intravenöse Verabreichung von jodiertem Kontrastmittel bzw. die Verwendung ionisierender Strahlung (z. B. bei Kindern oder Schwangeren) bestehen.

Spezielle Indikationen für die Durchführung einer MRT des Pankreas sind:

- Abklärung und Staging pankreatischer Tumoren als Ergänzung zu einer CT-Untersuchung
- Suche nach endokrin aktiven Tumoren
- Abklärung zystischer Pankreasläsionen
- Differenzierung einer fokalen chronischen Pankreatitis von einer Neoplasie
- Nachweis einer Choledocholithiasis als mögliche Ursache einer akuten Pankreatitis

5.3 Patientenvorbereitung und -lagerung

Für die MRT des Pankreas ist i. d. R. keine spezielle Patientenvorbereitung erforderlich. Der Patient wird in Rückenlage auf dem Untersuchungstisch gelagert und eine Venenverweilkanüle in einer antekubitalen Vene platziert. Die Verabreichung von oralem Kontrastmittel ist nicht generell notwendig, kann jedoch bei einzelnen Patienten die Diagnose von periampullären pankreatischen oder duodenalen Veränderungen erleichtern. Zur Kontrastrierung des oberen Gastrointestinaltrakts kann entweder 250 ml Wasser (hypointens in T1w und hyperintens in T2w) oder eisenhaltiges Kontrastmittel (hypointens in T1w und T2w) oral verabreicht werden. Als Alternative bietet sich die i.v.-Injektion eines die exokrine Funktion des Pankreas stimulierenden Medikaments (z. B. Secretin-Hydrochlorid) an. Eine spasmolytische Medikation ist bei Verwendung von kurzen Sequenzen mit Atemanhaltetechnik nicht notwendig.

5.4 Protokolle

5.4.1 Spulenwahl

Für die MRT des Pankreas empfiehlt sich die Verwendung von Phased-array-Oberflächenspulen mit 6 oder mehr Spulenelementen. Hierdurch kann bei Verwendung eines Parallelabbildungsverfahrens (Parallel Imaging) ein hohes Signal-zu-Rausch-Verhältnis bei verkürzten Scanzeiten erreicht werden. In aller Regel richtet sich die Wahl von Oberflächenspulen nach den spezifischen Vorgaben und Verfügbarkeit bei den einzelnen Geräteherstellern.

5.4.2 Sequenzen

Die zur Untersuchung des Pankreas verwendeten Pulssequenzen unterscheiden sich zumeist nicht von den Sequenzen, die für Leber-, Milz- oder Nierenuntersuchungen empfohlen werden. Verwendet werden sollten somit sowohl native T1- und T2-gewichtete als auch kontrastmittelverstärkte T1-gewichtete Sequenzen.

▪ T1w-Sequenzen

T1w-Sequenzen werden mit und ohne Fettsättigung akquiriert. Zur Vermeidung von Bewegungsartefakten werden überwiegend schnelle Gradientenechosequenzen verwendet. Das normale Pankreas erscheint in T1w ohne Fettsättigung isointens zur Leber. In fettgesättigter T1w hat das normale Pankreas, bedingt durch den hohen Anteil an proteinhaltigen Substanzen in den Azini und das Vorhandensein paramagnetischer Ionen (z. B. Mangan), die höchste Signalintensität aller Oberbauchorgane. Diese fettgesättigten T1w-Sequenzen eignen sich hervorragend zur Detektion fokaler Pankreasläsionen und zur Abgrenzung des Pankreas vom umgebenden Fettgewebe.

Zur Abklärung der benachbarten Leber und Nebenniere werden in der MRT des Pankreas häufig zusätzlich auch In- und Opposed-phase-Sequenzen akquiriert.

▪ T2w-Sequenzen

T2w-Sequenzen sind geeignet zur Darstellung pankreatischer und peripankreatischer flüssigkeitsäquivalenter Strukturen. Hierzu kommen schnelle TSE (Turbo Spin Echo)-Sequenzen oder HASTE (Half fourier Acquisition Single shot Turbo Spin Echo)-Sequenzen zum Einsatz, um bewegungsfreie Abbildungen zu e rhalten. Das normale Pankreas hat ein kürzeres T2 als die meisten abdominalen Organe und daher eine geringe bis mittlere Signalintensität in T2w.

▪ Kontrastmittelverstärkte Sequenzen

Das normale Pankreas zeigt eine hohe Signalintensität in der spätarteriellen Phase nach der Applikation gadoliniumhaltiger Kontrastmittel, wodurch der Kontrast zwischen dem intensiv aufnehmendem normalen Pankreasgewebe und den häufig weniger vaskularisierten pathologischen Prozessen verstärkt wird. Kontrastmittelverstärkte dynamische Gradientenechosequenzen liefern zusätzliche Informationen über relevante Gefäße und Organdurchblutung bzw. die Vaskularität pathologischer Prozesse. Insbesondere die Verwendung von 3-D-Sequenzen (z. B. VIBE, Volumetric Interpolated Breath hold Examination) erlaubt detaillierte parenchymatöse und angiographische Darstellungen.

5.4.3 Standardprotokoll

Das Standardprotokoll für die kernspintomographische Untersuchung des Pankreas umfasst T1w-, T1w-fettsaturierte und T2w-koronar und -transversal akquirierte Sequenzen, MRCP-Sequenzen und dynamische kontrastmittelverstärkte Gradientenechosequenzen in transversaler Ebene in der arteriellen und parenchymatösen Phase sowie unmittelbar anschließend in koronarer Schnittführung in der spätvenösen Phase. Sämtliche Sequenzen werden, sofern es der Patient zulässt, in Atemanhaltetechnik durchgeführt. Der Beginn der dynamischen kontrastmittelverstärkten Bildgebung wird unter Verwendung der Bolus-Tracking-Technik an die individuelle Zirkulationszeit angepasst.

Bei eingeschränkter Kooperationsfähigkeit (z. B. Kleinkinder) oder limitierter Apnoetoleranz lässt sich die Pankreasuntersuchung auch bei spontaner Atmung durchführen. Unter Verwendung einer Atemtriggerung (z. B. Navigatortechnik) oder durch vielfache Signalmittelung (Number of excitations > 4) der üblicherweise benutzten Sequenzen können bewegungsarme bis -freie Abbildungen akquiriert werden, jedoch unter Inkaufnahme einer verlängerten Untersuchungszeit und weitgehend fehlender dynamischer Kontrastmittelinformation.

In ▪ Tab. 5.1 ist das in unserem Institut verwendete Standardprotokoll für die MRT des Pankreas wiedergegeben. Eine individuelle Anpassung des Protokolls, v. a. der dynamischen Sequenzen, an den Befund sollte angestrebt werden, um die diagnostische Aussagekraft zu verbessern.

5.5 Diagnostische Aspekte

5.5.1 Anomalien

▪ Pancreas divisum

Das Pancreas divisum ist eine verbreitete Anomalie der Pankreasentwicklung und hat eine Häufigkeit von bis zu 7,5 % bei Patienten, bei denen eine ERCP durchgeführt wird. Das Pancreas divisum entsteht durch eine inkomplette Verschmelzung des Ganges der embryologisch dorsalen Pankreasanlage (Ductus Santorini) mit dem Gang der embryologisch

Tab. 5.1 Standardprotokoll für die Abklärung des Pankreas für 1,5-T- bzw. 3-T-MRT am Institut für Radiologie, Kantonsspital St. Gallen

Sequenzen	Technische Parameter	
	1,5 T (Siemens Avanto/Symphony)	3 T (Siemens Verio)
T2w HASTE fettgesättigt koronar	TR = 1 000 ms, TE = 69 ms, Turbofaktor = 127, Schichtdicke = 6 mm, Matrix = 256 × 256 pxls, FoV = 350 mm	TR = 1 400 ms, TE = 93 ms, Turbofaktor = 179, Schichtdicke = 5 mm, Matrix = 179 × 256 pxls, FoV = 350 mm
T1w GRE in-phase transversal	TR = 90 ms, TE = 4,89 ms, Flipwinkel = 70°, Schichtdicke = 6 mm, Matrix = 154 × 256 pxls, FoV = 350 mm	TR = 115 ms, TE = 2,46 ms, Flipwinkel = 70°, Schichtdicke = 5 mm, Matrix = 196 × 320 pxls, FoV = 350 mm
T1w GRE out-of-phase transversal	TR = 90 ms, TE = 2,38 ms, Flipwinkel = 70°, Schichtdicke = 6 mm, Matrix = 154 × 256 pxls, FoV = 350 mm	TR = 115 ms, TE = 6,15 ms, Flipwinkel = 70°, Schichtdicke = 5 mm, Matrix = 196 × 320 pxls, FoV = 350 mm
T2w HASTE fettgesättigt transversal	TR = 1000 ms, TE = 80 ms, Turbofaktor = 146, Schichtdicke = 6 mm, Matrix = 146 × 256 pxls, FoV = 350 mm	TR = 1800 ms, TE = 94 ms, Turbofaktor = 196, Schichtdicke = 5 mm, Matrix = 196 × 320 pxls, FoV = 350 mm
T1w GRE fettgesättigt transversal	TR = 226 ms, TE = 7,15 ms, Flipwinkel = 70°, Schichtdicke = 6 mm, Matrix = 134 × 256 pxls, FoV = 350 mm	TR = 186 ms, TE = 3,69 ms, Flipwinkel = 70°, Schichtdicke = 5 mm, Matrix = 210 × 320 mm, FoV = 350 mm
T2w MRCP koronar	TR = 4 500 ms, TE = 985 ms, Turbofaktor = 333, Schichtdicke = 60 mm	TR = 4 500 ms, TE = 735 ms, Turbofaktor = 269, Schichtdicke = 50 mm
T1w VIBE transversal nativ	TR = 6,1 ms, TE = 2,78 ms, Flipwinkel = 10°, Schichtdicke = 2,5 mm, Matrix = 125 × 256 pxls, FoV = 360 mm	TR = 4,59 ms, TE = 2,05 ms, Flipwinkel = 9°, Schichtdicke = 3 mm, Matrix = 182 × 320 pxls, FoV = 360 mm
Kontrastmittel-applikation	Kontrastmittelmenge = 0,2 mmol Gd-DTPA/kg Körpergewicht, Injektionsgeschwindigkeit = 2,0 ml/s, Bolus-Tracking in der Aorta descendens in Höhe des Truncus coeliacus	
T1w VIBE transversal post-KM	TR = 6,1 ms, TE = 2,78 ms, Flipwinkel = 10°, Schichtdicke = 2,5 mm, Matrix = 125 × 256 pxls, FoV = 360 mm	TR = 4,59 ms, TE = 2,05 ms, Flipwinkel = 9°, Schichtdicke = 3 mm, Matrix = 182 × 320 pxls, FoV = 360 mm
T1w VIBE koronar post-KM	TR = 3,62 ms, TE = 1,33 ms, Flipwinkel = 12°, Schichtdicke = 3 mm, Matrix = 179 × 256 pxls, FoV = 360 mm	TR = 3,23 ms, TE = 1,16 ms, Flipwinkel = 9°, Schichtdicke = 2,5 mm, Matrix = 219 × 288 pxls, FoV = 360 mm

HASTE Half fourier Acquisition Single shot Turbo spin Echo, *FoV* Field-of-view, *GRE* Gradientenecho, MRCP Magnetresonanz-Cholangioprankreatikographie, *VIBE* Volumetric Interpolated Breath hold Examination, *Gd-DTPA* Gadopentetat-Dimeglumin, *KM* Kontrastmittel

ventralen Pankreasanlage (Ductus Wirsungianus), sodass beide Pankreasgänge über getrennte Ostien (Papilla duodeni major und minor) in das Duodenum münden (Abb. 5.1). Eine relative Enge der Papilla duodeni minor kann zu einer erhöhten Prävalenz von akuten Pankreatitiden beim Pancreas divisum führen. Die Diagnose wird durch eine MRT des Pankreas in Kombination mit einer MRCP (vgl. ► Kap. 6) gesichert.

Pancreas anulare

Das Pancreas anulare ist eine seltene Anomalie, bei welchem es durch eine Migrationsstörung der ventralen Pankreasanlage zu einer zirkulären Umfas-

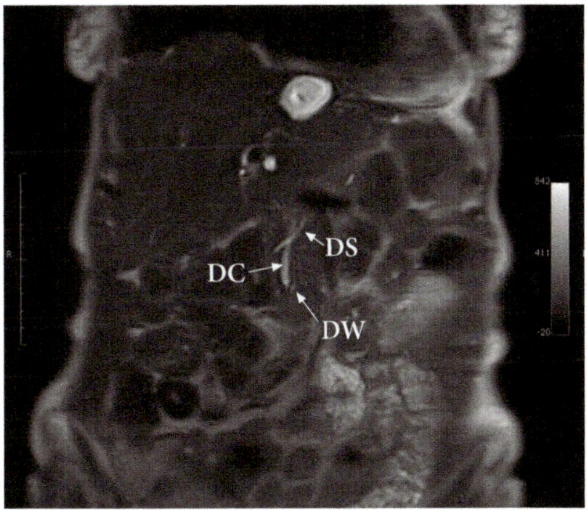

■ **Abb. 5.1** Pancreas divisum. Der Ductus Santorini überkreuzt ventral den D. choledochus und mündet in der Papilla duodeni minor. Präpapillär knapp erkennbarer, zusammen mit dem Choledochus in der Papilla duodeni major mündender, dünner Ductus pancreaticus Wirsungianus. 73-jährige Patientin, T2w HASTE koronar. *DC* Ductus choledochus, *DS* Ductus pancraticus Santorini, *DW* Ductus pancreaticus Wirsingianus

sung des Duodenums mit Pankreasgewebe kommt (■ Abb. 5.2). Häufig ist diese Anomalie bis ins Erwachsenenalter symptomlos, kann jedoch in einigen Fällen zu einer symptomatischen Duodenalstenose führen.

Agenesie der dorsalen Pankreasanlage. Die Agenesie der dorsalen Pankreasanlage ist eine sehr seltene Pankreasfehlbildung. Es findet sich ein normaler oder mäßig vergrößerter und dysmorpher Pankreaskopf bei fehlendem Pankreaskorpus und -schwanz (■ Abb. 5.3). In der MRCP fehlen die dorsalen Ganganteile, während der Gang im Pankreaskopf normal erscheint oder ebenfalls dysplastisch geformt ist. Die Patienten sind häufig asymptomatisch; gelegentlich können aber auch ein Diabetes mellitus, rezidivierende Abdominalbeschwerden sowie Steatorrhoe bestehen. Differenzialdiagnostisch ist die Agenesie der dorsalen Pankreasanlage insbesondere von einer chronisch-atrophen Pankreatitis abzugrenzen; häufig besteht dann jedoch noch ein erkennbarer Pankreasschwanzrest.

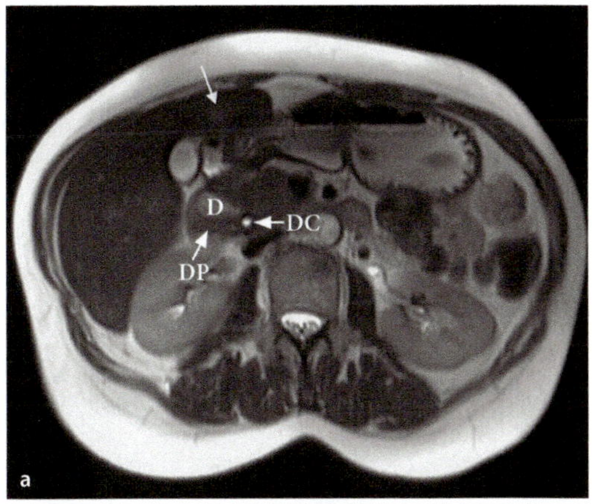

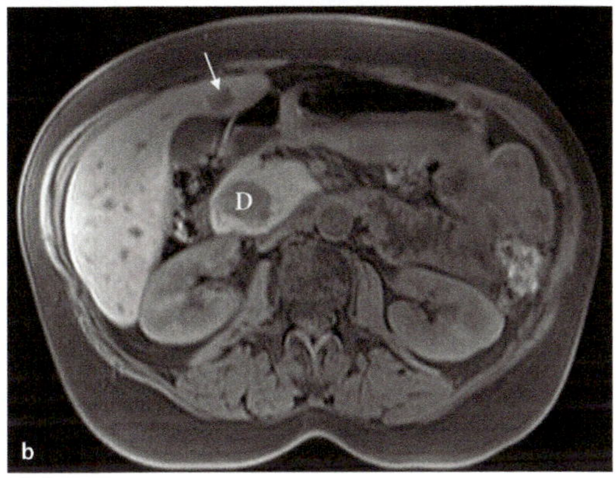

■ **Abb. 5.2** Pancreas anulare. Das Duodenum wird ringförmig von Pankreasgewebe umgeben. Der D. pancreaticus (Wirsungianus-Anteil) verläuft dorsal des Duodenums zusammen mit dem D. choledochus und mündet regelkonform in der Papilla duodeni major. 58-jährige Patientin, T2w-HASTE (**a**) und nativ T1w-VIBE (**b**) transversal. Lebermetastase bei Mammakarzinom (*Pfeil*). *D*= Duodenum, *DC* Ductus choledochus, *DP* Ductus pancreaticus (Anteil der ventralen Pankreasanlage)

5.5.2 Zystische Pankreasläsionen

Die zystischen Pankreasläsionen umfassen

- primär benigne Veränderungen wie die einfache Pankreaszyste, die Pankreaspseudozyste und das seröse Zystadenom,
- Läsionen mit erhöhter Transformationstendenz in Malignome wie die muzinproduzierenden Tumoren und
- Malignome wie das seröse und muzinöse Zystadenokarzinom.

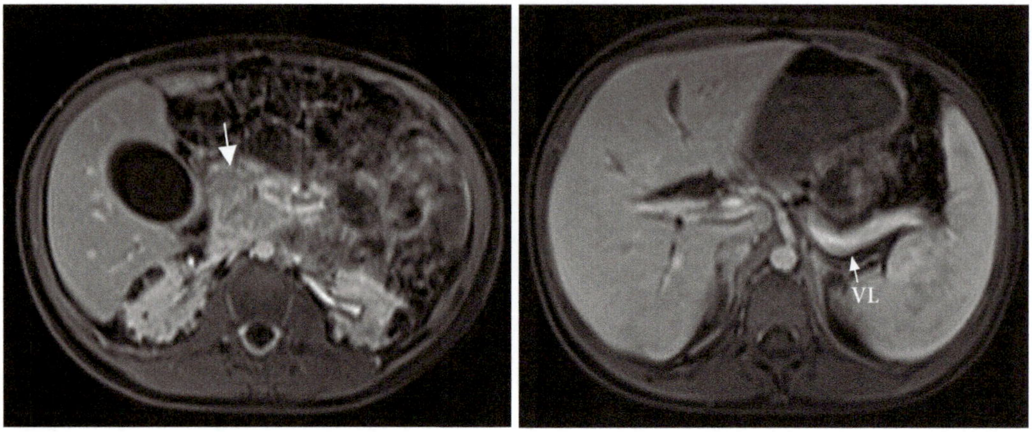

Abb. 5.3 Agenesie der dorsalen Pankreasanlage. Fehlender Korpus und fehlende Cauda pancreatis vor der normal gelegenen Vena lienalis. Leicht vergrößertes und gering dysmorphes und inhomogenes Caput pancreatis. Leichte Stenose des D. choledochus. Multiple kleine Nierenzysten beidseits. 10-jährige Patientin mit autosomal-dominanter polyzystischer Nierenerkrankung und Diabetes mellitus vom Erwachsenentyp (MODY V), kontrastmittelverstärkte T1w-VIBE transversal

In Tab. 5.2 sind die typischen Lokalisationen der zystischen Pankreasläsionen und die entsprechenden Bildgebungsmerkmale in der MRT zusammengefasst.

Einfache Pankreaszyste

Überblick

Einfache kongenitale Pankreaszysten sind eine seltene Differenzialdiagnose zystischer Pankreasläsionen. Eine Unterscheidung von Pankreaspseudozysten ist bildgebend i. d. R. nicht möglich und erfolgt im klinischen Kontext (Status nach Pankreatitis) oder histologisch. Einfache Pankreaszysten sind häufig sehr klein, können gelegentlich aber auch Größen von 15 cm und mehr erreichen. Gelegentlich finden sich Pankreaszysten bei der autosomal-dominanten polyzystischen Nierendegeneration und bei der Von-Hippel-Lindau-Erkrankung.

MRT

Pankreaszysten zeichnen sich durch eine homogene hypointense Signalalteration in T1w und eine hyperintense Signalalteration in T2w mit scharfer Begrenzung zum umgebenden Pankreasgewebe aus (Abb. 5.4).

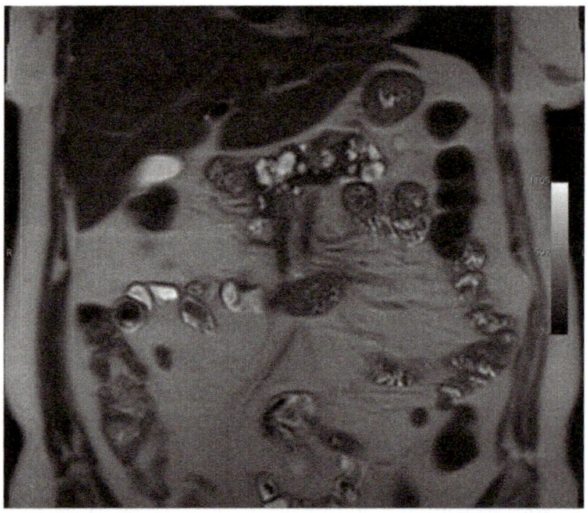

Abb. 5.4 Multiple einfache Pankreaszysten bei Von-Hippel-Lindau-Erkrankung. 52-jährige Patientin, T2w-HASTE koronar

Pankreaspseudozyste

Überblick

Pankreaspseudozysten entwickeln sich nach einer akuten Pankreatitis aus Nekrosezonen oder bei Gangruptur sowie bei einer chronischen Pankreatitis durch Verlegung des Pankreasgangsystems. Sie enthalten Pankreassekret, nekrotisches Material, inflammatorische Exsudate und/oder Blutabbauprodukte. Im Gegensatz zu den einfachen »echten« Pankreaszysten sind die Pankreaspseudozysten nicht von einer epithelialen Zystenwand umgeben,

Tab. 5.2 Differenzialdiagnose der zystischen Pankreasläsionen

Zystische Pankreasläsion	Bevorzugte Lokalisation	Diagnostische Merkmale
Einfache Pankreaszyste	Keine Bevorzugung	Glatt begrenzte zystische Läsion
		Die sichere differenzialdiagnostische Abgrenzung einfacher Pankreaszysten von anderen zystischen Pankreasläsionen erfolgt mittels Histologie
Pankreaspseudozyste	Keine Bevorzugung	Zystische Läsion mit unscharfer Begrenzung zum Pankreas
		Anamnestisch Status nach Pankreatitis
Seröses Zystadenom/ Zystadenokarzinom	Pankreaskopf	Multizystische Läsion aus kleinen Zysten (mikrozystisches Adenom) oder oligozystische Läsion aus größeren Zysten (makrozystisches Adenom)
		Scharf begrenzter Tumor mit dünnen Septen zwischen den Zysten
Muzinöses Zystadenom/ Zystadenokarzinom	Pankreasschwanz	Oligozystische septierte Raumforderung mit muzinösem Zysteninhalt
		Dickwandigere Kapsel als beim serösen Zystadenom
		Keine Kommunikation mit dem Pankreasgang
Intraduktale papilläre muzinöse Neoplasie	Pankreaskorpus und -schwanz (beim Hauptgangtyp)	Multizystische Läsion mit langstreckiger Erweiterung des Pankreashauptganges
	Pankreaskopf und Processus uncinatus (beim Seitenasttyp)	Solitäre Zyste oder Zystenkonglomerat mit Verbindung zum Pankreasgang oder in unmittelbarer Nähe (MRCP)

sondern durch eine schlecht abgrenzbare bindegewebige Grenzzone begrenzt. Die Abgrenzung der Pankreaspseudozyste bildet sich erst im Verlauf einiger Wochen aus, sodass definitionsgemäß erst 6 Wochen nach Beginn der akuten Pankreatitis eine Pankreaspseudozyste besteht. Vorher ist der Begriff einer akuten Flüssigkeitsansammlung im Pankreas besser geeignet.

Pankreaspseudozysten sind zu 2/3 der Fälle im Pankreas lokalisiert, wobei sie sich am häufigsten im Pankreaskorpus und -schwanz (etwa 85 %) finden. Ein Drittel der Pankreaspseudozysten sind perisplenisch, mediastinal, pararenal oder retroperitoneal lokalisiert.

▪ MRT

Die Diagnose von Pankreaspseudozysten erfolgt i. Allg. in der CT oder einer Ultraschalluntersuchung. In der MRT haben Pankreaspseudozysten ein inhomogenes hypointenses Signalverhalten in T1w und ein hyperintenses Signal in T2w. Blutabbauprodukte und nekrotisches Material innerhalb der Pankreaspseudozyste führen, verglichen mit dem der zystischen Anteile, zu einem verminderten Signal in T2w. Die Begrenzung der Pankreaspseudozyste ist unscharf zum umgebenden Pankreasgewebe und hat ein hypointenses Signalverhalten in T1w und T2w. Die Pseudozystenbegrenzung ist häufig mehrere Millimeter breit. Nach der intravenösen Applikation von gadoliniumhaltigem Kontrastmittel kann gelegentlich ein randständiges Kontrastmittelenhancement bestehen, welches Ausdruck eines aktiven Granulationsgewebes im Pseudozystenrandbereich ist.

Zystadenom, Zystadenokarzinom

▪ Überblick

Zystadenome sind Raumforderungen des Pankreas mit multiplen zystischen Läsionen. Je nach Inhalt der Zysten wird zwischen serösem und muzinösem

Zystadenom unterschieden. Beim serösen Zystadenom unterscheidet man eine mikrozystische Form mit multiplen kleinsten Zysten von einer oligozystischen (makrozystischen) Form, welche aus wenigen größeren Zysten besteht. Das muzinöse Zystadenom besteht üblicherweise aus wenigen größeren Zysten mit einer dickwandigen äußeren Begrenzung und Zysten mit Muzin und Blut sowie Blutabbauprodukten als Inhalt. Während das seröse Zystadenom typischerweise im Pankreaskopf und im Processus uncinatus auftritt, ist das muzinöse Zystadenom am häufigsten im Pankreasschwanz lokalisiert. Das muzinöse Zystadenom wird von einigen Autoren als Präkanzerose, von anderen als niedrig-maligner Tumor eingeschätzt. In jedem Fall hat es eine höhere Transformationstendenz in ein Zystadenokarzinom als das seröse Zystadenom.

5

▪ MRT

Seröse Zystadenome haben ein schwammartiges Erscheinungsbild in der MRT mit hypointensen (T1w) bzw. hyperintensen (T2w) zystischen Läsionen. Blutabbauprodukte innerhalb der Zysten können zu einer variablen Signalintensität führen. Ein gelegentlich bei großen Zystadenomen auftretende zentrale Narbe ist hypointens in T1w und T2w. Die intravenöse Kontrastmittelapplikation führt zu einer Signalanhebung der dünnwandigen Kapsel und der die Zysten umgebenden Septen. Kalzifikationen finden sich häufiger in serösen als in muzinösen Zystadenomen, sind allerdings kernspintomographisch in aller Regel schlecht erkennbar.

Beim muzinösen Zystadenom ist aufgrund des unterschiedlichen Zystenanteils die Signalintensität variabel. Muzinhaltige und hämorrhagische Zysten haben eine hyperintense Signalintensität in T1w und T2w, während Zysten mit serösem Inhalt hypointens in T1w und hyperintens in T2w sind. Die dickwandige Tumorbegrenzung und die Septen zeigen nach Kontrastmittelapplikation eine Intensitätszunahme. Eine MRCP kann gelegentlich eine direkte Kommunikation zwischen dem Pankreasgangsystem und dem Zystadenom ausschließen – ein wichtiges differenzialdiagnostisches Merkmal zur Abgrenzung von einer intraduktalen papillären muzinösen Neoplasie (IMPN).

Intraduktale papilläre muzinöse Neoplasie

▪ Überblick

Die IPMN ist ein multizystischer Tumor, welcher vom Epithel der Pankreasgänge ausgeht und durch exzessive Muzinproduktion gekennzeichnet ist. Man unterscheidet für gewöhnlich 2 unterschiedliche Formen: die IPMN vom Hauptgangtyp, welche vorwiegend im Pankreaskorpus und -schwanz lokalisiert ist, und die IPMN vom Seitenasttyp, welche primär im Pankreaskopf und Processus uncinatus vorkommt. Am häufigsten kommen jedoch Kombinationen aus beiden Formen vor (kombinierter IPMN-Typ). Die IPMN wird gemeinsam mit dem muzinösen Zystadenom/Zystadenokarzinom zu den muzinproduzierenden Pankreastumoren zusammengefasst.

▪ MRT

In der MRT erscheint die IPMN als polylobulierte Anhäufung von kleinen bis mittelgroßen Zysten (5–20 mm), welche durch dünne Septen voneinander getrennt sind und direkten Kontakt zum Pankreasgang haben. Die IPMN erscheint überwiegend hypointens in T1w und hyperintens in T2w. Diagnostisch hilfreich ist die Anfertigung einer MRCP, welche die Kommunikation zwischen den Zysten und dem D. pancreaticus zeigen kann. Eine maligne Transformation der IPMN ist üblicherweise lokalisiert in einem kleinen Bereich des Tumors und zeigt eine geringere Kontrastmittelanreicherung als das normale Pankreas, ist allerdings mehrheitlich kernspintomographisch nicht erkennbar.

5.5.3 Solide Pankreastumoren

Unter den soliden Pankreastumoren befinden sich
- der benigne neuroendokrine Tumor,
- der solide papilläre Tumor als Läsion mit erhöhter Transformationstendenz,
- primäre Malignome des endokrinen (neuroendokrines Karzinom) und des exokrinen Pankreas (duktales Adenokarzinom),
- das primäre Pankreaslymphom und
- sekundäre Malignome wie Metastasen und das sekundäre Pankreaslymphom.

Tab. 5.3 Differenzialdiagnose der soliden Pankreastumoren

Zystische Pankreasläsion	Bevorzugte Lokalisation	Diagnostische Merkmale
Neuroendokriner Tumor	Keine Bevorzugung	Hypervaskularisierter Tumor mit früharterieller Kontrastmittelaufnahme
		Hypervaskularisierte Lebermetastasen
Duktales Adenokarzinom	Pankreaskopf	Unscharf begrenzte inhomogene Raumforderung
		Obstruktion mit Dilatation der Gallenwege
		Geringe Kontrastmittelanreicherung
Solider papillärer Tumor	Pankreasschwanz	Großer zystisch solider Tumor im Pankreasschwanz
		Gehäuftes Auftreten bei jungen Frauen (20–30 Jahre)
Lymphom	Keine Bevorzugung	Pankreasraumforderung ohne Pankreasgangbeeinträchigung
		Andere abdominale Lymphommanifestationen
		Anamnestisch bekanntes Lymphom
Metastasen	Keine Bevorzugung	Pankreasraumforderung ohne Pankreasgangbeeinträchigung
		Anamnestisch bekanntes Tumorleiden

In Tab. 5.3 sind die bevorzugten Lokalisationen der soliden Pankreastumorem und die entsprechenden diagnostischen Merkmale zusammengefasst.

Neuroendokriner Tumor

Überblick

Neuroendokrine Tumoren des Pankreas gehen von den endokrinen Pankreaszellen aus (Langerhans-Inselzellen). Neuroendokrine Neoplasien sind verglichen mit den Tumoren des exokrinen Pankreas selten. Der Erkrankungsgipfel liegt zwischen dem 50. und 70. Lebensjahr. Bei den neuroendokrinen Tumoren gibt es sowohl benigne und maligne als auch hormonaktive und hormoninaktive Formen. Ein Teil der Tumoren tritt im Rahmen des Multiple-Endokrine-Neoplasie-Syndroms (MEN Typ I, Wermer-Syndrom) auf.

MRT

Neuroendokrine Tumoren haben ein hypointenses Signalverhalten in T1w und ein iso- bis hyperintenses Signalverhalten in T2w (Abb. 5.5). Zu beachten ist, dass kleine neuroendokrine Tumoren oft ein Signalverhalten zeigen, welches sich nicht oder kaum vom umgebenden Pankreasgewebe unterscheidet (isointenses Signalverhalten). Bei großen neuroendokrinen Tumoren kann das Signalverhalten in T1w und T2w durch zystische und nekrotische Anteile sehr heterogen sein. Typisch für neuroendokrine Tumoren ist die Hypervaskularisation mit bereits spätarteriell kräftiger Kontrastmittelanreicherung.

> **Etwaige Metastasen im Leberparenchym zeigen ein ähnliches Signalverhalten und eine vergleichbar kräftige Kontrastmittelanreicherung wie der pankreatische Primärtumor.**

Duktales Adenokarzinom

Überblick

Das duktale Adenokarzinom ist das häufigste primäre Malignom des Pankreas und macht etwa 75 % aller Pankreastumoren aus. Das duktale Adenokarzinom ist überwiegend im Pankreaskopf zu finden (etwa 60 %); seltener sind eine Lokalisation im Pank-

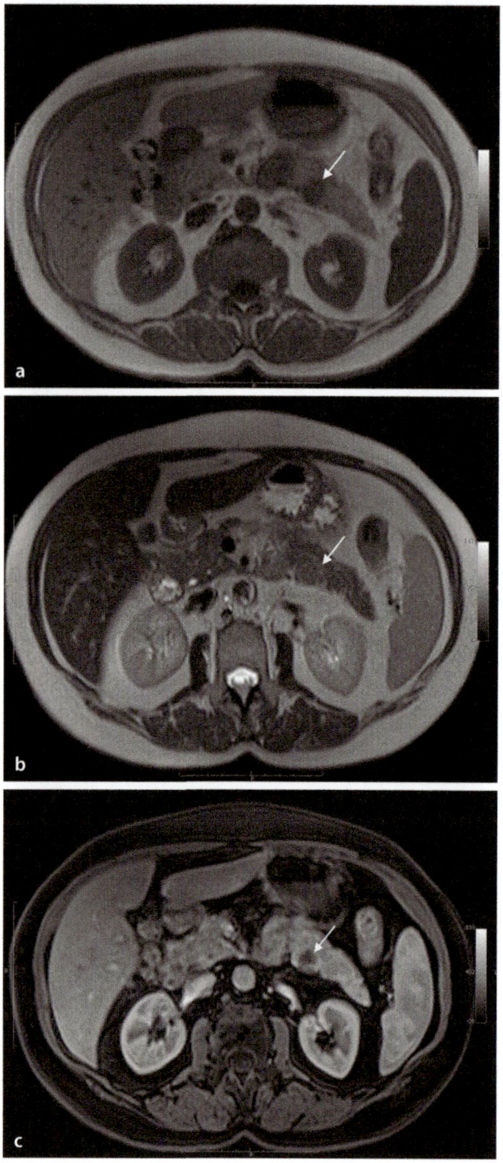

Abb. 5.5 Hochdifferenzierter neuroendokriner, hormoninaktiver Tumor (*Pfeil*) des Pankreaskorpus-Kauda-Übergangs. In T1w-FLASH nativ (**a**) hypointenser, in T2w-HASTE (**b**) isointenser intrapankreatischer Tumor mit geringer Kontrastmittelanreicherung in T1w-VIBE (**c**). 66-jährige Patientin

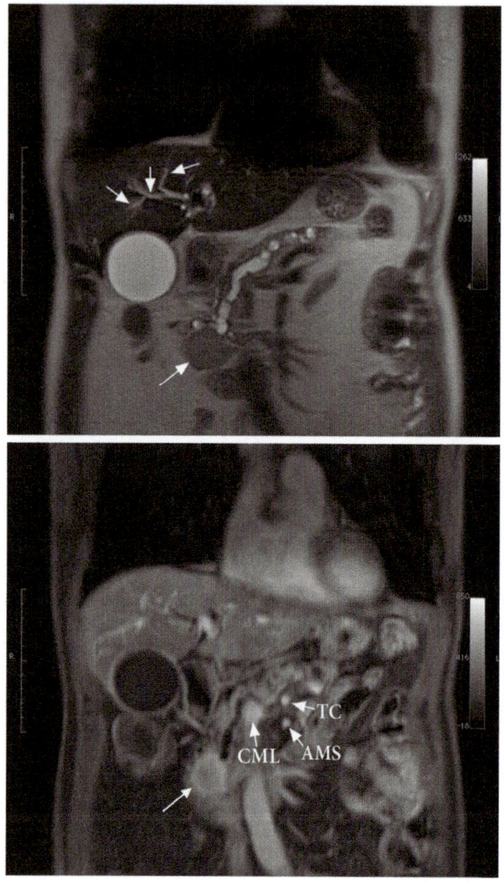

Abb. 5.6 Wenig differenziertes duktales Pankreaskopfkarzinom. Double-duct-Sign mit massiver Dilatation des Ductus pancreaticus, des intra- (*kurze Pfeile*) und extrahepatischen Gallenwegssystems und der Gallenblase, Pankreasparenchymatrophie. In T2w-HASTE leicht hyperintenser, in T1w-VIBE nach Kontrastmittelapplikation hypervaskularisierter Tumor ohne Gefäßinfiltration. 73-jähriger Patient

reaskorpus (20 %) und im Pankreasschwanz (5 %) sowie ein diffuses Verteilungsmuster (15 %). Typisch für diese Tumorentität ist die Obstruktion des Ductus pancreaticus. Bei der häufigsten Lokalisation im Pankreaskopf kommt es vielfach zu einer Obstruktion sowohl des Ductus pancreaticus als auch des Ductus choledochus mit konsekutiver Dilatation beider Gangsysteme. Diese Situation führt zum sog. double duct sign, dem klassischen Zeichen für ein duktales Adenokarzinom in der ERCP und MRCP.

MRT

Das duktale Adenokarzinom ist üblicherweise unscharf zum umgebenden Pankreasgewebe begrenzt und hat in T1w ein hypointenses Signalverhalten (Abb. 5.6). Bei Verwendung nativer fettsaturierter

T1w-Sequenzen wird die Hypointensität des Tumors durch das physiologischerweise hyperintense umgebende Pankreasgewebe akzentuiert. In T2w hat das duktale Adenokarzinom eine variable Signalintensität. Nach Applikation gadoliniumhaltiger Kontrastmittel ist die Signalanhebung im Tumor in der Mehrzahl der Fälle geringer als im restlichen normalen, nichtobstruierten Pankreasgewebe. Ein wichtiges diagnostisches Merkmal ist die Obstruktion des Pankreasgangs als differenzialdiagnostische Hilfe zur Abgrenzung gegenüber Metastasen oder einem Pankreaslymphom. Daher sollte das MRT-Protokoll bei Verdacht auf Pankreaskarzinom stets eine MRCP enthalten, um die Lokalisation und die Schwere der Gangobstruktion zu definieren. Die tumoröse Beteiligung der bzgl. therapeutischen Optionen relevanten vaskulären Strukturen bei Pankreaskarzinom (Arteria hepatica, Truncus coeliacus, Arteria und Vena mesenterica superior sowie Vena portae) ist am besten mittels kontrastmittelverstärkter dynamischer Gradientenechosequenzen oder gelegentlich mittels nativer T1w-Spinechosequenzen zu erfassen.

Solider papillärer Tumor

Überblick

Der solide papilläre Tumor ist ein seltener Tumor des Pankreas mit geringem malignen Potenzial und macht weniger als 2 % aller Pankreasneoplasien aus. Am häufigsten tritt der solide papilläre Tumor bei jungen Frauen auf. Der Tumor ist gekennzeichnet durch eine scharfe Begrenzung zur Umgebung mit teils soliden und teils zystischen Anteilen und findet sich überwiegend im Pankreaskorpus oder -schwanz. Symptomatische Tumoren haben bei Diagnosestellung meist bereits eine beachtliche Größe von 10 cm und mehr.

MRT

Der solide papilläre Tumor hat ein teils hypointenses und teils hyperintenses Signalverhalten in T1w sowie ein überwiegend hyperintenses Signalverhalten in T2w. Die dickwandige scharf begrenzte Kapsel hat vorzugsweise ein hypointenses Signalverhalten in T1w.

> **Diagnostisch wegweisend für den soliden papillären Tumor sind die Größe, die Lokalisation im Pankreaskorpus/-schwanz, die heterogen verteilten soliden wie zystischen Anteile und v. a. das typische Auftreten der Neoplasie bei jungen Frauen.**

Lymphom

Überblick

Primäre Lymphome des Pankreas sind selten und meist B-Zell-Non-Hodgkin-Lymphome. Sekundäre Lymphome als extranodaler Befall eines primär nodalen Lymphoms sind dagegen häufiger und können bei bis zu 30 % der Patienten mit fortgeschrittenem Lymphom gefunden werden.

MRT

In der MRT zeigen Lymphome eine homogene hypointense Signalintensität in T1w und eine hyperintense Signalalteration in T2w. Die Signalanhebung nach Applikation gadoliniumhaltiger Kontrastmittel ist gering. Häufig finden sich solitäre oder multiple scharf begrenzte Weichteilmassen. Seltener ist die diffuse Auftreibung des Pankreas mit peripankreatischer Fettgewebsinfiltration. Wegweisend für die Differenzialdiagnose zu einer akuten Pankreatitis sind in diesem Fall klinische Befunde, laborchemische Parameter und der Nachweis weiterer peripankreatischer oder abdominaler Lymphommanifestationen.

Metastasen

Überblick

Das Pankreas ist ein eher seltenes Zielgewebe für Metastasen. Meist erfolgt die Metastasierung hämatogen. Häufige Primärtumoren für Pankreasmetastasen sind das Nierenzellkarzinom, das Bronchialkarzinom, das Mammakarzinom, Weichteilsarkome und das maligne Melanom. Zu beachten ist, dass insbesondere Pankreasmetastasen eines Nierenzellkarzinoms selbst noch Jahre nach Resektion des Primärtumors auftreten können.

MRT

In der MRT können die Pankreasmetastasen ein sehr variables Kontrastmittelanreicherungsmuster haben. Oft weisen die Metastasen das gleiche oder ein ähnliches Kontrastmittelanreicherungsmuster wie der Primärtumor auf. Die meisten Metastasen sind hy-

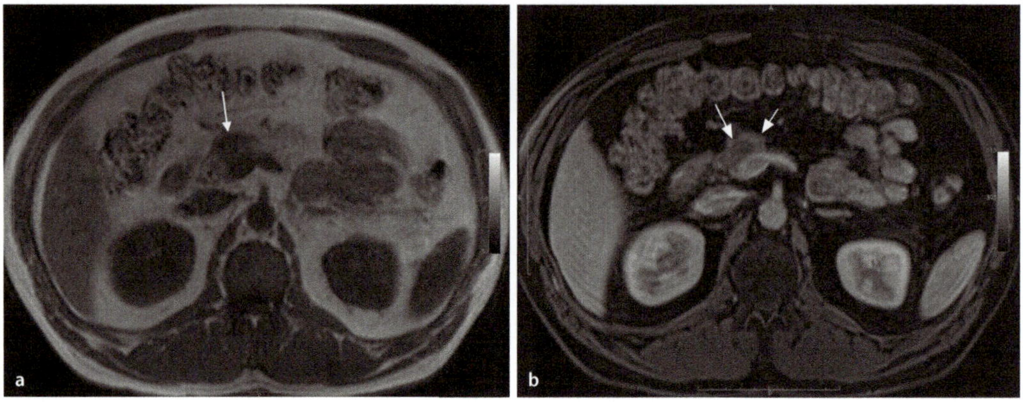

Abb. 5.7 Pankreasmetastase eines kleinzelligen Bronchuskarzinoms. Sowohl nativ (**a**) als auch nach Kontrastmittelapplikation (**b**) hypointense Läsion (*langer Pfeil*) ohne Atrophie des eine normale Signalintensität aufweisenden übrigen Pankreas (*kurzer Pfeil*). 49-jähriger Patient, nativ T1w-FLASH (**a**) und T1w-VIBE kontrastmittelverstärkt (**b**)

pointens in T1w und mäßig hyperintens in T2w bei meist heterogenem Signalmuster. Nach Kontrastmittelapplikation haben kleine Metastasen überwiegend eine homogene Signalanhebung, während große Metastasen eine inhomogene oder eine ringförmige Kontrastmittelanreicherung aufweisen (Abb. 5.7).

Anamnestisch sollte ein allenfalls metastasierender Primärtumor bekannt sein, um differenzialdiagnostisch diese Möglichkeit überhaupt in Betracht zu ziehen.

Tipp

Pankreasmetastasen sowie primäre und sekundäre Lymphome des Pankreas verursachen üblicherweise keine Dilatation des Pankreasgangs.

5.5.4 Entzündliche Pankreasveränderungen

Akute Pankreatitis

Überblick

Die akute Pankreatitis ist eine klinische und laborchemische Diagnose. Die radiologische Bildgebung wird i. Allg. mittels Ultraschall- und/oder CT-Untersuchung durchgeführt und dient v. a. sowohl der Beurteilung des Ausmaßes der Pankreatitis als auch der Diagnose möglicher Komplikationen wie Exsudationen, Abszedierung, intrapankreatische Hämorrhagien, Nekrosen, intestinale Beeinträchtigung, insbesondere des Colon descendens, sowie Thrombose der V. lienalis und Aneurysmata der A. lienalis und der A. gastroduodenalis. Die Indikation für eine MRT ist nur in Ausnahmefällen gegeben (z. B. absolute Kontraindikation für die Applikation jodhaltiger Kontrastmittel).

MRT

Die akute ödematöse Pankreatitis zeigt ein irregulär vergrößertes Pankreas mit Aufhebung der pankreatischen Lobulierung und ein hypointenses Signalverhalten in T1w mit einer heterogenen Kontrastmittelanreicherung. Regionen ohne Kontrastmittelanreicherung können Nekrosen und Flüssigkeitskollektionen entsprechen, welche in T2w hyperintens erscheinen. Es empfiehlt sich hierbei die Durchführung einer fettsaturierten T2w-Sequenz, um diese Areale besser vom umgebenden Gewebe abzugrenzen. Die kontrastmittelverstärkte MRT ist darüber hinaus auch geeignet zum Nachweis vaskulärer Komplikationen. Die MRCP kann bei biliärer akuter Pankreatitis die Ursache darstellen.

Eine fokal atypisch hohe Signalintensität in T1w ist verdächtig auf eine Hämorrhagie.

Autoimmun-Pankreatitis

Überblick

Eine Sonderform der chronischen Pankreatitis stellt die Autoimmun-Pankreatitis dar, bei der pathoge-

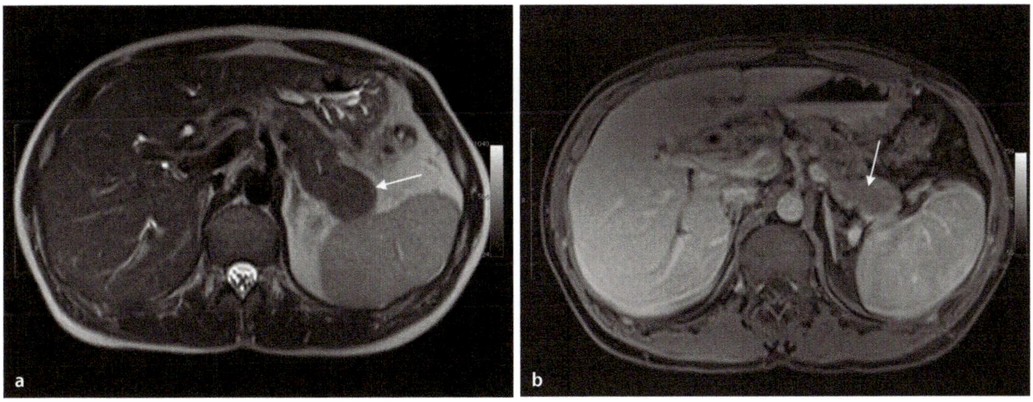

■ **Abb. 5.8** Autoimmun-Pankreatitis. Scharf begrenztes, diffus mäßig volumenvermehrtes Pankreas (**a**) mit mehrheitlich schmalem, teils kollabiertem Ductus pancreaticus und fehlendem peripankreatischen Exsudat oder Ödem (T2w-HASTE transversal). Nach Kontrastmittelapplikation (**b**) überwiegend diffus vermindertes Enhancement des Pankreasparenchyms (T1w-VIBE)

netisch ein systemischer immunologischer Prozess vermutet wird, der sich hauptsächlich am Pankreas manifestiert, wobei in absteigender Häufigkeit zusätzlich auch die Gallenwege, Nieren, Speicheldrüsen und das Retroperitoneum befallen sein können. Histopathologisch findet sich ein lymphoplasmozelluläres Infiltrat hauptsächlich um die Pankreasgänge, Fibrose und obliterierende Venulitis. Neben einem diffusen Befallsmuster kann die Autoimmun-Pankreatitis auch fokal auftreten und ist dann oft schwierig von einer Pankreasneoplasie zu differenzieren. Unter Steroidmedikation sind die klinischen Symptome und die bildmorphologischen Befunde regredient; der Übergang zu einer fortgeschrittenen diffusen Pankreasatrophie ist bekannt.

▪ MRT

Charakteristische Bildgebungsmerkmale der Autoimmun-Pankreatitis ist die diffuse, homogene, mäßig ausgeprägte Volumenzunahme des gegenüber dem umgebenden Fettgewebe weiterhin scharf begrenzten Pankreas mit fehlendem Parenchymödem oder peripankreatischer Exsudation (■ Abb. 5.8). Der Ductus pancreaticus ist auffallend schmal oder bei fehlendem Sukkusgehalt gar nicht erkennbar. Nativ ist die Signalintensität auf den T1w-Bildern reduziert; nach intravenöser Kontrastmittelgabe ist ein vermindertes Enhancement zu beobachten.

Chronische Pankreatitis

▪ Überblick

Die chronische Pankreatitis führt zu einer irreversiblen entzündlichen Schädigung der endokrinen und exokrinen Pankreasfunktion. Es kommt zu einer fokalen oder globalen Atrophie des Pankreas und Dilatation des Ductus pancreaticus, inklusive seiner Seitenäste. Insbesondere bei äthyltoxischer Genese der chronischen Pankreatitis finden sich intraduktale Kalzifikationen. Die Indikationen zu einer MRT bei chronischer Pankreatitis besteht insbesondere im Ausschluss von Pankreaskarzinomen. Daneben dient die MRT dem Nachweis von Komplikationen der chronischen Pankreatitis wie Pseudozysten (► Abschn. 5.5.2), Aneurysmen, Thrombosen und Stenosen des Ductus choledochus oder Ductus pancreaticus sowie Fisteln.

▪ MRT

Charakteristische Bildgebungsmerkmale der chronischen Pankreatitis ist die Pankreasatrophie mit Dilatation des Gallengangs (■ Abb. 5.9) sowie das mögliche Auftreten von Pseudozysten und intraduktalen Kalzifikationen. Kalzifikationen sind in der MRT als hyperintense Signalalteration in T1w erkennbar.

Häufig ist erst der Nachweis von größeren Kalzifikationen (≥ 5 mm) in der MRT möglich.

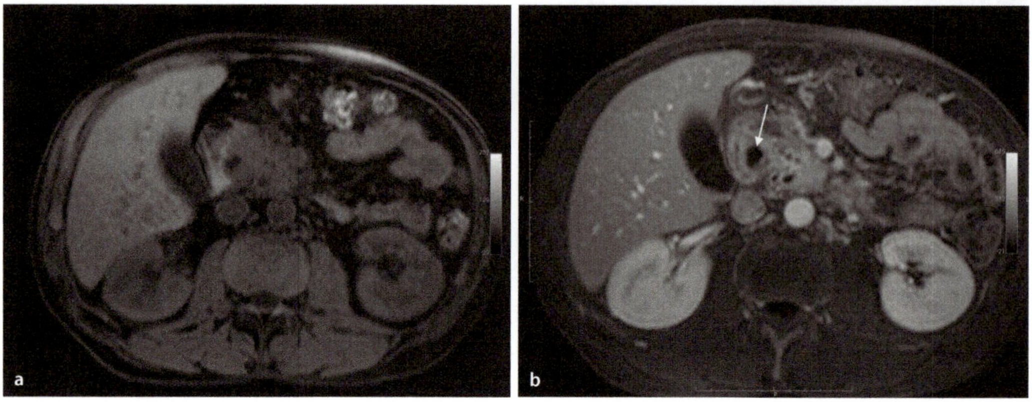

Abb. 5.9 Chronische kalzifizierende, äthyltoxische Pankreatitis. Nativ (**a**) hypointenser, inhomogener, volumenvermehrter Pankreaskopf mit einzelnen kleinen Pseudozysten (*Pfeil*). Nach Kontrastmittelapplikation (**b**) Demarkation weiterer kleiner Pankreaspseudozysten. Leichte biliäre Obstruktion mit gering erweiterten intrahepatischen Gallenwegen. 56-jähriger Patient, nativ T1w-FLASH fettgesättigt (**a**) und T1w-VIBE kontrastmittelverstärkt (**b**)

5.5.5 Diffuse Pankreasveränderungen

Lipomatose

Überblick

Als Pankreaslipomatose bezeichnet man eine erhöhte Lipideinlagerung im Pankreas ohne Beeinträchtigung der Organfunktion. Sie stellt daher oft einen Zufallsbefund ohne klinische Relevanz dar. Die Ursache für eine Pankreaslipomatose ist häufig metabolisch bedingt (Adipositas) oder tritt im Rahmen einer senilen Atrophie auf.

MRT

Die Lipideinlagerung ist am besten in T1w als hyperintense Signalalteration erkennbar. Die Konturen und die Lobulierung des Pankreas ist normal, während die Größe des Pankreas vielfach reduziert ist.

Zystische Fibrose

Überblick

Die zystische Fibrose ist eine kongenitale Multisystemerkrankung, welche neben anderen Organsystemen auch das Pankreas betrifft. In der frühen Phase kommt es zu einer inhomogenen Lipideinlagerung im Pankreasgewebe mit Pseudohypertrophie. Bei fortgeschrittener Erkrankung erfolgt eine fibrotische Transformation des Pankreasgewebes mit diffuser Lipideinlagerung und gelegentlich die Ausbildung kleiner Pankreaszysten und Ektasien des Pankreasgangs. Im Endstadium führt der fibrolipomatöse Umbau zu einer vollständigen Atrophie des Pankreas.

MRT

Die Lipideinlagerung im Pankreasgewebe ist am besten in T1w als hyperintense Signalalteration erkennbar. Gegebenenfalls lässt sich die Signalalteration durch fettsaturierte Sequenzen verifizieren.

Die Fibrose führt zu einer hypointensen Signalalteration in T1w und T2w. Im Endstadium finden sich in der Pankreasloge nur noch Fettgewebe und die A. und V. lienalis.

Hämochromatose

Überblick

Die primäre Hämochromatose ist eine autosomal-rezessive Erkrankung, bei der es zu einer erhöhten Aufnahme von Eisen im Dünndarm kommt. Der erhöhte Gesamtkörpereisengehalt führt zu einer strukturellen und funktionellen Veränderung der beteiligten Organe. Als erstes Organ ist in vielen Fällen die Leber betroffen und erst in späteren Phasen der Erkrankung kommt es zu sichtbarer Eiseneinlagerung im Pankreas und im Herzmuskel.

MRT

Durch die Eiseneinlagerung kommt es zu einer hypointensen Signalalteration in T2w und T2*w. Bei diagnostizierbarer Eiseneinlagerung im Pankreas sind ähnliche Veränderungen bereits in der Leber vorhanden. Häufig ist der Signalverlust in der Leber ausgeprägter als im Pankreas, und es finden sich bereits Veränderungen einer Leberzirrhose.

> **Bei sekundärer Hämochromatose (z. B. bedingt durch wiederholte Bluttransfusionen oder hämolytische Erkrankungen) kommt es zu keiner Eiseneinlagerung im Pankreas.**

5.5.6 Postoperative Veränderungen

Pankreasresektion

Je nach Lokalisation des Tumors kommen verschiedene Pankreasresektionstechniken zum Einsatz: Pankreasschwanzresektion, Pankreaskopfresektion mit Pankreato-Choledochojejunostomie (Whipple-Operation) und der pylorus- bzw. duodenumerhaltenden Pankreaskopfresektion. Vor jeder bildgebenden Diagnostik nach Pankreasresektion sollten Informationen über die Art der durchgeführten Operation eingeholt werden. Die radiologische Verlaufsuntersuchung erfolgt üblicherweise mittels Ultraschall- und CT-Untersuchung. Die MRT in Kombination mit einer MRCP ist geeignet zur Beurteilung des Operationssitus, des Restpankreas und des Pankreasgangs bei Status nach Whipple-Operation, da eine ERCP dann nicht möglich ist. Darüber hinaus ist die MRT sehr sensitiv zum Nachweis eines Tumorrezidivs oder von Lebermetastasen nach Pankreasresektion.

Pankreastransplantation

Bei der Pankreastransplantation werden die pankreatischen Gefäße mit den Iliakalgefäßen anastomosiert und der Pankreasgang über eine anastomosierte Dünndarmschlinge in die Harnblase abgeeitet. Auch hier erfolgt die radiologische Verlaufsbeurteilung überwiegend durch Ultraschalluntersuchungen. Die MRT hat ihren Stellenwert bei Patienten mit vermuteter Allograftabstoßung. Zeichen der Abstoßungsreaktion in der MRT sind eine ödematös bedingte Volumenzunahme des Pankreastransplantats und Signalerhöhung in T2w sowie v. a. verminderte Perfusion in der dynamischen Kontrastmitteluntersuchung. Mittels MR-Angiographie und MRCP können zudem die anastomosierten Gefäße, der Pankreasgang und die abführende Dünndarmschlinge beurteilt werden.

5.6 Spezielle Untersuchungstechniken

Die MRCP ist eine spezielle MRT-Untersuchungstechnik des Pankreas zur Darstellung der intra- und extrapankreatischen Gallenwege, welche gesondert in ► Kap. 6 besprochen wird.

Vor einigen Jahren wurde ein leberspezifisches MRT-Kontrastmittel – Mangandipyridoxyldiphosphat (MnDPDP) – auch in die Pankreasdiagnostik eingeführt. MnDPD führt auf T1w-Sequenzen zu einer erheblichen Signalzunahme des normalen Pankreasgewebes. Ein Vorteil der Verwendung dieses Kontrastmittels könnte daher in der Detektion sehr kleiner pankreatischer Tumoren oder der Differenzierung zwischen einem Pankreaskarzinom und einer fokalen chronischen Pankreatitis liegen. Es haben jedoch mehrere Studien gezeigt, dass unter Verwendung von MnDPDP weder die Detektionsrate pankreatischer Tumoren noch die Genauigkeit des Tumorstagings besser ist als bei Verwendung einer MRT ohne dieses spezifische Kontrastmittel. Eine generelle Verwendung von MnDPDP in der Diagnostik pankreatischer Tumoren ist daher nicht sinnvoll.

Ein weiterer Forschungsschwerpunkt ist die Entwicklung targetspezifischer Kontrastmittel wie monokristalline Eisenoxide gebunden an Cholecystokinin oder liposomale Gd-Chelat-Nanokomplexe. Es fehlen jedoch aktuell große randomisierte klinische Studien, um den diagnostischen Wert dieser Kontrastmittel beurteilen zu können.

Weiterführende Literatur

Fattahi R, Modanlou KA, Bieneman BK, Soydan N, Balci NC, Burton FR (2009) Magnetic resonance imaging in pancreas transplantation. Top Magn Reson Imaging 20(1): 49–55

Ku YM, Shin SS, Lee CH, Semelka RC (2009) Magnetic resonance imaging of cystic and endocrine pancreatic neoplasms. Top Magn Reson Imaging 20(1): 11–18

Manfredi R, Frulloni L, Monatovani W, Bonatti M, Graziani R, Pozzi Mucelli R (2011) Autoimmune Pancreatitis: Pancreatic and Extrapancreatic MR Imaging-MR Cholangiopancreatography Findings at Diagnosis, after Steroid Therapy, and at Recurrence. Radiology PMID: 21613442

Megibow AJ, Baker ME, Gore RM, Taylor A (2011) The incidental pancreatic cyst. Radiol Clin North Am 49(2): 349–359
Miller FH, Rini NJ, Keppke AL (2006) MRI of Adenocarcinoma of the Pancreas. AJR Am J Roentgenol; 187: W365–W374
Sahni VA, Mortelé KJ (2009) The bloody pancreas: MDCT and MRI features of hypervascular and hemorrhagic pancreatic conditions. AJR Am J Roentgenol 192(4): 923–935
Schirma W (2006) MRI of the pancreas: tumours and tumour-simulating processes. Cancer Imaging 6(1): 199–203

Milz

Hans Scheffel und Christoph Karlo

6

Tab. 6.1 Differenzialdiagnostik häufiger Milzerkrankungen

Einteilung nach bildgebenden Kriterien	Pathologie	Ätiologie
Fokale Läsionen	Infarkt	Benigne, vaskulär
	Zyste	Benigne, entwicklungsbedingt
	Abszess	Benigne, entzündlich
	Hämangiom	Benigne, neoplastisch
Fokale/Diffuse Läsionen	Lymphom	Maligne, neoplastisch
Diffuse Läsionen	Candidiasis	Benigne, entzündlich
Splenomegalie	Portale Hypertension	Benigne, multifaktoriell

6.1 Einführung

Die Milz steht, ähnlich wie die Lymphknoten mit dem lymphatischen System, in Verbindung zum Blutkreislauf. Daher ist sie weitaus öfter sekundär von Infektionen oder malignen Erkrankungen betroffen als durch primäre Milzerkrankungen, die relativ selten sind.

Erkrankungen, welche die Milz betreffen, lassen sich vereinfachend in 3 Kategorien einteilen: vaskuläre Erkrankungen, diffuse und fokale Milzerkrankungen. Hierbei ist der Milzinfarkt die häufigste vaskuläre Erkrankung der Milz. Ein gutartiger primärer Milztumor ist größtenteils das Hämangiom, ein maligner Tumor das Lymphom. Bei einem stumpfen Bauchtrauma ist die Milz das am meisten verletzte Parenchymorgan (Tab. 6.1).

6.2 Indikation

Die MRT hat durch verbesserte Techniken bei der Beurteilung der Milz deutlich an Bedeutung gewonnen und besitzt exzellente Eigenschaften in der Detektion und Diagnose von diffusen und fokalen Erkrankungen. Absolute Indikationen für eine MRT der Milz bestehen allerdings nicht. Eine Abklärung mittels MRT sollte Fällen mit dringendem Verdacht auf eine primäre oder sekundäre Milzerkrankung vorbehalten bleiben. Relative Indikation der Milz-MRT kann die Differenzialdiagnose fokaler Milzläsionen sowie die Detektion von Infektionen (z. B. Candidiasis) sein, da die MRT sich hier sensitiver erwiesen hat als die CT. Die MRT kann auch in der Beurteilung traumatischer Milzläsionen bei Kindern und Jugendlichen sinnvoll sein, falls die Sonographie keine eindeutige Diagnose liefert.

6.3 Technik

6.3.1 Spulenwahl, Sequenzen und Kontrastmittel

Die MRT der Milz erfordert keine spezifische Vorbereitung des Patienten. Da die Verwendung von i. v.-Kontrastmittel (0,1 mmol Gd/kg KG) in der Diagnostik fokaler bzw. diffuser Milzläsionen sehr hilfreich ist, sollte sie obligatorisch zur Anwendung kommen. Die Patienten sind dahingehend entsprechend aufzuklären. Die Applikation eines Spasmolytikums (z. B. Buscopan®) sollte vorgenommen werden, um die Darmperistaltik zu reduzieren (Cave: Kontraindikationen, z. B. Glaukom). Die Gabe von oralem Kontrastmittel ist meist nicht erforderlich. Die Wahl der Spule richtet sich nach dem entsprechenden Gerätetyp. In aller Regel ist die Verwendung einer Körperspule (z. B. Phased-array-Körperspule) ausreichend. Die Untersuchung des Patienten erfolgt in Rückenlage. Pulssequenzen, die zur Untersuchung der Milz verwendet werden, unterscheiden sich nicht wesentlich von jenen, die für die Routinebildgebung der MR-Abdomen verwendet werden. Das Standardprotokoll sollte native und kontrastmittelverstärkte T1- und T2-gewichtete Sequenzen umfassen.

6.3.2 Standardprotokoll

a) Koronale T2w-single-shot-Turbo-Spinechosequenzen unter Atemstopp
b) Transversale T2w-Turbo/Fast-Spinecho- oder Long-echo-time-inversion-recovery-Sequenzen unter Atemstopp
c) Transversale T1w-Gradientenecho (GRE)-, Chemical-shift-, In-phase- und Out-of-phase-Sequenzen unter Atemstopp
d) Transversale 3-dimensionale GRE-Sequenz (z. B. LAVA, VIBE) vor und nach dynamischer (15, 45, 90–120 s und 3–4 min) Applikation von gadoliniumhaltigem Kontrastmittel

Optional kann auch eine Untersuchung unter freier Atmung durchgeführt werden, falls bei dem Patienten nicht die nötige Compliance zur Untersuchung im Atemstopp vorliegt. Hierbei kann die Verwendung eines Atemgatings (z. B Navigatortechnik) qualitativ sehr gute Bilder, insbesondere in T2w, akquirieren. Weiterhin sollte das Protokoll immer an den Befund angepasst werden, d. h. evtl. zusätzliche Untersuchungsebenen (z. B. sagittal, oblique), Ausweitung des Untersuchungsfelds bei organüberschreitenden Prozessen oder Spätaufnahmen (5–10 min) nach Kontrastmittelgabe zur Differenzierung von Herdbefunden.

6.4 Normalbefunde und Anomalien

6.4.1 Überblick

Eine akzessorische Milz findet sich bei 10 % der Bevölkerung. Sie kann solitär oder multipel vorkommen und ist meist nicht größer als 4 cm. Die häufigste Lokalisation ist im Hilum der Milz. In differenzialdiagnostischer Hinsicht sollte sie von vergrößerten Lymphknoten unterschieden werden. Hierbei muss darauf geachtet werden, dass eine akzessorische Milz in allen Sequenzen immer die gleiche Signalintensität und Kontrastmittelaufnahme zeigt wie die Hauptmilz. Die Polysplenie ist mit einem abdominalen Situs Inversus sowie kardiovaskulären Anomalien assoziiert. Sie ist bei Frauen öfter anzutreffen und zeigt charakteristischerweise eine Vielzahl von kleinen Milzen im linken oder rechten Oberbauch.

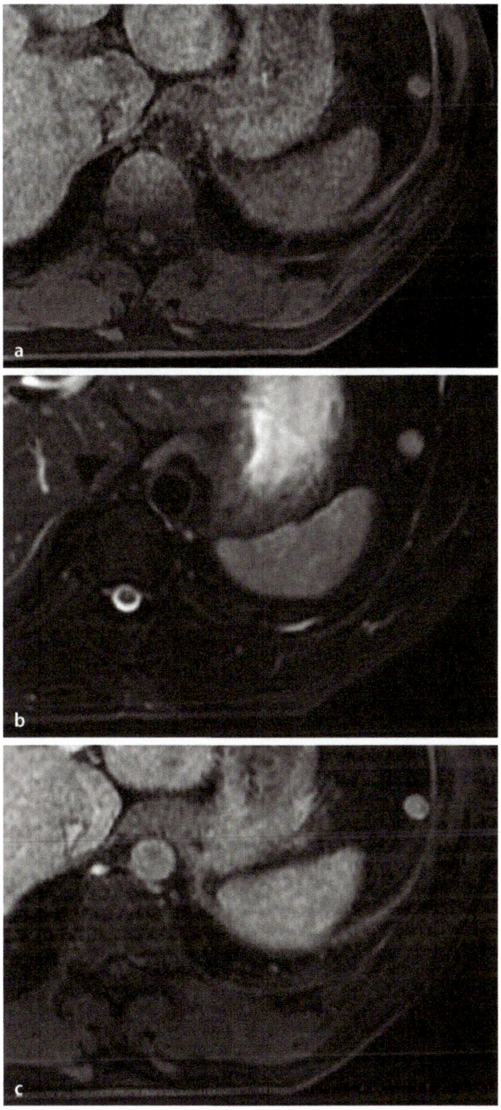

Abb. 6.1 Axiale MRT des Abdomens in T1-Wichtung vor (**a**, **b**) und nach der Applikation von KM (**c**). Die akzessorische Milz hat in allen Sequenzen immer die gleiche Signalintensität und Kontrastmittelaufnahme wie die Hauptmilz

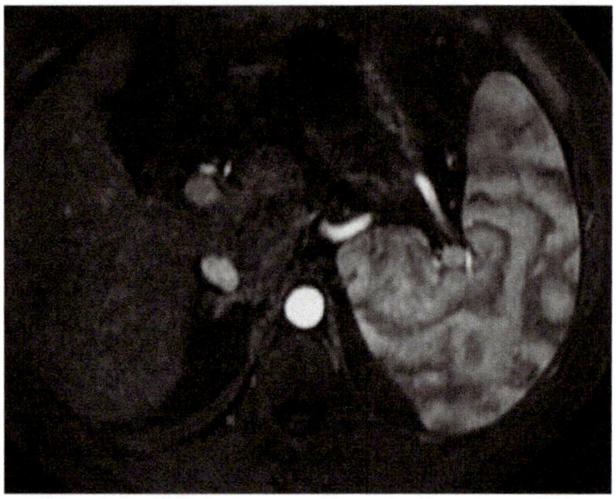

Abb. 6.2 Axiale MRT des Abdomens akquiriert in einer arteriellen KM-Phase. In der frühen Phase nach der Gabe von gadoliniumhaltigen Kontrastmitteln ist das Milzparenchym durch ein serpentinenartiges Muster gekennzeichnet, was durch die unterschiedliche Verteilung des Kontrastmittels in der weißen und roten Milzpulpa mit unterschiedlicher Flussrate zustande kommt. Nach ca. 60–90 s kommt es zu einer homogenen Angleichung des Kontrasts der gesamten Milz

6.4.2 MRT

Die MR-Bildgebung der physiologischen Milz ist sehr charakteristisch durch ihren hohen Gehalt an eisenhaltigen Verbindungen. Das Erscheinungsbild des Parenchyms im Vergleich zur Leber in den T1- und T2-gewichteten Sequenzen ist daher hypointens. Die Signalintensität der Milz im Vergleich zur Leber variiert mit den Aufnahmeparametern. Unmittelbar nach der Gabe von gadoliniumhaltigen Kontrastmitteln zeigt das Milzparenchym ein serpentinenartiges Muster. Dies kommt durch die unterschiedliche Verteilung des Kontrastmittels in Parenchymregionen mit hoher und niedriger Flussrate zustande und zeigt eine homogene Angleichung des Kontrasts der gesamten Milz nach ca. 60–90 s (Abb. 6.1, Abb. 6.2).

Tipp

Die Milz sollte nicht in den frühen Phasen der dynamischen KM-Applikation beurteilt werden, sondern in der arterio- oder portalvenösen Phase.

6.5 Vaskuläre Erkrankungen

6.5.1 Überblick

Milzinfarkte werden vielfach in Zusammenhang mit arteriellen Embolien gesehen, wie die Sichelzellerkrankung oder Morbus Gaucher. Sie kommen im gleichen Kontext auch bei malignen hämatologischen Erkrankungen, kardialen Embolien und portaler Hypertension vor.

Dem Milzarterienaneurysma können verschiedene Ursachen zugrunde liegen, z. B. eine Mediadegeneration im Rahmen einer Atherosklerose, kongenitale Ursachen, Mykosen, portale Hypertension, fibromuskuläre Dysplasie, Pseudoaneurysma nach Trauma oder eine Pankreatitis. Das Vorliegen einer Milzvenenthrombose kann viele Gründe haben; sie ist jedoch meist sekundär im Rahmen einer Pankreatitis anzutreffen. Arteriovenöse Malformationen sind selten.

6.5.2 MRT

- **Milzinfarkt**

Milzinfarkte präsentieren sich typischerweise als keilförmige Defekte mit verminderter Signalgebung in den T1- und T2-gewichteten Sequenzen mit verminderter oder fehlender Kontrastmittelanreicherung. Die MR-Bildgebung ist hier sehr effektiv in Diagnose und Charakterisierung dieser Läsionen (Abb. 6.3).

- **Milzarterienaneurysma**

Die Signalintensität in den T1- und T2-gewichteten Sequenzen ist abhängig vom Stadium des Abbaus des Bluteisens thrombosierter Anteile des Aneurysmas. 3-D-GRE-Sequenzen können in der Diagnostik des Milzarterienaneurysmas sehr hilfreich sein; 3-D-MR-angiographische Sequenzen erlauben es gewöhnlich, die Diagnose abzusichern (Abb. 6.4).

- **Milzvenenthrombose**

Bis zu 20 % der Patienten mit chronischer Pankreatitis sind von einer Milzvenenthrombose betroffen, wobei die Entzündung eine mechanische Kompression sowie begleitende Fibrose hervorruft. Gelegentlich kann auch eine Pseudozyste durch Erosion

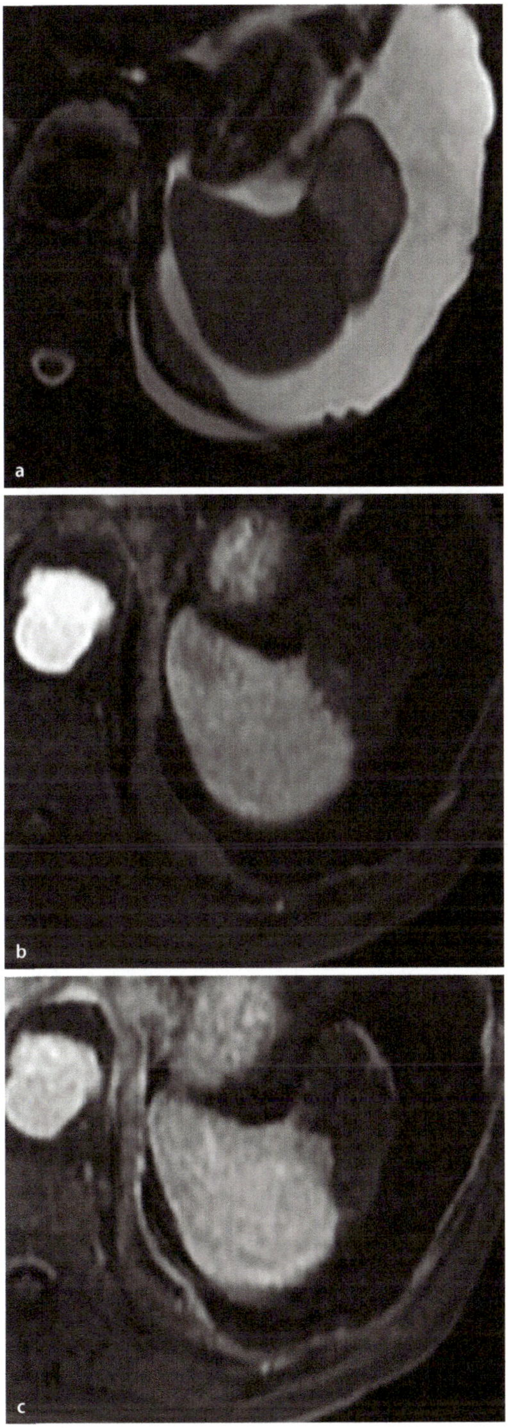

Abb. 6.3 Axiale MRT des Abdomens in T2- (**a**) und T1-Wichtung nach der Applikation von KM (**b, c**). Darstellung eines Milzinfarkts mit charakteristischer fehlender Kontrastierung nach der Applikation von KM

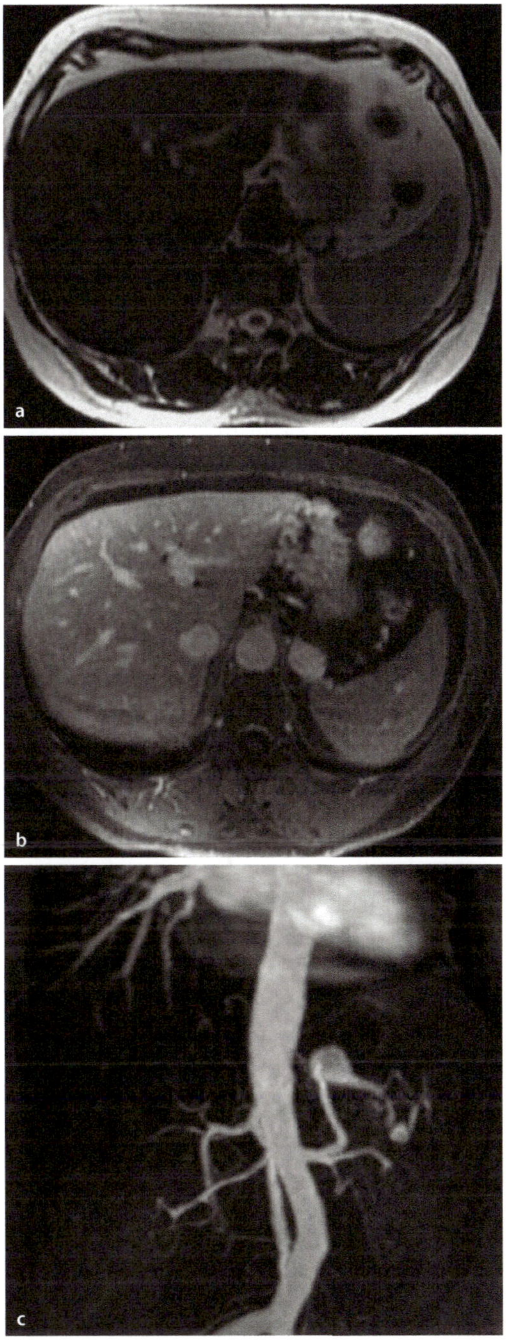

Abb. 6.4 Axiale MRT des Abdomens in T2- (**a**) und T1-Wichtung nach der Applikation von KM (**b**). Es zeigt sich eine KM-aufnehmende Läsion, welche auch sehr schön in der MR-Angiographie (**c**) des Oberbauchs als Aneurysma zur Darstellung kommt

eine Thrombose hervorrufen. Eine Thrombose der Milzvene führt häufig zur Ausbildung gastrischer Varizen, welche sich ebenfalls mittels MRT detektieren lassen. Die Milzvenenthrombose zeigt sich gewöhnlich als intraluminaler Füllungsdefekt nach der intravenösen Applikation von Kontrastmittel. Die kontrastverstärkte MR-Angiographie hat das Potenzial, sich zur Standardmethode in der Untersuchung der Milzvenenanatomie zu entwickeln.

▪ Arteriovenöse Malformationen

Die MR-Bildgebung zeigt arteriovenöse Malformationen mit einem sog. Pfeffer-und-Salz-Muster in den T1- und T2-gewichteten Sequenzen, welches durch Signalverluste in den blutdurchströmten vaskulären Kanälen zustande kommt. Nach der Gabe von gadoliniumhaltigem Kontrastmittel kommt es zu einem heterogenen oder streifenförmigen Enhancement (Abb. 6.3).

Tipp

Bei der Detektion einer Milzvenenthrombose immer auch nach Anhaltspunkten für Pankreatitis suchen.

Das Milzarterienaneurysma kann mit Nebennierenläsionen verwechselt werden. Bei Unklarheiten empfiehlt sich die Durchführung einer MR-Angiographie.

6.6 Diffuse Milzerkrankungen

6.6.1 Diffuse Vergrößerung (Splenomegalie)

Überblick

Die diffuse Erweiterung der Milz kann viele Ursachen haben und reicht von portaler Hypertension über Malaria bis hin zu metabolischen Erkrankungen wie dem Morbus Gaucher. Die portale Hypertension ist eine der häufigsten Ursachen der Splenomegalie. Der Morbus Gaucher ist eine autosomal-rezessive lysosomale Speicherkrankheit mit Enzymmangel der Glukozerebrosidase, der zu einer Akkumulation von Glukozerebrosiden in den Zellen des retikuloendothelialen Systems und zur Freisetzung von Zytokinen aus diesen Gaucher-Zellen führt. Ein wichtiges Symptom dieser Erkrankung ist die Hepatosplenomegalie.

MRT

▪ Portale Hypertension

Unmittelbar nach der Applikation von intravenösem Kontrastmittel zeigt die Milz ein homogenes Enhancement. Dilatierte kollaterale Venen lassen sich ebenfalls gut nach der Gabe von Kontrastmittel am Hilum der Milz visualisieren. Die MR-Bildgebung erlaubt bei Patienten mit einer Splenomegalie und portaler Hypertension aufgrund einer Leberzirrhose gleichzeitig auch die Beurteilung der Leber. Fokale Ansammlungen von Hämosiderin sind bei 9–12 % der Patienten mit portaler Hypertension anzutreffen, welche als Gamna-Gandy-Körperchen bezeichnet werden, sich als multiple kleine Läsionen mit verminderter Signalintensität in allen Pulssequenzen zeigen und vereinbar mit Eisenablagerungen sind (Abb. 6.5).

▪ Morbus Gaucher

Durch die Akkumulation der Glukozerebroside bei Morbus Gaucher zeigen sich die Läsionen auf den T1-gewichteten Sequenzen in der Signalintensität vermindert zum normalen Milzgewebe. Auf den T2-gewichteten Bildern liegt meist eine Isointensität vor. Fokussierte Ansammlungen von Gaucher-Zellen imponieren hypointens auf T2-gewichteten und isointens auf T1-gewichteten Bildern. Der Morbus Gaucher ist mit Milzinfark-ten und fibrotischen Veränderungen assoziiert, welche sich ebenfalls mit der MRT erkennen lassen.

6.6.2 Entzündliche Erkrankungen

Überblick

Die Candidiasis ist die häufigste Infektion, welche die Milz und auch die Leber befällt. Betroffen sind in aller Regel immunkompromittierte Patienten. Die Sarkoidose ist eine granulomatöse systemische Erkrankung, die vereinzelt auch die Milz beteiligt. Die Histoplasmose ist eine seltene Erkrankung der Milz, die meist immungeschwächte Patienten betrifft.

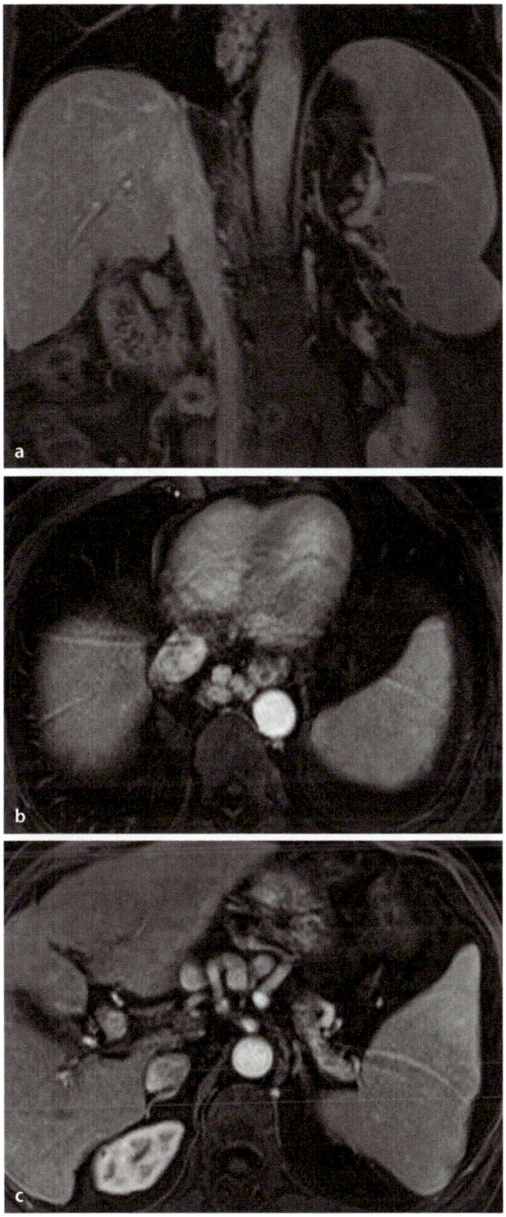

Abb. 6.5 Koronale (**a**) und axiale (**b, c**) MRT des Abdomens in T1-Wichtung nach der Applikation von KM. Darstellung einer Splenomegalie bei einem Patienten mit portaler Hypertension infolge einer Leberzirrhose. Charakteristisch für die Erkrankung sind varikös erweiterte Venen des gastroösophagealen Übergangs, der Milzvene sowie Gamna-Gandy-Körperchen

MRT

▪ Candidiasis

Im Rahmen der Candidiasis hat die MR-Bildgebung gezeigt, dass sie der CT in der Detektion von Mikroabszessen überlegen ist. Diese Läsionen imponieren wesensgemäß als multiple, über das Milzparenchym verteilte hypointense Läsionen in den T1- und T2-gewichteten Sequenzen < 1 cm mit randständigem Enhancement nach der Applikation von gadoliniumhaltigem Kontrastmittel.

▪ Sarkoidose

Die Sarkoidose der Milz präsentiert sich typischerweise als Läsionen verminderter Signalintensität in den T2-gewichteten Sequenzen. In den dynamischen Kontrastmittelsequenzen zeigen sie charakteristisch ein früharterielles Enhancement.

▪ Histoplasmose

Obwohl die Histoplasmose auch bei immunkompetenten Patienten anzutreffen ist, tritt sie weitaus häufiger bei immungeschwächten Patienten auf. Die MR-Bildgebung ist in der Lage, akute sowie subakute Phasen der Erkrankung als hypointense Läsionen in den T1- und T2-gewichteten Sequenzen darzustellen. Ältere Läsionen können verkalken, was mit T1-gewichteten Gradientenechosequenzen sehr gut detektiert werden kann.

6.6.3 Hämatologische Erkrankungen

Überblick

Die Sichelzellerkrankung befällt häufig die Milz, welche das am meisten betroffene Organ im Rahmen dieser Erkrankung ist. Die extramedulläre Hämatopoese ist eine kompensatorische Reaktion auf insuffiziente Knochenmarkzellen, die typischerweise die Leber und die Milz befällt.

MRT

▪ Sichelzellerkrankung

Die MR-Bildgebung der Milz im Rahmen der Sichelzellerkrankung zeigt viele Signalauslöschungen bedingt durch Eisenablagerungen infolge von Bluttransfusionen sowohl in den T1- als auch den T2-gewichteten Sequenzen. Bei Patienten mit der homozygoten Variante kommt es häufig zur Autosplenektomie.

■ **Extramedulläre Hämatopoese**

Die extramedulläre Hämatopoese ist ein Vorgang der vorwiegend auf makroskopischer Ebene zu beobachten ist, jedoch kann es auch zur Entwicklung von Raumforderungen kommen, welche die Milz involvieren. Die Signalgebung ist hier abhängig von den Stadien der Hämatopoese. Aktive Läsionen sind hierbei meist isointens auf den T1-gewichteten Sequenzen und hyperintens auf den T2-gewichteten Sequenzen sowie geringem Kontrastmittelenhancement. Ältere Läsionen zeigen meist eine verminderte Signalintensität auf den T1- und T2-gewichteten Sequenzen und lassen charakteristisch eine Kontrastmittelaufnahme vermissen.

6.7 Fokale Milzerkrankungen

6.7.1 Entzündliche Erkrankungen – Abszess

Überblick

Der Milzabszess lässt sich in Autopsiestudien mit 0,1–0,7 % beziffern. Die Prävalenz ist ansteigend und im Zusammenhang mit der Zunahme immunsupprimierter Patienten zu sehen.

MRT

Milzabszesse können solitär oder multilokulär auftreten. Typischerweise zeigen sie in den T1-gewichteten Sequenzen ein hypointenses und in den T2-gewichteten Sequenzen ein hyperintenses Signal. Nach der Gabe von gadoliniumhaltigem Kontrastmittel kann es zu einem randständigen Enhancement der Abszesskapsel kommen.

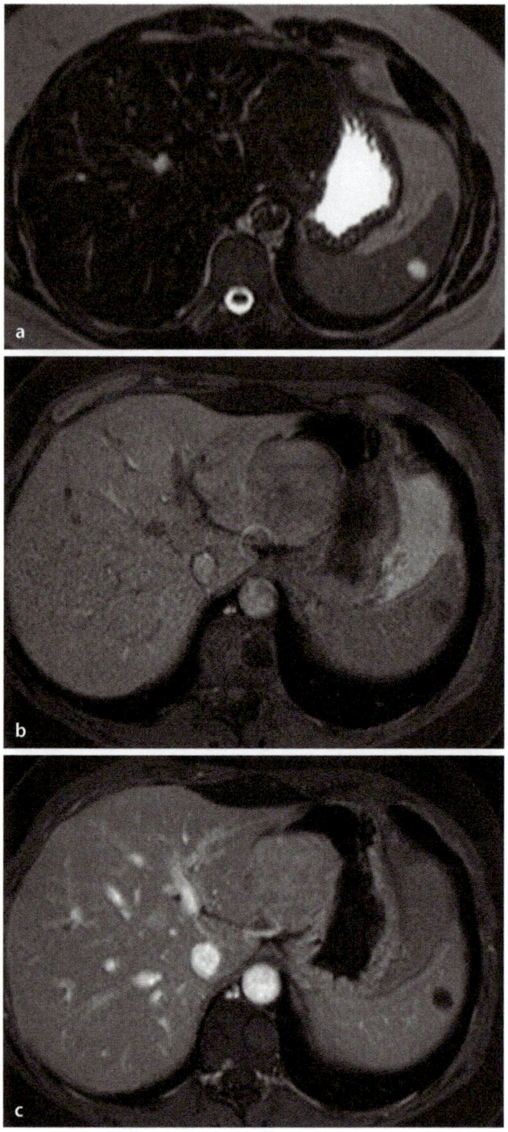

Abb. 6.6 Axiale MRT des Abdomens in T2- (**a**) und T1-Wichtung nach der Applikation von KM (**b, c**). Es zeigt sich eine Milzzyste, welche charakteristisch hyperintens in den T2-gewichteten Sequenzen bzw. hypointens in den T1-gewichteten Sequenzen zur Darstellung kommt und keine Kontrastmittelaufnahme zeigt

6.7.2 Benigne Neoplasien und Zysten

Überblick

Es lassen sich primäre bzw. echte Milzzysten, welche eine epitheliale Begrenzung zeigen, von den sog. Pseudozysten unterscheiden. Zu den primären Zysten zählen die angeborenen Epidermoidzysten und parasitäre Zysten wie Echinokokkuszysten. Pseudozysten haben vielfach eine traumatische Genese oder sind Ursache eines Milzinfarkts. Das Hämangiom ist der häufigste primäre Tumor der Milz und besteht histopathologisch aus blutgefüllten vaskulären Kanälen, die mit Endothel ausgekleidet sind. Hamartome sind benigne, asymptomatische, meist singuläre Läsionen, die aus weißer und roter Milzpulpa bestehen. Sie sind gewöhnlich mit tuberöser Sklerose assoziiert.

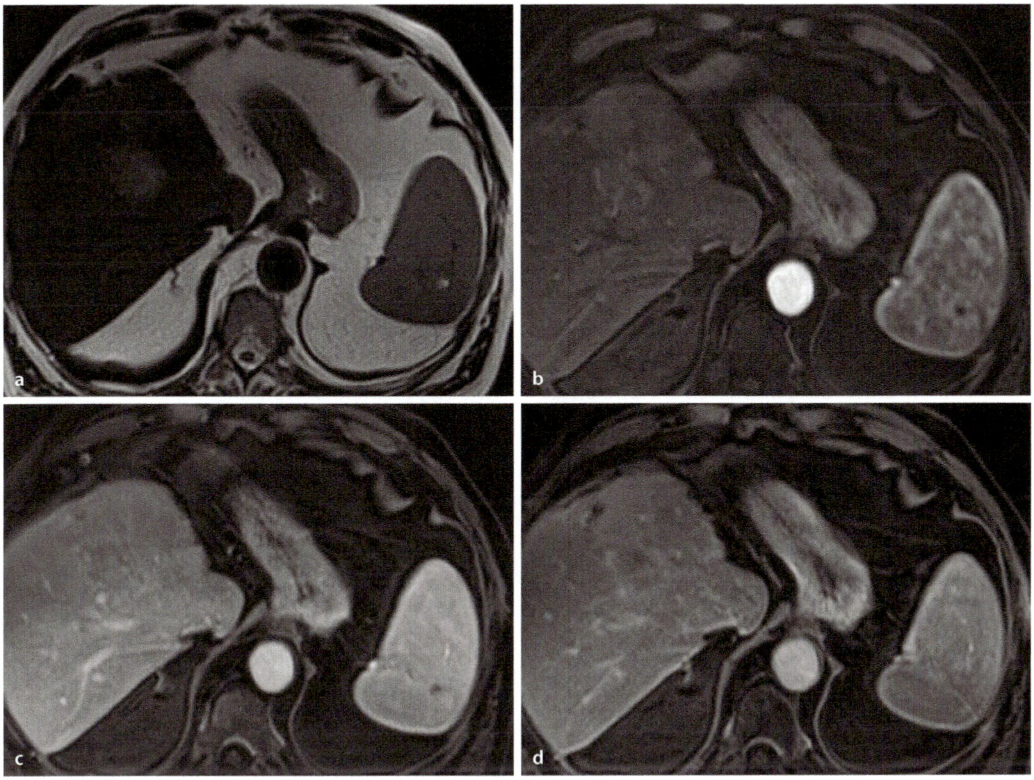

Abb. 6.7 Axiale MRT des Abdomens in T2- (**a**) und T1-Wichtung nach der Applikation von KM (**b, c, d**). Es zeigt sich ein Milzhämangiom, welches sich typischerweise hyperintens in den T2-gewichteten Sequenzen darstellt und eine charakteristische KM-Aufnahme (Irisblendenphänomen) zeigt

MRT

Milzzyste

Die Signalcharakteristika von Milzzysten unterscheiden sich nicht von Zysten anderer Körperregionen, d. h., sie sind hypointens in den T1-gewichteten Sequenzen und hyperintens in den T2-gewichteten Sequenzen. Nach der Gabe von gadoliniumhaltigem Kotrastmittel zeigt sich kein Enhancement, was bezeichnend für Zysten ist (Abb. 6.6).

Hämangiom

Die meisten Hämangiome präsentieren sich hypointens auf den T1-gewichteten Sequenzen und hyperintens auf den T2-gewichteten Sequenzen. Nach Kontrastmittelgabe zeigt sich ein für Hämangiome typisches Bild (► Abschn. 3.2.1, kavernöses Leberhämangiom) mit einem frühen randständigen nodulären Enhancement in den dynamischen Kontrastmittelphasen, welches nach zentripetal voranschreitet und in den späten Phasen eine Angleichung gegenüber dem restlichen Milzgewebe zeigt. Die diffuse Hämangiomatose der Milz ist eine seltene Erkrankung und manifestiert sich meist zusammen mit anderen systemischen Angiomatosen (z. B. Klippel-Trénaunay-Weber). Sie ist selten allein auf die Milz konzentriert (Abb. 6.7).

Hamartom

Hamartome sind typischerweise heterogen in der MR-Bildgebung mit hyperintenser Signalgebung in den T2-gewichteten Sequenzen. Sie zeigen in den dynamischen Kontrastmittelsequenzen ein frühes Enhancement, welches auch in den späten Phasen gegenüber dem übrigen Parenchym anhält.

6.7.3 Maligne Neoplasien

Überblick

Das primäre Angiosarkom ist ein extrem seltener Tumor mit sehr schlechter Prognose. Es sind sehr aggressive Tumoren, die eine Tendenz zur Metastasierung haben und sich vielfach mit einer Milzruptur präsentieren. Das Lymphom ist der häufigste maligne Tumor der Milz. Die Detektion einer Milzbeteiligung im Rahmen einer Lymphomerkrankung ist von Bedeutung zur Therapieplanung. Metastasen der Milz sind relativ ungewöhnlich und meist im Rahmen eines disseminierten Krankheitsgeschehens anzutreffen.

MRT

- **Sarkom**

Sarkome sind häufig hypointens in den T1-gewichteten und heterogen hyperintens auf den T2-gewichteten Bildern. Nach der Gabe von gadoliniumhaltigem Kontrastmittel zeigen die Läsionen oft eine heterogene Kontrastmittelaufnahme mit multiplen hyperintensen nodulären Foci und hypointensen Regionen.

- **Lymphom**

Lymphome sind typischerweise in den T1- und T2-gewichteten Sequenzen isointens zum Milzparenchym. Nach der Gabe von gadoliniumhaltigem Kontratsmittel lassen sich die Läsionen häufig besser gegenüber dem normalen Milzgewebe abgrenzen. Bei einem diffusen Befall der Milz kommt es zu einer generellen Vergrößerung des Organs mit irregulärem Enhancement, was u. U. auch das einzige Zeichen eines Lymphombefalls sein kann. Ein multifokaler Befall präsentiert sich als fleckförmiges Enhancement mit hypointensen Läsionen zum umgebenden restlichen Milzgewebe.

- **Metastase**

Metastasen sind in der MR-Bildgebung gewöhnlich hyperintens in den T2-gewichteten Sequenzen und iso- bis hypointens in den T1-gewichteten Sequenzen. Die Charakteristika der Kontrastmittelaufnahme sind vom primären malignen Geschehen abhängig.

6.8 Zusammenfassung

Die MRT erlaubt eine exzellente Darstellung der Milz sowie der angrenzenden Nachbarstrukturen und ist ein sehr hilfreiches Instrument zur Detektion und Diagnose vaskulärer, fokaler und diffuser Milzerkrankungen.

Aufgrund des hohen Bestandteils von Eisenverbindungen imponiert die Milz immer etwas hypointenser auf allen Sequenzen im Vergleich zur Leber. Eine serpentinenartige Darstellung des Parenchyms in den frühen Phasen nach dynamischer KM-Applikation ist typisch.

Der Milzinfarkt ist die häufigste vaskuläre Erkrankung der Milz und an seiner keilförmigen Konfiguration zu erkennen. Die Milzvenenthrombose ist meist bei Patienten mit einer chronischen Pankreatitis anzutreffen.

Der Splenomegalie liegt oft eine portale Hypertension zugrunde. In vereinzelten Fällen kann eine Splenomegalie einziges Zeichen einer diffusen Infiltration des Organs im Rahmen einer Lymphomerkrankung sein.

Benigne und maligne Neoplasien der Milz sind seltene Erkrankungen. Das Lymphom ist die häufigste maligne Erkrankung der Milz. Die häufigste benigne Neoplasie ist das Milzhämangiom.

Milzläsionen bei immunsupprimierten Patienten sollten differenzialdiagnostisch an einen Milzabszess denken lassen.

Weiterführende Literatur

Elsayes KM, Narra VR, Mukundan G, Lewis JS Jr, Menias CO, Heiken JP (2005) MR imaging of the spleen: spectrum of abnormalities. Radiographics 25(4): 967–982

Robertson F, Leander P, Ekberg O (2001) Radiology of the spleen. Eur Radiol 11(1): 80–95

Völk M, Strotzer M (2006) Diagnostic imaging of splenic disease. Radiologe 46(3): 229–243

Darm

Karin Herrmann

7.1 Einleitung

Für Jahrzehnte war die Diagnostik von Darmerkrankungen eine Domäne der konventionellen Radiographie. Röntgen- und Durchleuchtungsuntersuchungen mit bariumsulfathaltigen Kontrastmitteln lieferten eine morphologische Darstellung des Darmlumens und funktionelle Informationen zur Peristaltik des Darmes. Heute sind diese Untersuchungen weitgehend obsolet. Endoskopische Verfahren wie die Ösophago-Gastro-Duodenoskopie und die Koloskopie haben sie ersetzt. Allerdings stellt die Untersuchung des Dünndarms weiterhin eine besondere Herausforderung dar. Obwohl auch hierfür inzwischen endoskopische Techniken wie die Kapselendoskopie, die Doppel-Ballon-Endoskopie und Pushenteroskopie verfügbar sind, sind diese invasiv, oft teuer, langwierig sowie belastend für den Patienten. Auch werden sie nicht überall mit ausreichender Expertise angeboten. Hier haben Schnittbildverfahren wie die CT-Enterographie und MR-Enterographie einen hohen Stellenwert erreicht.

Die konventionelle Koloskopie ist nach wie vor der Goldstandard für die Diagnose von Dickdarmerkrankungen und gilt trotz ihrer Invasivität als ein relativ sicheres Verfahren. Die Möglichkeit zur Biopsie und ggf. gleichzeitigen Therapie sind ein entscheidender Vorteil gegenüber der reinen Bildgebung. Gelegentlich limitieren jedoch anatomische Varianten, stenosierende Pathologien, eine erhöhte Perforationsgefahr oder mangelnde Akzeptanz durch den Patienten die Untersuchung, sodass in diesen Fällen ein nichtinvasives Verfahren wie die CT- und MR-Kolonoskopie als Alternative sehr erwünscht sind.

Jüngste technische Fortschritte in der Schnittbilddiagnostik, z. B. die Multidetektortechnologie in der Computertomographie (CT) und die Verfügbarkeit ultraschneller Sequenzen in der Magnetresonanztomographie (MRT), brachten kürzere Aufnahmezeiten und eine bessere Bildqualität mit sich. Dadurch wurde trotz natürlicher Bewegungen durch Atmung und Darmmotilität die Bildgebung abdomineller Organe und des Darmes mit hoher Qualität möglich. Schnittbildverfahren bieten weiterhin zahlreiche Vorteile für die Diagnostik des Darmes. Sie bilden zugleich das Darmlumen, die Darmwand und die extramuralen Strukturen wie Lymphknoten, Gefäße, Mesenterium, Peritonealhöhle und die übrigen abdominellen Organe ab und können somit intestinale Pathologie und extraintestinale Komplikationen gleichzeitig erfassen. Multiplanare und 3-dimensionale Darstellungen erleichtern zusätzlich die anatomische Orientierung sowie Diagnostik und unterstützen die Planung von Therapien.

Darüber hinaus bietet die MRT einen hohen Weichteilkontrast, eine gewebespezifische Darstellung, und sie ist frei von ionisierender Strahlung. In den vergangenen 10 Jahren haben die MR-Enterographie bzw. das MR-Enteroklysma (MRE), die MR-Kolonographie (MRC) und die MRT des Rektums zunehmend Akzeptanz erfahren. Zusammen mit der CTE und der CTC sind sie an die Stelle der früheren konventionellen Diagnostik gerückt und haben sich für eine Reihe von Indikationen als alleinige oder komplementäre Diagnoseverfahren für Erkrankungen des Dünn- und Dickdarms etabliert.

7.2 Technik der MRT des Dünn- und Dickdarms

7.2.1 Vorbereitung des Patienten

Sowohl für die MRE des Dünndarms als auch die MRC des Dickdarms ist eine vollständige Darmreinigung notwendig, wie sie für die reguläre konventionelle Koloskopie durchgeführt wird. Die abführenden Substanzen wirken osmotisch und führen zu einer Darmentleerung. Wird diese nicht zuvor durchgeführt, kann in der MRT das im Darmlumen vorhandene Material (Speisereste etc.) mit Polypen oder Neoplasien verwechselt werden. Für die MRE ist eine »mildere« Vorbereitung mit etwa halbem Volumen der üblichen Menge akzeptabel (je nach Präparat 1–2 l statt 3–4 l). Für die MRC oder eine kombinierte Untersuchung sollte die vollständige Menge (meist 3–4 l) eingenommen werden. Dem Patienten wird empfohlen, in den letzten 3 Tagen vor der Untersuchung auf kernhaltiges Obst und Gemüse (z. B. Tomaten, Weintrauben, Erdbeeren, Kiwi) sowie ballaststoffreiche, faserhaltige Kost (z. B. Müsli, Spargel, Reis, Mais, Vollkornprodukte) zu verzichten. Am Vortag der Untersuchung sollte er nur leichte Kost und reichlich klare Flüssigkeiten wie Tee, Kaffee ohne Milch, klare Fruchtsäfte, klare

Brühe oder Mineralwasser zu sich nehmen. Milch und kohlensäurehaltige Getränke sind zu vermeiden. Mit der eigentlichen Darmreinigung sollte ca. 18–12 h vor der Untersuchung begonnen werden. Am Untersuchungstag bleibt der Patient nüchtern; reichlich Wasser ist erlaubt.

Eine Alternative zur konventionellen Darmreinigung für die MRC ist das sog. fecal tagging. Hierbei mischt der Patient 1–2 Tage vor der Untersuchung seinen regulären Hauptmahlzeiten entweder 200 ml einer wässrigen Lösung von 1 mg/ml Bariumsulfat bei oder nimmt neben einer ballaststoffarmen Diät Lactulose und Gadolinium zu sich. Dies bewirkt, dass der Stuhl in T1-gewichteten Sequenzen nicht wie üblich hyperintens, sondern hypointens erscheint, und damit optisch von kontrastmittelaufnehmenden Polypen und Tumoren unterschieden werden kann (Lauenstein et al. 2002). Diese Methode ist allerdings ungenauer und weniger verlässlich (Goehde et al. 2005).

7.2.2 Spulen, Sequenzen, Kontrastmittel

Für die MRT des Dünn- und Dickdarms werden Oberflächenspulen verwendet. Sie sollten die gesamte Region von der Mitte des Thorax bis zur Symphyse abdecken. Steht parallele Bildgebung zur Verfügung, wird meist ein Beschleunigungsfaktor von $R \geq 2$ eingesetzt.

MRE und MRC basieren auf schnellen Sequenzen mit Atemanhaltetechnik (Breath-hold-Sequenzen) oder mit navigatorgestützter Atemtriggerung (»navigator gating«). Single-shot-Sequenzen (z. B. SSFSE) und Sequenzen mit Steady State Free Precession (SSFP) sind für die Darmbildgebung besonders gut geeignet, da sie eine kurze Akquisitionszeit haben, die die Aufnahme eines abdominellen Bilddatensatzes in einer oder wenigen Atemanhaltephasen erlaubt. Hierfür muss der Scanner mit schnellen Gradienten ausgestattet sein. Spinecho (SE)-Sequenzen und Fast-/Turbo-Spinecho (FSE/TSE)-Sequenzen erfordern meist mehrere Atemanhaltephasen oder die Datenakquise in freier Atmung mit Atemtriggerung; sie dauern i. d. R. länger. Besonders wichtig sind die T1-gewichteten Gradientenechosequenzen (GRE) 2- oder 3-dimensional (2-D, 3-D), üblicherweise mit Fettsättigung. Letztere werden ca. 60–80 s nach Gabe gadoliniumhaltiger Kontrastmittel durchgeführt. Ein typisches Protokoll für die Durchführung einer MRE ist in ◘ Tab. 7.1 wiedergegeben.

▪ Kontrastmittel

Eine gute diagnostische Qualität eines MRT des Dünndarms oder Dickdarms erfordert die Gabe eines intraluminalen Kontrastmittels, um den Kontrast zwischen Darmlumen und Darmwand zu verbessern sowie das Darmlumen zu dilatieren. Nur so kann eine zuverlässige Beurteilung der Darmwand erreicht werden. Bei kollabiertem Darm ist die Beurteilung fehlerhaft (Umschaden et al. 2000). Intraluminale Kontrastmittel werden in der MRT nach ihrem Signalverhalten unterschieden in positive, negative und biphasische Kontrastmittel. Positive Kontrastmittel sind signalreich in T1- und T2-gewichteten Sequenzen, negative Kontrastmittel sind signalarm in beiden Sequenzen und biphasische Kontrastmittel zeigen eine hohe Signalintensität in T2-gewichteten Sequenzen sowie niedrige Signalintensität in T1-gewichteten Sequenzen.

Die meisten dieser Kontrastmittel haben osmotische Eigenschaften, die helfen, den Darm zu distendieren. Wasser allein ist als Darmkontrastmittel ungeeignet, da es zu rasch resorbiert wird.

Dünndarm-MRE Für die MRE haben sich die biphasischen Kontrastmittel durchgesetzt. Typische Substanzen sind Mannitol (2,5–5 % wässrige Lösung), Sorbitol, Polyethylenglykol (PEG), Methylzellulose (0,5 % wässrige Lösung), Isphagula (Metamucil®, Procter and Gamble) und locust bean gum (Patak et al. 2007). Zusätzlich wird intravenös Gadolinium-DTPA (0,1 mmol/kg/KG) gegeben.

Negative Kontrastmittel enthalten meist Eisenoxid-Partikel (SPIO, Superparamagnetic Iron Oxide Particles; z. B. Lumirem®, Laboratories Guerbet, Aulnay sous Bois, Paris) oder Barium. Positive Kontrastmittel, meist gadoliniumhaltige Lösungen, setzten sich für die Dünndarmdarstellung nicht durch, werden aber für die MRC verwendet.

Dickdarm-MRC Bei der MR-Kolonographie unterscheidet man zwischen Bright-lumen- und Dark-lumen-MRC. Für die Bright-lumen-MRC verwendet man eine rektale Füllung mit positivem Kont-

Tab. 7.1 Untersuchungsprotokoll für MR-Enterographie/MR-Enteroklysma

Sequenztyp	Schicht-orientierung	Schichtdicke (mm)/ Zwischenraum (%)	Matrix	TR/TE/Flip-winkel (ms, °)	Fettsät-tigung	i.v.-Kont-rastmittel
T2w SSFSE bzw. RARE	Koronal	10–12/50 bzw. > 150 mm	320	1000/88/180	Optional	Nein
T2w SSFSE	Koronal	5–8 (6)[a]/10	> 256	1210/55/180	Optional	Nein
T2w SSFSE	Transversal	5–8 (6)[a]/10	> 320	1000/81/180	Optional	Nein
T2w FSE/TSE	Transversal	5–8 (6)[a]/10	> 256	2500/108/180	Ja	Nein
SSFP	Koronal	5–8 (6)[a]/10	> 256	4,3/2,15/52	Nein	Nein
SSFP	Transversal	5–8 (6)[a]/10	> 256	4,3/2,15/52	Nein	Nein
T1w 3-D GRE	Koronal	1–3	> 256	3,12/1,23/12	Ja	Nein
T1w 3-D oder 2-D GRE	Koronal	1–3	> 256	3,12/1,23/12	Ja	Ja
T1w 2-D GRE	Transversal	5–8 (6)[a]/10	> 256	169/4,14/70	Ja	Ja

[a] meist verwendete und empfohlene Schichtdicke
SSFSE Single Shot Fast Spin Echo Sequence, *SSFP* Steady State Free Precession, *GRE* Gradient Recalled Echo Sequences

rastmittel (gadoliniumhaltige wässrige Lösung 1:100) zusammen mit T1w-fettgesättigten 3-D-spoiled Gradientenechosequenzen (GRE, TR 3,7 ms, TE 1,1ms, Flipwinkel FA 40–50°) (Geenen et al. 2004), eine T2w- oder SSFP-Sequenz mit biphasischem Kontrastmittel (meist Wasser).

Für die Dark-lumen-Technik dienen Wasser, Luft, CO_2 oder Fett als intraluminales Kontrastmittel, welches rektal appliziert wird. Es folgen Aufnahmen mit T1w-3-D-spoiled GRE-Sequenzen (TR 3,7 ms, TE 1,1 ms, FA 20–30°) vor und nach intravenöser Gabe von Gadolinium-Chelaten in Rückenlage und Bauchlage. Diese T1w-3-D-spoiled GRE-Sequenzen sind die Basis der MRC.

Kontrastmittelapplikation

Dünndarm-MRE Je nach Applikationsform des intraluminalen Kontrastmittels unterscheidet man zwischen der MR-Enterographie und dem MR-Enteroklysma. Bei der MR-Enterographie wird das Kontrastmittel oral eingenommen. Der Patient trinkt über einen Zeitraum von ca. 45–60 min unmittelbar vor der Untersuchung ca. 1–2 l der Kontrastmittellösung. Diese Methode ist relativ patientenfreundlich und logistisch wenig aufwändig. Nachteil ist, dass der Füllungszustand der Darmschlingen zum Zeitpunkt der Messung nicht steuerbar ist und bis zu 25 % der Darmabschnitte kollabiert und damit schlechter beurteilbar sind. Außerdem ist die Kontrastmittelmenge abhängig von der Mitarbeit des Patienten.

Für das MR-Enteroklysma wird unter Röntgendurchleuchtung eine nasojejunale Sonde mit Spitze jenseits des Treitz'schen Bandes platziert und anschließend die Darmfüllung in der MRT vorgenommen. Mithilfe einer elektronischen Pumpe wird bei konstanter Geschwindigkeit von ca. 80–120 ml/min Kontrastmittel über die Sonde infundiert und der Füllungszustand des Darmes mit schnellen Übersichtssequenzen kontrolliert (MR-Fluoroskopie, MRF). Auf diese Weise können das eingebrachte Volumen und die Geschwindigkeit bestimmt, die

Kontrastmittelmenge angepasst und eine gleichmäßige Distension aller Darmabschnitte erreicht werden. Für die MRF eignen sich SSFSE-Sequenzen mit hoher Schichtdicke (10–12 mm) und hohem Schichtzwischenraum (50 %) oder flüssigkeitssensitive RARE-Sequenzen (Rapid Acquisition with Relaxation Enhancement). Die MRF liefert zusätzlich zu den morphologischen Sequenzen eine funktionelle Information über die Bewegungen der Darmabschnitte (Umschaden et al. 2000). Nachteile des MR-Enteroklysma sind der logistische Mehraufwand, die Invasivität durch die Sondenanlage und die resultierenden Unannehmlichkeiten für den Patienten.

Mit beiden Verfahren wird intravenös Buthylscopolamin (Buscopan®, Boehringer Ingelheim; ca. 20–60 mg) oder Glukagon (1 mg/kg/KG) verabreicht, um eine Spasmolyse zu erreichen. Im Fall des MR-Enteroklysma erfolgt dies kurz vor Akquisition der T1w-Sequenzen, da die SSFSE und SSFP durch ihre kurze Akquisitionszeit ohnehin nicht von Darmmotilität beeinträchtigt werden. Wird das Spasmolytikum zu Anfang der Infusion verabreicht, kann es durch die Darmatonie vermehrt zu Erbrechen kommen.

Dickdarm-MRC

Bei der MR-Kolonographie wird das Spasmolytikum (ebenfalls Buthylscopolamin oder Glukagon, ▶ Dünndarm-MRE) zu Beginn der Untersuchung intravenös verabreicht. Anschließend wird nach digitaler rektaler Untersuchung in Linksseitenlage eine rektale Sondenspitze eingeführt und das Kontrastmittel infundiert. Die Sonde sollte mit einem Ballon versehen sein, der geblockt wird, sodass während der Untersuchung ggf. weiteres Volumen zugeführt werden kann. Die Untersuchung erfolgt in Rücken- und in Bauchlage, um ggf. bewegliche Stuhlelemente an ihrem Positionswechsel zu erkennen und von Tumoren abzugrenzen.

7.3 Indikation

7.3.1 MRE des Dünndarms

Als etablierte Indikationen für eine MRE des Dünndarms gelten chronisch-entzündliche Darmerkrankungen (CED, v. a. MC) und Verdacht auf Dünndarm-Neoplasien (v. a. Karzinoide). Als problemlösendes ergänzendes diagnostisches Verfahren kann die MRE hilfreich sein bei

- Adhäsionen,
- unklarem Abdomen in der Schwangerschaft (z. B. bei unklarem Labor- oder Sonographiebefund),
- Unverträglichkeit auf jodhaltige Kontrastmittel als Alternative zur CT sowie
- chronischem Blutverlust ohne ersichtliche Blutungsquelle in der Endoskopie (Tumorausschluss).

Keinen Stellenwert hat die MRE bei der akuten intestinalen Blutung.

7.3.2 MRC des Dickdarms

Als weitgehend akzeptierte Indikation für eine MRC gilt die Abklärung bei technisch oder medizinisch bedingt inkompletter konventioneller Koloskopie. Noch nicht abschließend geklärt ist der Stellenwert der MRC

- als Screeningverfahren für das kolorektale Karzinom und dessen Vorläufer, Polypen,
- als alleiniges Verfahren zur Abklärung einer Kolitis, einschließlich Colitis ulcerosa und MC sowie
- als Ersatz für die konventionelle Koloskopie.

7.3.3 MRT des Beckens/Rektums

Indikationen für die MRT des Rektums sind das Staging des Rektumkarzinoms und selten spezielle Fragestellungen in Ergänzung zu anderen Verfahren.

7.4 Erkrankungen des Dünndarms

7.4.1 Chronisch-entzündliche Darmerkrankung (CED)

Der Morbus Crohn (MC) ist eine chronisch rezidivierende, segmentale, transmurale Entzündung der Darmschleimhaut und -wand, welche den gesamten

Gastrointestinaltrakt befallen kann. Sie manifestiert sich am häufigsten am terminalen Ileum (Ileitis terminalis) und im Kolon. Charakteristisch für den MC sind Ulzera und Fissuren der Schleimhaut, ein diskontinuierlicher, transmuraler Befall (»skip lesions«) und Abszess sowie Fistelbildung als Komplikation. Klinisch bestehen krampfartige abdominelle Schmerzen, Diarrhö, Fieber und Gewichtsverlust. Morphologisch unterscheidet man 3 Subtypen: entzündlich-stenosierend, fistelnd-penetrierend und fibrosierend. Da die Erkrankung meist in mehreren Schüben verläuft, können unterschiedliche Stadien gleichzeitig vorhanden sein. Die exakte Unterscheidung dieser Stadien hat entscheidenden Einfluss auf die Therapie. Abschnitte mit überwiegend entzündlicher Komponente werden medikamentös antiinflammatorisch behandelt, narbige Fibrostenosen bedürfen meist einer chirurgischen Behandlung.

- **MRT**

Wichtigste Aufgabe der MRE und MRC bei MC ist es, die Erkrankung zu diagnostizieren bzw. zu lokalisieren, Ausdehnung sowie Schweregrad der Entzündung anzugeben und mögliche Komplikationen wie Fisteln und Abszesse zu erkennen. Des Weiteren ist es von erheblicher Bedeutung, akut-entzündliche von chronisch-entzündlichen Veränderungen und Fibrostenosen zu unterscheiden, da hiervon die Therapie abhängt. Bestimmte bildgebende Kriterien in der MRE helfen, die verschiedenen Stadien voneinander abzugrenzen.

Entzündliches Akutstatium

MR-morphologisch charakteristische Zeichen für ein florides, akutes Stadium

- Verdickung der Darmwand (≥ 4 mm)
- Hohe Signalintensität in der Darmwand in T2w-Sequenz (submuköses Ödem)
- Nachweis von Fissuren und Ulzera
- Vermehrte Kontrastmittelaufnahme der Darmwand, v. a. mit Dreischichtung
- Kontrastmittelaufnahme (entzündliche Mitreaktion) des angrenzenden mesenterialen Fetts
- Abszessbildung

Die Wandverdickung im akuten Stadium führt meist zu einer Stenose des Darmlumens mit Erweiterung des vorgeschalteten Darmabschnitts (prästenotische Dilatation). Dies kann besonders gut im MR-Enteroklysma beobachtet werden. Als stärkste prädiktive Faktoren für eine aktive Entzündung bei MC gelten die Wandverdickung (> 4 mm) und das submuköse Ödem (Rimola et al. 2009; Zappa et al. 2011, ◘ Abb. 7.1). Das submuköse Ödem ist am besten in der T2w-Sequenz mit Fettsättigung sichtbar und an einer signalreichen Schicht (Submukosa) zwischen 2 signalarmen Schichten (Mukosa und Muskularis) erkennbar (◘ Abb. 7.1). Des Weiteren gilt der Nachweis von Ulzera als starker Hinweis auf eine Entzündungsaktivität (Rimola et al. 2009). Auch die vermehrte Kontrastmittelaufnahme hat sich als prädiktiver Faktor durchgesetzt, obwohl sie zwischen verschiedenen Geräteherstellern und Sequenzen quantitativ schwer zu normieren ist und daher als subjektives Kriterium gilt. Eine Dreischichtung der Wand im kontrastverstärkten T1w-Bild hat einen hohen prädiktiven Wert für eine akute Entzündung, wenn gleichzeitig ein Ödem im T2w-Bild nachgewiesen werden kann. Ebenso ist die entzündliche Mitreaktion des angrenzenden Fetts mit Kontrastmittelaufnahme ein aussagekräftiges Zeichen florider Entzündung.

Ebenfalls Zeichen für entzündliche Aktivität sind multiple, vergrößerte, kontrastmittelaufnehmende Lymphknoten. Sie sind jedoch nicht spezifisch für eine akute Entzündung, sondern treten sowohl im akuten wie im chronischen Stadium auf. Hinsichtlich der Technik gelten die MR-Enterographie und MR-Enteroklysma beim Nachweis entzündlich-aktiver Veränderungen als gleichwertig.

Chronisch-entzündliches Stadium

Chronisch-entzündliche Darmabschnitte sind ebenfalls wandverdickt und zeigen vermehrte Kontrastmittelaufnahme, beides jedoch in geringerem Ausmaß als im Akutstadium (◘ Abb. 7.1). Wichtigstes Zeichen zur Abgrenzung gegenüber einer akuten Entzündung ist das fehlende submuköse Ödem in der T2w-Sequenz. Auch bei chronischer Entzündung kann im T1w-Bild nach Kontrastmittelgabe eine Dreischichtung der Wand beobachtet werden. In diesem Fall ist dies Ausdruck einer beginnenden Fibrosierung. Deshalb muss dieses Phä-

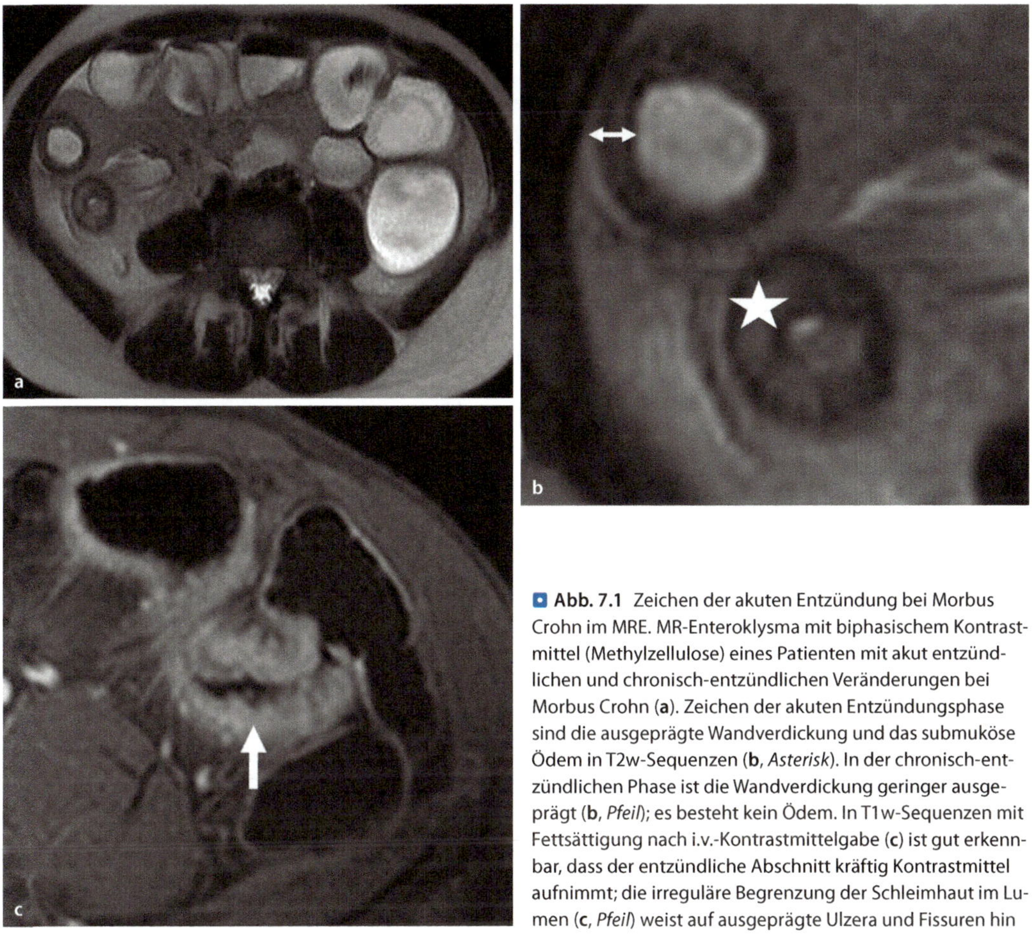

Abb. 7.1 Zeichen der akuten Entzündung bei Morbus Crohn im MRE. MR-Enteroklysma mit biphasischem Kontrastmittel (Methylzellulose) eines Patienten mit akut entzündlichen und chronisch-entzündlichen Veränderungen bei Morbus Crohn (**a**). Zeichen der akuten Entzündungsphase sind die ausgeprägte Wandverdickung und das submuköse Ödem in T2w-Sequenzen (**b**, *Asterisk*). In der chronisch-entzündlichen Phase ist die Wandverdickung geringer ausgeprägt (**b**, *Pfeil*); es besteht kein Ödem. In T1w-Sequenzen mit Fettsättigung nach i.v.-Kontrastmittelgabe (**c**) ist gut erkennbar, dass der entzündliche Abschnitt kräftig Kontrastmittel aufnimmt; die irreguläre Begrenzung der Schleimhaut im Lumen (**c**, *Pfeil*) weist auf ausgeprägte Ulzera und Fissuren hin

nomen stets in Zusammenschau mit der T2w-Sequenz interpretiert werden, um zwischen akuter und chronischer Form zu differenzieren. Gelegentlich resultiert die Entzündung der submukösen Wandschicht in einer Verfettung. Dies ist am Chemical-shift-Effekt in der SSFP-Sequenz und in Sequenzen mit Fettsuppression erkennbar. Verfettung ist Ausdruck einer abgelaufenen Entzündung im Stadium der Reparation.

Fibrostenotisches Stadium

Fibrostenosen sind mit der MRT schwer zu fassen, da sie sich ähnlich darstellen wie normale Darmwand. Als vernarbte Darmwandabschnitte führen sie meist zu kurzstreckigen, konzentrischen Stenosen mit erheblicher Passagebehinderung aufgrund der narbigen Rigidität der Wand. Dies führt zu einer ausgeprägten prästenotischen Dilatation, die oft schon zu Anfang der Untersuchung zu erkennen ist. Die kontrollierte Volumenbelastung im Enteroklysma hat den Vorteil, auch subokklusive Bewegungsstörungen durch diese narbigen Verengungen besser zu erfassen (Umschaden et al. 2000).

Charakteristische Zeichen einer Fibrostenose in der MRE

- Umschriebene, kurzstreckige Stenose des Darmlumens
- Keine Wandverdickung
- Keine vermehrte Kontrastmittelaufnahme
- Erhebliche prästenotische Dilatation

Tab. 7.2 Fisteltypen bei Morbus Crohn und adäquate Untersuchungsmethode

Innere Fisteln	Gastrokolisch	Zwischen Magen und Colon transversum	MRE
	Enteroenteral	Zwischen 2 Dünndarmabschnitten	MRE
	Enterosigmoidal	Zwischen Dünndarm und Sigma	MRE ± MRC
	Enterokolisch	Zwischen Dünndarm und Dickdarm	MRE ± MRC
	Enterovesikal	Zwischen Darm und Harnblase	MRE ± MRC
	Enterovaginal	Vom Darm zur Vagina	MRT des Beckens
Äußere Fisteln	Enterokutan	Vom Darm zur Haut	MRE ± MRC
	Perianal	Von anal/tiefer Rektumschleimhaut zur Haut	MRT des Beckens

Das verlässlichste Zeichen für das Vorliegen einer Fibrostenose ist eine erhebliche prästenotische Dilatation in Abwesenheit von entzündlichen Stenosen.

Penetrierend-fistelnde Form des MC

Fisteln sind ein charakteristisches Phänomen bei MC. Definitionsgemäß ist eine Fistel eine künstliche Verbindung zwischen 2 (Hohl)organen, welche Flüssigkeit der Luft enthält. Prinzipiell unterscheidet man innere und äußere Fisteln. Die inneren Fisteln werden weiter unterteilt und benannt nach den beteiligten Darmabschnitten und Organen (Tab. 7.2). Innere Fisteln entstehen durch Ausdehnung der transmuralen Entzündung in das mesenteriale Fettgewebe. Es sind entzündliche Gangbildungen, die stets von einem entzündlichen, meist stenosierten Darmabschnitt ausgehen und Anschluss an einen nichtentzündeten Darmabschnitt, die Haut oder ein anderes Hohlorgan finden. Vorläufer dessen sind die »sinus tracts«, die blind im Fettgewebe endenden Gangbildungen.

Die MRE ist sehr gut geeignet zur Diagnose der inneren Fisteln. Sie ist mit einer Sensitivität und Spezifität von 83,3 bzw. 93,1 % sehr genau und erfasst exakt die beteiligten Abschnitte. Die Evaluation perianaler Fisteln wird mit einer hochauflösenden MRT des Beckens vorgenommen; hierfür sind die MRC und MRE nicht adäquat.

- **MRT**

Das Erscheinungsbild innerer Fisteln in der MRT ist vielfältig. Sie stellen sich entweder als einzelne oder als mehrere tubuläre Strukturen im mesenterialen Fett dar, die 2 voneinander entfernte Darmabschnitte verbinden. Flüssigkeit oder Luftinhalt sind möglich, aber nicht zwingend. Manchmal ist nur eine »Adhäsion« zwischen 2 Darmabschnitten zu beobachten, was als Vorläufer einer Fistel angesehen werden kann. Am häufigsten ist das Bild einer sternförmigen Konfiguration (Herrmann et al. 2011). Hierbei laufen mehrere entzündliche Darmabschnitte in einem gemeinsamen zentralen Punkt zusammen, wo sie kommunizieren. Die Schlingen konvergieren wie zu einem Stern oder einer Blume (Abb. 7.2). Dieses Zeichen hat einen hohen prädiktiven Wert von 92 % für das Vorliegen einer inneren Fistel. Man spricht auch von einem Fistelkonglomerat.

Bei einer enterovesikalen Fistel ist die Harnblase beteiligt. Dies ist an einer entzündlich verdickten Harnblasenwand erkennbar. Außerdem wird die Harnblase zu dem entzündlichen Prozess hin verzogen (Abb. 7.2). Die Patienten werden durch rezidivierende Harnwegsinfekte auffällig. Differenzialdiagnostisch muss auch an eine Fistel zum Ureter gedacht werden; diese sind jedoch sehr selten.

Enterovaginale Fisteln sind schwierig zu erfassen und erfordern eine hochauflösende MRT des Beckens.

7.4.2 Andere entzündliche Darmerkrankungen:

Entzündliche Veränderungen des Dünndarms außerhalb des MC erfordern nur selten die spezi-

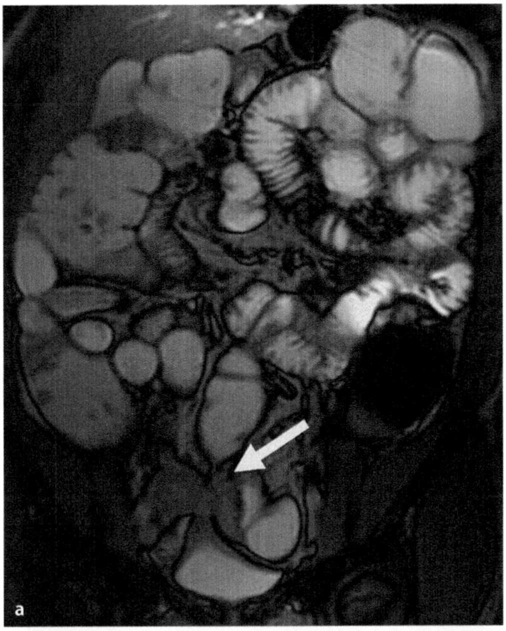

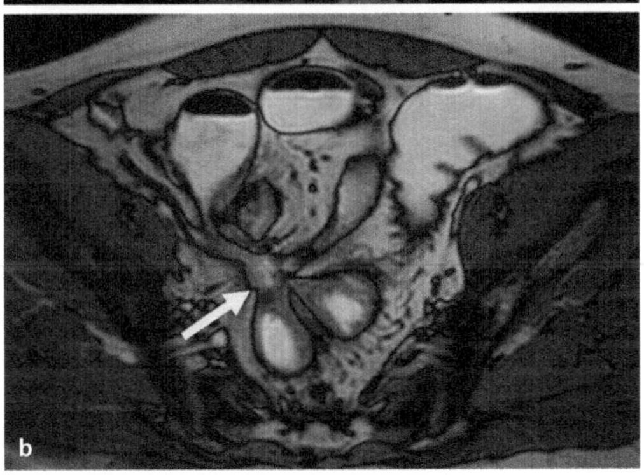

Abb. 7.2 Innere Fisteln bei Morbus Crohn: enterovesikale Fistel. MR-Enteroklysma mit rektaler Füllung. Darstellung einer enterovesikalen Fistel mit Beteiligung mehrerer Darmabschnitte, welche in einem zentralen Punkt kommunizieren (**a**, **b**, *Pfeile*). Die sternförmige Konfiguration ist ein typisches Zeichen einer enteroenteralen Fistel. Die Beteiligung der Harnblase (**a**) ist erkennbar an der Verdickung der Harnblasenwand und der Verziehung des Organs zum zentralen Fistelpunkt hin (**a**, *Pfeil*)

fische Abklärung mittels MRT; gelegentlich wird die MRE jedoch als problemlösende Modalität eingesetzt.

Wichtige Differenzialdiagnosen zum MC des Dünndarms im Akutstadium sind die infektiöse Enteritis, die Darmtuberkulose, die Dünndarmdivertikulose/Dünndarmdivertikulitis, das Meckel-Divertikel, die ischämische und die GvH-Enteritis sowie die Zöliakie. Die meisten dieser Erkrankungen verursachen ein unspezifisches, in T2w-Sequenz hyperintenses submuköses Ödem der Darmwand, das vom akuten Stadium eines MC nicht zu unterscheiden ist. Die Kontrastmittelaufnahme ist meist geschichtet, in der Mukosa, in der Serosa oder in beiden (Dreischichtung). Eine homogen transmurale Kontrastmittelaufnahme ist eher ein Zeichen des MC. Die spezifischen Zeichen bei der Zöliakie werden gesondert besprochen.

Infektiöse Enteritiden werden von Bakterien oder Viren verursacht (bakteriell: z. B. Yersiniose, Salmonellose, Brucellose; viral: z. B. Rotavirus, Norovirus; bei Immunsuppression: CMV). Die Lokalisation des Befalls kann ein Hinweis sein, ist jedoch nicht beweisend: Salmonellose, Yersiniose und Tuberkulose manifestieren sich vorwiegend im distalen und terminalen Ileum, ischämische Enteritiden eher in Ileum (45–55 %) und Jejunum (20 %); die virale Enteritis sowie die Graft-versus-Host-Reaktion haben keine spezifische Prädilektionsstelle.

Die Darmtuberkulose geht in erster Linie einher mit mesenterialen Lymphadenopathien, die eine randständige Kontrastmittelaufnahme bei hypointensem Zentrum aufweisen. Am Darm führt sie zu einem unspezifischen submukösen Ödem mit ggf. Wandverdickung in bevorzugter Lokalisation am terminalen Ileum. Abszesse und Mikroabszesse sind häufig.

Die Dünndarmdivertikulitis ist eine Rarität, jedoch eine wichtige Differenzialdiagnose zum MC in der mittleren Altersgruppe (40–70 Jahre). Hier ist die MR-Enteroklysma besonders vorteilhaft, um kleine (< 1 cm) oder größere (2–3 cm) Divertikel des Dünndarms darzustellen, die der Schlüssel zur Diagnose sind. Perforation und Abszessbildung kommt vor.

Das Meckel-Divertikel ist die häufigste angeborene Anomalie des Darmes (Inzidenz 0,4–4,0 %). Es ist eine finger- oder walzenförmige Ausstülpung des Dünndarms, die mit Ileum-Schleimhaut ausgekleidet ist und Heteropien von Magenschleimhaut, Pankreasgewebe oder Schleimhaut des Kolons enthalten kann. Es wird auffällig durch abdominelle Schmerzen, gastrointestinale Blutungen und Darmobstruktion. Eine akute Entzündung, die Meckel-

Divertikulitis, kommt in 13–38 % der Fälle vor. Perforation und Abszessbildung sind möglich.

Die Graft-versus-Host-Reaktion des Darmes ist eine Erkrankung im Kontext der allogenen Knochenmarktransplantation mit hoher Letalität. Bildgebend besteht Wandverdickung und Kontrastmittelaufnahme der Mukosa und Serosa (Dreischichtung) bei submukösem Ödem.

7.4.3 Zöliakie

Zöliakie (Syn.: glutensensitive Enteropathie, Sprue, celiac disease) ist eine Erkrankung, bei der die Dünndarmschleimhaut durch eine Immunreaktion auf Gluten zerstört wird, was zu Malabsorption führt. In der Bildgebung verändert sich das Faltenrelief bezüglich der Anzahl und Verteilung der Schleimhautfalten: Im Jejunum sind die Falten rarefiziert (< 10/5 cm), im Ileum nehmen sie zu (> 5/inch). Dies wird als Jejunisierung des Ileums oder Umkehrung des Faltenreliefs bezeichnet. Begleiterscheinungen der Sprue sind große mesenteriale Lymphknoten, ein Hyposplenismus und das erhöhte Risiko eines Non-Hodgkin-Lymphoms. Eine intestinale Intussuszeption kann eine Zöliakie komplizieren. Hinsichtlich der Technik ist die MR-Enteroklysma empfehlenswert (van Weyenberg et al. 2011); es liegen aber auch Ergebnisse mit MR-Enterographie vor, v. a. bei Kindern (Laghi et al. 2003).

MRT

Charakteristika der Sprue in der MRE sind

- weniger als 10 Falten/5 cm im Jejunum, > 5 Falten/2,5 cm im Ileum,
- Wandverdickung,
- Infiltration des mesenterialen Fetts,
- Dilatation des Darmes.

7.4.4 Ischämische Veränderungen des Dünndarms:

Die ischämische Enteritis wird verursacht durch eine Durchblutungsstörung, meist arteriell-embolisch oder thromboembolisch bedingt, oder durch eine Okklusion des venösen Abstroms.

Darüber hinaus können zahlreiche weitere Umstände zu einer Minderdurchblutung des Darmes führen: systemische, kardial oder zirkulatorisch bedingte Durchblutungsstörungen, lokale Darmobstruktion durch Adhäsion, Strangulation oder Tumor, Vaskulitiden (Panarteiitis nodosa, Lupus erythematodes), akute abdominelle Entzündungen, Trauma, Chemotherapie und Bestrahlung.

Charakteristische Zeichen der Darmischämie

- Besonders ausgeprägtes Wandödem mit Wandverdickung, T2w-hyperintens
- Meist fehlende Schleimhautunregelmäßigkeiten
- Zielscheibenphänomen (»target sign«): Dreischichtung der Wand
- Nur geringe oder fehlende Kontrastmittelaufnahme

Das Zielscheibenphänomen ist sehr typisch, aber nicht spezifisch. Dabei ist die Darmwand dreigeschichtet; Mukosa und Serosa zeigen Kontrastmittelaufnahme und dazwischen liegt eine Schicht mit niedriger Signalintensität in T1w, die dem submukösen Wandödem entspricht. Bei der Darmischämie kann die Kontrastierung aber auch fast völlig fehlen.

Die Strahlenenteritis ist aufgrund der Anamnese diagnostisch naheliegend. Der zugrunde liegende pathophysiologische Mechanismus ist eine chronische Ischämie durch Okklusion der kleinen Gefäße, quasi eine Endarteritis obliterans. Meist ist ein langstreckiges Segment betroffen, abhängig vom Bestrahlungsfeld.

Die MR-morphologischen Zeichen sind nicht spezifisch. Zu beobachten ist eine Wandverdickung, gelegentlich ein Zielscheibenphänomen nach Kontrastmittelgabe, nicht zwingend ein Wandödem. Veränderungen des Faltenreliefs, Schleimhautulzerationen, Stenosen und Fisteln kommen vor.

7.4.5 Dünndarmtumoren

Dünndarmtumoren sind sehr selten und repräsentieren < 2 % aller gastrointestinalen Neoplasien. Unter diesen sind die Karzinoide am häufigsten, gefolgt vom Adenokarzinom, dem Lymphom, gastrointestinalen Stromatumoren, Sarkomen und Metastasen. Polypen des Dünndarms, die bei familiärer Polyposis (FAP), dem Peutz-Jeghers-Syndrom sowie dem Gardner-Syndrom multipel auftreten und dann ein erhöhtes Entartungspotenzial haben, sind selten.

Als gutartigen Neoplasien des Dünndarms kommen hyperplastische Polypen, Lipome, Adenome, (Häm)angiome, Hamartome, Leiomyome und gastrointestinale Stromatumoren (GIST) vor. Sehr selten sind Neurofibrome der Darmwand im Rahmen einer Neurofibromatose.

Klinisch sind die gutartigen Tumoren häufig asymptomatisch. Die malignen Tumoren können relativ unspezifische Beschwerden verursachen wie abdominelle Schmerzen, Unwohlsein, Gewichtsverlust und selten Blutspuren im Stuhl oder Erbrechen. Gelegentlich führen Darmtumoren auch zu einer Subileus- oder Ileussituation. In diesen Fällen wächst entweder ein Tumor stenosierend oder es liegt eine Invagination auf dem Boden eines Tumors vor.

Die Genauigkeit der MRE in der Detektion von Dünndarmtumoren ist mit 97 % bei einer Sensitivität und Spezifität von 86–94 % bzw. 95–98 % relativ hoch (van Weyenberg et al. 2010; Masselli et al. 2009). Bei Fragestellung nach intestinalen Tumoren sollte die MRE in Enteroklysmatechnik durchgeführt werden, da die bessere Distension des Darmes die Detektion kleiner Tumoren verbessert. Die meisten Dünndarmtumoren haben ein charakteristisches Erscheinungsbild in der MRE; die MRE ist allerdings limitiert in der genauen Bestimmung der Dignität einer Neoplasie. Deshalb ist i. d. R. eine Biopsie oder chirurgische Entfernung zur Histologiegewinnung notwendig.

Karzinoide

37,4 % aller Tumoren des Dünndarms sind Karzinoide (Bilimoria et al. 2009). Karzinoide sind hormonproduzierende (Serotonin) Tumoren des neuroendokrinen Systems und stammen von den enterochromaffinen Zellen ab. Nach einer neuerlichen Klassifikation der WHO werden sie in 3 Klassen eingeteilt, welche den Malignitätsgrad ausdrücken:

1. Gut differenzierte neuroendokrine Tumoren (gutartiges oder unbekanntes Verhalten, niedrigmaligne)
2. Gut differenzierte neuroendokrine Karzinome (aggressiver, Metastasen möglich)
3. Schlecht differenzierte neuroendokrine Karzinome (hoher Malignitätsgrad, schlechte Prognose)

Die klinische Symptomatik wird von der Hormonwirkung bestimmt. Besonders wenn die Tumoren in die Leber metastasiert haben, kommt es zum Karzinoidsyndrom, welches Flush, Diarrhö und u. U. kardiale Beschwerden beinhaltet. Karzinoide sind langsam wachsende Tumoren und am häufigsten im Ileum und dort im terminalen Ileum lokalisiert. Sie sind primär submukös lokalisiert und können polypoid nach intraluminal vorwachsen. Bei Erstdiagnose sind die Primärtumoren meist sehr klein (< 2 cm), zeigen jedoch die Tendenz zur frühen Metastasierung in Lymphknoten und Leber. Sie sind generell stark vaskularisiert. Ein pathognomonisches Zeichen ist die desmoplastische Reaktion der Lymphknotenmetastasen im Mesenterium. Diese besteht in einer lokalen fibrotischen Reaktion mit Verziehung und Retraktion des Mesenteriums, welche durch die Sekretion der Hormone hervorgerufen wird. Sie kann mit einer Beeinträchtigung der venösen Gefäße einhergehen, sodass es zu einem Stauungsödem bzw. einer Ischämie des Darmes kommen kann.

■ MRT

Charakteristika der Karzinoide in der MRE (Schmid-Tannwald et al. 2009, ◻ Abb. 7.3)

Morphologie

- Solitäre oder multiple (30 %) submuköse Noduli in der Darmwand
- Morphologie: intraluminal polypoide Raumforderung (50 %), zirkumferenzielle Wandverdickung (25 %), beides (25 %)

▼

- Desmoplastische Reaktion im Mesenterium
- Segmentale Wandverdickung und Ödem des abhängigen Darmsegments bei Gefäßbeeinträchtigung

Signalverhalten
- Beste Detektion in T1-gewichteter fettgesättigter Sequenz nach i.v.-Kontrastmittel
- Kräftige Kontrastmittelaufnahme in arterieller/frühvenöser Phase
- In T2w- und SSPF-Sequenzen gering hyperintens zu normaler Darmwand

Karzinoide sind am besten in den T1w-kontrastverstärkten fettgesättigten 3-D-Sequenzen in frühvenöser Phase erkennbar.

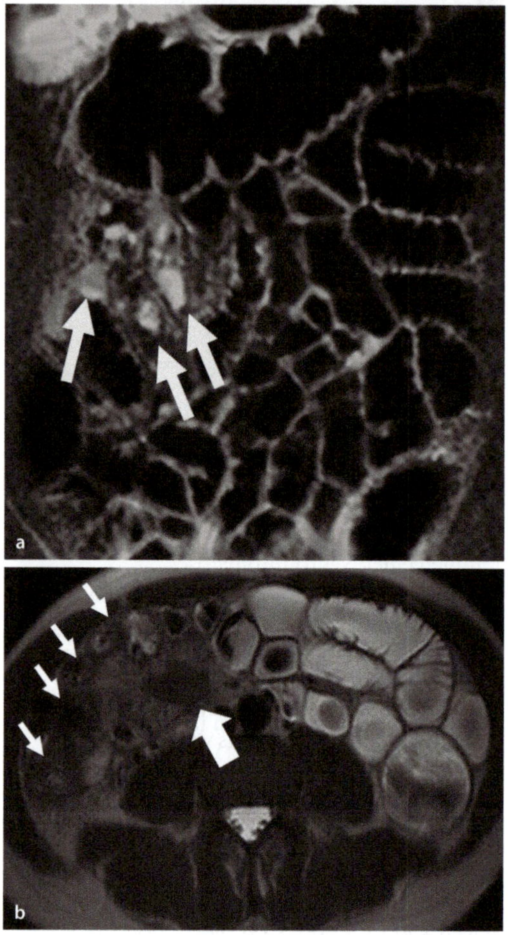

Abb. 7.3 MR-Enteroklysma bei Dünndarmtumoren: Karzinoid. Nachweis von mehreren kräftig kontrastmittelaufnehmenden Noduli im mittleren Ileum (**a**, Pfeile), die am besten in T1w-kontrastverstärkten GRE-Sequenzen erkennbar sind. Das Karzinoid ist in 30 % der Fälle multipel. Die Tumoren haben zu mesenterialen Lymphknotenfiliae geführt (**b**, *großer Pfeil*), die die charakteristische desmoplastische Reaktion zeigen: strahlige Ausläufer ins Mesenterium, Beeinträchtigung der vaskulären Versorgung, Retraktion. Die betroffenen Dünndarmschlingen weisen eine ödematöse Wandverdickung als Zeichen der Durchblutungsstörung auf (**b**, *kleine Pfeile*)

Lymphom

Das primäre Darmlymphom kann spontan im Rahmen einer Lymphomerkrankung (Non-Hodgkin), als Komplikation nach einer Chemotherapie, auf dem Boden eines MC, einer Zöliakie und bei Immunsuppression nach Transplanation entstehen. HIV und Helicobacter pylori gelten als weitere Risikofaktoren. Lymphome des Gastrointestinaltrakts sind die häufigste extranodale Manifestation eines Non-Hodgkin-Lymphoms (5–20 %). Im Rahmen eines MC ist das Darmlymphom eine seltene Komplikation. Die verbreitetste Lokalisation ist das distale Ileum, das terminale Ileum und das Jejunum in absteigender Häufigkeit. Typisch ist die Manifestation in nur einer Lokalisation.

▪ MRT

Charakteristika des Lymphoms in der MRE (Abb. 7.4)

Morphologie
- Darmsegment mit massiver, zirkumferenzieller Wandverdickung (mehrere cm)
- Keine Obstruktion oder prästenotische Dilatation

▼

- Erhaltenes Darmlumen: »aneurysmale Erweiterung« (neuronale Plexus-infiltration)
- Intraluminale Exkavationen oder Ulzera
- Perforation und Fistelbildung in umgebende Organe oder angrenzendes Fett möglich (besonders während Therapie)
- Begleitende Lymphadenopathien nur im lymphatischen Abstromgebiet des Tumors

Signalverhalten

- In T2w-Sequenz isointens oder moderat hyperintens zu normaler Darmwand
- Moderate, gering inhomogene Kontrastmittelaufnahme; betonte Aufnahme im Randbereich

Adenokarzinom

Das Adenokarzinom des Dünndarms ist nach dem Karzinoid der zweithäufigste Tumor des Dünndarms (36,7 %) (Bilimoria et al. 2009). Überwiegender Manifestationsort ist das Duodenum und das proximale Jejunum. Das Adenokarzinom kann als Komplikation eines langjährigen (> 10 Jahre) Morbus Crohn auftreten (60faches Risiko).

MRT

Charakteristika des Adenokarzinoms in der MRE

Morphologie

- Meist solitäre, kurzstreckige, zirkumferenzielle Wandverdickung
- Konzentrisch ringförmige oder asymmetrische Lumeneinengung: »apple-core« (Apfelbutzen)-Zeichen
- Extrem selten polypoid
- Aggressives, lokal infiltratives Wachstum
- Schon früh und bei geringer Größe hochgradige Stenose und Obstruktion

▼

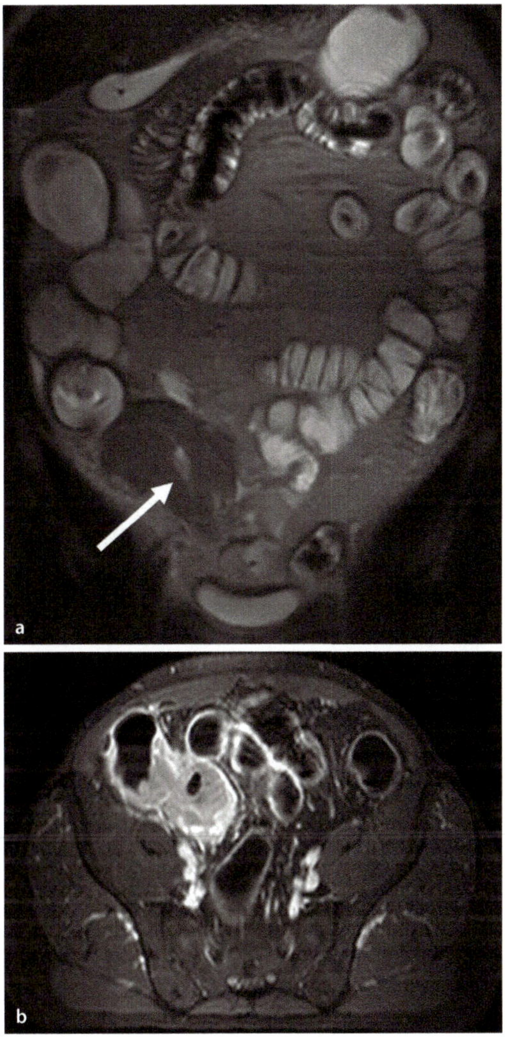

Abb. 7.4 MR-Enteroklysma bei Dünndarmtumoren: Lymphom. MR-Enteroklysma (T2w-SSFSE-Sequenz koronal (**a**) und kontrastverstärkte T1w-2-D-GRE-Sequenz (**b**) eines Patienten mit primärem Dünndarmlymphom. Im rechten Unterbauch ist eine große, zirkumferenziell wachsende Raumforderung zu erkennen. Das Lumen ist trotz erheblicher Wandverdickung erhalten (*Pfeil*); es besteht kein obstruierender Effekt (**a**). Die Tumormasse zeigt eine moderate Kontrastmittelaufnahme, betont im Randbereich (**b**)

- Ulcus intraluminal
- Bei Intussuszeption Targetzeichen (Zielscheibenphänomen)

Signalverhalten
- In T2w- und SSFP-Sequenzen isointens oder gering hyperintens zu Darmwand
- Moderate, teils inhomogene Kontrastmittelaufnahme

Metastasen

Zu den häufigsten Primärtumoren, welche die Metastasen zum gastrointestinalen System bilden, gehören das maligne Melanom (MM), das Bronchialkarzinom, das Mammakarzinom, seltener das Magenkarzinom und das Kolonkarzinom.

MRT

Charakteristika von Metastasen in der MRE

Morphologie
- Nichtobstruierende intraluminale Raumforderung, teils polypoid (bei MM)
- Einzelne oder multiple (intra)murale Noduli (v. a. bei MM und Bronchialkarzinom)
- Strikturen und zwischengeschaltete Dilatationen des Darms (bei Mammakarzinom)
- Meist ulzerierend, selten perforierend
- Lokal desmoplastische Reaktion in die Peripherie
- Intussuszeption möglich (v.a. bei polypoider Form des MM)

Signalverhalten
- Bei malignen Melanomen und Melaningehalt in T1w-nativer Sequenz signalreich, sonst isointens zu Darmwand
- In T2w und SSFP: iso-/hyperintens, bei Melaningehalt hypointens
- Moderate, gering inhomogene Kontrastmittelaufnahme

7.5 Erkrankungen des Dickdarms

7.5.1 Neoplasien: Polypen und Kolonkarzinom

Das kolorektale Karzinom ist der zweithäufigste maligne Tumor, die zweithäufigste krebsbedingte Todesursache und macht 95 % aller Darmtumoren aus. Betroffen sind höhere Altersgruppen. Von allen Kolonkarzinomen sind 5 % vererbt, so bei der familiären adenomatösen Polyposis (FAP) und dem hereditären nichtpolypösen kolorektalen Karzinom, dem sog. Lynch-Syndrom. Die Mehrzahl aller Kolonkarzinome entwickelt sich sporadisch über die Adenom-Karzinom-Sequenz. Diese besagt, dass adenomatöse Polypen mit der Zeit karzinomatös entarten. Die Entartungswahrscheinlichkeit ist umso höher, je größer der Polyp ist. Adenomatöse Polypen sind klassifiziert in tubulär (87,1 %), tubulovillös (8,2 %) oder villös (4,7 %). Bisherige Vorsorgeprogramme und Screeningmethoden basieren auf der konventionellen Kolonoskopie und verschiedenen klinischen Tests. Die CTC bietet eine hohe Genauigkeit von > 92 %, hat jedoch den Nachteil der Strahlenexposition.

Die MR-Kolonographie (MRC) ist frei von ionisierender Strahlung und bietet sich daher eher als Screeningverfahren an. Bis heute hat sie sich jedoch nicht als solches durchgesetzt. Verschiedene Faktoren sind hierfür möglicherweise verantwortlich: Die MRT ist teuer und weniger verfügbar als die CT und die Kolonoskopie. Technisch ist die Methode empfindlicher für Artefakte durch Suszeptibilität und Bewegung. Der Kontrast zwischen Darmwand und Darmlumen ist bei der MRC etwas weniger ausgeprägt als in der CTC, da er vom Grad der Kontrastmittelaufnahme der Darmwand abhängt. Ferner erfordern beide Verfahren die für den Patienten unangenehme Darmreinigung. Das für die MRC entwickelte »fecal tagging« (Lauenstein et al. 2002), welches die Darmreinigung umgehen sollte, hat sich für ein Screeninverfahren als zu ungenau erwiesen. Die Detektion von Kolonpolypen ist größenabhängig. Die Sensitivität der MRC für Polypen > 10 mm beträgt 96 %, für 6–9 mm große Polypen 61 % und für Polypen < 5 mm 6 % (Bright-lumen-Technik, Geenen et al. 2004). Die Dark-lumen-Technik hat eine Sensitivität von 90 % und eine Spezifität von

100 %. Mit »fecal tagging« sinkt die Sensitivität auf 80,0–89,3 % (Geenen et al. 2004; Lauenstein et al. 2002). Kritisch sind v. a. Polypen < 5mm und die »flachen« Karzinome.

Eine höhere Feldstärke von 3,0 Tesla bringt keine weitere Verbesserung: Die patientenbezogene Sensitivität und Spezifität beträgt 83 % und 100 % bei 3,0 T (Saar et al. 2008). Die MRC hat jedoch einen Stellenwert in der Abklärung von Polypen und Karzinomen bei inkompletter oder technisch nicht erfolgreicher konventioneller Koloskopie.

MRT

Auf Bildern in Bright-lumen-Technik erscheinen Polypen und Raumforderungen als Füllungsdefekte gegen das signalreiche Lumen. Nur das kontrastmittelgefüllte Lumen ist hell, alle anderen Gewebe erscheinen dunkel.

In der Dark-lumen-Technik erscheint die normale Kolonwand auf 3-D-T1w-Aufnahmen mit Fettsättigung nach i.v.-Gadoliniumgabe linear und homogen signalreich gegen das signalarme Lumen. Adenomatöse Polypen nehmen Kontrastmittel auf und sind ebenfalls signalreich. Polypen können gestielt oder breitbasig, »sessil«, sein. Kolonkarzinome sind polypoid, wandständig oder zirkumferenziell wachsend (»apple core«, Apfelbutzenzeichen).

Die Auswertung der MRC erfolgt mittels 3-D-Nachverarbeitung und spezieller Software. 3-dimensionale multiplanare Rekonstruktionen in axialer, koronaler und sagittaler Schichtführung sind die Basis der Auswertung (Abb. 7.5), ergänzt durch Volume-rendering-Techniken für eine virtuelle 3-D-Darstellung des Lumens (virtueller Durchflug, virtueller »fly through« oder virtuelle Koloskopie). Ein genauer Vergleich der Aufnahmen vor und nach Kontrastmittelaufnahme sowie in Rücken- und Bauchlage ist nötig, um Stuhlreste, welche auf T1w-nativen Bildern ebenfalls signalreich sind, von kontrastmittelaufnehmenden Polypen zu unterscheiden.

7.5.2 Entzündliche Erkrankungen des Dickdarms

Zu den entzündlichen Erkrankungen des Dickdarms zählen neben den chronisch-entzündlichen Darmerkrankungen wie Colitis ulcerosa, Morbus Crohn und Colitis indeterminata die infektiösen Kolitiden und die Sigmadivertikulitis.

Morbus Crohn

Beim MC ist das Kolon in ca. 50 % im Rahmen einer Ileocolitis beteiligt; in weiteren 20 % ist das Kolon isoliert betroffen. Der Befall ist segmental und nicht kontinuierlich. Das Zökum und Colon ascendens sind am häufigsten involviert. Eine Abgrenzung zur Colitis ulcerosa ist wichtig. Unterscheidungskriterien sind das Befallsmuster, die Lokalisation und die Art des Wandbefalls. Bildgebend finden sich die gleichen Kriterien wie beim Befall des Dünndarms.

MRT

MR-morphologische Zeichen einer Kolitis bei MC

- Deutliche Wandverdickung
- In T2w signalreiches, submuköses Ödem
- Fissuren, Ulzera und entzündliche Pseudopolypen im Schleimhautniveau
- Kräftige, teils homogene oder dreigeschichtete Kontrastmittelaufnahme der Wand
- Diskontinuierliches Befallsmuster
- Transmurale Entzündung mit extramuraler Beteiligung
- Extramurale Manifestationen wie Abszesse und Fisteln
- Häufigste Manifestation als Ileokolitis (Mitbefall des Zökums und Colon ascendens)

Colitis ulcerosa

Die Colitis ulcerosa ist eine chronisch-entzündliche Darmerkrankung, die in Schüben verläuft. Sie tritt in jedem Alter, bevorzugt zwischen 15 und 30 sowie zwischen 50 und 70 Jahren, auf. Sie beginnt im Rektum und kann aszendierend das gesamte Kolon (Pankolitis) befallen. Eine Beteiligung des terminalen Ileums (»backwash ileitis«) kommt in 15 % der Fälle vor. Die Entzündung, bestehend aus Schleimhautulzera, beschränkt sich auf die Mukosa und ist kontinuierlich. Fisteln sind nicht typisch. Die Colitis ulcerosa ist eine Präkanzerose. Das Ade-

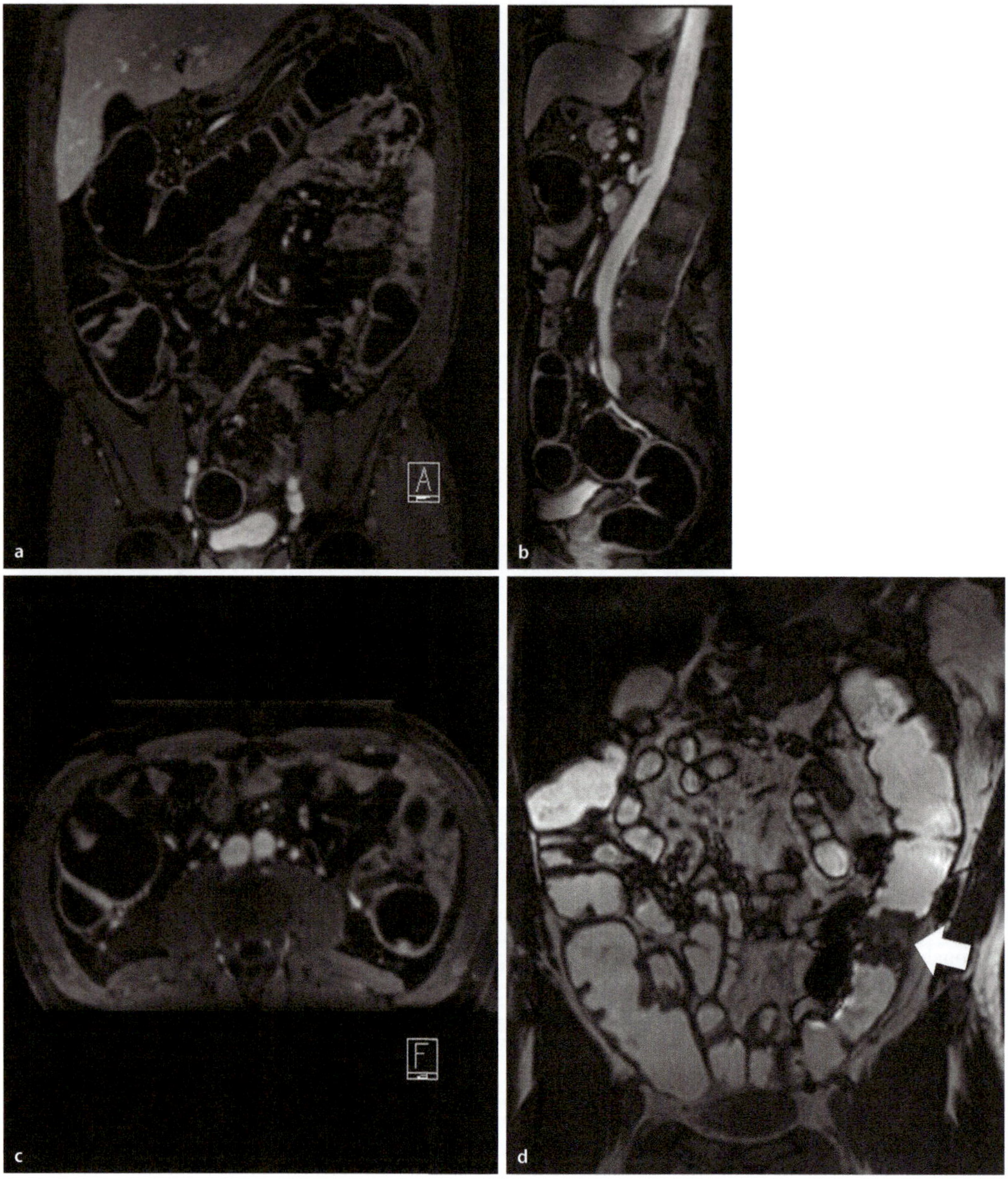

Abb. 7.5 MR-Kolonographie in Dark-lumen-Technik mit kontrastverstärkter T1w-fettgesättigter 3-D-GRE-Sequenz. Die entscheidende Auswertung erfolgt auf multiplanaren Rekonstruktionen in 3 Ebenen: koronal (**a**), sagittal (**b**) und transversal (**c**). MR-Kolonographie in Bright-lumen-Technik (**d**, SSFP-Sequenz): Nachweis eines Kolonkarzinoms im Colon descendens am Übergang zum Sigma. Der Tumor stellt sich als Aussparung im hell kontrastierten Lumen dar

nokarzinom kompliziert die CU in ca. 1–2 % der Fälle. Die MRT ist als nichtinvasive Methode hilfreich, die Ausdehnung der Erkrankung und annähernd auch den Aktivitätsgrad zu zeigen (Maccioni et al. 2005). Sie kann die Koloskopie jedoch v. a. wegen der fehlenden Möglichkeit zur Biopsie und zum Krebsscreening nicht vollständig ersetzen.

MRT

Zeichen der Colitis ulcerosa in der MRT sind (Abb. 7.6)

- Geringer ausgeprägte Wandverdickung, ca. 7–8 mm
- In T2w signalreiches, mukosal/submuköses Wandödem
- Dreischichtung der Wand nach Kontrastmittelgabe
- Verlust der Haustren
- Glatte Berandung der äußeren Darmwand
- Keine extraluminalen Manifestationen
- Charakteristische Verteilung: kontinuierlich von rektal aufsteigend

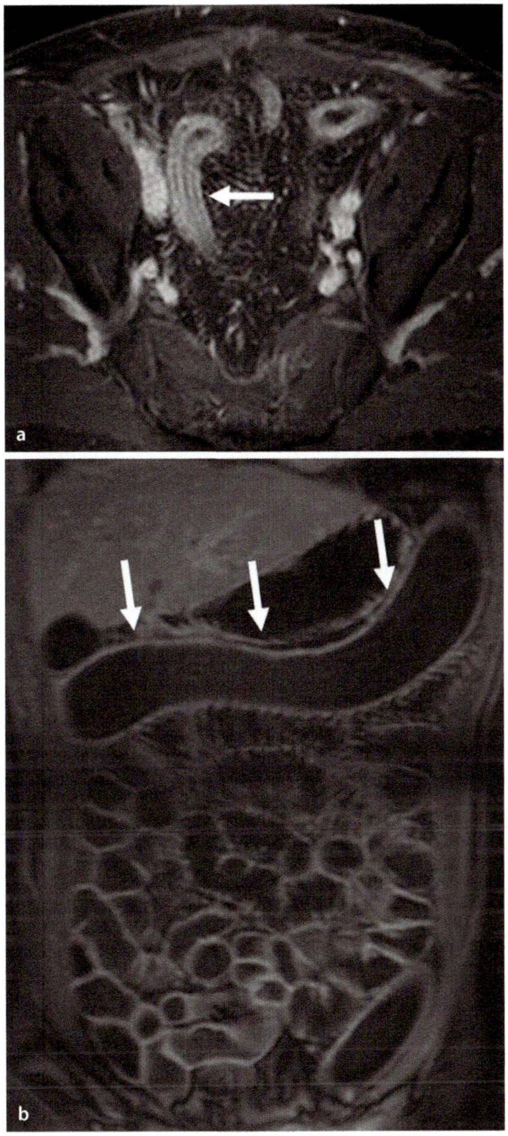

Abb. 7.6 MR-Kolonographie: Colitis ulcerosa. Zeichen der floriden Entzündung bei Colitis ulcerosa sind eine Wandverdickung und dreischichtige Kontrastmittelaufnahme auf den T1w-fettgesättigten, kontrastverstärkten Sequenzen (**a**, *Pfeil*). Zu bemerken ist die fehlende Begleitreaktion im umgebenden Fettgewebe als Zeichen des rein muralen Befalls. Der Verlust des Haustrenreliefs im Colon transversum ist ein Zeichen der abgelaufenen Entzündung (**b**, *Pfeile*) und typisch für die CU

Infektiöse Kolitiden

Die infektiöse Kolitis kann bakteriell, viral oder parasitär verursacht sein. Zu den häufigsten Erregern einer infektiösen Kolitis zählen Clostridium difficile (pseudomembranöse Colitis), Escherichia coli (EHEC), Yersinia entero-colica, Samonella typhii, Campylobacter, Enterobacteriaceae, Giardia intestinalis und Entamoeba histolytica (Amöbenruhr, Amöbiasis).

Virale Ursache ist häufig das Cytomegaly virus, v. a. beim immunkompromittierten oder HIV-Patienten. Die Darmtuberkulose (Mycobacterium tuberculosis) ist selten, sie wird gesondert beschrieben.

Die Zeichen in der MRT sind i. d. R. nicht spezifisch; Ort und Verteilung der Entzündung in Dünn- und Dickdarm können hinweisgebend sein. Yersinien-Infektionen manifestieren sich im terminalen Ileum und weniger ausgeprägt im Zökum. Es finden sich große Lymphadenopathien lokoregionär. Bei Campylobacter und Salmonella ist betont das Zökum betroffen und nur geringfügig das terminale Ileum.

Allgemeine Zeichen der bakteriellen Kolitiden in der MRT sind

- eine submukosal/mukosale Wandverdickung,
- ein in T2w hyperintenses Wandödem,
- eine kräftige, meist homogene, Kontrastmittelaufnahme,
- Lymphadenopathie.

Abszesse oder Fistelbildungen sind ungewöhnlich. Die pseudomembranöse Kolitis ist eine Sonderform der infektiösen Kolitis und wird durch Clostridium difficile verursacht. Sie tritt nach Langzeitbehandlung mit Antibiotika auf.

MRT

Charakteristika der pseudomembranösen Kolitis in der MRT

Morphologie

- Stark ausgeprägte Wandverdickung der Kolonwand
- Stark ödematös aufgetriebene Schleimhaut, die fast das gesamte Lumen ausfüllt
- Wellige, grob gefaltete Konfiguration der Schleimhaut, »Ziehharmonikazeichen«

Signalverhalten

- T2w-hyperintense submuköse Wandverdickung
- Mehrfach geschichtete Kontrastmittelaufnahme der Darmwand

Die tuberkulöse Enterokolitis manifestiert sich hauptsächlich in der Ileozökalregion. Das Zökum ist meist stärker befallen als das Ileum. Typisch sind eine ausgeprägte Wandverdickung und Schleimhautulzerationen, die nicht von MC zu unterscheiden sind. Die tuberkulöse Enterokolitis geht oft einher mit ausgeprägten mesenterialen Lymphknotenvergrößerungen. Nach Kontrastmittelgabe sind diese zentral signalarm und nehmen randständig Kontrastmittel auf, was einer zentralen Einschmelzung entspricht. Begleitend kann Aszites beobachtet werden.

Die ischämische Kolitis und die Strahlenkolitis zeigen ein gleiches Erscheinungsbild wie ihre entsprechenden Manifestationen im Dünndarm.

7.6 Erkrankungen des Rektums

Primäre Indikation für eine hochauflösende MRT des Rektums ist das lokale Staging des Rektumkarzinoms und rektaler Tumoren. Entzündliche Veränderungen des Rektums, z. B. bei Colitis ulcerosa und MC, werden i. d. R. bei einer MRE und MRC erfasst und bedürfen keiner speziellen MRT des Rektums. Weitere seltene Indikationen für eine MRT des Rektums sind komplexe Fistelbildun-gen, Verdacht auf Endometriose oder die Mitbeteiligung des Rektums bei Organinfiltration durch gynäkologische oder prostatische Tumoren (► Kap. 12).

7.6.1 Patientenvorbereitung und Untersuchungsprotokoll

Für die MRT des Rektums ist keine spezielle Vorbereitung des Patienten, insbesondere keine Darmreinigung erforderlich. Manche Untersucher bevorzugen eine rektale Füllung mit Ultraschallgel, jedoch kann die Aufdehnung des Rektums durch das Gel zur Fehleinschätzung der Distanz zwischen Rektumwand bzw. Tumor und mesorektaler Faszie führen.

Eine Oberflächenspule, positioniert über das Becken, ist ausreichend bei Feldstärken von ≥ 1,5 Tesla, v. a. bei 3,0 Tesla. Optional ist eine 2. Spule über den Oberbauch, um gleichzeitig die Leber und evtl. höher sitzende Lymphknotenstationen abzuklären (► Kap. 3). Die Verwendung einer endorektalen Spule wurde zeitweise empfohlen, hat jedoch keinen entscheidenden Vorteil gezeigt.

7.6.2 Sequenzen und Protokoll

Basis der Bildgebung des Rektums sind T2w-Turbo-/Fast-Spinechosequenzen (TSE/FSE) in 3 Ebenen. Diese müssen exakt perpendikulär zu und entlang der Achse des tumortragenden Abschnitts des Rektums geplant werden. Von entscheidender Wichtigkeit ist ein hochauflösendes Untersuchungsprotokoll mit kleinem Field of View (FOV etwa 20 × 20 cm) und dünner Schichtführung (≤ 3 mm) fokussiert auf den Tumor. SSFSE sind hierfür nicht ausreichend. Jüngst vorgestellte 3-D-T2w-TSE-Sequenzen erlauben die Akquisition von nur einem Datensatz mit der Option der 3-D-Nachverarbeitung und multiplanaren Reformationen. Bisher sind diese jedoch den 2-D-akquirierten TSE-Datensätzen nicht gleichwertig.

T1w-Sequenzen vor und nach Kontrastmittelgabe (Gd-DTPA, 0,1 mmol/kgKG) sind meist Bestandteil eines Protokolls des Rektums, obwohl die bisherige Literatur keinen zusätzlichen Nutzen für die Evaluation des Rektumkarzinoms nachgewiesen hat. Neue Technologien wie die diffusionsgewichtete Bildgebung (DWI) und die Perfusionsbildgebung sind überdies hilfreich in der Tumordetektion und in Evaluation der Tumorresponse nach Therapie. Sie gelten derzeit jedoch noch als optional und sind Gegenstand der Forschung (▶ Kap. 1).

7.6.3 Evaluation

Das Staging des Rektumkarzinoms wird nach der TNM-Klassifikation vorgenommen. Demnach sind Tumoren im Stadium T1 auf die Mukosa und Submukosa begrenzt, im Stadium T2 infiltrieren sie die muskuläre Schicht (muscularis propria), überschreiten diese aber nicht, im Stadium T3 wachsen sie über die äußere Muskelschicht und Serosa hinaus ins perirektale Fett innerhalb der mesorektalen Faszie und im Stadium T4 infiltrieren sie angrenzende Organe und/oder Strukturen des kleinen Beckens (◘ Abb. 7.7). Das Lymphknotenstadium wird als N0 beschrieben für keine Metastasen, als N1 für Metastasen in 1–3 Lymphknoten perirektal oder parakolisch, als N2 für Befall von > 4 Lymphknoten und als N3 für alle Lymphknoten entlang der Gefäße.

Mit der MRT ist eine Abgrenzung von T1- und T2-Tumorstadien äußerst schwierig und nicht ausreichend genau. Bei der Unterscheidung von T2- und T3-Tumoren tendiert die MRT zur Überschätzung, da im perirektalen Fett eine desmoplastische Reaktion auftreten kann, die von Tumorinfiltration nicht zu unterscheiden ist. Spiculae-artige Ausläufer können aus reiner Fibrose bestehen (◘ Abb. 7.8b), jedoch auch Tumorzellen enthalten, was in der MRT nicht differenzierbar ist. Besonders hilfreich ist die MRT bei tiefsitzenden Rektumkarzinomen

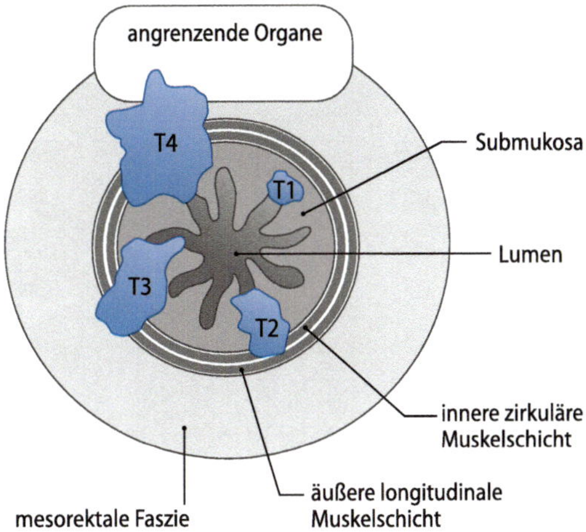

◘ **Abb. 7.7** Lokales T-Staging des Rektumkarzinoms. Das Schema illustriert die T-Stadien des lokalen Stagings des Rektumkarzinoms. T1-Tumoren sind auf die Mukosa und Submukosa begrenzt. T2-Stadien infiltrieren Mukosa, Submukosa und die Muscularis propria, überschreiten diese aber nicht. T3-Stadien überschreiten die Schicht der Muscularis propria mit Ausdehnung ins perirektale Fett. T4-Stadien sind definiert durch Durchwachsen der Serosa bzw. Infiltration der angrenzenden Organe, wie z. B. Harnblase, Uterus, Vagina, Prostata, Vesiculae seminales, angrenzender Darm, Muskulatur und begrenzende Strukturen des Beckenbodens etc.

für die Evaluation der Sphinkterinfiltration und bei hochgradig stenosierenden Prozessen, die für die Endosonographie nicht zugänglich sind. Die Genauigkeit der MRT für das T-Stadium liegt bei 83 % und bei 92% für die Beurteilung des Tumorabstands zum CRM (Beets-Tan et al. 2001; Brown et al. 2003).

Zur Therapieentscheidung und für die Langzeitprognose des Patienten ist zusätzlich der Abstand des Tumors zur mesorektalen Faszie entscheidend. Die mesorektale Faszie umgibt das Rektum und das perirektale Fett wie ein Schlauch und stellt die chirurgische Schicht dar, entlang derer die totale mesorektale Exzision (TME) vorgenommen wird (◘ Abb. 7.8). Sie wird auch als zirkumferenzieller Resektionsrand (Circumferential Resection Margin, CRM) bezeichnet und kann in der MRT gut abgegrenzt werden. Eine Distanz von 5 mm zwischen Tumor und CRM in der MRT entspricht mikroskopisch einem Abstand von 1 mm. Der Einbruch in kleine venöse Gefäße ist verbunden mit einer schlechteren Prognose.

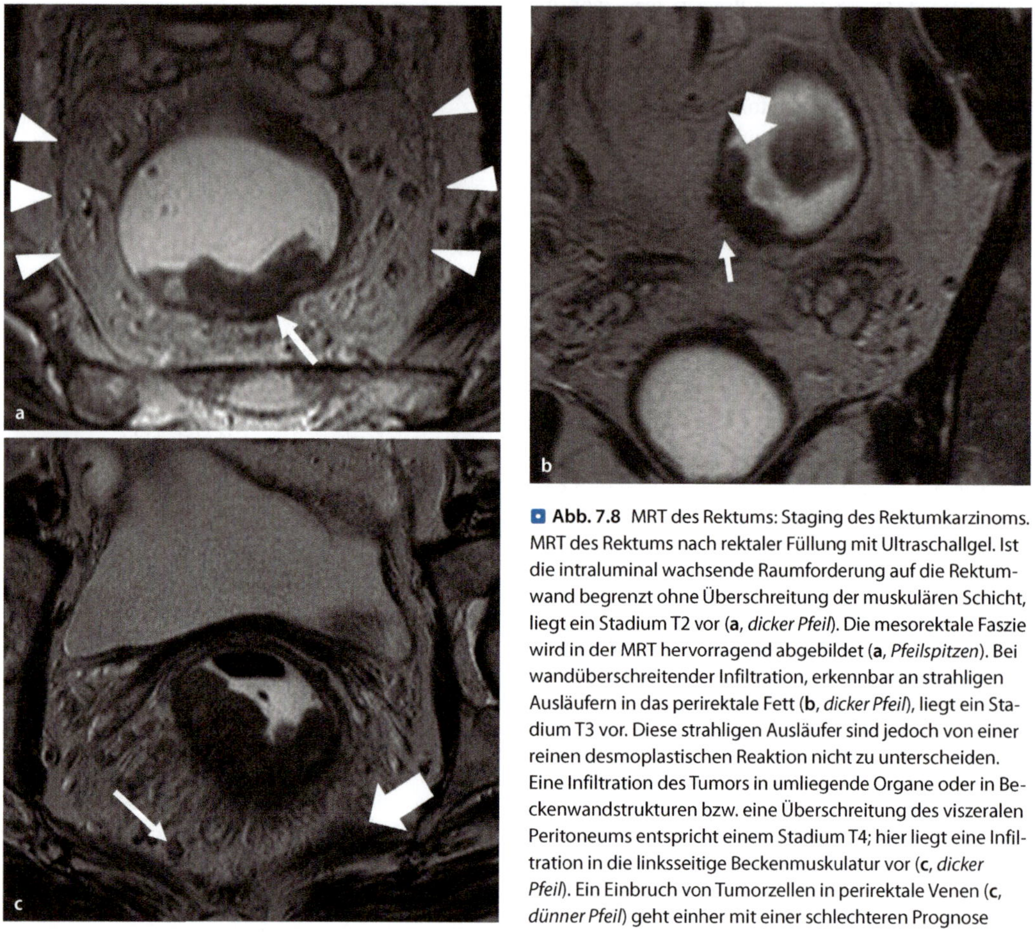

■ **Abb. 7.8** MRT des Rektums: Staging des Rektumkarzinoms. MRT des Rektums nach rektaler Füllung mit Ultraschallgel. Ist die intraluminal wachsende Raumforderung auf die Rektumwand begrenzt ohne Überschreitung der muskulären Schicht, liegt ein Stadium T2 vor (**a**, *dicker Pfeil*). Die mesorektale Faszie wird in der MRT hervorragend abgebildet (**a**, *Pfeilspitzen*). Bei wandüberschreitender Infiltration, erkennbar an strahligen Ausläufern in das perirektale Fett (**b**, *dicker Pfeil*), liegt ein Stadium T3 vor. Diese strahligen Ausläufer sind jedoch von einer reinen desmoplastischen Reaktion nicht zu unterscheiden. Eine Infiltration des Tumors in umliegende Organe oder in Beckenwandstrukturen bzw. eine Überschreitung des viszeralen Peritoneums entspricht einem Stadium T4; hier liegt eine Infiltration in die linksseitige Beckenmuskulatur vor (**c**, *dicker Pfeil*). Ein Einbruch von Tumorzellen in perirektale Venen (**c**, *dünner Pfeil*) geht einher mit einer schlechteren Prognose

> **Das lokale Staging des Rektumkarzinoms mittels MRT beinhaltet die Angabe des TNM-Stadiums des Tumors und sein geringster Abstand von der mesorektalen Faszie.**

Die Evaluation der lymphatischen Metastasierung beruht in der MRT auf der Beurteilung der Lymphknotengröße (> 3 mm Querdurchmesser) und auf der Signalintensität in T2w-Sequenzen. Beide Kriterien sind nicht sehr verlässlich. Eine deutliche Verbesserung wurde durch Anwendung von eisenhaltigen Kontrastmitteln (Ultra-Superparamagnetic Iron Oxide Particles, USPIO) erreicht. Gesundes Lymphknotengewebe nimmt Eisen auf und zeigt einen Signalabfall auf T2*w-Aufnahmen, während metastatisch infiltrierte Bereiche ausgespart bleiben. Das Kontrastmittel ist für diese Anwendung allerdings nicht überall zugelassen.

7.6.4 Differenzialdiagnosen

Differenzialdiagnostisch muss das Rektumkarzinom gegenüber zahlreichen benignen und malignen Pathologien abgegrenzt werden. Zu diesen zählen: Endometriose, Leiomyom, gastrointestinaler Stromatumor (GIST), neuroendokriner Tumor (NET), Metastase und sekundäre Infiltrationen durch Tumoren benachbarter Organe wie Zervix, Vagina, Uterus, Prostata und Harnblase. Zur abschließenden histologischen Diagnostik ist i. d. R. einer Biopsie erforderlich. Das MRT hat seine Rolle im Staging der lokalen Ausdehnung und Infiltration.

7.7 Zusammenfassung

Die MRT des Darmes ist ein nichtinvasives Verfahren mit ausgezeichnetem Weichteilkontrast ohne Strahlenbelastung. Als solches ist sie mittlerweile etabliert in der Diagnostik chronisch-entzündlicher Darmerkrankungen und ihrer Differenzialdiagosen. Sie erfordert die Anwendung intraluminaler Kontrastmittel zur Distension und Verbesserung des Kontrasts zwischen Darmwand und Darmlumen.

Mit MR-Enterographie und MR-Enteroklysma wird die Ausdehnung, Lokalisation und die Entzündungsaktivität des Morbus Crohn bestimmt. Komplikationen wie Fisteln und Abszesse können zuverlässig nachgewiesen werden. Vermehrte Wandverdickung, submuköses Ödem, Nachweis von Ulzera und Fissuren sowie vermehrte Kontrastmittelaufnahme sind Zeichen einer floriden Entzündungsaktivität bei Morbus Crohn in der MRT. Fibrostenosen werden an ihrer erheblichen prästenotischen Dilatation erkannt. Enteroenterale Fisteln sind erkennbar an einer sternförmigen Konfiguration der beteiligten Darmschlingen.

Dünndarmtumoren sind extrem selten. Sie können mit der MRE mit hoher Genauigkeit erfasst werden. Die häufigsten Tumoren sind das Karzinoid, das primäre Lymphom und das Adenokarzinom; sie haben in der MRE ein charakteristisches Erscheinungsbild.

Die häufigsten Erkrankungen des Dickdarms sind das kolorektale Karzinom und die entzündlichen Darmerkrankungen Colitis ulcerosa und Crohn Colitis. Das Kolonkarzinom entsteht am häufigsten aus adenomatösen Polypen entsprechend der Adenom-Karzinom-Sequenz. Polypen können mit MRC ab einer Größe von 10 mm mit hoher Genauigkeit erkannt werden. Das Lokalstaging des Rektumkarzinoms in der MRT beinhaltet die Angabe der Tumorlokalisation und Ausdehnung bezüglich der Wandschichten. Entscheidend ist die Distanz des Tumors zur mesorektalen Faszie, die in der MRT zuverlässig erfasst werden kann.

Für die Kolitis bei Morbus Crohn ist ein segmentaler Befall charakteristisch, eine häufige Mitbeteiligung des terminalen Ileums, eine Wandverdickung mit submukösem Ödem und verstärkter Kontrastmittelaufnahme, der Nachweis von Ulzera, Fissuren und extraintestinalen Manifestationen wie Fisteln und Abszessen.

Die Colitis ulcerosa ist charakterisiert durch einen kontinuierlichen Befall von rektal nach oral, eine mäßige Wandverdickung, ein submuköses Ödem, dem Verlust des Haustrenreliefs und dem Fehlen von extraintestinalen Manifestationen wie Fisteln und Abszessen. Die Differenzialdiagnose zu infektiösen Kolitiden in der MRT ist schwierig. Die Rolle der MRC ist ergänzend zur Koloskopie, wenn diese technisch nicht möglich oder nicht erfolgreich ist.

Literatur

Beets-Tan RG, Beets GL, Vliegen RF et al. (2001) Accuracy of magnetic resonance imaging in prediction of tumor-free resection margin in rectal cancer surgery. Lancet 357: 497–504

Bilimoria KY, Bentrem DJ, Wayne JD, Ko CY, Bennett CL, Talamonti MS (2009) Small bowel cancer in the United States: changes in epidemiology, treatment and survival over the last 20 Years. Ann Surg 249: 63–71

Brown G, Radcliffe AG, Newcombe RG, Dallimore NS, Bourne MW, Williams GT (2003) Preoperative assessment of prognostic factors in rectal cancer using high-resolution magnetic resonance imaging. Br J Surg 90: 355–364

Geenen RWF, Hussain SM, Cademartiri F, Poley JW, Siersema PD, Krestin GP (2004) CT and MR colonography: scanning techniques, postproessing, and emphasis on polyp detection. Radiographics 24: e18

Goehde SC, Descher E, Boekstegers A, Lauenstein T, Kühle C, Ruehm SG, Ajaj W (2005) Dark lumen MR colonography based on fecal tagging for detection of colorectal masses: accuracy and patient acceptance. Abdom Imaging 30: 576–583

Herrmann KA, Michaely HJ, Zech CJ, Seiderer J, Reiser MF, Schoenberg SO (2006) Internal Fistulas in Crohn disease: magnetic resonance enteroclysis. Abd Imag 31: 675–687

Laghi A, Paolantonio P, Catalano C, Dito L, Carbone I, Barbato M, Tomei E, Passariello R (2003) MR imaging of the small bowel using polyethylene glycol solution as an oral contrast agent in adults and children with celiac disease: preliminary observations. AJR Am J Reontgenol 180: 191–194

Lauenstein TC, Goehde SC, Ruehm SG, Holtmann G, Debatin JF (2002) MR Colonography with barium based fecal tagging: initial experience. Radiology 223: 248–254

Maccioni F, Colaiacomo MC, Parlanti S (2005) Ulcerative colitis: value of MR imaging. Abdom Imaging 30: 584–592

Masselli G, Polettini E, Casciani E, Bertini L, Vecchioli A, Gualdi G (2009) Small bowel neoplasms: prospective evaluation of MR enteroclysis. Radiology 251: 743–750

Patak M, von Weymarn C, Froehlich JM (2007) Small bowel MR Imaging: 1.5 T versus 3.0 T. Magn Reson Imaging Clin N Am 15: 383–393

Rimola J, Rodriguez S, Garcia-Bosch O, Ordas I, Avala E, Aceituno M, Pellise M, Avuso C, Ricart E, Donoso L, Panes J (2009) Magnetic Resonance for assessment of disease activity and severity in ileocolonic Crohn's disease. GUT 58: 1113–1120

Saar B, Gschossmann JM, Bonel HM, Kickuth R, Vock P, Netzer P (2008) Evaluation of magnetic resonance colonography at 3.0 Tesla regarding diagnostic accuracy and image quality. Invest Radiol 43: 580–586

Schmid-Tannwald C, Zech CJ, Panteleon A, Sommer WH, Auernhammer C, Herrmann KA (2009) Characteristic imaging features of öcarcinoid tumors of the small bowel in MR enteroclysis.. Radiologe 49: 242–245

Umschaden HW, Szolar D, Gasser J, Umschaden M, Haselbach H (2000) Small-bowel disease: comparison of MR enteroclysis images with conventional enteroclysis and surgical findings. Radiology 215(3): 717–725

Van Weyenberg SJ, Meijerink MR, Jacobs MA, Van der Peet DL, van Kuijk C, Mulder CJ, van Waesberghe JH (2010) MR enteroclysis in the diagnosis of small-bowel neoplasms. Radiology 254: 765–773

Van Weyenberg SJ, Meijerink MR, Jacobs MA, van Kuijk C, Mulder CJ, van Waesberghe JH (2011) MR enteroclysis in refractory celiac disease: proposal and validation of a severity scoring system. Radiology 259: 151–161

Zappa M, Stefanescu C, Cazals-Hatem D, Bretagnol F, Deschamps L, Attar A, Larroque B, Treton X. Panis Y, Vilgrain V, Bouhnik Y (2011) Which magnetic resonance imaging findings accurately evaluate inflammation in small bowel Crohn's disease? A retrospective comparison with surgical pathologic analysis. Inflamm Bowlel Dis 17: 984–993

Beckenboden

Cäcilia S. Reiner

8.1 Einleitung

Der Beckenboden ist eine komplexe anatomische und funktionelle Einheit, bestehend aus mehreren Muskelschichten, endopelvinen Faszien und Ligamenten. Der Beckenboden bildet den muskulären Abschluss der kaudalen Bauchhöhle und verhindert den Vorfall von Intestinum oder pelvinen Organen. Intakte Strukturen des Beckenbodens sind die Voraussetzung für ein funktionierendes intestinales und urogenitales Kontinenzsystem. Defekte oder schwache Beckenbodenstrukturen führen zu Dysfunktion des Beckenbodens mit Organprolaps und klinischen Symptomen wie chronische pelvine Schmerzen, Urin- und Stuhlretention sowie Urin- und Stuhlinkontinenz. Die Entstehung von Beckenbodendysfunktionen ist meist multifaktoriell, wobei der größte Risikofaktor das weibliche Geschlecht ist. Weitere Risikofaktoren sind der allgemeine Alterungsprozess, komplizierte vaginale Geburten, Multipara, frühere Operationen des Beckenbodens (z. B. Hysterektomie) und chronische Obstipation (Bump u. Norton 1998).

In der klinischen Routine hat sich ein einfaches Konzept der anatomischen Betrachtung des Beckenbodens durchgesetzt, welches die Beckenbodenregion in 3 anatomische Kompartimente unterteilt: das vordere, das mittlere und das hintere Kompartiment. Das vordere Beckenbodenkompartiment enthält als wichtigste Strukturen die Harnblase und die Urethra, das mittlere Kompartiment Uterus, Vagina und Adnexen und ist somit nur bei Frauen vorhanden. Das hintere Kompartiment umfasst das Anorektum (Roos et al. 2002).

Trotz dieser vereinfachenden Betrachtung des Beckenbodens ist die globale Beurteilung aller 3 Beckenbodenkompartimente essenziell, da bei Beckenbodendysfunktion meist mehrere Kompartimente betroffen sind.

Die jüngste Bildgebungsmodalität, welche die Darstellung sämtlicher Beckenbodenkompartimente erlaubt, ist die Magnetresonanztomographie (MRT). Die MRT dient nicht nur der statischen Abbildung der Morphologie der Beckenbodenstrukturen, sondern kann auch als dynamische Bildgebungsmodalität in der Beurteilung der Beckenbodenfunktion eingesetzt werden. Letztere Methode wird als dynamische Beckenboden-MRT oder, wenn der Fokus auf das hintere Beckenbodenkompartiment gerichtet wird, als MR-Defäkographie bezeichnet.

8.2 Indikationen

Am Beginn der Abklärung der Beckenbodendysfunktion stehen die umfassende Anamnese und die klinische Untersuchung, mit deren Hilfe die zugrunde liegende Pathologie häufig erkannt, jedoch das Ausmaß der Beckenbodenpathologie meist unterschätzt wird. Daher ist die dynamische Beckenboden-MRT oft bereits Teil der klinischen Abklärung der Beckenbodendysfunktion. Da die dynamische Beckenboden-MRT und die MR-Defäkographie jedoch relativ neue bildgebende Verfahren sind, sind die Indikationen und der klinische Nutzen noch nicht vollständig absehbar.

Anwendung findet die MR-Defäkographie in der Abklärung des Defäkationsobstruktions-Syndroms (Syn.: Outlet-Obstruktion). Sowohl morphologische (Rektozele, Enterozele, Intussuszeption, Beckenbodendeszensus) als auch funktionelle (dyssynergische Defäkation) Ursachen der Defäkationsobstruktion können mittels MR-Defäkographie erkannt werden. Aus neueren Studien geht hervor, dass die MR-Defäkographie für die Selektion von Patienten für bestimmte proktologische Eingriffe zur Behandlung des Defäkationsobstruktions-Syndroms hilfreich sein kann (Dindo et al. 2008; Hubner et al. 2006).

Insbesondere für die Planung einer erfolgreichen chirurgischen Therapie bei Beckenbodendysfunktion ist eine exakte Darstellung des gesamten Beckenbodens notwendig. In einer Gruppe von Patienten mit therapierefraktärer Stuhlinkontinenz, bei denen ein chirurgischer Eingriff zur Behandlung der Stuhlinkontinenz geplant war, zeigte die präoperative MR-Defäkographie diverse Befunde, welche den ursprünglich geplanten chirurgischen Eingriff änderten (Hetzer et al. 2006).

8.3 Technische Aspekte

8.3.1 Patientenvorbereitung

Bei der MR-Defäkographie ist für eine aussagekräftige Untersuchung die korrekte Vorbereitung des Patienten von entscheidender Bedeutung.

Die Verwendung von Kontrastmittel zur Darstellung der Beckenbodenkompartimente variiert je nach Institution und Fragestellung. Für die Beurteilung des hinteren Kompartiments ist die Füllung des Rektums mit Kontrastmittel notwendig. Vor jeder MR-Defäkographie wird ein rektaler Einlauf appliziert, wodurch das Rektum nicht nur besser abgrenzbar ist, sondern zusätzlich der Vorgang der Defäkation dynamisch untersucht werden kann.

> **Die Abbildung des Defäkationsvorgangs ist von Bedeutung, da einige Pathologien des Beckenbodens ihr volles Ausmaß lediglich während der Defäkation zeigen (Flusberg et al. 2011).**

Der rektale Einlauf sollte eine visköse, stuhlähnliche Konsistenz haben, da die Manifestation der Beckenbodenpathologien je nach Stuhlkonsistenz variiert (Solopova et al. 2008). Für den rektalen Einlauf können Ultraschallgel (Fletcher et al. 2003), Kartoffelstärke (Bertschinger et al. 2002; Dvorkin et al. 2004) oder Methylzellulose gemischt mit Wasser genutzt werden. Wird für die Aufzeichnung des Defäkationsvorgangs eine T1-gewichtete Gradientenechosequenz verwendet, wird der rektale Einlauf mit einer kleinen Menge extrazellulären gadoliniumhaltigen Kontrastmittels versetzt (z. B. 1,5 ml Gd-DTPA). Gebraucht man Ultraschallgel oder einen Brei aus Methylzellulose, kann der Defäkationsvorgang auch mit einer T2-gewichteten Sequenz aufgezeichnet werden, sodass kein Zusatz gadoliniumhaltigen Kontrastmittels nötig ist.

Die Menge des rektalen Einlaufs variiert je nach Institution zwischen 120 und 300 ml (Halligan et al. 2001; Maglinte u. Bartram 2007; Reiner et al. 2011). Nach unserer Erfahrung können mit einer Menge von 250–300 ml Beckenbodenpathologien gut dargestellt werden. Bisher ist jedoch nicht bekannt, ob die Menge des rektalen Einlaufs das Ausmaß der Beckenbodenpathologien beeinflusst. Die Zeit, die für die Ausscheidung des rektalen Einlaufs benötigt wird, und somit die Beurteilung der Fähigkeit auszuscheiden, sind von der Menge des applizierten rektalen Einlaufs abhängig. Daher ist eine Standardisierung der Einlaufmenge notwendig.

Eine weitere Darmvorbereitung wie Darmreinigung, orale Kontrastmittelgabe oder die Gabe von Spasmolytika ist generell nicht notwendig. Wir führen keine retrograde Harnblasenfüllung oder Instillation einer Markersubstanz in die Vagina durch. Um einen mittleren Füllungszustand der Harnblase zu erzielen, sollen die Patienten die Harnblase 1 h vor der Untersuchung nicht mehr leeren. Für die Beurteilung des mittleren Kompartiments ist üblicherweise der natürliche Weichteilkontrast ausreichend.

Neben der Applikation von Kontrastmittel ist eine ausführliche Aufklärung des Patienten über den Untersuchungsablauf essenziell. Die meisten Patienten haben einen langen Leidensweg hinter sich und sind häufig nervös und verunsichert, da die Untersuchung in ihren Intimbereich eingreift. Das ärztliche und technische Personal muss besonders geschult werden, damit der Untersuchungsablauf für den Patienten so angenehm wie möglich ist. Die Patienten müssen über die Untersuchung in den verschiedenen Beckenbodenpositionen (in Ruhe, bei Beckenbodenkontraktion, beim Pressen und während der Defäkation) instruiert werden. Während der Untersuchung ist der Patient über Kopfhörer und Mikrofon mit dem Untersucher an der Bedienkonsole verbunden. Es muss sichergestellt werden, dass der Patient die Anweisungen zur Beckenbodenkontraktion, zum Pressen und zur Defäkation über den Kopfhörer versteht. Damit es nicht zur Verschmutzung der Scannerliege kommt, wird ausreichend Zellstoff unter den Patienten gelegt und ein Defäkationsbeutel aus Plastik angebracht.

8.3.2 Patientenlagerung

Die dynamische Beckenboden-MRT kann in physiologischer, sitzender Position in einem offenen MRT-System mit vertikalem und horizontalem Patientenzugang oder in liegender Position in einem geschlossenen MRT-System mit lediglich horizontalem Patientenzugang erfolgen. Die Untersuchung in sitzender Position ist nur selten möglich, da die meisten klinisch verwendeten MRT-Geräte nur die liegende Patientenposition erlauben. Da nach unserer Erfahrung die Defäkation in liegender Position besser möglich ist, wenn die Knie flektiert sind, werden die Knie des Patienten mit einer entsprechenden Lagerungshilfe unterlegt.

Der Einfluss der Körperposition während der Untersuchung auf die Befunde des Beckenbodens wurde in einzelnen Studien untersucht. In einer Studie, in der die MR-Defäkographie in liegender und sitzender Position verglichen wurde, konnte gezeigt werden, dass die meisten klinisch relevanten Befunde unabhängig von der Untersuchungstechnik identifiziert werden konnten (Bertschinger et al. 2002). Lediglich Intussuszeptionen können in liegender Untersuchungstechnik verpasst werden. Eine andere Studie, die die dynamische Beckenboden-MRT in liegender Position mit der konventionellen Defäkographie in sitzender Position verglichen hat, zeigte keine Unterschiede der Position des anorektalen Übergangs oder des anorektalen Winkels (Kruyt et al. 1991). Im Gegensatz dazu wiesen Rao et al. (2006) Unterschiede im Defäkationsvorgang bei unterschiedlichen Körperpositionen und Stuhlkonsistenzen nach. In Anbetracht der möglichen Unterschiede zwischen den verschiedenen Körperpositionen ist es empfehlenswert, die Untersuchung immer in der gleichen Position durchzuführen.

8.4 Untersuchungsprotokoll

Die dynamische Beckenboden-MRT ist mit allen klinisch verwendeten MRT-Geräten möglich (üblicherweise mit einer Magnetfeldstärke von 1,5 Tesla). Für eine optimale Bildqualität wird eine Oberflächenspule angelegt. Die Untersuchung beginnt mit einer Planungssequenz in 3 Ebenen. Anhand dieser wird die statische T2-gewichtete Fast Spin Echo (FSE)- oder Fast Recovery Fast Spin Echo (FRFSE)-Sequenz in axialer und sagittaler Ebene geplant. Die statische Sequenz dient der Beurteilung der Morphologie der Organe und Weichteilstrukturen des Beckenbodens. Anschließend findet die dynamische Untersuchung mit Einzelschichtaufnahmen (Schichtdicke von 1 cm) in sagittaler Schnittführung durch die Beckenmitte (midsagittal) bei Beckenbodenkontraktion, beim Pressen und während der Defäkation statt. Ergänzend kann eine dynamische Sequenz in koronarer Schnittführung zur Darstellung von lateralen Rektozelen erfolgen. Für die dynamische Untersuchung können verschiedene Sequenzen mit ähnlichen Ergebnissen verwendet werden. Die Voraussetzung ist eine schnelle Bildwiederholungsrate. Die Untersuchung in Ruhe, bei Beckenbodenkontraktion und beim Pressen kann mit T2-gewichteten Half-fourier-Sequenzen, wie der Single Shot Fast Spin Echo (SSFSE)- bzw. der Half Acquisition Single shot Turbo spin Echo (HASTE)-Sequenz, oder balanced Steady State Free Precession (bSSFP)-Sequenzen (FIESTA oder trueFISP) erfolgen. Der Vorgang der Defäkation wird mittels einer bSSFP-Sequenz oder einer fettgesättigten T1-gewichteten multiphasischen Gradienten Recalled Echo (GRE)-Sequenz mit einer Bildwiederholungsrate von 1,3 s untersucht. Eine Übersicht über ein Standarduntersuchungsprotokoll gibt die ◘ Tab. 8.1.

8.5 Diagnostische Aspekte

8.5.1 Bildanalyse

Die Bildanalyse erfolgt anhand des 3-Kompartiment-Modells des Beckenbodens nach qualitativen und quantitativen Kriterien (Roos et al. 2002). Bei der qualitativen Beurteilung wird nach morphologischen Veränderungen der Beckenbodenkompartimente in den einzelnen Beckenbodenpositionen gesucht und das Verhalten der Kompartimente zueinander beobachtet. Neben der qualitativen Beurteilung ist die Quantifizierung der Befunde entscheidend, da das Ausmaß der Befunde Einfluss auf das weitere therapeutische Vorgehen haben kann. Hilfreich für die Bildanalyse ist die Verwendung von Referenzlinien auf den midsagittalen dynamischen Sequenzen. Die am weitesten verbreitete Referenzlinie ist die pubococcygeale Linie (PCL), welche eine Gerade zwischen dem Unterrand der Symphyse und dem letzten coccygealen Gelenk darstellt (◘ Abb. 8.1). Die PCL repräsentiert die Ebene des Beckenbodens. Der Abstand des Blasenbodens (vorderes Kompartiment), der Zervix oder des Vaginalstumpfs nach Hysterektomie (mittleres Kom-

Tab. 8.1 Untersuchungsprotokoll für ein 1,5-Tesla-MR-Gerät (Signa HDx, General Electrics Healthcare)

Sequenz	TR/TE (ms)	Schicht-dicke (mm)	Gap (mm)	Matrix (mm)	Field of View (cm)	Flipwin-kel (°)	NEX
T2 FSE axial	2260/92	3	1	256 × 160	23 × 23	90	2
T2 FSE sagittal	5400/95	3	1	256 × 160	23 × 23	90	2
bSSFP midsagittal[a]	3,6/1,6	10	0	224 × 160	31 × 31	45	2
Multiphasische FSPGR midsagittal[b]	7,3/1,7	10	0	256 × 160	31 × 31	80	2

FSE Fast Spin Echo, *bSSFP* balanced Steady State Free Precession (FIESTA), *FSPGR* Fast Spoiled Gradient echo, *TR/TE* Repetitionszeit/Echozeit, *NEX* Number of Excitations

[a] In Ruhe, bei Beckenbodenkontraktion und beim Pressen aufgenommen

[b] Aufzeichnung des Defäkationsvorgangs

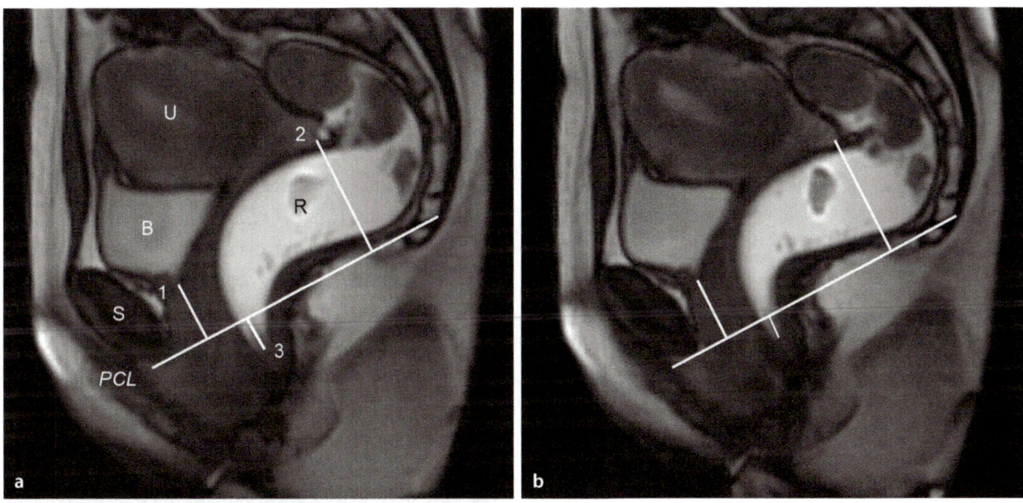

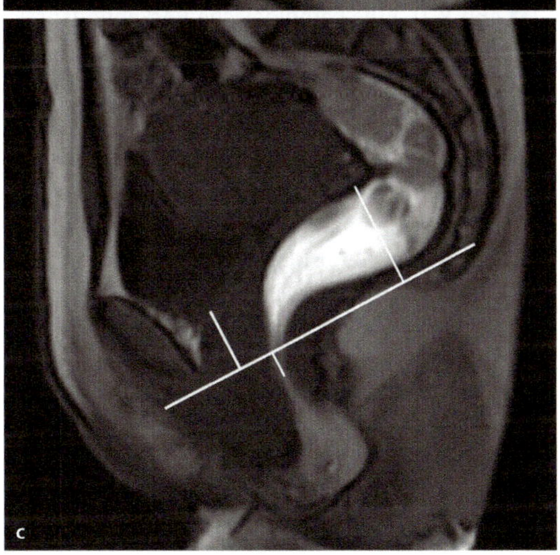

Abb. 8.1 MR-Defäkographie einer 40-jährigen Patientin mit normalen Beckenbodenverhältnissen. Auf Bildern einer T2-gewichteten balanced Steady State Free Precession (bSSFP)-Sequenz in midsagittaler Schnittführung in Ruhe (**a**) und bei Beckenbodenkontraktion (**b**) und auf einem Bild einer T1-gewichteten Gradientenechosequenz während der Defäkation (**c**) werden die Position des vorderen Kompartiments (*1*, Blasenboden), des mittleren Kompartiments (*2*, Vaginaldach) und des hinteren Kompartiments (*3*, anorektaler Übergang) senkrecht zur PCL gemessen. *S* Symphyse, *B* Harnblase, *U* Uterus, *R* Rektum, *PCL* Pubococcygeal-Linie

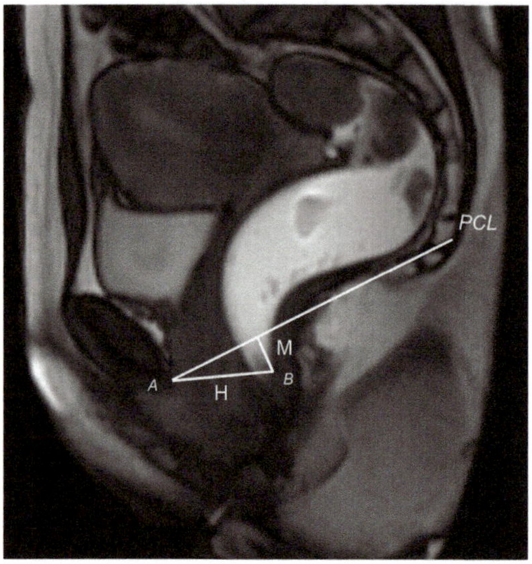

Abb. 8.2 Midsagittales Bild einer T2-gewichteten bSSFP-Sequenz zeigt die Messung nach dem HMO-System. Die Referenzpunkte sind der Unterrand der Symphyse (*A*) und die Hinterwand des Rektums auf Höhe des anorektalen Übergangs (*B*). Die H-Linie (*H*) repräsentiert die anteroposteriore Weite des Beckenbodenhiatus und reicht von *A* nach *B*. Die M-Linie (*M*) repräsentiert den Deszensus des Beckenbodenhiatus und reicht senkrecht von der Pubococcygeal-Linie (*PCL*) zum posterioren Ende der H-Linie

Tab. 8.2 Graduierung der Beckenbodenrelaxation und des Organprolaps nach dem HMO-System[a]

Grad	H-Linie (cm)	M-Linie (cm)	O-Linie
0 (normal)	< 6	0–2	Kranial der H-Linie
1 (gering)	6–8	2–4	0–2 cm kaudal
2 (moderat)	8–10	4–6	2–4 cm kaudal
3 (schwer)	≥ 10	≥6	≥ 4 cm kaudal

[a] Messungen werden bei maximalem Beckenbodendeszensus im Verlauf oder am Ende des Defäkationsvorgangs durchgeführt

partiment) sowie des anorektalen Übergangs (hinteres Kompartiment) werden senkrecht zur PCL in den verschiedenen Beckenbodenpositionen gemessen (Abb. 8.1). Der anorektale Übergang entspricht dem Schnittpunkt der Geraden entlang des Hinterrands des distalen Rektums und der Geraden entlang der Zentralachse des Analkanals.

Um den Beckenbodendeszensus zu bestimmen, werden die Messungen auf jenen Bildern durchgeführt, welche den maximalen Beckenbodendeszensus zeigen, üblicherweise im Verlauf oder am Ende des Defäkationsvorgangs.

Während Proktologen v. a. das 3-Kompartiment-Modell des Beckenbodens mit der PCL als Referenzlinie zur Quantifizierung der Befunde verwenden, wird von Urologen und Gynäkologen hauptsächlich das sog. HMO-System zur Beschreibung des Beckenbodendeszensus verwendet (Comiter et al. 1999). Das HMO-System unterscheidet zwischen 2 separaten, aber häufig gleichzeitig vorhandenen Entitäten, dem Organprolaps und der Beckenbodenrelaxation. Bei der Beckenbodenrelaxation besteht eine Schwächung der Beckenbodenstrukturen, die zu einer Senkung und Weitung des Hiatus des Beckenbodens führt. Das Ausmaß der Beckenbodenrelaxation wird mittels der H- und der M-Linie bestimmt. Die H-Linie repräsentiert die Weitung des Beckenbodenhiatus und entspricht der Distanz zwischen Unterrand der Symphyse und der Hinterwand des Analkanals auf Höhe des anorektalen Übergangs. Die M-Linie repräsentiert die Senkung des Beckenbodenhiatus und wird senkrecht von der PCL zum hinteren Ende der H-Linie gemessen (Abb. 8.2). Eine pathologische Beckenbodenrelaxation besteht, wenn die H-Linie mehr als 6 cm und die M-Linie mehr als 2 cm misst (Boyadzhyan et al. 2008, Tab. 8.2).

Der Organprolaps entspricht der O-Komponente des HMO-Systems und wird als Deszensus eines Beckenorgans kaudal der H-Linie definiert. Es wird der kürzeste Abstand (O-Linie) zwischen dem kaudalsten Abschnitt des Organs (Harnblasenboden, Vaginaldach, Vaginalstumpf nach Hysterektomie, Dünndarm, Colon sigmoideum) und der H-Linie gemessen (Boyadzhyan et al. 2008; Comiter et al. 1999, Tab. 8.2). Die Messungen des HMO-Systems werden ebenfalls bei maximalem Beckenbodendeszensus im Verlauf oder am Ende des Defäkationsvorgangs durchgeführt.

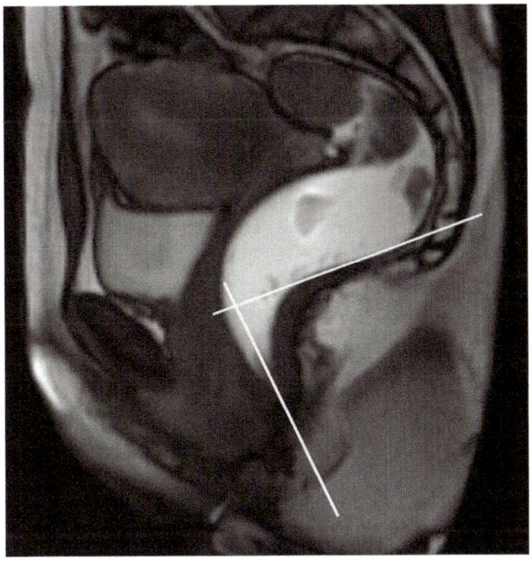

Abb. 8.3 Messung des anorektalen Winkels zwischen einer Geraden entlang der Hinterwand des distalen Rektums und einer Geraden durch die Zentralachse des Analkanals

Zusätzlich kann der anorektale Winkel in Grad in Ruhe, bei Beckenbodenkontraktion, beim Pressen und während der Defäkation gemessen werden. Der anorektale Winkel ist als Winkel zwischen der Hinterwand des distalen Rektums und der Zentralachse durch den Analkanal definiert (Abb. 8.3). Zu bemerken ist, dass der anorektale Winkel in verschiedenen Studien eine geringe Reproduzierbarkeit gezeigt hat. Daher sind weniger die absoluten Messwerte des anorektalen Winkels bedeutsam als vielmehr die Veränderung des Winkels zwischen den einzelnen Beckenbodenpositionen.

8.5.2 Normalbefunde

In Ruhestellung liegen das vordere und das mittlere Kompartiment auf Höhe oder oberhalb der PCL, und der anorektale Übergang befindet sich max. 3 cm unterhalb der PCL. Das Rektum ist mit Kontrastmittel gefüllt, der Analkanal ist geschlossen. Der anorektale Winkel beträgt in Ruhe zwischen 95 und 109° (Goh et al. 2000; Kruyt et al. 1991). Bei der Beckenbodenkontraktion werden die 3 Beckenbodenkompartimente relativ zur PCL angehoben, und der anorektale Winkel verkleinert sich um ca. 10–23° (Kruyt et al. 1991). Eine verminderte Anhebung des Beckenbodens gilt als Zeichen für eine Schwäche der Beckenbodenmuskulatur. Beim Pressen relaxiert die Beckenbodenmuskulatur, der Beckenboden senkt sich, und der anorektale Winkel erweitert sich zu 103–138° (Goh et al. 2000; Kruyt et al. 1991). Schließlich öffnet sich der Analkanal, und das Kontrastmittel wird ausgeschieden. Normalerweise sollten 2/3 des Kontrastmittels je nach Menge des rektalen Einlaufs innerhalb von 30 (120 ml Kontrastmittel) bis 60 s (400 ml Kontrastmittel) ausgeschieden werden (Halligan et al. 2001; Minguez et al. 2004).

8.6 Befunde bei Beckenbodendysfunktion

8.6.1 Rektozele

Die Rektozele ist der häufigste Befund bei Patienten mit einer Beckenbodendysfunktion. Die Rektozele ist als eine Ausstülpung der Rektumwand definiert. Die anteriore Rektozele ist die häufigste Form (Abb. 8.4), jedoch können Rektozelen auch posterior oder lateral auftreten. Die meisten Rektozelen treten während des Pressens bzw. der Defäkation auf. Ursächlich für Rektozelen ist meist eine Schwäche der rektovaginalen Faszie bedingt durch chronische Obstipation, Hysterektomie, komplizierte vaginale Geburt, angeborene oder konstitutionelle Beckenbodenschwäche oder den allgemeinen Alterungsprozess.

In Rektozelen kann es zu Retention von Stuhl kommen, was zu einem Gefühl der unvollständigen Entleerung und nicht unbedingt zu einer Defäkationsobstruktion im eigentlichen Sinn führt. Die klinische Relevanz einer Rektozele wird anhand verschiedener Kriterien wie der Größe, der Retention von Kontrastmittel und klinischer Symptome wie dem Gefühl der unvollständigen Entleerung oder der Notwendigkeit der manuellen Ausräumung definiert. Die Lokalisation, die Größe und der Grad der Entleerung einer Rektozele können mittels MR-Defäkographie verlässlich bestimmt werden. Zusätzlich erlaubt die MR-Defäkographie die Erfassung anderer pathologischer Befunde des Beckenbodens, die häufig mit Rektozelen assoziiert sind, z. B. die dyssynergische Defäkation, In-

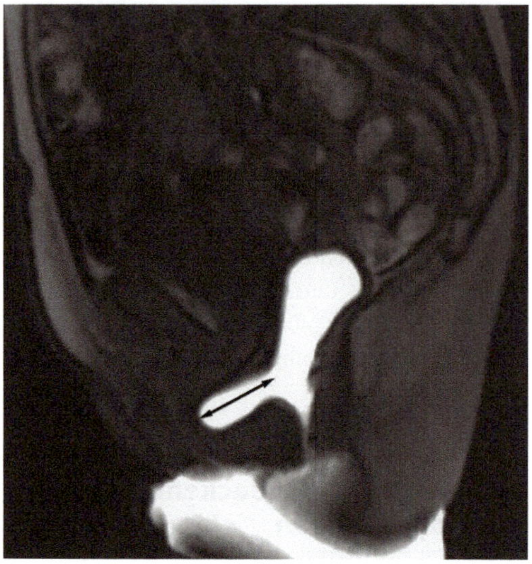

Abb. 8.4 65-jährige Patientin mit Gefühl der unvollständigen Entleerung und Zustand nach Hysterektomie. Das midsagittale, T1-gewichtete Bild während der Defäkation zeigt eine anteriore Rektozele. Die maximale Vorwölbung der Rektumwand über die eigentliche Rektumbegrenzung hinaus wird als sagittaler Durchmesser der Rektozele angegeben (*Doppelpfeil*). In diesem Fall liegt eine mittelgroße anteriore Rektozele von 3,6 cm Größe mit Kontrastmittelretention vor

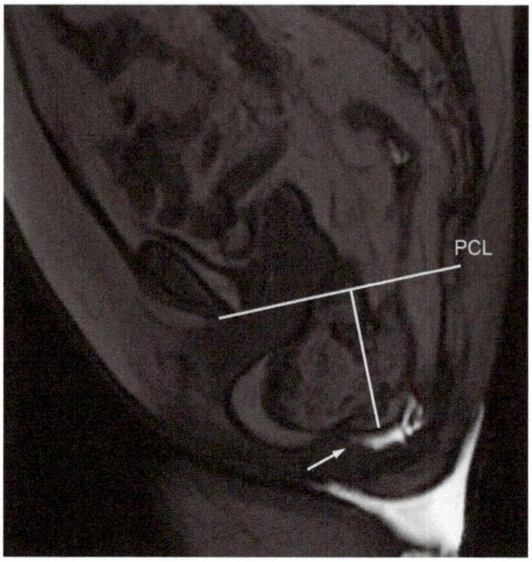

Abb. 8.5 54-jährige Patientin mit Symptomen einer Defäkationsobstruktion. Das midsagittale, T1-gewichtete Bild während der Defäkation zeigt eine mittelgroße Enterozele (5 cm). Gleichzeitig bestehen ein Deszensus im mittleren wie hinteren Kompartiment und eine mittelgroße anteriore Rektozele (*Pfeil*). *PCL* Pubococcygeal-Linie

tussuszeptionen und Enterozelen. Die Entscheidung zu einer chirurgischen Therapie ist meist abhängig vom Vorhandensein zusätzlicher pathologischer Befunde.

Entsprechend ihres maximalen sagittalen Durchmessers werden Rektozelen in kleine (< 2 cm), mittelgroße (2–4 cm) und große (> 4 cm) Rektozelen unterteilt (Roos et al. 2002, Abb. 8.4). Da anteriore Rektozelen mit einem sagittalen Durchmesser bis 2 cm bei bis zu 20 % der asymptomatischen Frauen vorkommen, werden lediglich Rektozelen > 2 cm als pathologisch gewertet.

8.6.2 Enterozele

Eine Enterozele wird definiert als Herniation des Peritonealsacks, der omentales Fettgewebe (Peritoneozele), Dünndarm (Enterozele) und Colon sigmoideum (Sigmoidozele) enthält, kaudal der PCL in den rektovaginalen oder rektovesikalen Raum. Enterozelen kommen bei 17–37 % der Patienten mit Beckenbodenpathologien vor, wobei Frauen, insbesondere nach Hysterektomie, häufiger betroffen sind. Die Symptome von Enterozelen sind variabel und abhängig von der Größe. Patienten berichten über Obstipation, Fremdkörpergefühl oder ein Gefühl der unvollständigen Entleerung. Große Enterozelen können zu einer Kompression des distalen Rektums und somit zu einer Defäkationsobstruktion führen (Abb. 8.5). Im Vergleich zu anderen Formen von Organprolaps werden Enterozelen bei der klinischen Untersuchung in bis zur Hälfte der Fälle übersehen. Mittels MR-Defäkographie können Enterozelen verlässlich diagnostiziert und sogar die verschiedenen Komponenten wie peritoneales Fettgewebe, Dünndarm und Colon sigmoideum differenziert werden.

Enterozelen sind meist am Ende der Defäkation zu sehen. Die Größe der Enterozele wird im Verhältnis zur PCL als senkrechte Linie zwischen PCL und dem am tiefsten gelegenen Punkt der Enterozele gemessen (Abb. 8.5). Je nach Länge der Linie unterscheidet man kleine (< 3 cm), mittelgroße

(3–6 cm) und große (> 6 cm) Enterozelen (Roos et al. 2002).

8.6.3 Intussuszeption und Rektumprolaps

Der Rektumprolaps ist als eine Einfaltung der Rektumschleimhaut definiert. Der innere Rektumprolaps (Intussuszeption) wird vom äußeren Rektumprolaps (dem klinischen Begriff »Rektumprolaps« entsprechend) unterschieden.

Intussuszeption

Eine Intussuszeption ist die Einfaltung von Rektumschleimhaut, die im Verlauf der Defäkation auftritt. Je nach Lokalisation der Einfaltung unterscheidet man eine intrarektale Intussuszeption (◘ Abb. 8.6), die auf das Rektum beschränkt ist, von einer intraanalen Intussuszeption, die in den Analkanal reicht. Die Intussuszeption kann anterior bzw. posterior liegen oder zirkumferenziell sein. Die Intussuszeption kann auf die Mukosa beschränkt sein (mukosale Intussuszeption) oder die gesamte Rektumwand (transmurale Intussuszeption) betreffen. Mittels MR-Defäkographie ist die Unterscheidung zwischen einer mukosalen und einer transmuralen Intussuszeption möglich (Dvorkin et al. 2004). Die Symptome der Intussuszeption reichen von Defäkationsobstruktion mit Obstipation und Gefühl der unvollständigen Entleerung bis zu Stuhlinkontinenz. Kleine Intussuszeptionen können auch bei asymptomatischen Probanden detektiert werden. In bis zu 30 % der Patienten mit einer Intussuszeption liegen gleichzeitig Pathologien im vorderen und mittleren Beckenbodenkompartiment vor (Dvorkin et al. 2004, ◘ Abb. 8.6). Demnach kann die MR-Defäkographie nützliche zusätzliche Information liefern, insbesondere für die Planung einer Operation. Zu erwähnen bleibt, dass in der MR-Defäkographie in liegender Position Intussuszeptionen aufgrund des fehlenden Einflusses der Schwerkraft übersehen werden können. Daher kann es bei zweifelhaftem Ergebnis in der MR-Defäkographie und klinisch hochgradigem Verdacht auf eine Intussuszeption notwendig sein, zusätzlich eine konventionelle Defäkographie in sitzender Position durchzuführen.

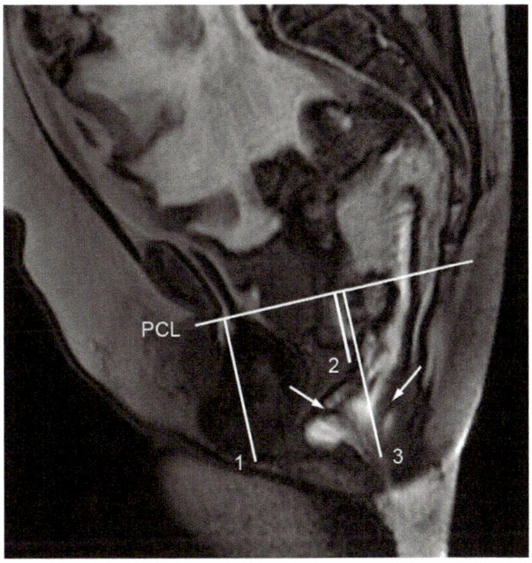

◘ **Abb. 8.6** 56-jährige Patientin mit Beckenbodenschmerzen. Das midsagittale, T1-gewichtete Bild während der Defäkation zeigt einen globalen Beckenbodendeszensus mit einem schweren Deszensus des vorderen und hinteren Kompartiments (*1*, 7,3 cm; *3*, 8,6 cm) und einem moderaten Deszensus des mittleren Kompartiments (*2*, 4,6 cm). Zusätzlich bildet sich eine intrarektale Intussuszeption (*Pfeile*). *PCL* Pubococcygeal-Linie

Externer Rektumprolaps

Der äußere (externe) Rektumprolaps ist eine Einfaltung von Rektumschleimhaut bzw. Rektumwand durch den Analkanal nach außen. Die Inzidenz des Rektumprolaps liegt bei 4:1 000 und ist bei Frauen höher als bei Männern. Der externe Rektumprolaps ist eine klinische Diagnose. Die MR-Defäkographie wird zur Beurteilung begleitender Pathologien des Beckenbodens und zur Operationsplanung durchgeführt.

8.6.4 Beckenorganprolaps

Zystozele

Die Zystozele ist die häufigste Pathologie des vorderen Beckenbodenkompartiments und tritt bei postmenopausalen Frauen auf. Durch Defekte in der endopelvinen Faszie kommt es zum Deszensus des vorderen Kompartiments. Die Zystozele ist als Senkung des Harnblasenbodens kaudal der PCL und Vorwölbung der Harnblase in die Vorderwand der

Vagina definiert. Die Zystozele kann isoliert oder in Kombination mit andern Pathologien des Beckenbodens auftreten (◘ Abb. 8.6). Die Größe der Zystozele wird mittels einer senkrechten Linie von der PCL zum Harnblasenboden gemessen und als kleine (< 3 cm), mittelgroße (3–6 cm) oder große (> 6 cm) Zystozele graduiert.

Uterovaginaler Prolaps

Der Deszensus des Uterus ist üblicherweise Folge einer Insuffizienz der uterosakralen Ligamente, die Uterus und Vagina kranial fixieren. Beim uterovaginalen Prolaps deszendiert der Uterus und prolabiert in schweren Fällen durch die Vagina nach außen. Der uterovaginale Prolaps wird i. d. R. klinisch diagnostiziert.

8.6.5 Beckenbodendeszensus

Der Beckenbodendeszensus (Syn.: Beckenbodenrelaxation, Deszensus perinei) ist als pathologische Senkung des Beckenbodens kaudal der PCL in Ruheposition, beim Pressen oder während der Defäkation definiert. Häufig sind alle 3 Beckenbodenkompartimente betroffen, doch kann auch lediglich ein anorektaler Deszensus bestehen (Roos et al. 2002). Zu den bekannten Ursachen des Beckenbodendeszensus zählen chronische Obstipation, Pudendusneuropathie, mehrfache vaginale Geburten, gynäkologische Operationen und angeborene Bindegewebsschwäche. Am häufigsten sind Frauen über 50 Jahre betroffen. Die Symptome des Beckenbodendeszensus sind zunächst perineale Schmerzen und Obstipation. Die inkomplette Entleerung führt zu vermehrtem Pressen mit Erhöhung des intraabdominalen Druckes und mit der Zeit zur weiteren Denervation des Beckenbodens und schließlich zur Stuhlinkontinenz.

Obwohl gelegentlich bereits in Ruhe ein Beckenbodendeszensus bestehen kann, ist die Ausdehnung meist beim Pressen oder während der Defäkation am höchsten. Das Ausmaß des Beckenbodendeszensus wird für das vordere, mittlere und hintere Kompartiment bestimmt und als maximaler Abstand zwischen der PCL und dem Harnblasenboden, dem Vaginaldach und dem anorektalen Übergang gemessen (Roos et al. 2002, ◘ Abb. 8.6, ◘ Tab. 8.3).

◘ **Tab. 8.3** Graduierung des Beckenbodendeszensus anhand der pubococcygealen Linie (PCL)

Grad	Messung[a]
Geringer Deszensus	1 bis < 3 cm kaudal der PCL
Moderater Deszensus	3–6 cm kaudal der PCL
Schwerer Deszensus	> 6 cm kaudal der PCL

[a] Gilt für vorderes, mittleres und hinteres Beckenbodenkompartiment. Messungen werden bei maximalem Beckenbodendeszensus im Verlauf oder am Ende des Defäkationsvorgangs durchgeführt

8.6.6 Dyssynergische Defäkation

Die dyssynergische Defäkation ist die wichtigste funktionelle Ursache der Defäkationsobstruktion. Diese funktionelle Störung ist charakterisiert durch eine paradoxe Kontraktion oder die Unfähigkeit zur Relaxation des Analsphinkters bzw. des Musculus puborectalis. In der Literatur werden verschiedene Synonyme wie »Dyskinesie des Puborectalis-Muskels«, »nonrelaxing puborectalis syndrome«, »spastisches Beckenbodensyndrom«, »Anismus« und »Beckenbodendysynergie« verwendet. Kürzlich wurde von einer Expertengruppe (ROME III) (Bharucha et al. 2006) der Begriff »Dyssynergische Defäkation« vorgeschlagen, um der Tatsache Rechnung zu tragen, dass es sich nicht um die Störung eines Muskels handelt, sondern eine Störung der Koordination bzw. eine Dyssynergie der abdominalen und pelvinen Muskulatur während der Defäkation vorliegt.

Die Patienten leiden meist an Obstipation mit Schwierigkeiten der rektalen Entleerung, exzessivem Pressen, Gefühl der Obstruktion und der unvollständigen Entleerung sowie der Notwendigkeit der manuellen Ausräumung. Die genaue Ursache für die dyssynergische Defäkation ist nicht bekannt, jedoch bestehen Zusammenhänge mit früherer sexueller Misshandlung, Angstzuständen, psychischem Stress und Operationen des Beckenbodens.

Die Diagnose einer dyssynergischen Defäkation zu stellen, ist oft schwierig und basiert auf einer Kombination von klinischer Anamnese und verschiedenen diagnostischen Tests wie der Analma-

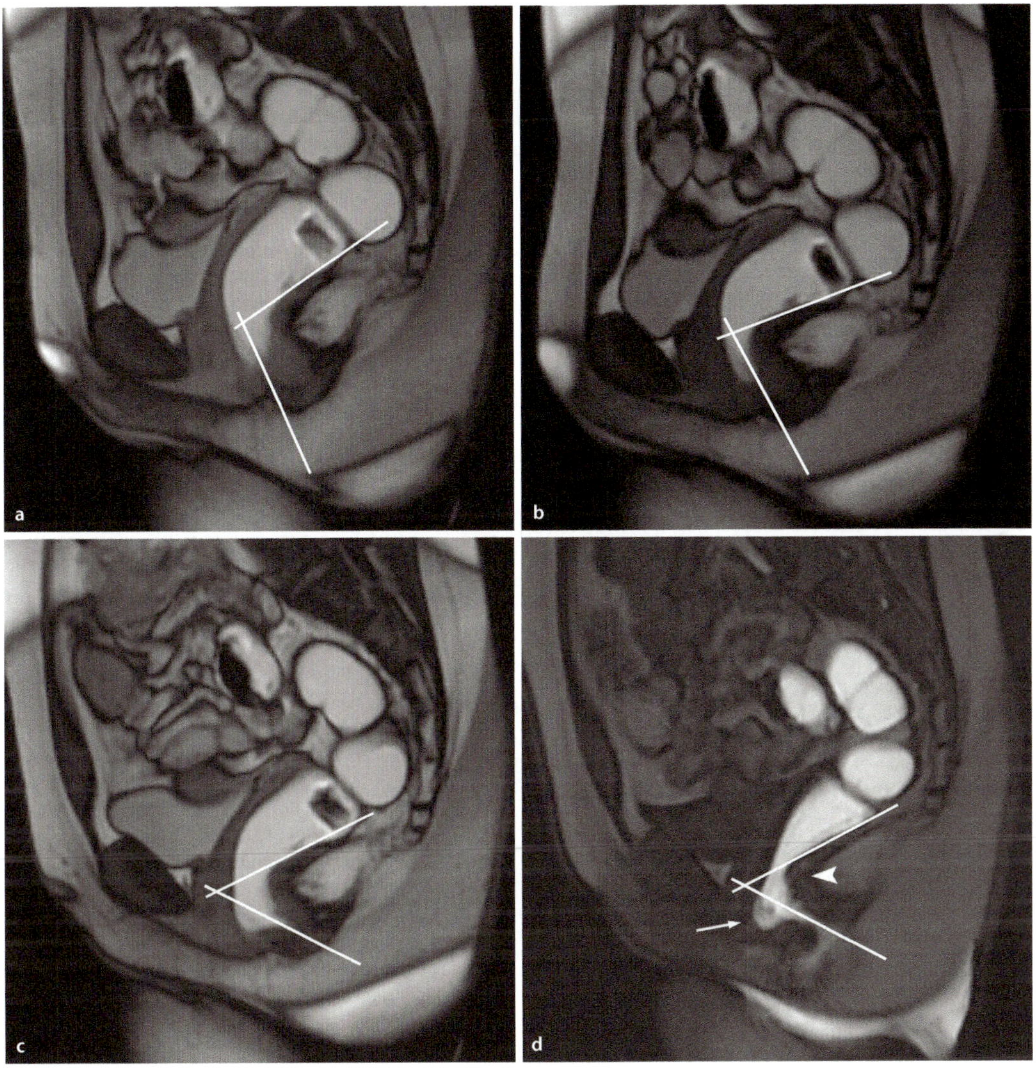

■ **Abb. 8.7** 49-jährige Patientin mit klinischem Verdacht auf eine dyssynergische Defäkation. Auf T2-gewichteten bSSFP-Bildern in Ruhe (**a**) und bei Beckenbodenkontraktion (**b**) normale Verhältnisse des anorektalen Winkels, jedoch beim Pressen (**c**) Verkleinerung des anorektalen Winkels. Während der Defäkation (T1-gewichtete Gradientenechosequenz) weiterhin verkleinerter anorektaler Winkel und fehlende Relaxation des Musculus puborectalis mit Impression der Rektumhinterwand (**d**, *Pfeilspitze*). Ausbildung eine kleinen anterioren Rektozele während der Defäkation (**d**, *Pfeil*)

nometrie, der Elektromyographie, dem Ballon-Expulsions-Test und der MR-Defäkographie (Bharucha et al. 2006). In der MR-Defäkographie können verschiedene strukturelle Veränderungen diagnostiziert werden, z. B. die Impression der Rektumhinterwand durch die fehlende Relaxation des Musculus puborectalis, ein enger Analkanal, ein fehlendes Absenken des Beckenbodens und dadurch eine fehlende Erweiterung oder sogar eine Verkleinerung des anorektalen Winkels während der Defäkation (Reiner et al. 2011, ■ Abb. 8.7). Bei Patienten mit dyssynergischer Defäkation besteht häufig ein verzögerter Beginn oder eine reduzierte Ausscheidung (Halligan et al. 2001). Insbesondere die verminderte Ausscheidung, die in einer Studie als Unfähigkeit, 2/3 des rektalen Einlaufs innerhalb von 30 s auszuscheiden, definiert wurde, hat einen hohen prädiktiven Wert (90 %) für das Vorliegen einer dyssynergischen Defäkation (Halligan et al. 2001). Der Zeitraum von 30 s für die Entleerung wurde für eine Menge von 120 ml Kontrasteinlauf definiert. Bei einer größeren Menge verlängert sich der Zeitraum auf bis zu 60 s (400 ml) (Minguez et al. 2004). Neben der Bestimmung des Ausmaßes der rektalen Entleerung können mittels MR-Defäkographie andere strukturelle Beckenbodenpathologien als mögliche Ursachen der Defäkationsobstruktion ausgeschlossen werden.

Literatur

Bertschinger KM, Hetzer FH, Roos JE, Treiber K, Marincek B, Hilfiker PR (2002) Dynamic MR imaging of the pelvic floor performed with patient sitting in an open-magnet unit versus with patient supine in a closed-magnet unit. Radiology 223: 501–508

Bharucha AE, Wald A, Enck P, Rao S (2006) Functional anorectal disorders. Gastroenterology 130: 1510–1518

Boyadzhyan L, Raman SS, Raz S (2008) Role of static and dynamic MR imaging in surgical pelvic floor dysfunction. Radiographics 28: 949–967

Bump RC, Norton PA (1998) Epidemiology and natural history of pelvic floor dysfunction. Obstet Gynecol Clin North Am 25: 723–746

Comiter CV, Vasavada SP, Barbaric ZL, Gousse AE, Raz S (1999) Grading pelvic prolapse and pelvic floor relaxation using dynamic magnetic resonance imaging. Urology 54: 454–457

Dindo D, Weishaupt D, Lehmann K, Hetzer FH, Clavien PA, Hahnloser D (2008) Clinical and morphologic correlation after stapled transanal rectal resection for obstructed defecation syndrome. Dis Colon Rectum 51: 1768–1774

Dvorkin LS, Hetzer F, Scott SM, Williams NS, Gedroyc W, Lunniss PJ (2004) Open-magnet MR defaecography compared with evacuation proctography in the diagnosis and management of patients with rectal intussusception. Colorectal Dis 6: 45–53

Fletcher JG, Busse RF, Riederer SJ, Hough D, Gluecker T, Harper CM, Bharucha AE (2003) Magnetic resonance imaging of anatomic and dynamic defects of the pelvic floor in defecatory disorders. Am J Gastroenterol 98: 399–411

Flusberg M, Sahni VA, Erturk SM, Mortele KJ (2011) Dynamic MR Defecography: Assessment of the Usefulness of the Defecation Phase. AJR Am J Roentgenol 196(4): W394–W399

Goh V, Halligan S, Kaplan G, Healy JC, Bartram CI (2000) Dynamic MR imaging of the pelvic floor in asymptomatic subjects. AJR Am J Roentgenol 174: 661–666

Halligan S, Malouf A, Bartram CI, Marshall M, Hollings N, Kamm MA (2001) Predictive value of impaired evacuation at proctography in diagnosing anismus. AJR Am J Roentgenol 177: 633–636

Hetzer FH, Andreisek G, Tsagari C, Sahrbacher U, Weishaupt D (2006) MR defecography in patients with fecal incontinence: imaging findings and their effect on surgical management. Radiology 240: 449–457

Hubner M, Hetzer F, Weishaupt D, Hahnloser D, Clavien PA, Demartines N (2006) A prospective comparison between clinical outcome and open-configuration magnetic resonance defecography findings before and after surgery for symptomatic rectocele. Colorectal Dis 8: 605–611

Kruyt RH, Delemarre JB, Doornbos J, Vogel HJ (1991) Normal anorectum: dynamic MR imaging anatomy. Radiology 179: 159–163

Maglinte DD, Bartram C (2007) Dynamic imaging of posterior compartment pelvic floor dysfunction by evacuation proctography: techniques, indications, results and limitations. Eur J Radiol 61: 454–461

Minguez M, Herreros B, Sanchiz V, Hernandez V, Almela P, Anon R, Mora F, Benages A (2004) Predictive value of the balloon expulsion test for excluding the diagnosis of pelvic floor dyssynergia in constipation. Gastroenterology 126: 57–62

Rao SS, Kavlock R, Rao S (2006) Influence of body position and stool characteristics on defecation in humans. Am J Gastroenterol 101: 2790–2796

Reiner CS, Tutuian R, Solopova AE, Pohl D, Marincek B, Weishaupt D (2011) MR defecography in patients with dyssynergic defecation: spectrum of imaging findings and diagnostic value. Br J Radiol 84: 136–144

Roos JE, Weishaupt D, Wildermuth S, Willmann JK, Marincek B, Hilfiker PR (2002) Experience of 4 years with open MR defecography: pictorial review of anorectal anatomy and disease. Radiographics 22: 817–832

Solopova AE, Hetzer FH, Marincek B, Weishaupt D (2008) MR defecography: prospective comparison of two rectal enema compositions. AJR Am J Roentgenol 190: W118–124

Niere und obere ableitende Harnwege

Henrik J. Michaely

9.1 Einleitung

Die retroperitoneal gelegenen paarigen Nieren gliedern sich in Kortex, Medulla und das Nierenbeckenkelchsysten (NBKS), das sich in den proximalen Ureter fortsetzt. Als zentrale Organe der Homöostase sind sie sehr gut mit Blut versorgt und erhalten ca. 20 % des gesamten Blutflusses. Die Bildgebung mittels MRT steht meist am Ende einer diagnostischen Kette, nachdem Laborwert, Urin- und Ultraschalluntersuchungen i. d. R. als First-line-Methoden eingesetzt worden sind. Die Anforderung an die MRT als problemlösende Modalität ist in den meisten Fällen, eine definitive Klärung/Charakterisierung der vermuteten Pathologie zu erzielen. Durch diese von den zuweisenden Ärzten durchgeführte Präselektion der untersuchten Patienten ist die MR-Bildgebung der Nieren eine der spannendsten Untersuchungen im Abdomen.

Tab. 9.1 MRT-Indikationen zur Bildgebung der Nieren nach Häufigkeit

Vaskulär	Nierenarterienstenose
	Präoperative Gefäßdarstellung
	Nierenvenenthrombose
Entzündlich	(Pyelo-)Nephritis
	Abszesse
	M. Ormond
Neoplastisch	Nierenraumforderungen
	Ureterale Raumforderungen
	Pararenale Raumfoderungen
Sonstige	(An-)Lagevarianten
	Harnstau
	Postoperative Veränderungen

9.2 Indikationen

Die wesentlichen Indikationen zur Bildgebung der Nieren mittels MRT sind in Tab. 9.1 mit absteigender Häufigkeit aufgeführt.

Bei zahlreichen Indikationen besteht eine breite Überlappung mit CT-Indikationen. Generell ist die CT der MRT bei der Beurteilung von Verkalkungen und bei der Suche nach Konkrementen überlegen. Für alle anderen Indikationen ist die Aussagekraft der MRT im Vergleich zur CT mind. gleich bzw. oft sogar höher. Bei niereninsuffizienten Patienten ist die MRT gleichsam die Methode der Wahl. Notfalluntersuchungen, die eine Domäne der CT darstellen, kommen im Rahmen der oben aufgeführten Indikationen nicht vor (▶ Kap. 15).

9.3 Patientenvorbereitung und -lagerung

Die MRT der Nieren erfordert keine spezifische Vorbereitung des Patienten. Da die Verwendung von i. v.-Kontrastmittel (0,1 mmol Gd/kg KG) in der Diagnostik entzündlicher oder maligner Nierenveränderungen de facto obligat ist, sollte sie immer zur Anwendung kommen. Eine Steigerung der Dosis ist nicht hilfreich und für keine Untersuchung indiziert. Auch bei Patienten mit Niereninsuffizienz oder Hämodialyse sollten i.v.-Kontrastmittel verwendet werden. Um das Risiko einer nephrogenen systemischen Fibrose (NSF) zu minimieren und im Rahmen der gegenwärtigen europäischen Rechtslage zu bleiben (Stand 05/2011), wird empfohlen, bei Patienten mit einer eGFR < 30 ml/min auf makrozyklische Substanzen, die von der EMA als »low risk« eingestuft werden, zu verwenden (EMEA 2010). Keinem Patienten sollte wegen einer eingeschränkten Nierenfunktion eine MR-Untersuchung mit Kontrastmittel vorenthalten werden. Bei Dialysepatienten und Patienten mit einer eGFR < 30ml/min sollte keine wiederholte Gabe von Gd-Chelaten binnen 7 Tagen erfolgen. Ein Powerinjektor sollte zur Kontrastmittelgabe verwendet werden, um zuverlässige, dynamische Kontrastmitteluntersuchungen zu ermöglichen.

Die Untersuchung des Patienten erfolgt in Rückenlage, »head first«. Mehrelement-Oberflächenspulen (z. B. »phased array«, »body matrix coil«) sind für eine adäquate Bildqualität unentbehrlich.

9.4 Protokolle

Für die Untersuchung der Nieren können Tomographen mit 1,5 oder 3,0 T verwendet werden, wo-

■ Tab. 9.2 Sequenzen für eine Nierenuntersuchung

Name Siemens	Orientierung	Atmung	Generischer Name
T2-HASTE	Koronar	Breathhold oder getriggert	Single shot turbo-spin echo
T2-HASTE fat-sat	Axial	Breathhold oder getriggert	Single shot turbo-spin echo
T1-VIBE in/opposed phase	Axial	Breathhold	Dual-echo 3D Volume interpolated gradient echo
DWI (0,400,800 s/mm²)	Axial	Freie Atmung	Spinechoplanare Bildgebung
T1-VIBE-Dynamik (nativ, arteriell, portalvenös, spätvenös)	Axial	Breathhold	3D Volume interpolated gradient echo
T1-VIBE	Koronar	Breathhold	3D Volume interpolated gradient echo
T1-VIBE	Koronar	Breathhold	3D Volume interpolated gradient echo

bei sich die 3,0-T-Tomographen insbesondere durch die höhere realisierbare räumliche Auflösung und den besseren T1-Kontrast auszeichnen. Die Untersuchung der Nieren sollte mit den Sequenzen erfolgen, wie in ■ Tab. 9.2 für die bei uns verwendeten Siemenstomographen angegeben. Bei vaskulären Fragestellungen kann die Gd-Dynamik mit VIBE-Sequenzen durch dedizierte MRA-Sequenzen ersetzt werden.

Den lokalen Gegebenheiten entsprechend kann z. B. die T2-gewichtete HASTE-Sequenz durch konventionelle Turbo-Spinechosequenzen ersetzt werden, die prinzipiell einen besseren T2-Kontrast erlauben, jedoch artefaktanfälliger sind und eine längere Messzeit benötigen. Zugleich kann die In- und Opposed-phase-Bildgebung auch mit 2 separaten Akquisitionen mit einem In-phase-Echo und einem Opposed-phase-Echo erfolgen. Diese separaten Akquisitionen haben den Nachteil, dass auch schon bei minimaler Patientenbewegung oder unterschiedlich tiefem Atemstillstand eine genaue Koregistrierung der Daten z. T. unmöglich wird. In den letzten Jahren hat die diffusionsgewichtete Bildgebung der Nieren (Diffusion-Weighted Imaging, DWI) in zahlreichen Studien ihre hohe Wertigkeit und ihren Mehrwert demonstriert, sodass sie bei allen Untersuchungen als Standardsequenz mitakquiriert werden sollte (Zhang et al. 2008; Kilickesmez et al. 2009). Die Kontrastmittelgabe sollte mit langsamer Flussrate (1–2 ml/s) erfolgen. Die arterielle Phase sollte 20 s nach Injektion des Kontrastmittels gestartet werden. Damit lassen sich über alle Patienten in 90 % der Fälle sehr gute Ergebnisse erreichen. Genauere Bolus-timing-Techniken wie Testbolus oder fluoroskopische Techniken führen nicht zu einer signifikanten Verbesserung der Bildqualität.

9.5 Diagnostische Aspekte

9.5.1 Normale Anatomie und Normvarianten

Die paarig angelegten Nieren liegen retroperitoneal, wobei die rechte Niere durch die Leber meist etwas nach kaudal verlagert zur Darstellung kommt. Durch Störungen in der embryonalen Entwicklung kann es zur Ausbildung von Doppelnieren, einer heterotopen Lage einer/beider Nieren oder einer kaudalen Fusion beider Nieren (Hufeisenniere) kommen. Dysplasien bzw. zystische Dysplasien können zum kompletten Fehlen der Nieren führen. Zystisch dysplastische Nieren sind häufig nur noch als residuelle Veränderungen sichtbar, die man bei entsprechendem Verdacht gezielt in der Nierenloge suchen sollte. Die Nieren werden regelhaft über je eine Arterie aus der Aorta (Höhe LWK 1–3) versorgt. Akzessorische Gefäße treten in bis zu 30 % der Patienten auf. In wenigen Fällen, insbesondere bei Patienten mit Hufeisenniere, können die Nie-

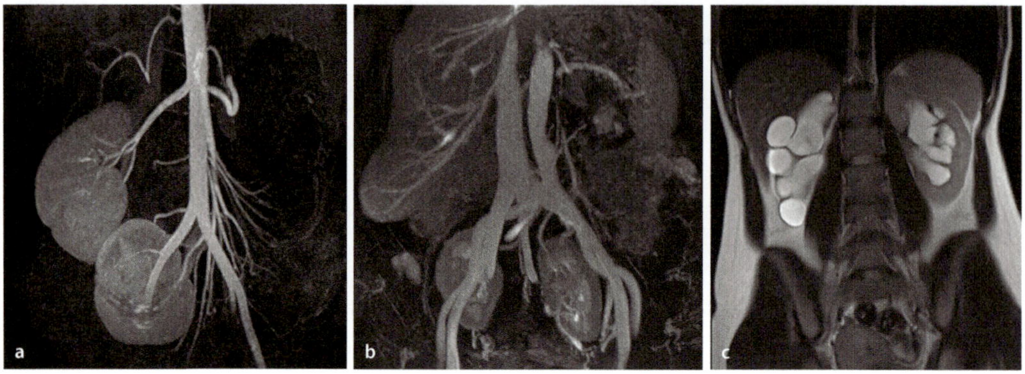

Abb. 9.1 Anlagevarianten der Nieren. a singuläre dystope Niere (MIP, arterielle Phase der MRA), b bilaterale Beckenniere (MIP, venöse Phase MRA) und c unilaterale zystische Nierendystopie (T2w-HASTE)

renarterien auch aus der infrarenalen Aorta oder den Iliakalarterien entspringen. Diese Normvarianten sind insbesondere bei präoperativen Untersuchungen vor Nierenlebendspende von höchster Wichtigkeit (Abb. 9.1).

9.5.2 Pathologien

Vaskuläre Pathologien

Nierenarterienstenose

Nierenarterienstenosen sind die häufigste Ursache eines sekundären Hypertonus. Als atherosklerotische Gefäßveränderungen betreffen sie insbesondere ältere Patienten mit entsprechenden Risikofaktoren. Diese lassen sich mit kontrastverstärkten MRA-Sequenzen gut als abgangsnahe, irreguläre Veränderungen der Gefäße darstellen. Zur genauen Abschätzung des Stenosegrads sind hochaufgelöste Daten notwendig, die eine verlustlose 3-dimensionale Reformatierung erlauben, was aufgrund des häufig exzentrischen Charakters der Stenosen notwendig ist. Einhergehend finden sich vielfach weitere Stenosen der Viszeralgefäße, die ebenfalls beurteilt werden sollten, aortale Plaques und ggf. eine Rarefizierung des Nierenparenchyms, möglicherweise mit Niereninfarkten. Kommt es zu akuten Verschlüssen, z. B. durch eine in der Stenose hängengebliebene Embolie oder eine fokale Dissektion, sieht man einen kompletten Perfusionsverlust der betroffenen Niere. Über Kapselgefäße ist lediglich noch der äußerste schmale Parenchymrand perfundiert, was als »cortical rim sign« bezeichnet wird. Jüngere, weibliche Patienten leiden dagegen häufiger an einer Fibromuskulären Dysplasie (FMD), einer mutmaßlich angeborenen Gefäßwandveränderung. Diese typsicherweise als perlschnurartig beschriebenen Veränderungen der Nierenarterien liegen weiter distal und erfordern höchste Auflösung und schnelle Akquisition der Daten, die zuverlässig nur bei 3,0 T erreicht werden können. Die FMD prädisponiert ebenfalls zu Niereninfarkten sowie zur Bildung von Aneurysmen, die auch in den anderen Viszeralgefäßen gefunden werden und somit als Marker für ein FMD dienen können. Die FMD ist zudem eine systemische Erkrankung, die neben den Nierenarterien am zweithäufigsten auch die supraaortalen Gefäße betrifft, sodass eine Abklärung dieser Gefäße absolut notwendig ist.

Nierenvenenthrombose

Eine Nierenvenenthrombose ist eine dramatische Erkrankung, die zum Verlust der betreffenden Niere führen kann, wobei an dieser Stelle nur die nicht-neoplastische Nierenvenenthrombose (NVT) im Vordergrund steht (neoplastische Nierenvenenthrombose, ▶ Abschn. Raumforderungen). Neben dem nephrotischen Syndrom als häufigste Ursache für eine NVT zählen hierzu auch Zustände erhöhter Koagubilität und Nierentransplantationen. Nieren mit NVT können vergrößert sein sowie T1w-nativ hyperintense Einblutungen aufweisen. Die Nierenvene zeigt typischerweise ein fehlendes »flow void« in den nativen T2w-Sequenzen und bleibt nach Kontrastmittel-

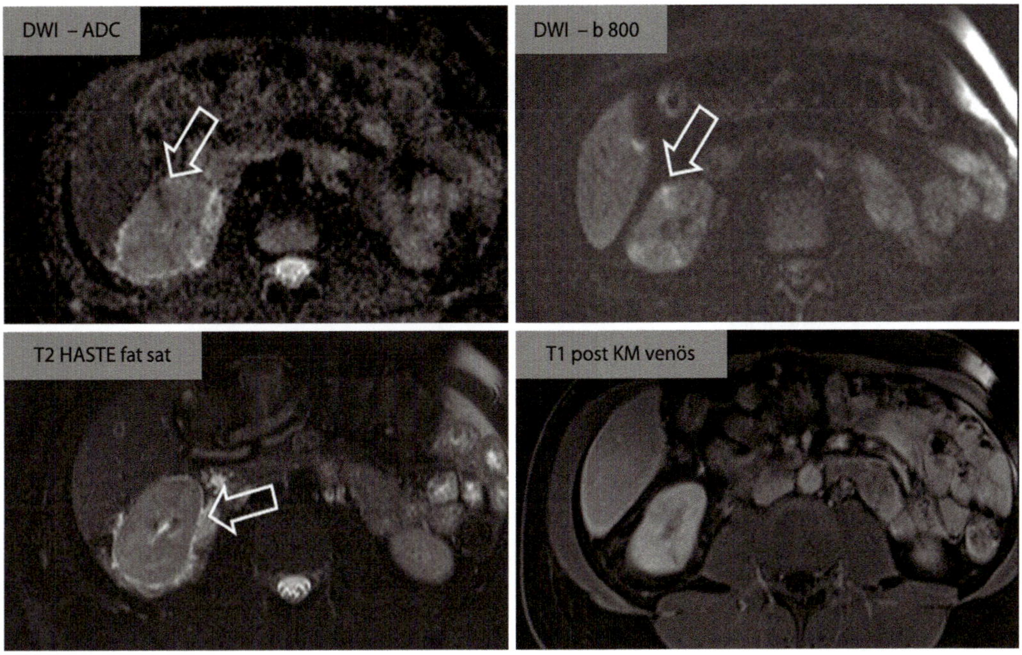

Abb. 9.2 Fokale Nephritis. In der DWI zeigen sich sowohl in der ADC als auch in den Rohdaten fokale streifig angeordnete entzündliche Veränderungen der Nieren. Diese sind in den konventionellen morphologischen Sequenzen (HASTE, T1w-post-KM) fast nicht abgrenzbar. In der T2w wird zumindest eine dünne Flüssigkeitslamelle um die rechte Niere dargestellt

gabe ohne Enhancement. Es können z. T. venöse Kollateralgefäße nach retroperitoneal sichtbar sein.

Postoperative Komplikationen

Durch die zunehmende Anzahl von Nierenbiopsien und insbesondere der nierenerhaltenden urologischen Operationen steigt die Anzahl der Patienten, bei denen postoperative Komplikationen untersucht werden sollen, wobei Hämatome der Nieren bzw. Aneurysma spuria am häufigsten auftreten. Hämatome der Nieren führen durch die derbe Gerota-Faszie vermehrt zu einer Deformierung der entsprechenden Niere. In der T1w zeigt sich das Hämatom meist hyperintens mit Diffusionsrestriktion des Hämatoms. Die betroffene Niere kann durch das Hämatom so komprimiert werden, dass es zur (sichtbaren) Minderperfusion kommt, die zum Hypertonus führen kann (sog. Page kidney). Aneurysma spuria können mit aktuellen MR-Tomographen auch ohne dezidierte MRA-Sequenz nur mit den dynamischen 3-dimensionalen T1w-Sequenzen sicher diagnostiziert werden. Dafür ist eine gute arterielle Phase notwendig, da hier der Kontrast zwischen dem Aneurysma spurium und dem Kortex noch optimal ist.

Entzündliche Pathologien

Pyelonephritis und Abszesse

In der MRT untersuchte Patienten mit entzündlichen Veränderungen der Nieren sind meist Kinder oder jüngere Erwachsene, bei denen eine Strahlenexposition vermieden werden soll. Die Diagnose entzündlicher Veränderungen der Nieren mittels MRT ist i. d. R. einfach. Die Nieren erscheinen in T2 irregulär hyperintens und zeigen insbesondere in der DWI Areale unterschiedlicher Diffusion, was der sensitivste Parameter ist. Die entzündlich veränderten Areale sind überwiegend minderperfundiert. Bei fortschreitender Entzündung kommt es zu Einschmelzungen, die in der DWI typischerweise deutlich ADC-abgesenkt sind. Es kann – analog zur CT – zu vermehrter perirenaler Flüssigkeit kommen, die für die Diagnose entzündlicher Veränderungen der Nieren mittels MRT jedoch weniger wichtig ist als in der CT (Abb. 9.2).

Tab. 9.3 Klassifikation nach Bosniak zur Beurteilung komplexer Zysten

Bosniak	Beschreibung	Wahrscheinlichkeit Malignität (%)	Handlungsimplikation
I	Blande Zysten	0	Keine
II	Eingeblutete kleine, periphere Zysten	0	Keine
	Zysten mit feinen Septae		
IIF	Nicht ganz klar klassifizierbare Läsion an der Grenze II–III	5–10	Follow-Up in 3–6 Monaten
III	Dickere Septen Irreguläre Wand	42–81	Exzision
IV	Grobe Knoten mit KM-Aufnahme	100	Exzision

M. Ormond (retroperitoneale Fibrose)

Der M. Ormond ist eine enigmatische Erkrankung, die sich als entzündlicher Pannuns um die Aorta, Vena cava inferior, die Ureteren, aber auch um die Nieren manifestieren kann. Der Pannus kann wenige Millimeter, aber auch bis zu wenige Zentimeter Dicke aufweisen und wird meist durch eine Harnabflussbehinderung mit Harnstauungsniere auffällig. Der Pannus ist gut vaskularisiert, T2w meist hypointens und zeigt eine Diffusionseinschränkung. Gerade perirenale Formen des M. Ormond können auch in sekundäre Lymphome übergehen, wobei man insbesondere bei Erhöhung des Signals in der T2w denken sollte. Wichtig ist v. a., diese Erkrankung als mögliche Differenzialdiagnose zu kennen.

Raumforderungen

Nierenzysten

Blande Nierenzysten sind verbreitet und diagnostisch kein relevantes Problem. Komplexe Zysten hingegen zählen zu den häufigsten Indikationen für die MRT der Nieren. Als gutes Mittel zur Beurteilung komplexer Zysten hat sich auch in der MRT die Bosniak-Klassifkation durchgesetzt (Israel u. Bosniak 2005; Israel et al. 2004, Tab. 9.3), die folgende Elemente berücksichtigt:

- Kalzifikation: geringe, dünne Verkalkungen in erster Linie benigne (CT)
- Hohe Dichte: nativ > 20 HU oder Anstieg um mind. 10 HU nach KM ist suspekt (auch auf MRT anwendbar)
- Septierungen: feinste Septierungen meist benigne, Irregularität und Verdickung mit KM-Aufnahme ist suspekt
- Knotige Wand/Noduläre Formationen hochgradig suspekt
- Wandverdickung: benigne Zysten häufig mit kaum sichtbarer Wand

Auch wenn in der MRT Verkalkungen nur sehr unsicher beurteilbar sind und die Bosniak-Klassifikation für CT etabliert wurde, so kann sie dennoch sehr gut auf die MRT übertragen werden, insbesondere da die MRT im Vergleich zur CT mehr Binnenstrukturen in Zysten nachweisen kann (Abb. 9.3, Abb. 9.4).

Als Sonderfall sei hier noch das Nierenzellkarzinom der verbliebenen Eigennieren bei Patienten mit chronischer Hämodialyse erwähnt. Diese Nierenzellkarzinome sind vom Wachstumsmuster und der -geschwindigkeit eher niedrig-maligne. Per se ein solider Tumor findet sich diese Raumforderung häufig bei Patienten mit polyzystischer Nierenerkrankung und muss ggf. von vorhandenen eingebluteten Nieren unterschieden werden. Hierzu bietet sich neben der Diffusionswichtung auch die Subtraktion der nativen Bilder von kontrastverstärkten Bildern an.

Benigne Nierentumoren

Es gibt nur 2 klinisch relevante benigne Nierentumoren: Angiomyolipome und Onkozytome. Alle anderen Entitäten, z. B. Adenome, sind Raritäten.

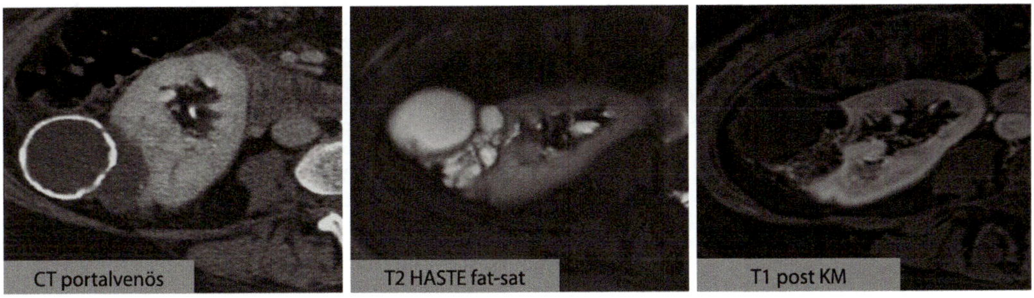

Abb. 9.3 Komplexe Nierenzyste. Verkalkte Nierenzyste in der CT ohne Nachweis von Binnenmustern. In der MRT zeigen sich jedoch in der T2w als auch in der T1w zahlreiche Septen, die zudem kräftig KM aufnehmen und teils gering verdickt erscheinen. Die deutliche Verkalkung der Läsion ist in der MRT zwar nicht sicher abgrenzbar, aber für die Klassifizierung der Raumforderung weniger wichtig als die in der MRT gut sichtbaren Septierungen. Diese Bosniak-III-Läsion bedarf einer chirurgischen Abklärung

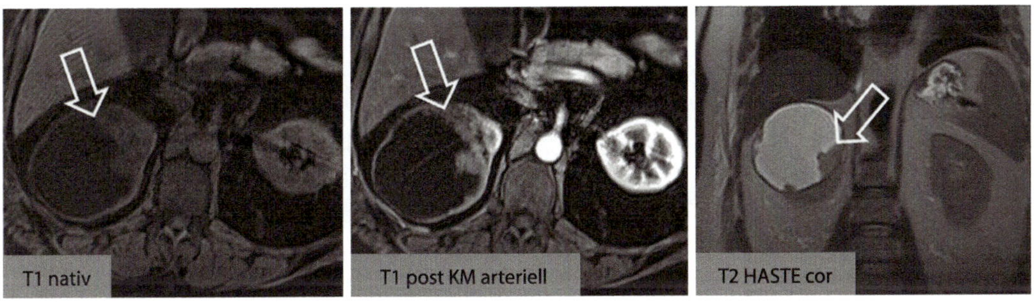

Abb. 9.4 Zystisches Nierenzellkarzinom. Zystische Läsion der rechten Niere mit medial-nodulärer Formation, die nach KM-Gabe ein kräftiges Enhancement aufweist. Dieser Befund ist mit einer Bosniak-IV-Läsion vereinbar und muss operativ angegangen werden

Angiomyolipome können spontan, aber auch im Rahmen von Syndromen, insbesondere der tuberösen Sklerose (Hamartome zerebral, Lymphangioleiomyomatose der Lungen, Angiomyolipome der Nieren), gehäuft auftreten. Trotz des benignen Charakters werden diese Raumforderungen exzidiert, da bei zunehmender Größe (mehr als 3–4 cm) verstärkt Hb-relevante Einblutungen vorkommen können. In der MRT stellen sich Angiomyolipome nativ meist als inhomogen erscheinende Raumforderungen mit gemischt T1w- und T2w-hyperintensen Anteilen dar und können nach KM-Gabe eine kräftige Vaskularisation zeigen. Die Diffusionswichtung zeigt unterschiedliche Areale weniger oder stärker eingeschränkter Diffusion. Eingeblutete Angiomyolipome sind bereits nativ T1w hyperintens. Wichtig dabei ist, dass hämorrhagisch veränderte Gewebe auch eine Diffusionseinschränkung zeigen. Diese darf nicht mit einem Tumorareal verwechselt werden (Vaskularisation prüfen!). Diese Eigenschaften lassen noch keine sichere Differenzierung vom Nierenzellkarzinom zu. Sicher diagnostizierbar werden Angiomyolipome durch die In-/Opposed-phase-Bildgebung, bei der sich in der »opposed phase« deutliche Signalabfälle durch die fetthaltigen Anteile des Angiomyolipoms zeigen. Bei kleinen Angiomyolipomen kann auch nur ein kleiner Chemical-shift-Artefekt um die Läsion sichtbar sein. Von der Angiomyolipome sind 10 % »lipid poor« und können z. T. in der In-/Opposed-phase-Bildgebung nicht sicher beurteilbar sein (Abb. 9.5).

Onkozytome sind selten und werden in Lehrbüchern gerne als rundliche Raumforderungen mit zentral sitzender Narbe beschrieben. Sie sind gut kontrastiert. Die gesamte Erscheinung der Onkozytome ist dem Nierenzellkarzinom so ähnlich, dass i. d. R. die Entität der Onkozytome erst nach der

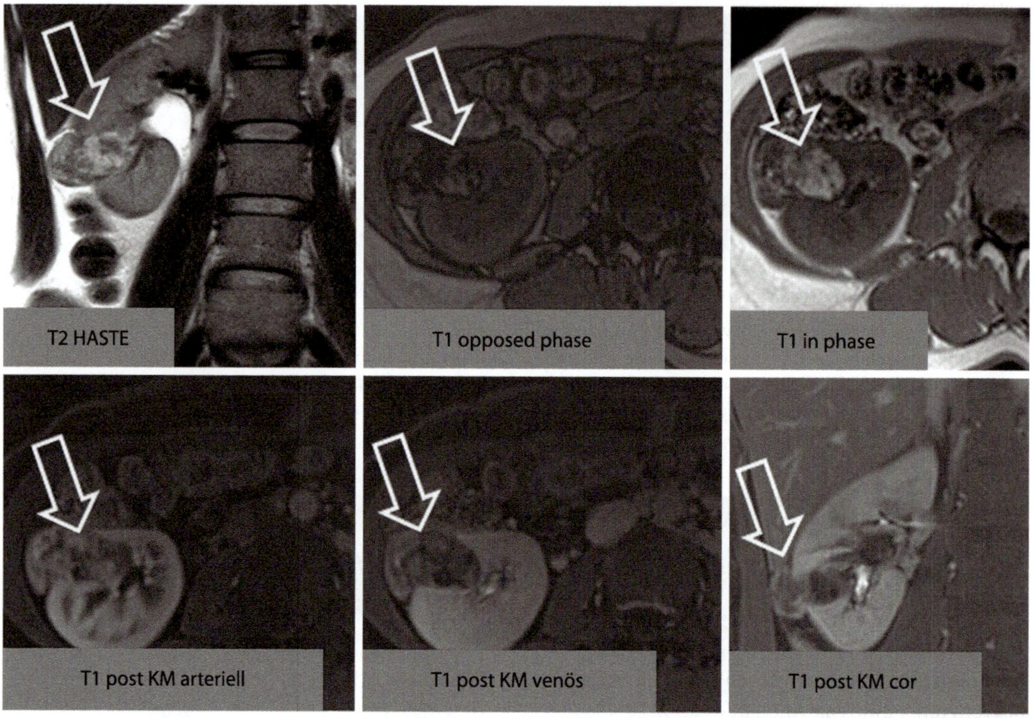

Abb. 9.5 Angiomyolipom. Irregulär konfigurierte Raumforderung der rechten Niere, die T2-hyperintens zur Darstellung kommt. T1-nativ ist diese Raumforderung in der »in phase« hyperintens mit kräftigem Signalabfall in der »opposed phase«, d. h. fetthaltig. Sie ist hypervaskularisiert wie ein Nierenzellkarzinom mit Auswaschen in der venösen Phase. Lediglich die Chemical-shift-Bildgebung erlaubt hier die sichere Diagnose eines Angiomyolipoms

Exzision histopathologisch beurteilt wird. Im Zweifelsfall wird eine Tumorenukleation empfohlen (Abb. 9.6).

Maligne Nierentumoren

Nierenzellkarzinome (Renal Cell Carcinoma, RCC) sind der sechst- bis siebthäufigste maligne Tumor bei mitteleuropäischen Erwachsenen. Viele RCCs werden heute zufällig bei Screeninguntersuchungen mittels Ultraschall entdeckt. Je nach Histopathologie zeigen v. a. klarzellige und papilläre RCCs etwas unterschiedliche Binnenmuster in der MRT. Die Lage der RCCs ist meist im Kortex/Medulla; das Nierenbecken ist seltener betroffen. Auch exophytische Wachstumsmuster sind verbreitet. Prinzipiell sind die meisten RCCs mit einer Pseudokapsel versehen. Sie sind T1w-nativ hypointens und zu 80 % früharteriell hpypervaskularisiert mit frühem Auswaschen von KM. Papilläre Nierenzellkarzinome sind prinzipiell geringer vaskularisiert. Da die Vaskularisation ein wichtiges diagnostisches Kriterium ist, sollten Subtraktionstechniken herangezogen werden, die auch eine geringe KM-Aufnahme sicher nachweisbar machen. Wenn RCCs über die Niere hinauswachsen, erhalten sie i. Allg. eine kräftige Gefäßversorgung über Kapselgefäße und retroperitoneale Gefäße. Nativ T2w sind die Läsionen flau-hyperintens oder inhomogen vom Signal. In der DWI lässt sich eine deutliche Einschränkung der Diffusion im Tumor, verglichen mit der gesunden Niere, nachweisen (Abb. 9.7). Bei teils zystischen Raumforderungen erlaubt die DWI eine gute Identifizierung der zelldichten Tumoranteile. RCCs haben die Eigenschaft, in die Nierenvene einzuwachsen. Ein solcher Tumorthrombus zeigt ebenfalls in der T2w-nativ kein »flow void« und nimmt im Gegensatz zum nichtmalignen Thrombus vielfach schon früharteriell kräftig Kontrastmittel auf. Zusätzlich zu den Tumoranteilen lassen sich in den spätvenösen Phasen

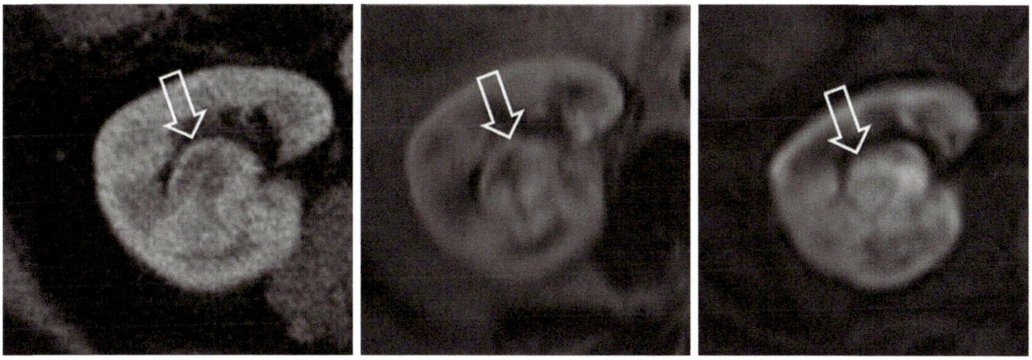

Abb. 9.6 Onkozytom im zeitlichen Verlauf (je 1 Jahr zwischen den Untersuchungen). Sowohl in der CT-Untersuchung als auch in der venösen dynamischen T1w-MR-Bildgebung ist die zentral sitzende Raumforderung mit zentraler angedeuteter Narbe (»Radspeichenphänomen«) zu sehen

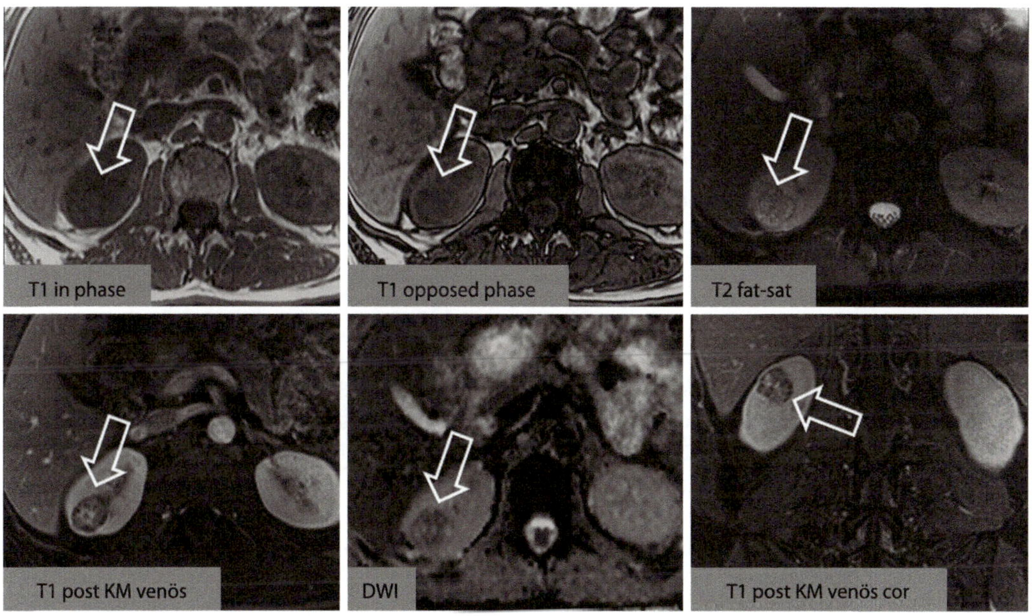

Abb. 9.7 T1-Nierenzellkarzinom. Klassisches Nierenzellkarzinom: T1-nativ gering hypointens, kein Singalabfall in der Chemical-shift-Bildgebung, deutlich eingeschränkte Diffusion (ADC dunkel), T2-nativ inhomogen und gering hyperintens sowie deutliches Auswaschen nach Kontrastmittel

häufig noch Appositionsthromben nachweisen, die als T1w-hypointense Strukturen am Tumorthrombus hängen. Die Ausbreitung des Tumorthrombus ist für die operative Planung und die Prognose ganz entscheidend, weswegen hier eine genaue Beurteilung vonnöten ist. Die gezielte Frage nach einem Tumorthrombus bedeutet für den Patienten auch, dass er/sie mittels MRT untersucht werden muss, da die CT-Bildgebung in diesem Punkt weniger robust und genau ist. Für das genaue Staging der Nierenzellkarzinome sei auf Tab. 9.4 (UICC 2010) verwiesen.

RCCs können spontan auftreten oder aber im Rahmen von Syndromen: multiple Nierenzellkarzinome im Rahmen des Von-Hippel-Lindau-Syndroms oder multiple papilläre Nierenzellkarzinome im Rahmen des Birt-Hogg-Dubé-Syndroms. Bei der Untersuchung von Patienten mit RCC sind auch

Tab. 9.4 Staging der Nierenzellkarzinome (UICC 2010)

TNM-Stadium	Beschreibung
T1	Tumor begrenzt auf die Niere und ≤ 7 cm
T1a	Tumor ≤ 4 cm in größter Ausdehnung
T1b	Tumor > 4 cm, aber nicht > 7 cm in größter Ausdehnung
T2a	Tumor begrenzt auf die Niere und 7–10 cm
T2b	Tumor begrenzt auf die Niere, aber > 10 cm
T3	Tumor infiltriert das umliegende Gewebe nicht über die Gerota-Faszie
T3a	Tumor infiltriert die Nebenniere oder das perirenale Gewebe
T3b	Tumor infiltriert die Nierenvene oder die Vena cava inferior bis unterhalb des Zwerchfells
T3c	Tumor infiltriert die Vena cava inferior oberhalb des Zwerchfells
T4	Tumor infiltriert über die Gerota-Faszie hinaus
N0	Keine Lymphknotenmetastasen
N1	Metastasen in 1 Lymphknoten
N2	Metastasen in > 2–5 Lymphknoten
N3	Metastasen in > 5 Lymphknoten
M0	Keine Fernmetastasen
M1	Fernmetastasen

immer die proximalen Lymphknotenstationen (Nierenstiel, paraaortale Lymphknoten) zu beurteilen. Rundliche, vergrößerte LK (> 1 cm) oder gruppierte Lymphknoten sind als suspekt zu beschreiben und sollten chirurgisch entfernt werden.

Nierenbeckenraumforderungen entsprechen meistens Urothelkarzinomen (Transitional Cell Cancer, TCC) (Tab. 9.5). Als Hinweis dafür, dass eine Raumforderung ein TCC ist, dient die Lage (vom Nierenbecken ausgehend), die eher geringe Vaskularisation und ein häufig diffuses Wachstumsmuster, das selten so gut abgegrenzt wie bei den RCCs erscheint (Abb. 9.8). Trotz dieser Kriterien kann eine sichere bildgestützte Trennung zwischen beiden Entitäten nicht erreicht werden. TCC der proximalen ableitenden Harnwege sind vielfach nur als relativ kleine Raumforderungen oder Wandverdickungen des Ureters zu sehen. Hinweisgebend sind recht oft gestaute ableitende Harnwege. Die betroffene Niere zeigt in der MRT eine verzögerte Ausscheidung. Kritisch ist die Bildgebung der Ureteren nach Anlage eines Mono-J- oder Double-J-Katheters zu sehen, da diese Manipulation zu einer KM-Aufnahme entlang des gesamten Ureterverlaufs führt und somit die diagnostische Genauigkeit deutlich herabsetzt. Auch die durch den Katheter stattfindende Ausscheidung von KM, das nicht mehr an einer Engstelle im Ureter behindert wird, verringert die Konspikuität der Raumforderung erheblich.

Bei Kindern ist der häufigste Nierentumor das sog. Nephroblastom (▶ Kap. 14). Diese bei Entdeckung oft mehrere Zentimeter großen Raumforderungen machen sich klinisch durch Fieber und eine meist tastbare abdominelle Raumforderung bemerkbar. In der MR-Bildgebung zeigen sich häufig große, septierte Raumforderungen, die ein buntes Bild aus Nekrosen und Zysten (T2w-hyperintens) sowie soliden Anteilen (T1w-hypointens) mit kräftiger KM-Aufnahme darstellen. Die DWI zeigt im Bereich der soliden Anteile eine deutliche Diffusionsrestriktion.

Tab. 9.5 TNM-Klassifikation von Urothelkarzinomen

TNM-Stadium	Beschreibung
Ta	Nichtinvasives papilläres Karzinom
Tis	Flaches anaplastisches Epithel mit geringgradiger Differenzierung, ohne Polarität und ohne Invasion
T1	Infiltration bis subepitheliales Bindegewebe (Lamina submucosa)
T2	Infiltration bis in die Lamina muscularis
T3	Infiltration der Niere, des perirenalen oder periureteralen Fettgewebes
T4	Infiltration von Nachbarorganen
N0	Keine befallenen Lymphknoten
N1	Metastasen in 1 Lymphknoten
N2	Metastasen in > 2–5 Lymphknoten
N3	Metastasen in > 5 Lymphknoten
M1	Fernmetastasen

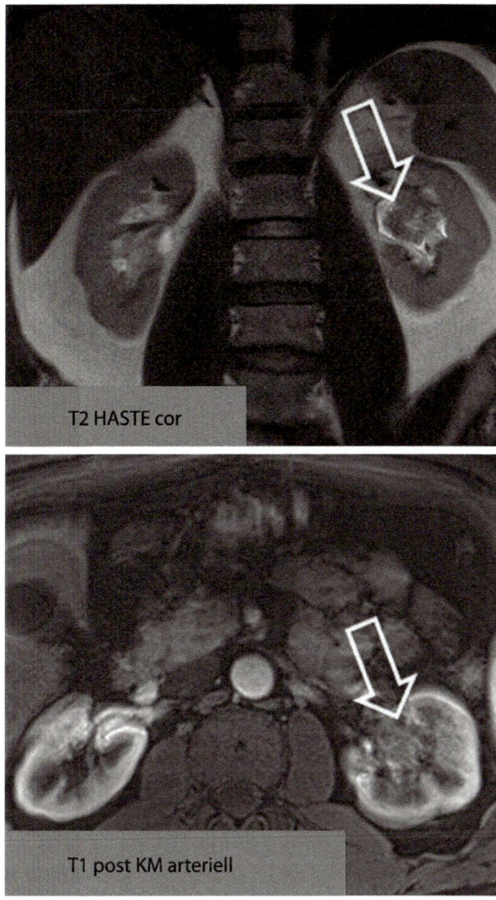

Abb. 9.8 Urothelkarzinom. Nierenbeckenraumforderung ohne klaren Bezug zur Medulla und dem Kortex. Die etwas irregulär konfigurierte Raumforderung mit (arterieller) Hypovaskularisation ist klassisch für ein Urothelkarzinom

▪ Pararenale Raumforderungen

Pararenale Raumforderungen umfassen ein breites Spektrum unterschiedlichster Diagnosen, von denen in Tab. 9.6 nur der Übersicht halber die wichtigsten aufgeführt sind.

Tab. 9.6 Diagnosen pararenaler Raumforderungen

Name	Wachstum	Abklärung
Lymphom	Entlang Nierenstiel in die Niere	Biopsie, PET/CT
Lipom	Rundlich, keine relevanten KM-aufnehmenden Septen, T1w mit fat-sat hypointens, verdrängend	Kontrolle
Liposarkom	Solide Noduli, zahlreiche Septen, T1w mit fat-sat nicht mehr supprimierbar	DWI-Bildgebung Abdomen, PET/CT
Hämatom	Diffus, »flammenförmig«	Anamnese (Marcumar, Trauma?), Hb-Abfall
Paravertebrale RF	Sehr variabel	MRT der WS

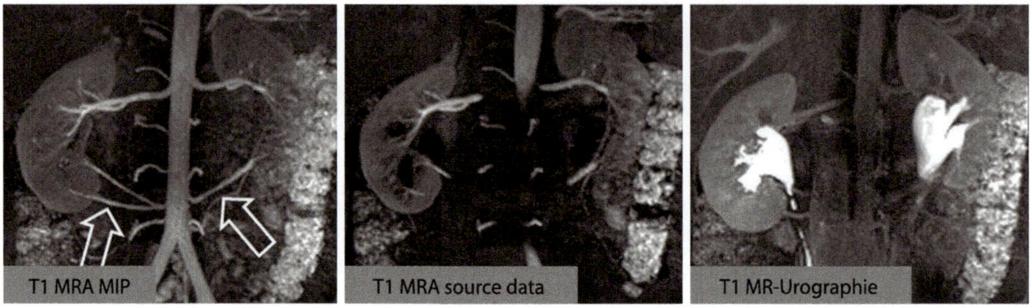

Abb. 9.9 Vaskuläre Nierenbeckenabgangsstenose. Bilateral dilaterierte NBKS (Urographie), deren Ostium sich in unmittelbarer Nähe zu akzessorischen infrarenal abgehenden bilateralen Nierenarterien darstellt. Durch Überkreuzung der aberranten Nierenarterien mit dem proximalen Ureter kommt es zu einer Harnabflussbehinderung

Sonstige Pathologien

Harnstau

Harnstau kann durch Steine (→ CT-Indikation), Raumforderungen im Verlauf des Ureters (TCC, M. Ormond, paraaortale pathologische LK), Raumforderungen der Blase oder durch Reflux entstehen. Daneben ist insbesondere noch die subpelvine Stenose (»ureteroplevic junction obstruction«) zu erwähnen, die zu einer Erweiterung ausschließlich des NBKS führt. Diese kann idiopathisch auftreten, wobei sich dann mit der MRT neben der Erweiterung des NBKS keine relevanten Pathologien abgrenzen lassen. In einigen Fällen – insbesondere wenn der Harnstau wiederholt periodisch auftritt – kann auch eine subpelvine Stenose durch überkreuzende Gefäße hervorgerufen werden (Abb. 9.9). Dies sind meistens aberrannte Nierenarterien, die von kaudal zur Niere ziehen oder Äste der orthotopen Nierenarterien, die nach kaudal ziehen. In der MRT kann diese Verdachtsdiagnose durch Nachweis einer unmittelbaren Nachbarschaft von Gefäß und NBKS gestellt werden.

Literatur

EMEA (2010) European Medicines Agency makes recommendations to minimise risk of nephrogenic systemic fibrosis with gadolinium-containing contrast agents. Vol. 2010

Israel GM, Bosniak MA (2005) How I do it: evaluating renal masses. Radiology 236: 441–450

Israel GM, Hindman N, Bosniak MA (2004) Evaluation of cystic renal masses: comparison of CT and MR imaging by using the Bosniak classification system. Radiology 231: 365–371

Kilickesmez O, Inci E, Atilla S et al. (2009) Diffusion-weighted imaging of the renal and adrenal lesions. J Comput Assist Tomogr 33: 828–833

Zhang J, Tehrani YM, Wang L, Ishill NM, Schwartz LH, Hricak H (2008) Renal masses: characterization with diffusion-weighted MR imaging--a preliminary experience. Radiology 247: 458–464

Nebennieren

Natalie C. Chuck und Andreas P. Boss

10.1 Einleitung

Die Nebennieren (NN) liegen paravertebral auf Höhe der 11./12. Rippe im Retroperitoneum. Sie sind umgeben von der perirenalen Faszie. Die rechte Nebenniere liegt oberhalb des Oberpols der rechten Niere dorsal der Vena cava inferior (VCI) zwischen dem rechten Zwerchfellschenkel und dem rechten Leberlappen. Die linke Nebenniere liegt im Vergleich etwas tiefer, anteromedial des Oberpols der linken Niere, lateral der Aorta und des linken Zwerchfellschenkels (◻ Abb. 10.1).

Die Nebennieren werden durch einen medialen und lateralen Schenkel gebildet; in ihrer Form erinnern sie an ein V, Y oder L. Die Länge kann unterschiedlich sein, während die Dicke konstant ist. Die maximale Weite des Korpus beträgt auf einem axialen Bild 0,8 cm links und 0,6 cm rechts. Die Schenkel sollten nicht breiter als 0,5 cm sein.

Rinde und Mark haben einen unterschiedlichen Ursprung: Die Rinde entwickelt sich aus dem Mesoderm, und das Mark differenziert sich aus Neuralleistenzellen der Segmente Th5–Th10, aus denen sich auch die benachbarten sympathischen Ganglien herleiten.

Die Nebennierenrinde besteht beim Erwachsenen histologisch aus 3 Zonen mit unterschiedlicher Funktion: die äußere Zona glomerulosa (Mineralokortikoide, z. B. Aldosteron), die mittlere Zona fasciculata und die innere Zona reticularis (Glukokortikoide, respektive androgene Steroide).

Im Nebennierenmark werden die Hormone Adrenalin und Noradrenalin produziert.

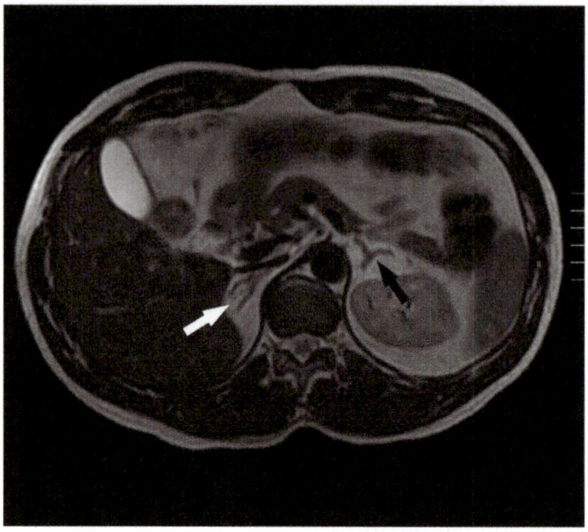

◻ **Abb. 10.1** Normale Anatomie der Nebenniere (T2w)

10.2 Indikation

Zur Beurteilung der Nebennieren stehen verschiedene bildgebende Modalitäten zur Verfügung, z. B. die Computertomographie (CT), die Magnetresonanztomographie (MRT) sowie nuklearmedizinische Verfahren.

In der MRT kommen verschiedene Techniken zur Differenzierung von benignen und malignen NN-Tumoren zur Anwendung: konventionelle Spinechosequenzen (SE) oder Gradientenechosequenzen (GRE) ohne und mit Gadoliniumgabe (Gd) sowie die chemische Verschiebungsbildgebung bzw. frequenzselektive Fett-/Wasserbildgebung (Chemical-shift-MRT) (▶ Kap. 1).

Indikationen für eine MRT der Nebennieren sind die weitere bildgebende Beurteilung bei unklarer Raumforderung in vorangehenden bildgebenden Verfahren bei bekanntem Malignom, zur genaueren Differenzierung von Inzidentalomen und zur weiterführenden Abklärung bei klinischem Verdacht auf eine funktionelle Erkrankung der Nebennieren, bei denen eine Raumforderung zu erwarten ist (arterielle Hypertonie, Cushing- oder Conn-Syndrom).

10.3 Patientenvorbereitung und -lagerung

Die MRT der Nebennieren erfordert keine spezielle Vorbereitung des Patienten. Die Verwendung von i.v.-Gadolinium-Kontrastmittel (0,1 mmol/kg KG) kann bei der Differenzierung benigner von malignen Läsionen hilfreich sein. Die Applikation von oralen Kontrastmitteln oder Spasmolytika zur Reduktion der Darmperistaltik ist nicht notwendig. Die Wahl der Spule ist abhängig vom Gerätetyp, i. d. R. findet eine Phased-array-Bodyspule Anwendung. Die Untersuchung erfolgt in Rückenlage unter Verwendung eines Atemgurts zur Akquisition atemgetriggerter Sequenzen.

10.4 Protokoll

Ein typisches Protokoll ist hier dargestellt:

a) Koronale T2w-Single-shot-Fast-Spinecho (Single-shot-Turbo-Spinecho)-Sequenzen unter Atemstopp
b) Transversale T1w-Gradientenecho (GRE)-, Chemical-shift-, In-phase- und Out-of-phase-Sequenzen unter Atemstopp
c) Transversale respirationsgetriggerte T2w-Fast-Spinechosequenzen
d) Transversale 3-dimensionale GRE-Sequenz (z. B. LAVA, VIBE) vor und nach dynamischer (20 s, 60–80 s, 5 min) Applikation von gadolinumhaltigem Kontrastmittel
e) Koronale 3-dimensionale GRE-Sequenz (z. B. LAVA, VIBE) post KM

Das Protokoll sollte an etwaige Befunde angepasst werden und evtl. zusätzliche Untersuchungsebenen (sagittal, oblique) umfassen, oder es sollte eine Erweiterung des Untersuchungsfelds bei organüberschreitenden Läsionen veranlasst werden.

10.5 Diagnostische Aspekte

Es werden sowohl benigne von malignen als auch hormonaktive von hormoninaktiven Veränderungen der Nebennieren unterschieden (▣ Tab. 10.1). Die hormonaktiven Läsionen verursachen i. Allg. klinische Symptome (z. B. im Rahmen eines Cushing-Syndroms, Conn-Syndroms und benigner/maligner Phäochromozytome) und zeigen typische laborchemisch zu diagnostizierende Befunde.

Die hormoninaktiven Tumoren beinhalten benigne Läsionen wie Zysten, Hämatome, inaktive Adenome und Myelolipome sowie maligne Läsionen wie das Neuroblastom, das Nebennierenkarzinom, Metastasen und Lymphome.

Die normale Nebenniere hat ein niedriges bis intermediäres Signal in den T1w- und T2w-gewichteten Sequenzen.

NN-Adenome zeigen üblicherweise eine homogene Anreicherung nach i.v.-Gadolinium-KM-Gabe in den frühen Post-KM-Sequenzen. Kleine Foci mit alteriertem Signal können gelegentlich bei zystischen Veränderungen, Einblutungen oder Gefäßvarianten gesehen werden. Chemical-shift-Imaging (CSI) ist die wichtigste Methode der Evaluation von soliden NN-Läsionen. Die visuelle Analyse bei CSI, verglichen mit der Signalintensität der Milz, ist die häufigste Methode zur Beurteilung von NN-Läsionen und gemäß Literatur gleichermaßen effektiv wie die quantitative Auswertung (Blake et al. 2010).

»Chemical shift« bezeichnet die Tatsache, dass die Resonanzfrequenz von Protonen von ihrer molekularen Umgebung abhängt (▶ Kap. 1). Im klinischen Alltag ist v. a. die chemische Verschiebung von Protonen im Wasser und Methylenprotonen, welche in langkettigen Fettsäuen gebunden sind (z. B. Triglyceride), von Bedeutung (Marincek et al. 2009).

Die Wasserprotonen und die Methylenprotonen präzedieren bei unterschiedlichen Frequenzen in der transversalen Achse (Unterschied von 220 Hz bei 1,5 T). Wasser präzediert etwas schneller; nach einer bestimmten Zeit beträgt die Phasendifferenz 360° zum Fett, was einer kompletten Umdrehung entspricht. Man sagt: Nach dieser Zeit sind die Spins von Wasser und Fett wieder »in phase« und addieren sich in der Signalgebung. Eine Sequenz, welche zu diesem Zeitpunkt ein Echo (TE) erzeugt, nennt man eine »In-phase-Sequenz«. Sequenzen, welche das Echo zu Zeiten erzeugen, in denen die Spins von Wasser und Fett sich mit einer Phasendifferenz von 180° gegenüberstehen und sich gegenseitig auslöschen, werden Opposed-phase- oder Out-of-phase-Sequenzen genannt. Die Frequenzdifferenz beträgt also 220 Hz, eine Periode = 1/220 Hz = 0,0045 s = 4,5 ms.

Fett- und Wasserprotonen sind also »in phase« bei TE = 0, »out of phase« bei TE = 2,25 ms und wieder »in phase« bei TE = 4,5 ms. Alle 2,25 ms sind Wasser- und Fettprotonen »out of phase«. Dies wird als Chemical-shift-Effekt zweiter Ordnung bezeichnet.

Dies kommt bei der Dixon-Technik zum Einsatz, bei welcher 2 Datensätze, je einer »in phase« und einer »out-of-phase«, akquiriert werden.

Läsionen mit Wasser- und Fettbestandteilen zeigen einen Signalabfall von der In-phase- zu der Out-of-phase-Sequenz. Dieses Phänomen kann zur Diagnostik von lipidhaltigen Adenomen verwendet werden.

Tab. 10.1 Differenzialdiagnose der Nebennierenveränderungen und typische Manifestationen in der MRT

Adrenale Läsion	Morphologie	T1w (zum Leberparenchym)	T2w (zum Leberparenchym)	Nach i.v.-Gd-KM	CSI	DD
Adenom	Homogen, scharf begrenzt, rundlich, oval	Isointens	Iso- oder leichtgradig hyperintens	Mittelgradiges Enhancement, rasches Washout	Signalabfall von > 25 %	Nichtlipidhaltige Adenome: ACC, Metastase
Myelolipom	Heterogen, scharf begrenzt, Pseudokapsel	Fettanteil: hyperintens, Knochenmarkanteil: hypointens	Fettanteil: hyperintens, KM-Anteil: intermediäres Signal	Enhancement in den myeloischen Anteilen	Signalabfall in den fetthaltigen Anteilen	Retroperitoneales Liposarkom
Ganglioneurom	Homogen, scharf begrenzt, ovalär, lobuliert	Hypointens	Hyperintens (abhängig vom Anteil myxoiden Stromas/Kollagengehalt)	Langsames, homogenes Enhancement	–	ACC, Ganglio-/Neuroblastome
Zysten	Homogen, flüssigkeitsäquivalente Signalintensität, scharf begrenzt	Hypointens	Hyperintens	Kein Enhancement	Kein Signalabfall	Adenom
Granulomatöse/entzündliche adrenale Veränderungen	Je nach Aetiologie uni- oder bilateral evtl. bilaterale Vergrößerung, ggf. Abszess abgrenzbar, im Endstadium Schrumpfung	Unspezifisch	Unspezifisch	Mäßiggradiges Enhancement in der Frühphase mit rascher Elimination, abzesstypisches Enhancement	–	Neoplasie
Phäochromozytom	Rundlich, je nach Vorliegen von Einblutung/Nekrosen heterogen	Hypointens	Ausgeprägt hyperintens	Starkes Enhancement der soliden Anteile mit langsamem Washout	Kein S ignalabfall	ACC, Zysten
Adrenokortikales Karzinom	Heterogen, zentrale Nekrosen, Hämorrhagien, unscharf begrenzt	Isointens, leichtgradig hypointens	Hyperintens	Rasches, kräftiges Enhancement mit Plateauphase und langsamem Washout	Bei 20 % Signalabfall < 30 %	RCC (bei großen Läsionen)
Metastasen	Heterogen, irregulär begrenzt	Isointens	Hyperintens	Rasches Enhancement mit Plateauphase	Kein Signalabfall	ACC, Adenom
Lymphom	Häufig homogen	Hypointens	Heterogen hyperintens	Meist homogenes unspezifisches Enhancement	Kein Signalabfall	Neuroblastom, Metastasen
Neuroblastom	Heterogen (in 85 % Verkalkungen)	Iso-/hyperintens	Hyperintens	Heterogenes Enhanceent	Kein Signalabfall	Lymphom, Metastasen

10.6 Benigne Nebennierenveränderungen

10.6.1 Nebennierenadenome

▪ Überblick

Nebennierenadenome gehören zu den benignen Tumoren. Sie gehen von adrenokortikalen Zellen aus und bestehen aus fetthaltigen Spongiozyten.

Nebennierenadenome sind die am häufigsten detektierten NN-Läsionen in Autopsien (ca. 3–8,7 %). Sie werden bei ca. 3 % aller Patienten mit einer CT-Abdomen gefunden. Die Adenome sind i. d. R. < 4 cm, scharf abgrenzbar und homogen.

Es werden hormonaktive von hormoninaktiven NN-Adenomen unterschieden.

In ca. 10–20 % der Fälle mit Cushing-Syndrom ist ein adrenokortikales Adenom dafür verantwortlich. Im Vergleich zum endokrin aktiven adrenokortikalen Karzinom ist es meist < 5 cm. Bei beiden Fällen ist jedoch die chirurgische Resektion indiziert. Bei den übrigen Patienten mit Cushing-Syndrom ist eine hypophysäre oder ektope Überproduktion von adrenokortikotropem Hormon (ACTH) ursächlich; diese Patienten weisen normalgroße oder bilateral hyperplastische Nebennieren auf.

Beim Conn-Syndrom (primärer Aldosteronismus) ist häufig (in 1/3 der Fälle) ein Aldosteron-produzierendes Adenom ursächlich. Dabei zeigt sich oftmals ein ausgeprägtes Krankheitsbild mit Hypokaliämie. Diese Adenome sind eher klein (Durchschnittsgröße < 2 cm) (Szolar et al. 1999). In 2/3 der Fälle macht die meist bilaterale Hyperplasie der Zona glomerulosa aus. Selten ist auch ein adrenokortikales Karzinom originär.

Das adrenogenitale Syndrom (AGS) ist die Folge der kongenitalen Nebennierenrindenhyperplasie und kann sich klinisch unterschiedlich manifestieren. Durch eine verringerte Hormonausschüttung, bedingt durch Enzymdefekte in der Cortisol-Biosynthese, kommt es zur Mehrproduktion von ACTH, welche wiederum zur Hyperplasie und Überproduktion von Androgenen führen. Bei Mädchen kommt es zur Virilisierung mit Vergrößerung der Klitoris und Verschmelzung der Labia majora. Bei männlichen Feten entwickelt sich ein normales Genitale und die Hyperplasie kann in der frühen Kindheit unentdeckt bleiben. Später zeigt sich durch den Androgenüberschuss bei beiden Geschlechtern ein schnelles Wachstum und beschleunigte Skelettreifung.

▪ MRT

Adenome erscheinen gewöhnlich als homogene Raumforderung. Insbesondere größere Adenome können durch Einblutung in der T2w-, in der Out-of-phase-Sequenz und nach Kontrastmittelgabe inhomogen imponieren.

Adenome sind in den T1w-Sequenzen meist isointens, in T2w-Sequenzen isointens oder im Verhältnis zum normalen Leberparenchym leichtgradig hyperintens. Atypische Adenome können sich auf T2w-Sequenzen auch ausgeprägt hyperintens im Verhältnis zum normalen Leberparenchym darstellen (Tsushima et al. 1993; Mitchell et al. 1992).

Ein Signalabfall von > 25 % in der Läsion in der gegenphasigen Sequenz spricht für ein lipidreiches NN-Adenom (▣ Abb. 10.2) (Tsushima et al. 1993; Mitchell et al. 1992; Fuiyoshi et al. 2003).

Die Indexberechnung erfolgt nach Tsushima et al. (1993):

$$SI\ Index = \frac{SI\ IP - SI\ OP}{SI\ IP} \times 100\ \%$$

Ist der SI-Index > 5 %, entspricht dies einem signifikanten Lipidanteil. Ein Wert < 5 % gilt als Malignitätskriterium, > 25 % als positiver Nachweis für den Fettgehalt einer Läsion und damit ihrer Benignität. Weitere Ratios, welche für die quantitative Analyse von CSI berechnet werden können, sind der Nebennieren-zu-Milz-Ratio nach Bilbey et al. (1995)

$$NN-zu-Milz-Ratio = \left\{\left[\frac{\left(\frac{SI\ Nebenniere\ OP}{SI\ Milz\ OP}\right)}{\left(\frac{SI\ Nebenniere\ IP}{SI\ Milz\ IP}\right)}\right] - 1\right\} \times 100\ \%$$

und nach Mitchell et al. (1992) der Nebenniere-zu-paraspinaler-Muskel-Ratio

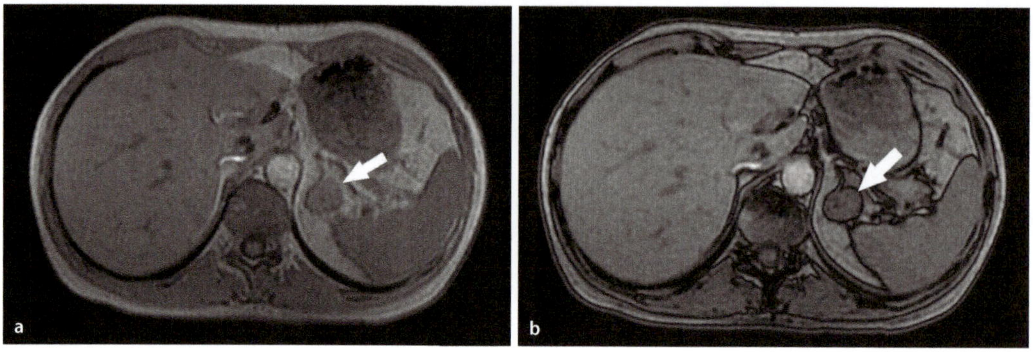

Abb. 10.2 Nebennierenadenom im Chemical-shift-Imaging. **a** zum Leberparechym isointense, rundliche, scharf begrenzte Läsion in der linken Nebenniere in der In-phase-Sequenz, **b** zum Leberparenchym und im Vergleich zur In-Phase Signalabfall in der Läsion der linken Nebenniere

$$NN - zu - paraspinaler - Muskulatur - Ratio = \left\{ \left[\frac{\left(\frac{SI\ Nebenniere\ OP}{SI\ Muskulatur\ OP} \right)}{\left(\frac{SI\ Nebenniere\ IP}{SI\ Muskulatur\ IP} \right)} \right] - 1 \right\} \times 100\ \%$$

sowie der Nebenniere-zu-Leber-Ratio

$$NN - zu - Leber - Ratio = \left\{ \left[\frac{\left(\frac{SI\ Nebenniere\ OP}{SI\ Leber\ OP} \right)}{\left(\frac{SI\ Nebenniere\ IP}{SI\ Leber\ IP} \right)} \right] - 1 \right\} \times 100\ \%$$

Ungefähr 30 % der Adenome (Boland 2011) zeigen keinen Signalabfall aufgrund ihres niedrigen intrazellulären Fettgehalts (Low-lipid Adenome) (Inan et al. 2008).

Adenome weisen nach Applikation von i.v.-Kontrastmittel eine mittelgradige Signalanhebung auf, welche rasch wieder abnimmt. Im Gegensatz dazu zeigen Malignome der Nebenniere eine stärkere Anreicherung mit prolongiertem Washout.

Bisherige Studien zur diffusionsgewichteten MRT der Nebennieren waren eher enttäuschend. Der Apparent Diffusion Coefficient (ADC) konnte sich nicht als ergänzendes oder nützliches Instrument in der Differenzierung von Adenomen zu Malignomen erweisen (Sandrasegaran et al. 2011).

10.6.2 Myelolipome

▪ Überblick

Nebennierenmyelolipome sind benigne Tumoren, welche aus Elementen des Knochenmarks bestehen, also in unterschiedlichem Verhältnis aus reifem Fettgewebe und blutbildendem Gewebe. Die meisten NN-Myelolipome sind hormonell inaktiv und Zufallsbefunde. Ihre Größe übersteigt gelegentlich 4 cm, selten jedoch 6 cm.

Die Inzidenz der NN-Myelolipome liegt bei ca. 0,2 %. Sie machen etwa 5–10 % der NN-Tumoren aus (Boland 2011). Die Patienten sind i. d. R. asymptomatisch. Größere Myelolipome können durch Tumornekrose oder spontane Einblutung Flankenschmerzen verursachen.

▪ MRT

Die Erscheinung des Myelolipoms in der MRT reflektiert die Anteile von Fett und Knochenmark im Tumor. Fett ist sowohl in T1w- als auch in T2w-Sequenzen hyperintens, während das Knochenmark in T1w-Sequenzen hypointens und in den T2w-Sequenzen von intermediärer Intensität ist (Abb. 10.3).

Die Diagnose wird durch den Nachweis großer intraläsionaler Fettansammlungen in den T1w- und T2w-Sequenzen gestellt und gelingt in der MRT relativ einfach. Die myeloische Komponente kann gelegentlich dominieren, was eine Artdiagnose unmöglich macht. Die Differenzierung zu einem retroperitonealen Sarkom kann dann insbesondere

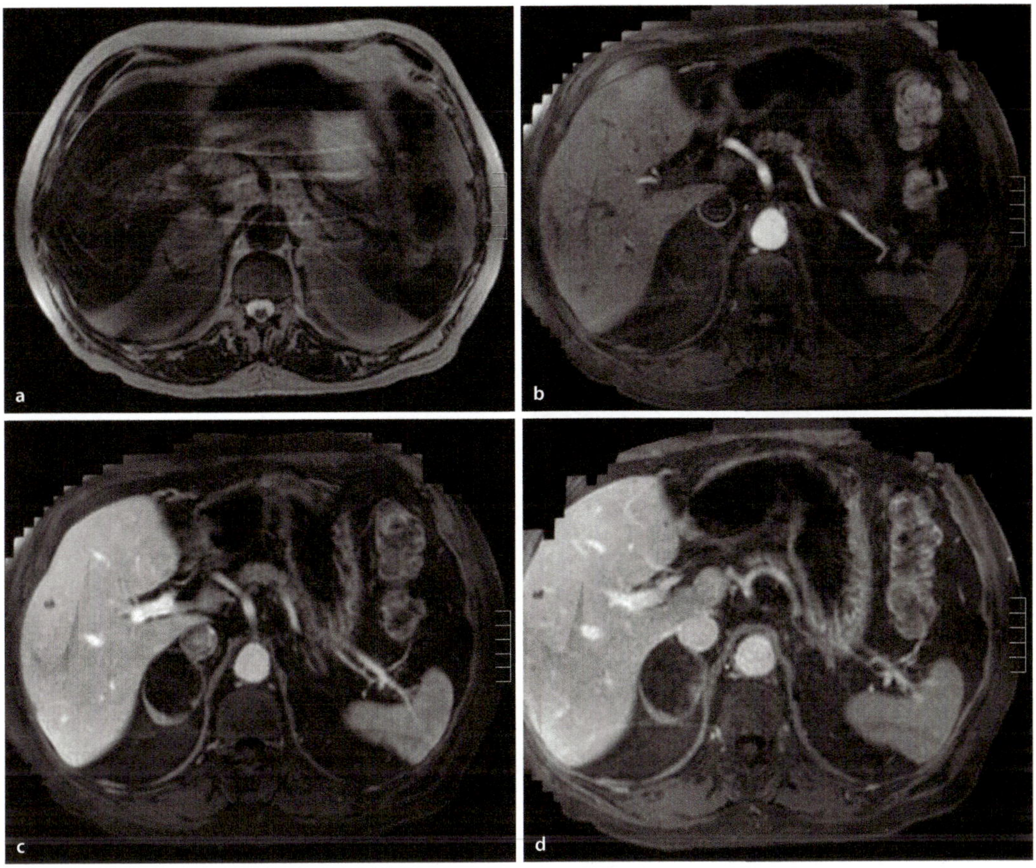

Abb. 10.3 Myelolipom in der rechten Nebenniere mit im Vergleich zum pararenalen und subkutanen Fettgewebe isointensem Signal (**a**) sowie fehlendem Enhancement in der arteriellen (**b**), portalvenösen (**c**) und späten (**d**) Phase

bei großen Läsionen erschwert sein und eine Biopsie oder chirurgischen Eingriff erfordern.

10.6.3 Hämangiom

Überblick

Das Hämangiom der Nebenniere ist ein sehr seltener, gutartiger Tumor. Es ist i. Allg. ein Zufallsbefund bei den meist beschwerdefreien Patienten. Kavernöse Hämangiome können auch in der Nebenniere bis 25 cm groß werden und dann entsprechend Symptome verursachen.

MRT

Nebennierenhämangiome stellen sich in der T2w-Sequenz hyperintens dar und weisen in den Chemical-shift-Sequenzen keinen Signalabfall auf. In den dynamischen Kontrastmittelsequenzen zeigt sich meist eine noduläre Kontrastmittelanreicherung (Abb. 10.4); bei größeren Hämangiomen kann auch hier das bekannte Irisblendenphänomen, wie man es von Leberhämangiomen her kennt, beobachtet werden.

10.6.4 Ganglioneurom

Überblick

Ganglioneurome sind seltene, gutartige, gutdifferenzierte Tumoren. Sie bestehen aus Schwannzellen, Ganglionzellen, Bindegewebe und Nervenfasern. Ganglioneurome sind in ca. 37 % der Fälle hormonaktiv und sezernieren Katecholamine. Sie

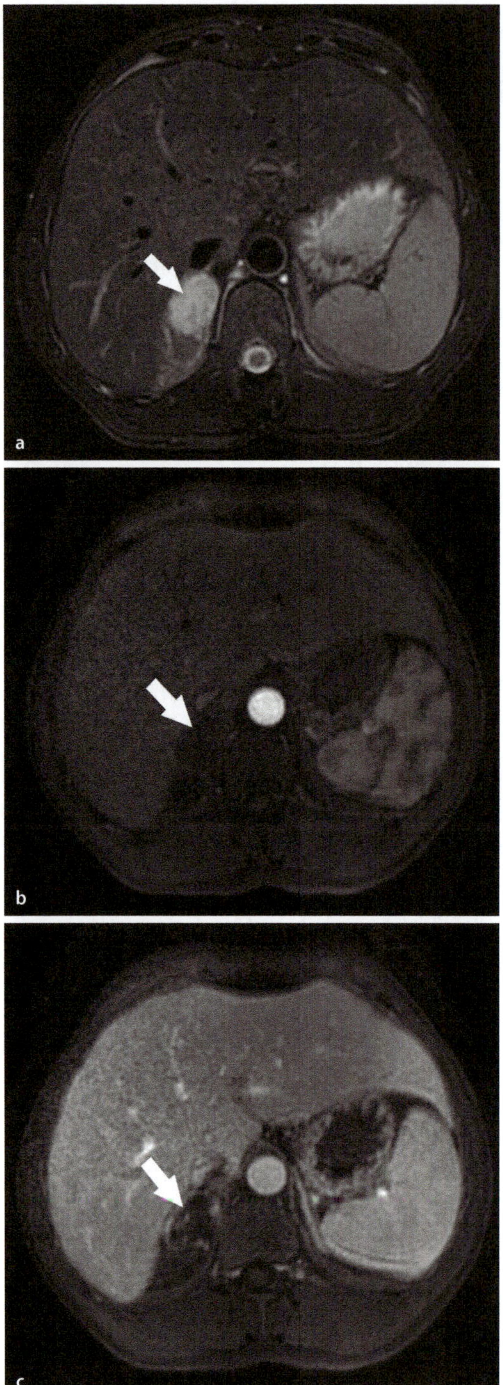

Abb. 10.4 Kavernöses Hämangiom. **a** In T2w fett-saturiert hyperintens, **b** langsames Enhancement in der arteriellen Phase, **c** noduläres Enhancement in der portal-venösen Phase

treten häufiger bei Kindern und jungen Erwachsenen auf (▶ Kap. 14). 21 % der Ganglioneurome betreffen die Nebennieren (Geoerger et al. 2001). Diarrhö, arterielle Hypertonie, Hyperhydrosis und Myasthenia gravis sind mögliche Symptome eines Ganglioneuroms.

Ganglioneurome können de novo entstehen oder aus Ganglioneuroblastomen/Neuroblastomen, insbesondere nach Chemotherapie. Obwohl sie selten metastasieren (als Resultat der Reifung aus Ganglio-/Neuroblastomen) und auch das extraadrenale Fett und Nierenkapsel infiltrieren können, werden sie als benigne betrachtet, da sie über keine unreifen Elemente verfügen (z. B. Neuroblasten, wie sie das Ganglio-/Neurobastom aufweisen). Sie werden überwiegend chirurgisch reseziert. Selten treten Lokalrezidive auf.

MRT

Ganglioneurome stellen sich als scharf begrenzte ovaläre oder lobulierte Raumforderungen dar. Sie sind im Gegensatz zu Ganglioneuroblastomen homogen mit einem meist hypointensen Signal in T1w-Sequenzen. Die Signalintensität in der T2w-Sequenz hängt vom Verhältnis myxoiden Stromas zu Zellzahl und vom Kollagengehalt ab. Je höher der Anteil myxoiden Stromas ist, desto heller ist das Signal in T2w. In den Läsionen lassen sich zumeist lineare Strukturen nachweisen, welche Schwannzellen und Kollagenfaserbündeln entsprechen. Nach i.v.-Kontrastmittelgabe zeigt sich eine langsame Anreicherung (Rha et al. 2003).

10.6.5 Nebennierenzysten

Überblick

Zysten stellen seltene Läsionen der Nebenniere dar. Sie treten meist unilateral auf. Die Patienten sind diesbezüglich, sofern kein raumfordernder Effekt auf andere Organe oder Komplikationen wie Einblutung oder Infektion auftreten, asymptomatisch.

Man unterscheidet

- endotheliale (48 % der NN-Zysten, dazu gehören angiomatöse und lymphangiomatöse Zysten),
- epitheliale (glanduläre Retentionszysten, embryonale Zysten und zystische Adenome),

- parasitäre Zysten (im Rahmen einer Echinokokkose mit den dafür typischen Merkmalen) und
- Pseudozysten (entstehen aufgrund von Einblutung in Zysten oder Tumoren).

Durch Wandverdickung, Septierung, Verkalkungen kann eine Abgrenzung von soliden Tumoren erschwert sein.

MRT

Wie Zysten anderer Organe weisen NN-Zysten typische Merkmale in der MRT auf, z. B. flüssigkeitsäquivalente Signalintensität, glatte Begrenzung, schmaler Randsaum und die fehlende Anreicherung. Nach Einblutung oder bei proteinhaltigem Inhalt können die Zysten ein erhöhtes Signal in den T1w-Sequenzen aufweisen.

10.6.6 Nebenniereneinblutung

Überblick

Blutungen können uni- und bilateral auftreten und betreffen zumeist das Nebennierenmark. Bei bilateraler Manifestation ist wegen der drohenden NN-Insuffizienz eine frühe Erkennung wichtig.

Die Ursachen für bilaterale Blutungen sind vielfältig und umfassen antikoagulative Therapie, perioperativer Stress, Sepsis, Hypoxämie, Hypotonie oder seltene Trauma. Bei der unilateralen Blutung stellt das stumpfe Abdominaltrauma die häufigste Ursache dar.

MRT

Die akute NN-Blutung (1–3 Tage alt) stellt sich in den T1w- und T2w-Sequenzen hypointens dar (Blutabbauprodukt: intrazelluläres Deoxyhämoglobin). Frühe subakute NN-Blutungen (> 3 Tage) sind in den T1w-Sequenzen hyperintens (Blutabbauprodukt: intrazelluläres Methämoglobin) und späte subakute Blutungen (> 7 Tage) in den T1w- und T2w-gewichteten Sequenzen hyperintens (Blutabbauprodukt: extrazelluläres Methämoglobin). Chronische Blutungen (> 14 Tage) können aufgrund von Verkalkungen und Hämosiderinablagerungen Suszebilitätsartefakte aufweisen und sind in T1w- und T2w-Sequenzen hypointens (◘ Abb. 10.5) (Blutabbauprodukte: Hämosiderin, Ferritin).

10.6.7 Erkrankungen der Nebenniere

Überblick

Bei der unspezifischen Adrenalitis, der Autoimmun-Adrenalitis sowie entzündlichen Veränderungen bei retroperitonealen Entzündungsprozessen und Infektionen spielt die MRT eine untergeordnete Rolle.

Bei granulomatösen Erkrankungen (am häufigsten Tuberkulose, seltener Sarkoidose, Histoplasmose, Blastomykose, Kryptokokkose etc.), welche sich generell eher selten in den Nebennieren manifestieren, sind meist beide NN betroffen. Oft findet sich auch die Beteiligung weiterer Organe.

Die Nebennieren sind im akuten und subakuten Stadium bilateral vergrößert, evtl. lassen sich Abszesse abgrenzen, und im Endstadium tritt eine Schrumpfung des Organs ein.

MRT

Es lassen sich beim Vorliegen von Abszedierung die bildmorphologisch dafür typischen Aspekte mit zentral flüssigkeitsäquivalenten Signalintensitäten und verstärkter Kontrastmittelaufnahme der Abszessmembran nach i.v.-KM-Gabe abgrenzen. Die soliden Anteile weisen i. d. R. eine mäßiggradige Anreicherung in der Frühphase mit rascher Elimination nach wenigen Minuten auf.

Ansonsten trägt die MRT nicht wesentlich zur Differenzierung zwischen entzündlichem resp. granulomatösem Prozess und Malignom bei.

10.6.8 Phäochromozytom

Überblick

Phäochromozytome sind katecholaminproduzierende neuroendokrine Tumoren des Nebennierenmarks oder der extraadrenalen Paraganglien. Das Phäochromozytom ist der häufigste Tumor des NN-Marks; er geht aus chromaffinen Zellen hervor. 85 % der adrenalen Phäochromozytome sind benigne (70 % der extraadrenalen), 90 % unilateral. Zwei Drittel der Phäochromozytome sezernieren Adrenalin und Noradrenalin, maligne Phäochromozytome gelegentlich auch Dopamin.

Sie sind in bis zu 25 % der Fälle assoziiert mit den autosomal-dominant vererbten, multiplen

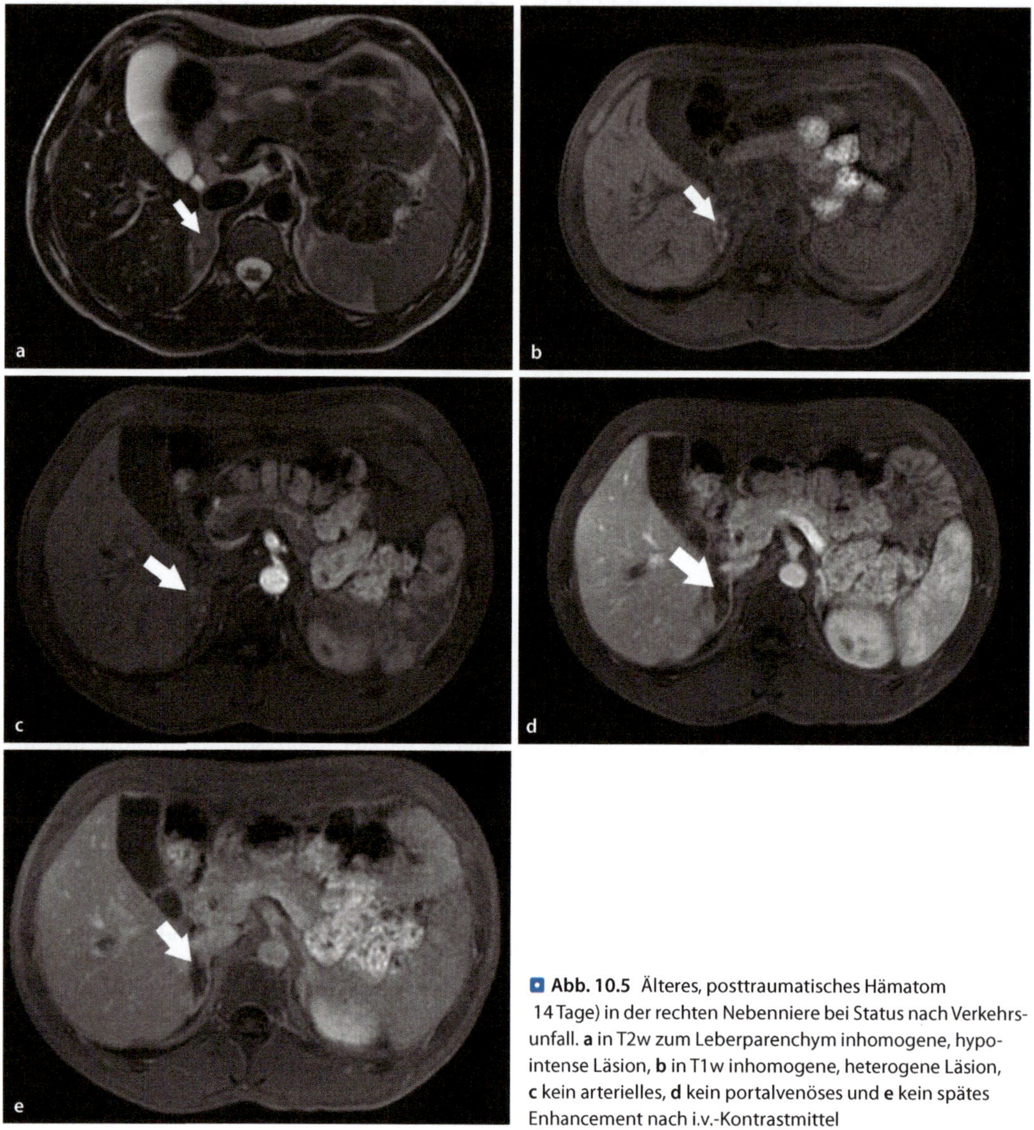

Abb. 10.5 Älteres, posttraumatisches Hämatom 14 Tage) in der rechten Nebenniere bei Status nach Verkehrsunfall. **a** in T2w zum Leberparenchym inhomogene, hypointense Läsion, **b** in T1w inhomogene, heterogene Läsion, **c** kein arterielles, **d** kein portalvenöses und **e** kein spätes Enhancement nach i.v.-Kontrastmittel

endokrinen Neoplasie-Syndromen (MEN-Syndrome):

- Typ 2A – Sipple-Syndrom: 70 % der MEN2-Fälle, Trias: medulläres Schilddrüsenkarzinom bei 100 %, Phäochromozytome bei 50 und primärer Hyperparathyreoidismus bei 20 %
- Typ 2B – Gorlin-Syndrom: 10 % der MEN2-Fälle, Trias wie 2A und zusätzlich Ganglioneuromatose, marfanoider Habitus
- Von-Hippel-Lindau-Syndrom Typ 2
- Neurofibromatose Typ 1 (M. Recklinghausen)
- Familiäres Paragangliom

Phäochromozytome, welche im Rahmen eines MEN-Syndroms auftreten, sind oft bilateral, intraadrenal und benigne (Kawashima et al. 1998).

MRT

Phäochromozytome sind in der T1w hypointens; in den T2-Sequenzen erscheinen sie gegenüber Leber

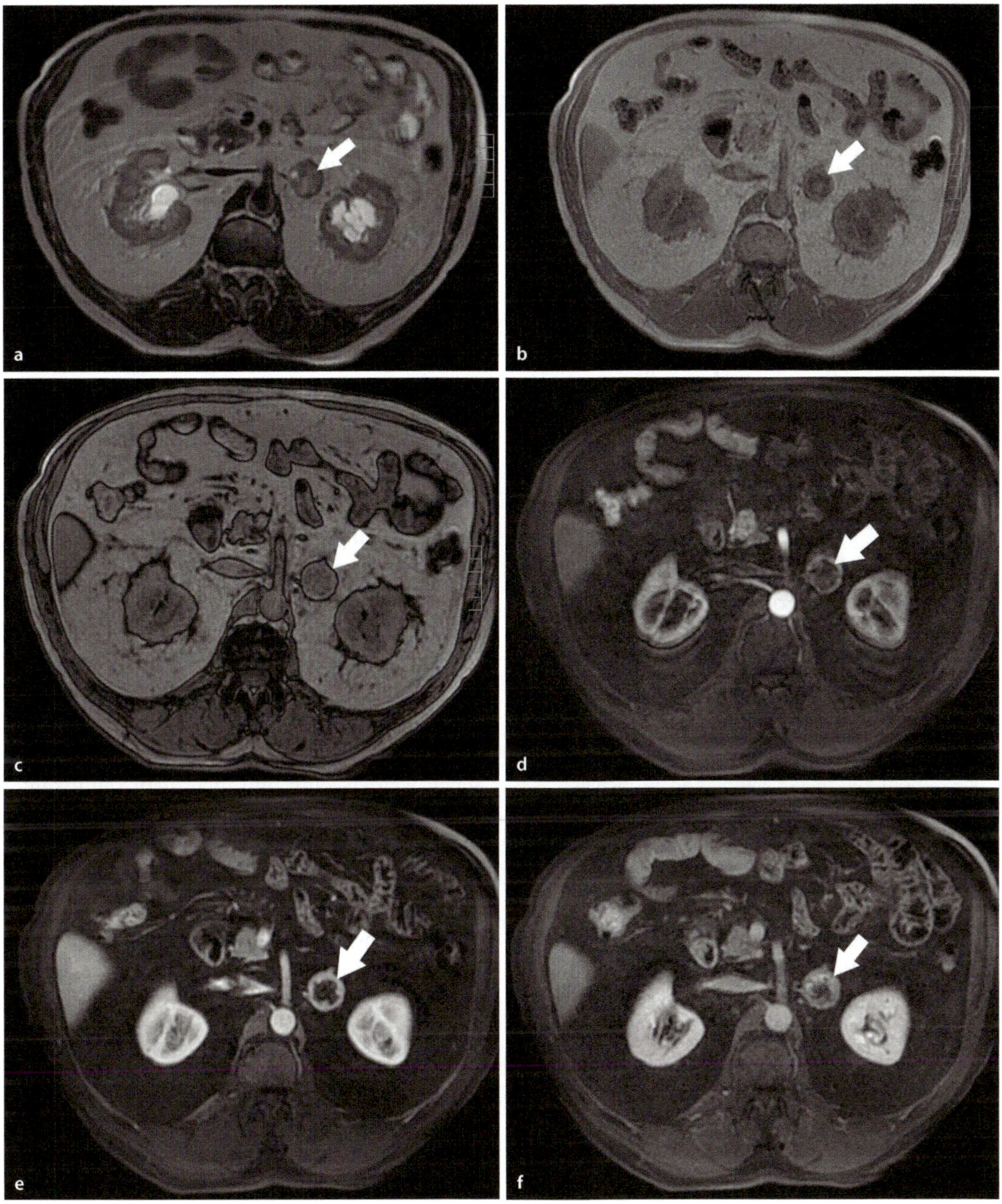

Abb. 10.6 Phäochromozytom in der linken Nebenniere mit **a** heterogenem, inhomogenem Signal mit hyperintensen Anteilen in der T2w, **b–c** fehlendem Signalabfall in den Chemical-shift-Sequenzen, **d** inhomogenem, raschem Enhancement in der arteriellen Sequenz, **e–d** fehlendem Washout in den portalvenösen und Spätphasen

und Muskulatur ausgeprägt hyperintens. Nekrosen und Einblutungen können zu einem inhomogenen Signalverhalten führen. In den Chemical-shift-Sequenzen sind sie aufgrund fehlender Fettanteile nicht von anderen nichtlipidhaltigen Tumoren zu unterscheiden. Nach i.v.-Kontrastmittelgabe ist eine starke SI-Zunahme mit langsamem Washout (Plateauphase) zu beobachten (Abb. 10.6) (McLoughlin u. Bilbey 1994).

10.7 Maligne Veränderungen der Nebenniere

10.7.1 Adrenokortikales Karzinom (ACC)

▪ Überblick

Das Nebennierenrindenkarzinom ist mit einer Inzidenz von 0,1/100 000 pro Jahr sehr selten. Man unterscheidet auch hier hormonaktive (80 %, Glucocorticoide: klinisch Cushing-Syndrom, Sexualsteroide: Virilisierung resp. Gynäkomastie oder als Rarität den Aldosteron-Exzess mit Hypokaliämie und Hypertonie) von hormoninaktiven (20 %, klinisch Zeichen der abdominellen Raumforderung) Tumoren.

Sie treten meist sporadisch auf, können aber assoziiert sein mit verschiedenen Syndromen.

> **Syndrome des Nebennierenrindenkarzinoms**
>
> - **Li-Fraumeni-Syndrom:** Stammzellmutation von TP53 mit gehäuftem Auftreten verschiedener Tumoren (ACC, NN-Adenome, Sarkome, Leukämien, Mammakarzinom, zerebralen Neoplasien, Bronchial- und Larynxkarzinome)
> - **Carney-Complex:** noduläre adrenale Dysplasie, kutane und kardiale Myxome, testikuläre Tumoren und weitere endokrine Neoplasien
> - **Beckwith-Wiedemann-Syndrom:** kongenitales Syndrom mit prä- und postnatalem Gigantismus, Makroglossie und Defekte der anterioren Abdominalwand, meist Exomphalos,
> - Im Rahmen der familiären adenomatösen **Polyposis:** Auftreten multipler adenomatöser Polypen und Karzinomen im Kolon und Rektum, Tumoren der Thyroidea, Hepatoblastomen und adrenokortikalen Tumoren
> - Im Rahmen eines **MEN-Typ-1-Syndroms:** Tumoren der Hypophyse, der Nebenschilddrüsen und des Pankreas sowie Adenome und Hyperplasie der Nebennieren und selten auch adrenokortikale Karzinome) (Bharwani et al. 2011).

Linksseitige ACC sind häufiger als rechtsseitige, und in 10 % liegt ein bilaterales ACC vor. Das Staging des ACC erfolgt nach dem von ENSAT 2008 (European Network for the Study of Adrenal Tumours) revidiertem TNM-System (T1: Tumor < 5 cm; T2: Tumor > 5 cm; T3: Tumorinfiltration ins periadrenale Gewebe; T4: Tumorinvasion in benachbarte Organe, N0: keine positiven Lymphknoten; N1: positive Lymphknoten; M0: keine Fernmetastasen; M1: Vorliegen von Fernmetastasen). Bei Tumoren mit einer Größe > 5 cm finden sich häufig Nekrosen und hämorrhagische Infarzierung.

▪ MRT

Auf den T1w-Sequenzen ist das ACC typischerweise isointens oder leichtgradig hypointens gegenüber dem normalen Leberparenchym. Auf den T2w-Sequenzen ist es üblicherweise hyperintens zum Leberparenchym. Bei Vorliegen von Hämorrhagien und Nekrosen zeigt sich ein inhomogenes, heterogenes Signal.

Bei ca. 20 % der ACC kann im CSI ein Signalabfall beobachtet werden. Dieser beträgt beim ACC < 30 % (Ilias et al. 2007). Der Signalabfall entspricht etwa jenem, welcher bei lipidarmen Adenomen gesehen werden kann und nicht dem signifikanten Signalabfall, welchen die lipidreichen Adenome zeigen.

Nach i.v.-Kontrastmittelgabe zeigen sie eine Anreicherung mit kräftigem SI-Anstieg in der 1. Minute und einer anschließenden Plateauphase. Insbesondere zur Beurteilung periadrenaler Infiltration, z. B. in den Zwerchfellschenkeln oder Infiltration in die Vena cava inferior, kann die multiplanare Darstellung der MRT hilfreich und der CT in dieser Hinsicht überlegen sein (Hricak et al. 1985).

10.7.2 Nebennierenmetastasen

▪ Überblick

Nebennierenmetastasen werden in bis zu 27 % der Autopsien nachgewiesen (Abrams et al. 1950). Die hämatogene Metastasierung in die Nebennieren kann bei vielen Primärtumoren beobachtet werden: am häufigsten beim Bronchus- und beim Mammakarzinom, des Weiteren beim malignen Melanom, bei gastrointestinalen Tumoren, beim medullären

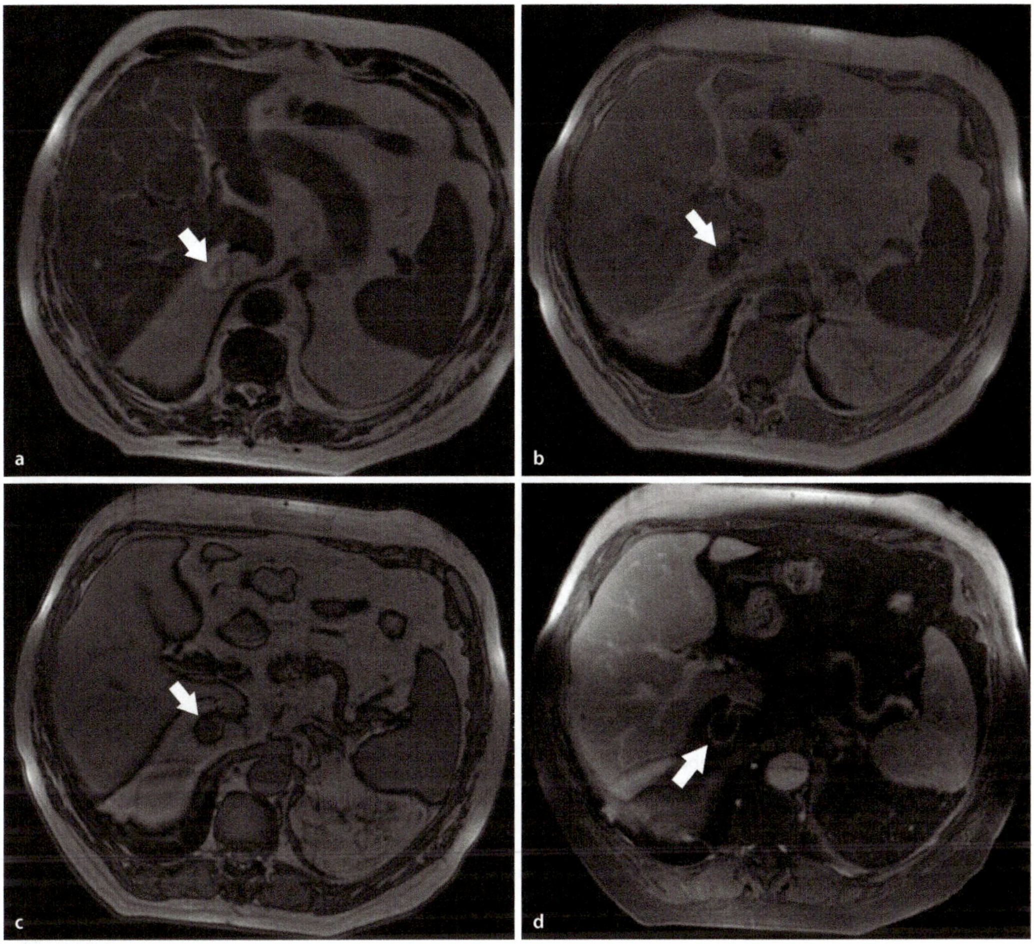

Abb. 10.7 Metastase in der rechten Nebenniere mit **a** in T2w zum Leberparenchym inhomogenem, hyperintensem Signal, **b–c** fehlendem Signalabfall in den Chemical-shift-Sequenzen und **d** randständigem Enhancement nach i.v-Kontrastmittelgabe bei zentraler Nekrose

Schilddrüsenkarzinom und beim Pankreaskarzinom.

In über 50 % der Fälle sind beide Nebennieren betroffen. Läsionen, welche > 4 cm groß sind, sind eher maligne. Eine Wachstumstendenz in Verlaufskontrollen impliziert Malignität. Während Adenome i. Allg. scharf begrenzt und homogen sind, sind Metastasen häufig irregulär begrenzt und von heterogener Erscheinung.

MRT

Das morphologische Erscheinungsbild von Metastasen in unspezifisch. Die Größe ist stark variabel.

Bei größeren Metastasen können Hämorrhagien, zentrale Nekrosen und zystische Areale gefunden werden. In den T1w-Sequenzen sind sie zum normalen Leberparenchym meist hypointens, in den T2w-Sequenzen hyperintens. Metastasen enthalten normalerweise kein Fett; entsprechend liegt kein Signalabfall im CSI vor. Nach i.v.-Kontrastmittelgabe zeigen Metastasen, ähnlich wie das ACC, eine rasche Anreicherung mit anschließender Plateauphase (Abb. 10.7).

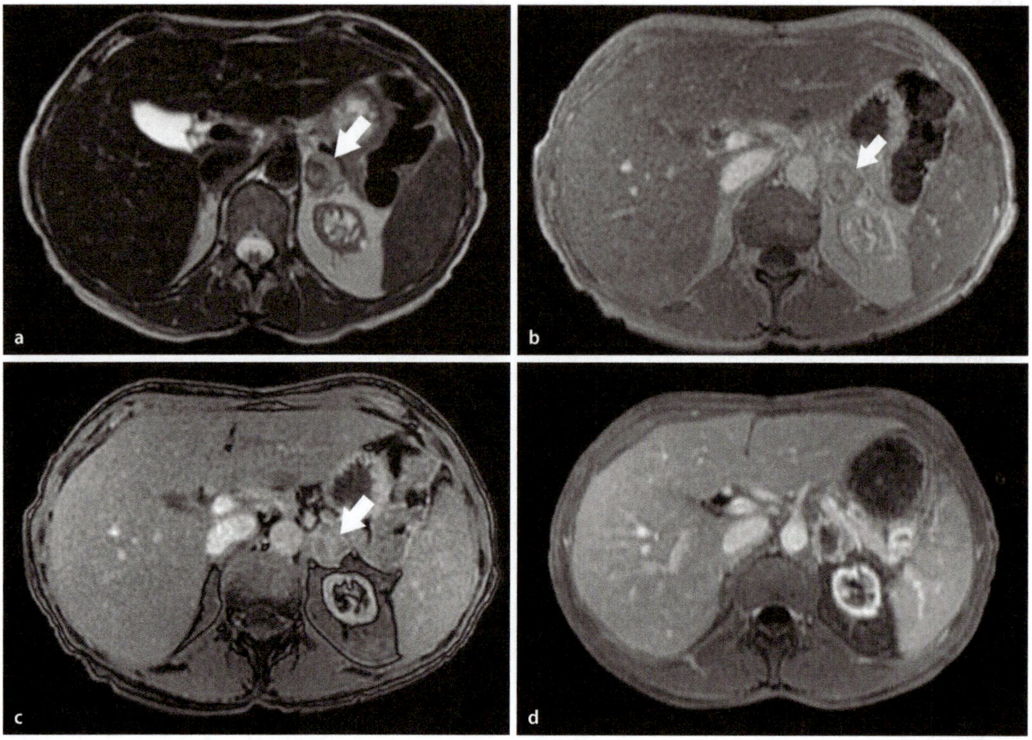

Abb. 10.8 Lymphom in der linken Nebenniere mit **a** in T2w zum Leberparenchym inhomogenem, hyperintensem Signal, **b–c** keinem Signalabfall in den Chemical-shift-Sequenzen

10

10.7.3 Lymphom

Überblick

Das primäre Lymphom der Nebenniere ist selten. Häufiger ist eine sekundäre Beteiligung bei retroperitonealem Befall.

MRT

Im Signal- und Kontrastmittelverhalten ähnelt das Lymphom den anderen Nonadenomen. Meist ist das Lymphom im Vergleich zum Leberparenchym hypointens und weist in den T2w-Sequenzen ein heterogenes, hyperintenses Signal auf (Abb. 10.8). Oftmals besteht auch bei großen Läsionen eine homogene Anreicherung.

10.7.4 Neuroblastom und Ganglioneuroblastom

Überblick

Neuroblastome sind maligne Tumoren, die aus primitiven Neuroblasten bestehen. Sie können überall entlang des sympathischen Plexus oder im Nebennierenmark entstehen (Bousvaros et al. 1986). Sie treten meist bei Kindern während der ersten 10 Lebensjahre auf, ca. 80 % der Tumoren werden bei Kindern < 5 Jahre diagnostiziert (▶ Kap. 14) (Bousvaros et al. 1986). Neuroblastome beim Erwachsenen sind extrem selten. Zwei Drittel der Neuroblastome sind im Abdomen lokalisiert, davon wiederum ca. 2/3 in den Nebennieren.

Sie metastasieren in die Knochen, das Knochenmark, die Leber, Lymphknoten und die Haut. In über 70 % der Fälle hat zum Diagnosezeitpunkt bereits eine Metastasierung stattgefunden. Ganglioneuroblastome bestehen aus Elementen der Ganglioneurome und der Neuroblastome.

MRT

Die Präsentation von Neuroblastomen in der MRT ist unspezifisch. Neuroblastome enthalten oft Verkalkungen (> 85 % in der Computertomographie, Bisset et al. 1991), die jedoch MR-tomographisch schwierig nachzuweisen sind.

Die MRT dient v. a. zum genaueren Staging, indem in den verschiedenen Ebenen die Ausdehnung exakt bestimmt werden kann. In T1w sind die Neuroblastome im Vergleich zur Muskulatur iso- oder hyperintens und in T2w hyperintens. Da sie kein Fett enthalten, gibt es keinen Signalabfall in den CSI-Sequenzen. Sie nehmen kräftig Kontrastmittel auf.

10.8 Zusammenfassung

Für das therapeutische Vorgehen und die Prognose ist die präzise Charakterisierung von Nebennierenläsionen entscheidend. Mit der Chemical-shift-Bildgebung können fetthaltige Adenome sicher identifiziert werden, wobei die qualitative Beurteilung der Chemical-shift-Bildgebung der quantitativen nahezu ebenbürtig ist.

Kann kein Fett in der Nebennierenläsion nachgewiesen werden, so kann die Differenzierung zwischen malignen und benignen Läsionen erschwert oder gar unmöglich sein. Fettarme Adenome zeichnen sich in der dynamischen kontrastmittelverstärkten MRT durch eine rasche, mittelgradige Anreicherung und Washout aus, im Gegensatz zu den malignen Läsionen, welche eine deutlich stärkere Anreicherung und eine anschließende Plateauphase mit prolongiertem Washout aufweisen. Jedoch gibt es hier Überschneidungen zwischen malignen und benignen Veränderungen.

Bei unklarem Befund kann die Beurteilung der Wachstumstendenz im kurzen Zeitverlauf von 6 Monaten ein hilfreicher Parameter sein. Im Fall einer Größenzunahme muss der Verdacht auf eine maligne Veränderung geäußert werden und allenfalls eine Biopsie oder die chirurgische Resektion angestrebt werden.

Literatur

Abrams HL, Spiro R, Goldstein N (1950) Metastases in carcinoma: analysis of 1000 autopsied cases. Cancer 3: 74–85

Bharwani N, Rockall AG, Sahdev A, Gueorguiev M, Drake W, Grossman AB, Reznek RH (2011) Adrenocortical Carcinoma: The Range of Appearances on CT and MRI. AJR Am J Roentgenol 196(6): W706–W714

Bilbey JH, McLoughlin RF, Kukjian PS, Wilkins GE, Chan NH, Schmidt N, Singer K (1995) MR imaging of adrenal masses: value of chemical-shift-imaging for distinguishing adenomas from other tumors. AJR Am J Roentgenol 164(3): 637–642

Bisset GS III, Strife JL, Kirks DR (1991) Genitourinary tract. In: Kirks DR (Hrsg) Practical pediatric imaging: diagnostic radiology of infants and children, 2. Aufl. Little, Brown, Boston, S 905– 1056

Blake MA, Cronin CG, Boland GW (2010) Adrenal Imaging. AJR Am J Roentgenol 194: 1450–1460

Boland GW (2011) Adrenal imaging. Abdom Imaging 36(4): 472–482

Bousvaros A, Kirks DR, Grossman H (1986) Imaging of neuroblastoma: an overview. Pediatr Radiol 16: 89–106

Geoerger B, Hero B, Harms D et al. (2001) Metabolic activity and clinical features of primary ganglioneuromas, Cancer 91: 1905–1913

Hricak H, Amparo E, Fisher MR, Crooks L, Higgins CB (1985) Abdominal venous system: assessment using MR. Radiology 156: 415–422

Ilias I, Sahdev A, Reznek RH, Grossman AB, Pacak K (2007) The optimal imaging of adrenal tumours: a comparison of different methods. Endocr Relat Cancer 14: 587–599

Inan N, Arslan A, Akansel G, Anik Y, Balci NC, Demirci A (2008) Dynamic contrast enhanced MRI in the differential diagnosis of adrenal adenomas and malignant adrenal masses. Eur J Radiol 65: 154–162

Kawashima A, Sandler CM, Fishman EK et al. (1998) Spectrum of CT findings in nonmalignant diseaseof the adrenal gland. RadioGraphics 18: 393–412

Korobkin M, Francis IR (1997) Imaging of adrenal masses. Urol Clin North Am 24(3): 603–622

Marincek B, Köchli V, Weishaupt D (2009) Wie funktioniert MRI? 6. Aufl. Springer, Berlin, S 55–56

McLoughlin RF, Bilbey JH (1994) Tumors of the adrenal gland: findings on CT and MR imaging. AJR Am J Roentgenol 163(6): 1413–1418

Mitchell DG, Crovello M, Matteucci T, Petersen RO, Miettinen MM (1992) Benign adrenocortical masses: Diagnosis with chemical shift MR imaging. Radiology 158: 345–351

Rha SE, Byun JY, Jung SE et al. (2003) Neurogenic tumors in the abdomen: tumor types and imaging characteristics. Radiographics 23(1): 29–43

Sandrasegaran K, Patel AA, Ramaswamy R, Samuel VP, Northcutt BG, Frank MS, Francis IR (2011) Characterization of Adrenal Masses with Diffusion-Weighted Imaging. AJR Am J Roentgenol 197(1): 132–138

Szolar et al. (1999) Differentialdiagnose raumfordernder Prozesse der Nebennieren. Fortschr. Röntgenstr 171: 269–278

Tsushima Y, Ishizaka H, Matsumoto M (1993) Adrenal masses: differentiation with chemical shift, fast low-angle shot MR imaging. Radiology 186: 705–709

Prostata und Samenblasen

Ullrich G. Mueller-Lisse, Michael K. Scherr, Michael A. Seitz und Ulrike L. Mueller-Lisse

11.1 Einleitung

Bei Männern ist das Prostatakarzinom (PCA) das häufigste neu nachgewiesene Karzinom (Robert-Koch-Institut 2007). Neben den klassischen Verfahren der urologischen Früherkennung mit digitaler rektaler Untersuchung, Bestimmung der Serumkonzentration des prostataspezifischen Antigens (PSA) und Stanzbiopsie der Prostata entwickelt sich in zunehmendem Maß die radiologische Schnittbilddiagnostik. Dabei findet die besonders geeignet erscheinende Magnetresonanztomographie (MRT) der Prostata mit ihren Ergänzungsverfahren der MR-Spektroskopie (MRS), der diffusionsgewichteten Bildgebung (DWI, DW-MRT) und der dynamischen, kontrastverstärkten MRT (DCE-MRI) zunehmende Beachtung.

11.1.1 Epidemiologischer Hintergrund

Epidemiologische Daten erklären die besondere medizinökonomische Bedeutung des PCA. Allein in Deutschland werden jährlich fast 50.000 Neuerkrankungen am PCA festgestellt und > 10 000 Männer sterben jährlich am PCA. Ungefähr 90 % der neu Erkrankten und 96 % der am PCA Verstorbenen sind älter als 60 Jahre.

Zum Krebsfrüherkennungsprogramm gehört in Deutschland die Tastuntersuchung der Prostata (digitale rektale Untersuchung, DRU) für das PCA, auf welche jeder gesetzlich krankenversicherte Mann im Alter von 45 Jahren oder mehr 1-mal jährlich Anspruch hat. Allerdings beteiligen sich nur gut 18 % der anspruchsberechtigten Männer am Krebsfrüherkennungsprogramm für das PCA (Robert-Koch-Institut 2007).

11.1.2 Urologische Diagnostik

Die 3 Säulen der PCA-Diagnostik sind die DRU, die Bestimmung der Serumkonzentration des prostataspezifischen Antigens (PSA) und die Prostatastanzbiopsie zum Nachweis eines durch DRU oder PSA vermuteten PCA. Allerdings sind bei der DRU nur etwa die Hälfte der PCAs ertastbar und hinter der Hälfte der tastbaren Knoten verbirgt sich wiederum histologisch kein PCA. Der PSA-Wert kann den kritischen Grenzwert (meist 4,0 ng/ml) nicht nur bei PCA, sondern auch bei benigner Prostata-Hyperplasie (BPH) und akuter oder chronischer Prostatitis überschreiten. Selbst bei Patienten mit histologisch nachgewiesenem PCA haben bis zu 25 % einen PSA-Wert unter dem kritischen Grenzwert (Müller-Lisse u. Hofstetter 2003). Bis heute gelten Prostatastanzbiopsie und histologische Aufarbeitung als diagnostischer Standard zur Sicherung eines PCA. Ein wesentliches klinisches Problem der urologischen PCA-Diagnostik liegt in den verhältnismäßig hohen Anteilen falsch-negativer Untersuchungsergebnisse der verschiedenen Verfahren. So berichten Carter u. Partin (2002) aus der Auswertung verschiedener wissenschaftlicher Arbeiten falsch-negative Ergebnisse für 23–45 % der DRUs, 17–25 % der PSA-Tests (bei einem Grenzwert von 4,0 ng/ml), 25–50 % der TRUS-Untersuchungen mit dem Zielkriterium einer echoarmen Läsion im B-Bild und bis zu 35 % der TRUS-gesteuerten systematisch-randomisierten Stanzbiopsien der Prostata. Insbesondere nach einer Stanzbiopsie der Prostata ohne Nachweis von PCA, jedoch fortbestehendem klinischem Verdacht auf ein PCA aufgrund der DRU, des PSA-Werts oder ggf. des TRUS-Befunds ergibt sich klinisch die Frage, wie die PCA-Diagnostik sinnvoll fortgesetzt werden sollte. Die für den Geltungsbereich der Bundesrepublik Deutschland verabschiedete S3-Leitlinie Prostatakarzinom (2009) gibt in ihrem Kapitel zu Diagnostik und Stadieneinteilung des PCA u. a. die Empfehlung, dass unter diesen Bedingungen eine MRT-Untersuchung der Prostata zum Nachweis oder Ausschluss eines PCA-verdächtigen Befunds in der Prostata durchgeführt werden kann.

11.2 Technischer Hintergrund von MR-Untersuchungen

Als ergänzende Untersuchungsverfahren zur klassischen Magnetresonanztomographie (MRT) mit T1- und T2-gewichteten Bildaufnahmen (Tab. 11.1, Abb. 11.1) bei 1,5 oder 3,0 T (Abb. 11.2) haben sich die Magnetresonanzspektroskopie (MRS), die dynamische, kontrastmittelverstärkte MRT (DCE-MRI, DCE) und die diffusionsgewich-

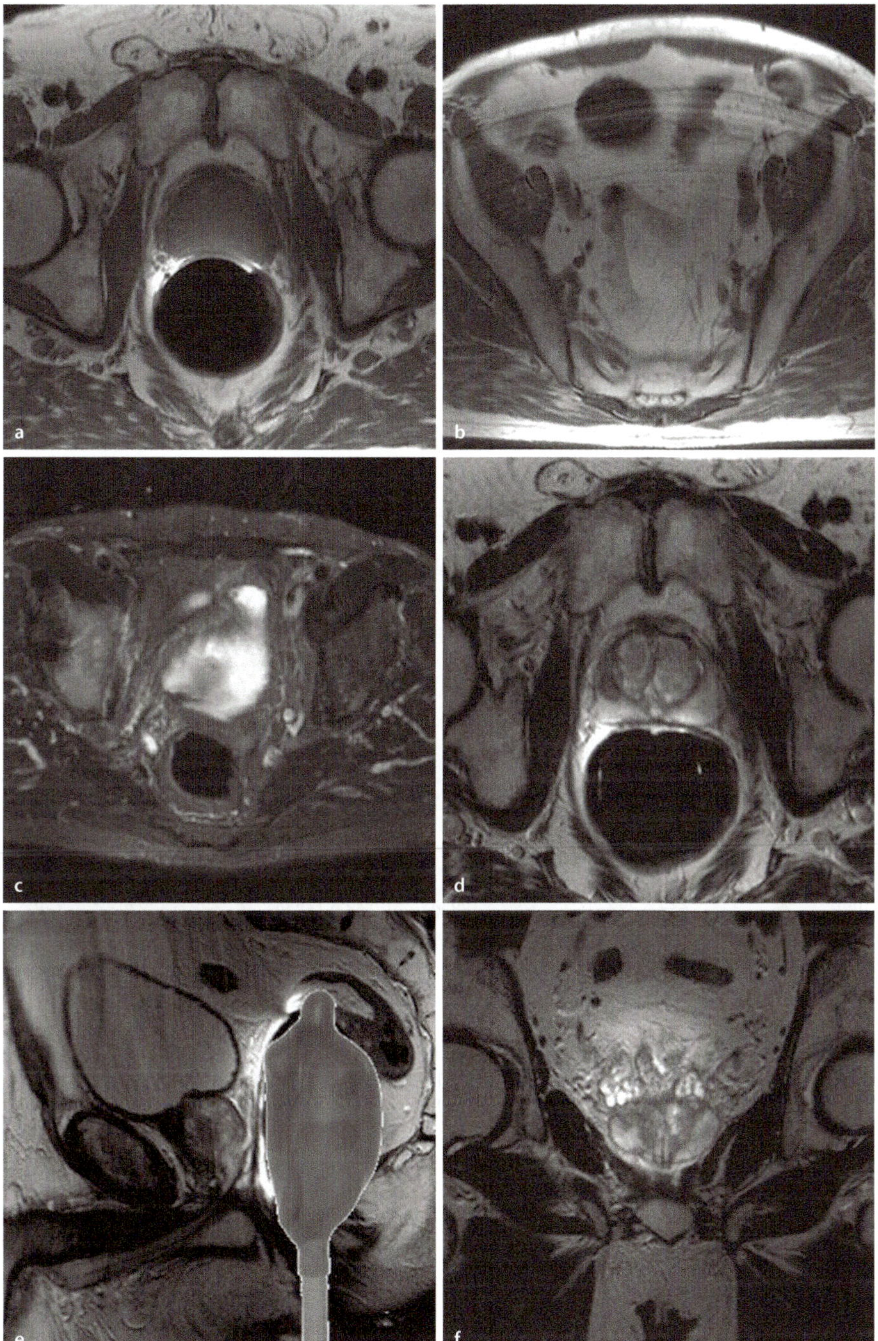

Abb. 11.1 MRT der Prostata mit kombinierter Endorektalspule und Oberflächen-phased-array-Spulensystem. Axiale, T1-gewichtete Aufnahmen der Prostata und des kleinen Beckens (**a**) sowie des gesamten Beckens (**b**) werden bei auffälligen Veränderungen an Knochen oder Lymphknoten durch Short Tau Inversion Recovery (STIR)-Aufnahmen ergänzt (**c**). Die eigentliche Abklärung der Prostata erfolgt durch T2-gewichtete MRT-Aufnahmen mit 3 mm Schichtdicke in axialer (**d**), sagittaler (**e**) und koronarer (**f**) Schichtführung. Die richtige Lage der Endorektalspule wird in (**e**) durch Bildüberlagerung verdeutlicht. Die Notwendigkeit der Endorektalspule bei 3,0 T ist gegenwärtig nicht abschließend geklärt

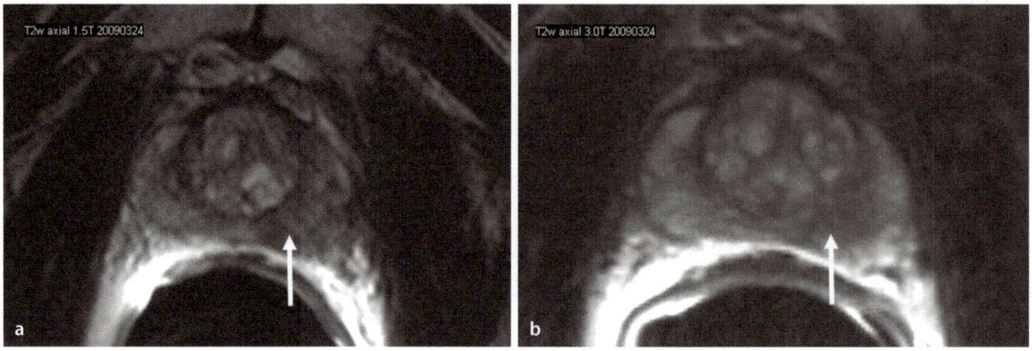

Abb. 11.2 Prostatakarzinom in der peripheren Zone links (*Pfeile* in **a** und **b**) in axialen, T2-gewichteten MRT-Aufnahmen der Prostata mit Endorektalspule bei 1,5 T (**a**) und 3,0 T (**b**). Beide Aufnahmen erfolgten am gleichen Tag unmittelbar hintereinander bei demselben Patienten

Tab. 11.1 MRT der Prostata: Standardprotokoll für die Untersuchung mit einem kombinierten Phased-array-Spulensystem mit Endorektalspule und Oberflächenspulen bei 1,5 T. Mod. nach Tab. 6.13 in Müller-Lisse u. Müller-Lisse (2006)

Sequenztyp	T1w SE[a]	T1w SE	T2w TSE	T2w TSE	T2w TSE
Untersuchungsbereich	Becken	Prostata	Prostata	Becken	Prostata
Ebene	Axial	Axial	Axial	Koronar	Sagittal
TR (ms)	500–700	500–700	3 500–5 000	3 500–5 000	3 500–5 000
TE (ms)	15–17	15–17	90–110	90–110	90–110
Matrix	192 × 256 bis 256 × 256	256 × 256	224 × 256 bis 256 × 512	256 × 512 bis 512 × 512	256 × 512 bis 512 × 512
FOV (mm)	225 × 300	160 × 160 bis 200 × 200	120 × 120 bis 200 × 200	250 × 250 bis 300 × 300	250 × 250 bis 300 × 300
Schichtdicke (mm)	7–8	3–4	3–4	3–4	3–4
Schichtabstand (mm)	1–2	0–1	0–1	0–1	0–1

[a] abweichend kann das Becken auch mit Turbo-SE- oder Fast-SE-Sequenzen, mit Gradientenecho- oder FLASH-Sequenzen untersucht werden, wobei für letztere TR 140–150 ms, TE 4,1–4,5 ms, Flipwinkel 75–90°, Matrix 163–192 × 256, FOV 225 × 300 mm, Schichtdicke 7–8 mm, Schichtabstand 1–2 mm vorgeschlagen werden

tete MRT (DW-MRT, DWI) entwickelt (▶ Kap. 1). Untersuchungen bei 1,5 T werden unter Verwendung einer Endorektalspule (ERC) in Kombination mit einer Mehrkanal-Oberflächen-phase-array-Spule durchgeführt (Engelbrecht et al. 2002; Heuck et al. 2003). Bei 3,0 T ist bislang nicht abschließend geklärt, ob der Einsatz der ERC erforderlich ist oder ob es genügt, die Mehrkanal-Oberflächen-phase-array-Spule einzusetzen.

11.2.1 MR-Spektroskopie (MRS)

Bei der MR-Spektroskopie (MRS) der Prostata wird das MR-Signal in die ihm zugrunde liegenden Frequenzen aufgeschlüsselt. Mehrdimensionale MRS-Untersuchungen der Prostata können mit SE-Sequenzen (Point-Resolved Spectroscopy, PRESS) oder STEAM-Sequenzen (Stimulated-Echo Acquisition Mode) durchgeführt werden. Bei technischer Unterdrückung der besonders starken Signalbeiträ-

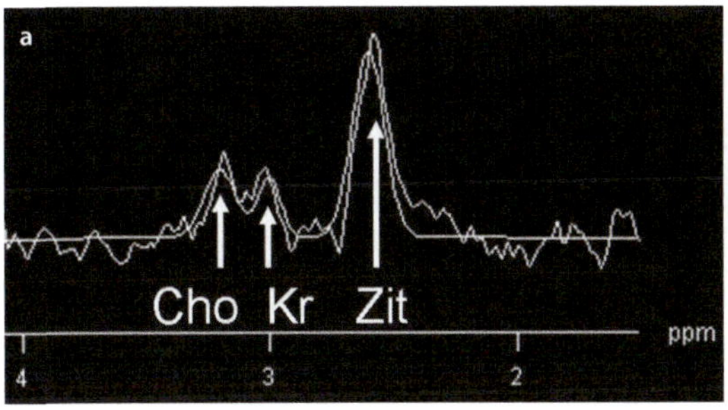

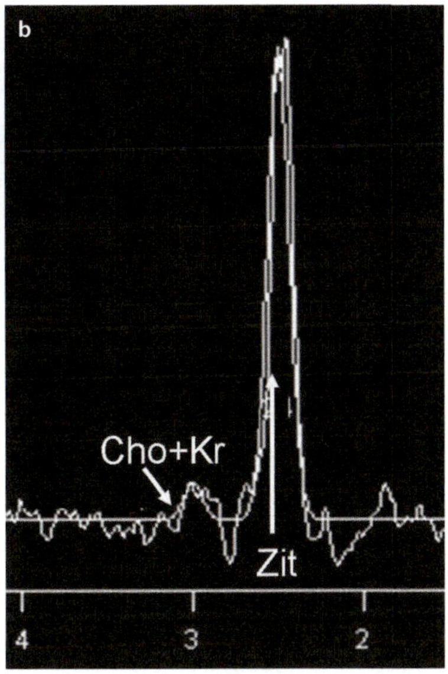

Abb. 11.3 In-vivo unterscheidet die MR-Spektroskopie der Prostata im Wesentlichen die Kennlinien von Cholin (*Cho*) bei 3,2 ppm (einschl. PC, *Cho*, GPC, PE, GPE, Etn, Taurin), Kreatin (*Kr*) bei 3,0 ppm (einschl. PCr, Cr) und Zitrat (*Zit*) bei 2,6 ppm (**a**, MR-Spektrum aus einem Areal mit benigner Prostatahyperplasie in der Transitionalzone). Dabei sind die Kennlinien von Cholin und Kreatin häufig nicht sicher voneinander zu trennen, insbesondere in MR-Spektren aus gesundem Prostatagewebe der peripheren Zone (**b**). (Aus Müller-Lisse u. Scherr 2003)

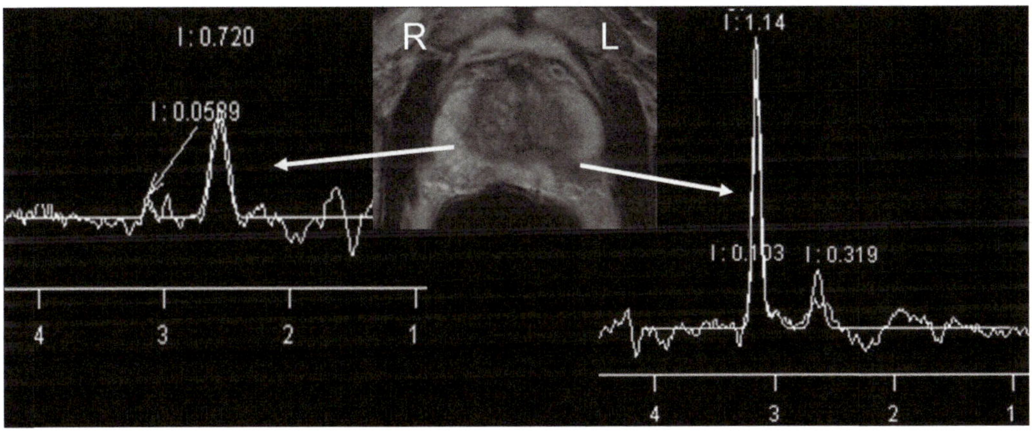

Abb. 11.4 Kombinierte MRT und 3-D-MR-Spektroskopie (3-D-CSI-SE-Sequenz, TR/TE 1050/130 ms). *Mitte*: Axiale, T2 gewichtete Turbo-SE-MRT-Aufnahme in Prostatamitte mit unauffälliger peripherer Zone rechts und tumorsuspektem Areal in der peripheren Zone links. MR-Spektroskopie-Ergebnisse bestätigen den Befund: *Rechts* Spektrum mit hohem Zitratanteil (Integral I: 0,720), geringem Anteil von Cholin und Kreatin (I: 0,059) und einem (Cholin+Kreatin)/Zitrat-Verhältnis von 0,082, vereinbar mit gesundem Prostatagewebe in der peripheren Zone. *Links*: Spektrum mit geringem Zitratanteil (Integral I: 0,319), hohem Anteil von Cholin und relativ wenig Kreatin (I: 1,140 und I: 0,103) sowie einem (Cholin+Kreatin)/Zitrat-Verhältnis von 3,897, vereinbar mit einem Prostatakarzinom in der peripheren Zone. (Aus Müller-Lisse u. Scherr 2003)

ge von Wasser und Fett können die Signale von Stoffwechselprodukten mit geringerer Konzentration im Gewebe durch die MRS dargestellt werden. Die MRS der Prostata beruht auf der einzigartigen biochemischen Eigenschaft von gesundem Prostatagewebe, Zitrat zu produzieren, aus dem Zitronensäurezyklus auszuschleusen, in den Epithelzellen zu speichern und in die Drüsengänge der Prostata auszuscheiden. Das MR-Spektrum der Prostata zeigt zudem freies Cholin, das beim Aufbau und Abbau von Zellmembranen anfällt, und Kreatin, das in energiereichen Phosphaten vorkommt (Kurhanewicz et al. 1996;

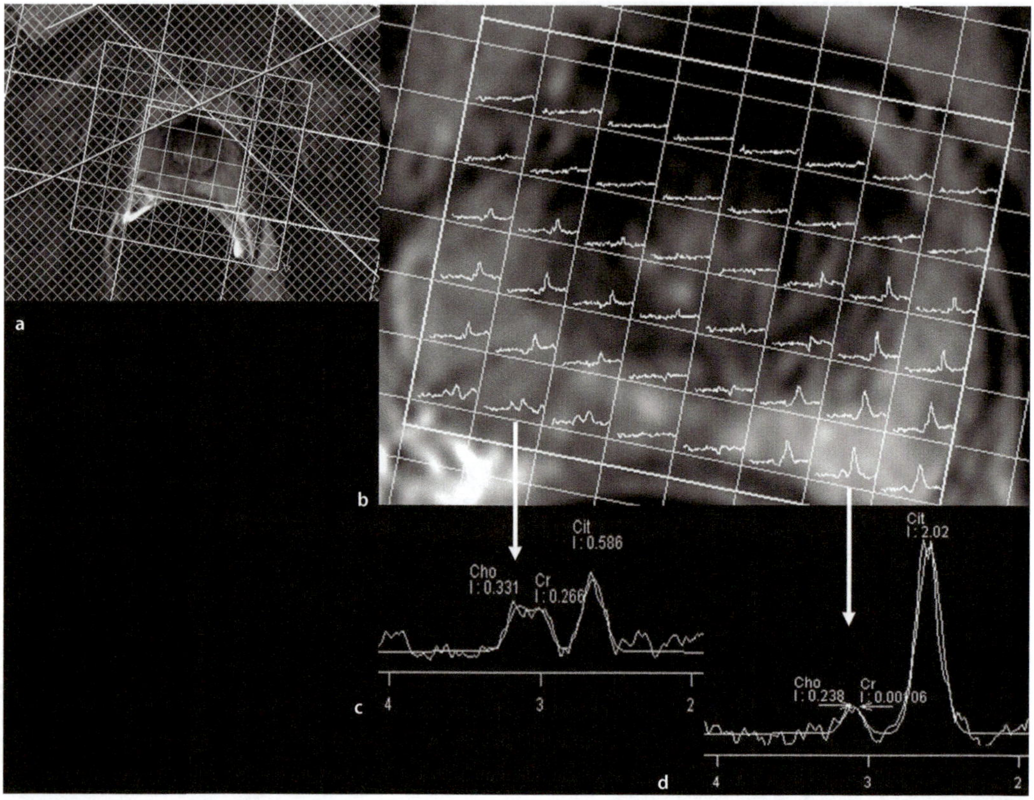

Abb. 11.5 Kombinierte MRT und 3-D-MR-Spektroskopie der Prostata. T2-gewichtete MRT-Aufnahme mit Gitternetz für die MR-Spektroskopie und Sättigungsbalken für die Unterdrückung von extraprostatischen Signalen (**a**). Ausschnittvergrößerung mit Darstellung von MR-Spektren in Projektion auf die T2-gewichtete Aufnahme (**b**). Einzelspektren aus der peripheren Zone der Prostata zeigen karzinomverdächtige Areale (**c**) bzw. unauffällige Areale (**d**). (Aus Müller-Lisse u. Scherr 2003)

Müller-Lisse u. Scherr 2003, 2007, Abb. 11.3). Da PCAs einerseits weniger Zitrat, andererseits mehr Cholin aufweisen als gesundes Prostatagewebe, vermag die MRS beide zu erkennen und voneinander zu unterscheiden. Maßgeblich für die Diagnose eines PCA ist bei der MRS das Verhältnis der Flächenintegrale unter den Hüllkurven der Kennlinien der verschiedenen Stoffwechselprodukte (Hricak et al. 2007; Müller-Lisse u. Scherr 2003, 2007, Abb. 11.4, Abb. 11.5). Für (Cholin+ Kreatin)/Zitrat sind verschiedene Grenzwerte veröffentlicht worden. Als guter Anhaltswert für gesundes Prostatagewebe in der peripheren Zone in der MRS bei 1,5 T kann jedoch (Cholin+Kreatin)/Zitrat < 0,5 gelten (Müller-Lisse u. Scherr 2003, 2007). Höhere Grenzwerte verbessern die Spezifität zulasten der Sensitivität (Scheidler et al. 1999). Die Kombination von MRT-Aufnahmen der Prostata mit der 3-dimensionalen MRS kann die Spezifität der MR-Untersuchung der Prostata signifikant um ca. 10–15 % verbessern (Heuck et al. 2003; Hricak et al. 2007; Müller-Lisse u. Scherr 2003, 2007, Scheidler et al. 1999). Die Unterscheidbarkeit von gesundem und maligne entartetem Prostatagewebe bleibt prinzipiell auch nach verschiedenen Behandlungen der Prostata (Hormontherapie, Strahlentherapie, Kryotherapie) erhalten. Da die kombinierte MRT und MRS der Prostata ein nichtinvasives, strahlenfreies und damit prinzipiell beliebig wiederholbares Untersuchungsverfahren darstellt, bietet sie sich für die Planung von Biopsien und Behandlungen der Prostata ebenso an wie für die Kontrolle des Therapieerfolgs.

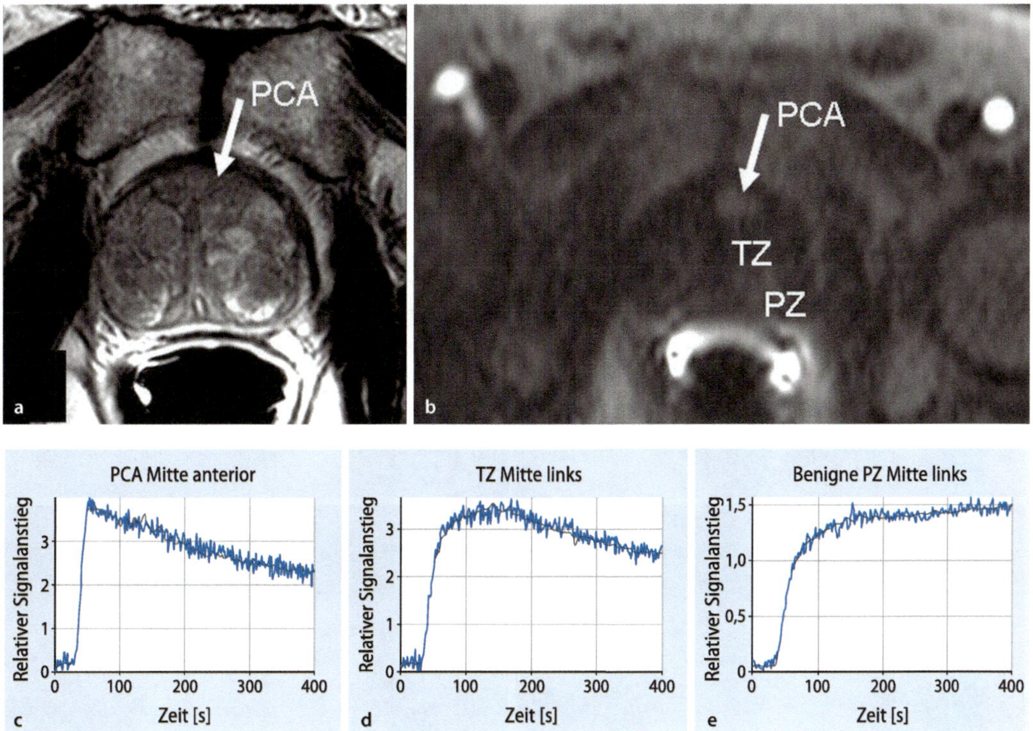

Abb. 11.6 61-jähriger Patient mit ansteigenden PSA-Werten seit 4 Jahren, einem PSA-Wert von 11,0 ng/ml zum Zeitpunkt der MR-Untersuchung und 4 vorangehenden negativen Stanzbiopsien der Prostata innerhalb der letzten 3 Jahre. Das T2-gewichtete MRT-Bild (**a**) zeigt prostatakarzinomverdächtiges Gewebe im anterioren Horn der peripheren Zone mit Ausdehnung auf die Transitionalzone links (*Pfeil, PCA*). Die dynamische, kontrastmittelverstärkte MRT (DCE-MRI, **b**) zeigt eine frühe, deutliche Kontrastaufnahme nach 40 s (*Pfeil, PCA*), welche dann rasch wieder abnimmt (Signalverlauf in **c**). Gesundes Prostatagewebe zeigt in der DCE-MRI einen zunächst raschen, dann prolongierten Signalanstieg mit langsamem Abfall in der Transitionalzone (*TZ*, **b**+**d**) und einen langsamen, insgesamt geringeren Anstieg in der peripheren Zone (*PZ*, **b+e**). Die nachfolgende, gezielte Stanzbiopsie ergab ein Prostatakarzinom; histologisch nach radikaler Prostatektomie Gleason-Grad 6 (3+3) und TNM-2002-T-Kategorie pT2b

11.2.2 Dynamische, kontrastmittelverstärkte MRT (DCE-MRI)

Der Einsatz von intravenösem Kontrastmittel gehört bei der MR-Untersuchung der Prostata nicht zum Standard, wird aber im Rahmen der sog. multimodalen MR-Untersuchung der Prostata erprobt (Franiel 2011; Schlemmer 2010). Dabei wird die DCE-MRT mit sehr schnellen, T1-gewichteten Aufnahmen vor, während und nach intravenöser Injektion von interstitiellem, gadoliniumbasiertem Kontrastmittel mit anschließender computergestützter Berechnung der Signalverläufe und der Kontrastmittel-Austauschraten zwischen verschiedenen Gewebekompartimenten der Prostata eingesetzt. Die DCE-MRT soll helfen, schlechter differenzierte PCAs anhand ihrer deutlich erhöhten Mikrogefäßdichte gegenüber gesundem Prostatagewebe zu erkennen (Hricak et al. 2007; Kiessling et al. 2003, Abb. 11.6). Korrelationen zwischen Kontrastmittelaustauschraten und Mikrogefäßdichte sind u. a. für schnelle Gradientenecho (GRE)-Sequenzen und Turbo-FLASH-Sequenzen nachgewiesen worden (Franiel 2011; Kiessling et al. 2003; Schlemmer et al. 2004). Aufnahmesequenz und Auswertungsprogramm müssen allerdings aufeinander abgestimmt sein, um mit vertretbarem Zeitaufwand möglichst gute und reproduzierbare Ergebnisse zu erzielen (Beyersdorff et al. 2011; Scherr et al. 2010). Die gegenwärtige Lage der DCE-MRT in der einschlägigen Fachliteratur ist durch viele Unter-

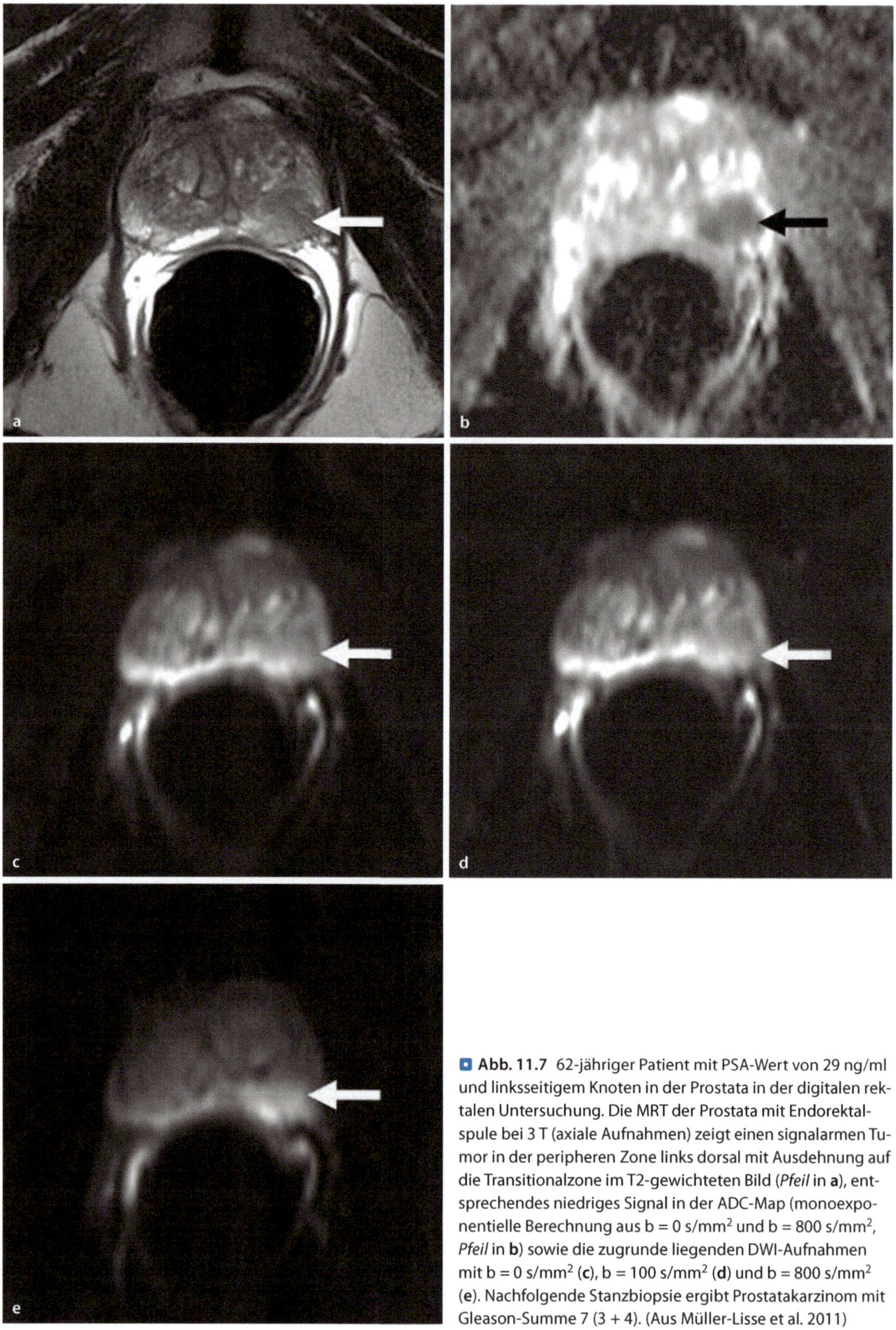

Abb. 11.7 62-jähriger Patient mit PSA-Wert von 29 ng/ml und linksseitigem Knoten in der Prostata in der digitalen rektalen Untersuchung. Die MRT der Prostata mit Endorektalspule bei 3 T (axiale Aufnahmen) zeigt einen signalarmen Tumor in der peripheren Zone links dorsal mit Ausdehnung auf die Transitionalzone im T2-gewichteten Bild (*Pfeil* in **a**), entsprechendes niedriges Signal in der ADC-Map (monoexponentielle Berechnung aus b = 0 s/mm^2 und b = 800 s/mm^2, *Pfeil* in **b**) sowie die zugrunde liegenden DWI-Aufnahmen mit b = 0 s/mm^2 (**c**), b = 100 s/mm^2 (**d**) und b = 800 s/mm^2 (**e**). Nachfolgende Stanzbiopsie ergibt Prostatakarzinom mit Gleason-Summe 7 (3 + 4). (Aus Müller-Lisse et al. 2011)

suchungen mit verschiedenen Mess- und Auswerteverfahren an oft kleinen Patientengruppen gekennzeichnet, sodass derzeit keine bestimmte Vorgehensweise vorgeschlagen werden kann.

11.2.3 Diffusionsgewichtete MRT (DW-MRT oder DWI)

Die diffusionsgewichtete MRT (DW-MRT oder DWI) beruht auf der bildlichen Darstellung von Einschränkungen der freien Brown'schen Molekularbewegung in wässrigen Lösungen durch vermindert wasserdurchlässige Strukturen, wie z. B. Zellmembranen oder Züge von Bindegewebe (► Kap. 1). Aufgrund ihrer erhöhten Zelldichte weisen Tumorgewebe i. Allg. eine stärkere Einschränkung der Diffusion auf als gesunde Gewebe gleichen Typs. Der sog. Apparent Diffusion Coefficient (ADC) als Maß für die Einschränkung der Diffusion in der DWI ist in PCA-Gewebe im Mittel geringer als in gesundem Prostatagewebe der peripheren Zone (Choi et al. 2007; Futterer et al. 2006; Gibbs et al. 2006; Hosseinzadeh u. Schwarz 2004; Hricak et al. 2007; Kim et al. 2007; Kozlowski et al. 2006; Lim et al. 2009; Shimofusa et al. 2005; Tanimoto et al. 2007, ◻ Abb. 11.7). Die Testgüteparameter liegen etwas besser für MRT mit DWI als für die klassische MRT der Prostata allein, zeigen aber deutliche Unterschiede zwischen verschiedenen Studien. Zu unterscheiden ist bei der Betrachtung der Testgüte zwischen PCAs mit geringer Streudichte von Tumorzellen, bei denen der Tumoranteil im Prostatagewebe unter 50 % liegt, sodass ähnliche T2- und Diffusionswerte auftreten wie in gesundem Prostatagewebe der peripheren Zone ohne Tumoranteil, und PCAs mit hoher Streudichte von Tumorzellen und mehr als 50 % Tumoranteil im Prostatagewebe, welche sich in MRT und DWI wesentlich von gesundem Gewebe unterscheiden (Langer et al. 2008). Klinische Original- und Übersichtsarbeiten des Jahres 2010 zeigen, dass bei der DWI der ADC in der Prostata zudem beeinflusst wird von

- der Stärke der Diffusionsgewichtung,
- der Lokalisation (periphere Zone, Transitionalzone),
- dem Vorliegen von Prostatitis oder Einblutung sowie
- von der Differenzierung der PCA-Zellen.

Unterschiede zwischen gesundem Prostatagewebe in der peripheren Zone und Prostatakarzinom sind für den ADC im Mittel offenbar geringer als für das (Cholin+Kreatin)/Zitrat-Verhältnis bei der MRS (Müller-Lisse et al. 2011).

Gegenwärtig ist der exakte klinische Einsatz der DW-MRT, basierend auf zahlreichen Studien mit verschiedenen Messverfahren an oft kleinen Patientengruppen, nicht vollständig geklärt.

11.3 Diagnostische MRT

Die MRT der Prostata kann allein oder in Kombination mit einem oder mehreren der ergänzenden MR-Methoden, MRS, DCE-MRT oder DWI, zur Früherkennung in der Primärdiagnose des Prostatakarzinoms eingesetzt werden. Aus dem Vergleich mit den zugehörigen histopathologischen Großflächenschnitten von Patienten mit nachgewiesenem PCA und nachfolgender Prostatektomie ist bekannt, dass ein entsprechend übereinstimmendes Ergebnis von MRT und MRS mit einer Wahrscheinlichkeit von ca. 90 % auf das Vorliegen von maligne entartetem Prostatagewebe hinweist (Müller-Lisse et al. 2001; Scheidler et al. 1999). Zudem hat sich gezeigt, dass die räumliche Übereinstimmung zwischen dem auffälligen Befund und dem PCA-Herd im histopathologischen Großflächenschnitt für die kombinierte MRT und MRS höher ist als für die Stanzbiopsie der Prostata (Giusti et al. 2010; Wefer et al. 2000). Werden MRT und MRS gemeinsam bei Patienten mit klinischem Verdacht auf PCA (DRU auffällig und/oder PSA über dem Grenzwert) und vorangehender Stanzbiopsie ohne PCA-Nachweis eingesetzt, um Zeichen eines PCA nachzuweisen oder auszuschließen, so ist der positive Vorhersagewert mit 38–92 % mäßig bis gut, der negative Vorhersagewert für das Ergebnis der nächsten Stanzbiopsie mit 87–100 % jedoch sehr hoch (Amsellem-Ouazana et al. 2005; Bhatia et al. 2007; Prando et al. 2005; Yuen et al. 2004, ◻ Tab. 11.2 , ◻ Abb. 11.8). Auf der Grundlage des übereinstimmend hohen negativen Vorhersagewerts beruht im Besonderen die in der S3-Leitlinie Prostatakarzinom (2009) verankerte Empfehlung, dass bei Patienten mit klinischem Verdacht auf PCA und vorangehender Stanzbiopsie ohne PCA-Nachweis eine MRT-Untersuchung der

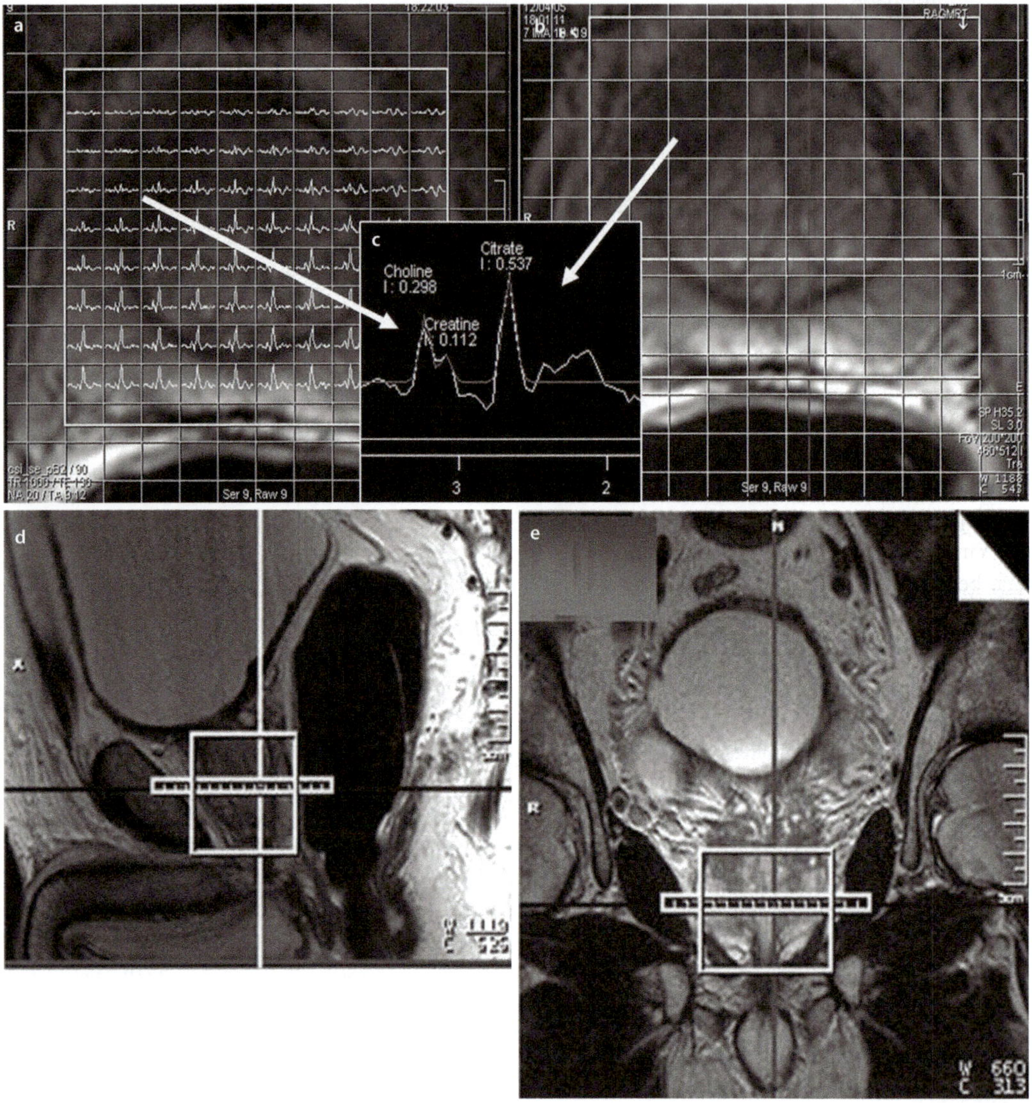

Abb. 11.8 Diagnostische MRT und MR-Spektroskopie bei einem 70-jährigen Patienten mit PSA-Anstieg auf 16 ng/ml zum Zeitpunkt der Untersuchung und 2 vorangehenden, negativen Stanzbiopsien der Prostata mit jeweils 12 Probenentnahmen. Die MR-Spektroskopie (**a**) wird der MRT (**b**) überlagert und zeigt für das rechte anteriore Horn der peripheren Zone ein (Cholin+Kreatin)/Zitrat-Verhältnis von mehr als 0,5 (**c**). Bei räumlicher Übereinstimmung mit einem PCA-verdächtigen Herdbefund im rechten anterioren Horn in der MRT (*Pfeile* von **a** und **b** nach **c**) wurde hier eine erneute, gezielte Stanzbiopsie durchgeführt, die ein Prostatakarzinom Grad 7 (3 + 4) nach Gleason ergab. Sagittale (**d**) und koronare (**e**) MRT-Aufnahmen erleichtern die räumliche Zuordnung des MR-Befunds

Prostata zum Nachweis oder Ausschluss eines PCA-verdächtigen Befunds in der Prostata durchgeführt werden kann. Die Ergebnisse der verschiedenen angeführten Studien werden durch eine neue, monozentrische randomisierte klinische Studie bestätigt, welche im Verlauf von 2 Jahren 215 konsekutive Patienten mit Verdacht auf PCA bei einem PSA-Wert von 4–10 ng/ml und unauffälliger DRU sowie einer vorangehenden negativen systematischen Prostatastanzbiopsie am gleichen Zentrum rekrutiert hat.

Tab. 11.2 Vorhersagewerte der kombinierten MR-Tomographie und MR-Spektroskopie der Prostata für die nächste Stanzbiopsie nach vorangehender negativer Biopsie der Prostata

Vorhersagewert für nachfolgende Biopsie	N	PPV (%)	NPV (%)
Yuen et al. 2004	24	58	100
Amsellem-Ouazana et al. 2005	42	92	87
Prando et al. 2005	42	55	100
Bhatia et al. 2007	21	40	100
Müller-Lisse et al. 2008	42	38	100

N Patientenzahl in der Studie, *PPV* positiver Vorhersagewert, *NPV* negativer Vorhersagewert

Eingeschlossen wurden 180 Patienten mit einem mittleren Alter von 64 Jahren (49–74 Jahren), ausgeschlossen wurden 35 Patienten, welche entweder zuvor eine hormonelle, radiologische oder chirurgische Therapie erhalten hatten oder Kontraindikationen für die Durchführung einer multimodalen MR-Untersuchung der Prostata erfüllten. Die 180 eingeschlossenen Patienten wurden in 2 Gruppen von je 90 Patienten randomisiert. Die beiden Gruppen stimmten in den Patientencharakteristika mittleres Alter, PSA-Wert und Prostatavolumen überein. Patienten in der Interventionsgruppe wurden mittels MRT der Prostata mit kombinierter MRS und DCE-MRT untersucht und anschließend innerhalb von 60 Tagen mittels TRUS-gesteuerter, systematisch-randomisierter Stanzbiopsie und zusätzlicher Stanzbiopsie der auffälligen Befunde der MR-Untersuchung abgeklärt. Patienten in der Kontrollgruppe erhielten nur die TRUS-gesteuerte, systematisch-randomisierte Stanzbiopsie innerhalb von 60 Tagen. Die Stanzbiopsien ergaben in der Interventionsgruppe bei 44 Patienten ein PCA, in der Kontrollgruppe jedoch nur bei 22 Patienten (Sciarra et al. 2010). Daher kann angenommen werden, dass die MR-Untersuchung der Prostata bei klinischem Verdacht auf PCA und vorangehender Stanzbiopsie ohne PCA-Nachweis das Auffinden zuvor nicht erkannter PCA-Herde erleichtert.

11.4 Prätherapeutische MRT

Bei der Stadieneinteilung des nachgewiesenen PCA anhand der TNM-Klassifikation (AJCC 2002; Wittekind et al. 2002) werden die Stadien T1–2 N0 M0 als »lokal begrenztes Prostatakarzinom«, die Stadien T3–4 N0 M0 hingegen als »lokal fortgeschrittenes Prostatakarzinom« zusammengefasst. Der Begriff »fortgeschrittenes bzw. metastasiertes Prostatakarzinom« bezeichnet die Stadien N1–3 und/oder M1.

11.4.1 T-Kategorie

Für die in der Literatur gebräuchliche Stadienunterscheidung des lokal begrenzten und des lokal fortgeschrittenen PCA gibt es keine genau beschriebenen Bewertungskriterien für die DRU. Die Testgüteparameter von DRU und diagnostischer TRUS sind sowohl für Kapseldurchbruch als auch für Samenblaseninfiltration etwa gleich (Smith et al. 1997). Die Kombination von TRUS und DRU zeigt keine weiteren Vorteile (Hsu et al. 2006). Die MRT der Prostata mit Endorektalspule erreicht bessere Testgüteparameter als TRUS und DRU bei der Ermittlung der lokalen Tumorausdehnung (Abuzallouf et al. 2004); Sensitivität und Spezifität für das kapselüberschreitende Wachstum eines PCA liegen in Metaanalysen bei 71–74 %. Bei einer Spezifität von 80 % wird eine Sensitivität von 62–69 % erreicht (Boni et al. 1996; Hara et al. 2005; Sonnad et al. 2001). Verschiedene neuere Studien und Übersichtsarbeiten zeigen jedoch bessere Testgüteparameter für das kapselüberschreitende Tumorwachstum mit Sensitivitäten von 80–95 % und Spezifitäten von 82–93 % bei 1,5 T (Graser et al. 2007; Heuck et al. 2003; Mazaheri et al. 2008) sowie Sensitivitäten von 50–88 % und Spezifitäten von 92–96 % bei 3,0 T (Mazaheri et al. 2008). Als entscheidend für gute Testgüteparameter gelten dabei sowohl die Untersuchungstechnik (Engelbrecht et al. 2002) als auch die Erfahrung der Untersucher (Hricak et al. 2007).

Als zuverlässige MRT-Zeichen für das kapselüberschreitende Tumorwachstum werden die Verlegung des rektoprostatischen Winkels, die Seitenungleicheit der neurovaskulären Bündel und die

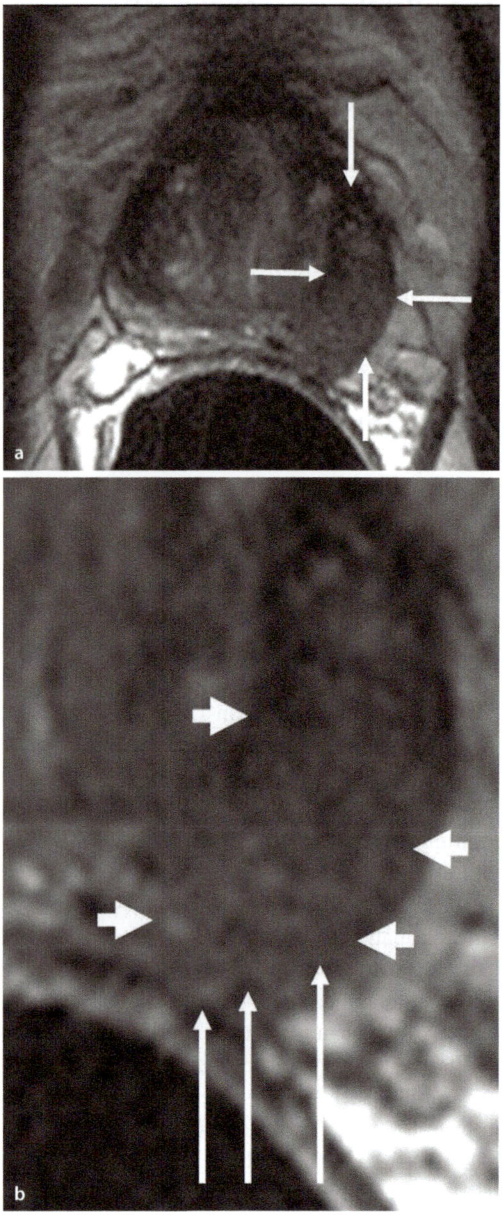

Abb. 11.9 Prostatakarzinom mit Kapselüberschreitung als signalarme Raumforderung in der peripheren Zone links von ventral bis dorsal in axialer, T2-gewichteter MRT-Aufnahme (*Pfeile* in **a**). Vergrößerter Bildausschnitt (**b**) im Bereich des Prostatakarzinoms (*kurze Pfeile*) zeigt die Ausdehnung des Tumors auf das neurovaskuläre Bündel links (*lange, dünne Pfeile* in **b**)

unmittelbar erkennbare Tumorausdehnung über die Prostatakapsel hinaus betrachtet (Abb. 11.9, Abb. 11.10), während Tumorgröße, Breite des Kapselkontakts und unregelmäßige Kapselvorwölbung im Tumorbereich keine zuverlässigen Zeichen darstellen (Heuck et al. 2003).

In 2 Studien ergab sich jeweils eine signifikante Verbesserung der Stadieneinteilung beim gesicherten Prostatakarzinom, wenn bei Nutzung von Nomogrammen, basierend auf PSA-Wert, Gleason-Score und DRU, zusätzlich die Ergebnisse der MRT berücksichtigt wurden (Wang et al. 2006a, 2007). Der klinische Nutzen der erhöhten diagnostischen Sicherheit der MRT bei der Bestimmung der lokalen Tumorausdehnung des PCA, z. B. für die differenzialtherapeutische Entscheidung zwischen verschiedenen Verfahren der Strahlentherapie oder Operation, ist allerdings bisher noch nicht hinreichend untersucht worden. Die aktuelle S3-Leitlinie Prostatakarzinom (2009) empfiehlt dennoch bei Patienten mit nachgewiesenem PCA, dass die Befunde von bereits durchgeführten MR-Untersuchungen der Prostata zur Bestimmung der klinischen T-Kategorie des Prostatakarzinoms herangezogen werden sollen. Sie gestattet zudem die Anfertigung einer MR-Untersuchung der Prostata zur Feststellung der lokalen Tumorausdehnung vor geplanter Strahlentherapie, wenn das Therapieausmaß vom Ergebnis des lokalen T-Stagings abhängt.

11.4.2 N- Kategorie

Eine Metaanalyse zeigt, dass die Prävalenz einer histologisch bestätigten lymphknotenpositiven Kategorie bei einem PCA mit Gleason-Score von 7 oder mehr bei 22,8 % liegt, bei klinisch lokal fortgeschrittenem PCA jedoch bei 25,7 % (Abuzallouf et al. 2004). Unter den Schnittbildverfahren gelten MRT und Computertomographie (CT) als vergleichbar für das N-Staging bei PCA. Eine Metaanalyse von 24 Studien aus den Jahren 1981–2003 ergibt für die MRT eine Sensitivität von 39 % (95-%-Konfidenzintervall, 22–56 %) und eine Spezifität von 82 % (79–83 %), für die CT in guter Übereinstimmung eine Sensitivität von 42 % (26–56 %) und eine Spezifität von 82% (80-83%) (Hövels et al. 2008). Der übereinstimmend hohe Anteil an falsch-negativen

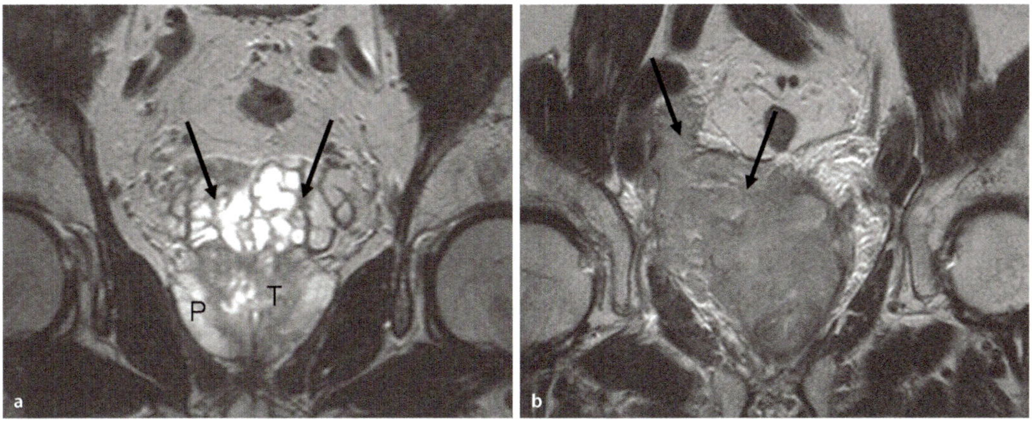

Abb. 11.10 Koronare, T2-gewichtete MRT-Aufnahmen der Prostata zeigen normale Anatomie der Prostata mit Transitionalzone (*T*) und peripherer Zone (*P*) sowie normalen Samenblasen (*Pfeile*) in **a** sowie ein ausgedehntes Prostatakarzinom mit Beteiligung der Samenblasen (*Pfeile*) und Aufhebung der normalen Anatomie in **b**

Befunden stellt dabei ein erhebliches klinisches Problem von MRT und CT dar. In einer neueren MRT-Studie mit 411 Patienten wurden für das Vorliegen eines lymphknotenpositiven Stadiums ein positiver Vorhersagewert von 50 % und ein negativer Vorhersagewert von 96 % festgestellt (Wang et al. 2006b), sodass die vorangehenden Ergebnisse in ihrer Gesamtaussage bestätigt werden. Die MRT-Untersuchung der Lymphknotenstationen des Beckens nach intravenöser Verabreichung von lymphknotenspezifischen Eisenoxid-Nanopartikeln (LN-MRI) hat bei Patienten mit PCA vielversprechende erste Ergebnisse gezeigt (Harisinghani et al. 2003; Vassallo et al. 1995). Die LN-MRI ist jedoch deswegen nicht allgemein verfügbar, weil es für das entsprechende Kontrastmittel nach wie vor keine Arzneimittelzulassung gibt.

Ergebnisse erster Erprobungen bei Patienten mit Karzinomen der Harnblase und der Prostata weisen auf eine mögliche Rolle der diffusionsgewichteten MRT (DWI) bei der Lymphknotendiagnostik hin. Bei 50 Patienten mit 1 800 entnommenen und histopathologisch aufgearbeiteten Lymphknoten lagen Sensitivität und Spezifität für Lymphknotenmetastasen jeweils bei mehr als 90 %, wobei jedoch die Beurteilungszeit durch den zusätzlichen Einsatz der LN-MRI bei der DWI deutlich verkürzt werden kann (Thoeny et al. 2009).

Festzuhalten bleibt gegenwärtig, dass Patienten mit positivem MRT- oder CT-Befund mit sehr hoher Wahrscheinlichkeit einer lymphknotenpositiven Kategorie zugeordnet werden können. Daher kann diesen Patienten eine mit möglichen Nebenwirkungen verbundene diagnostische Lymphadenektomie erspart und eine adäquate Therapiealternative angeboten werden. Gemäß der aktuellen S3-Leitlinie Prostatakarzinom (2009) sollten Patienten mit nachgewiesenem PCA und einem Gleason-Score von ≥ 8 oder einem klinisch lokal fortgeschrittenen PCA daher vor der Entscheidung über eine bestimmte therapeutische Maßnahme bevorzugt eine MRT-Untersuchung der Beckenorgane erhalten. Im Vergleich zur CT erlaubt die MRT bei gleicher Beurteilbarkeit der regionalen Lymphknotenstationen eine deutlich bessere Beurteilbarkeit des Lokalbefunds.

11.4.3 M-Kategorie

Da metastasierende PCAs bevorzugt das Skelett befallen, wurden in einer Metaanalyse (Abuzallouf et al. 2004) besondere Risikofaktoren für das Vorliegen von Knochenmetastasen bei nachgewiesenem Prostatakarzinom herausgestellt. Die Metaanalyse ergab als Prävalenzen für das Vorliegen von Knochenmetastasen des PCA

- ca. 16 % für einen PSA-Wert von > 20 ng/ml,
- etwa 47 % für lokal fortgeschrittene PCAs der klinischen Kategorien cT3 oder cT4,
- ca. 28 % für einen Gleason-Score von ≥ 7 sowie

ohne Angabe einer bestimmten Prävalenz das Vorliegen von Knochenschmerzen und einen unklaren Anstieg bzw. eine Erhöhung der alkalischen Phosphatase im Serum. Zur Beurteilung des Skelettstatus eignet sich besonders die Ganzkörper-Knochenszintigraphie mit technetiummarkierten Phosphonaten (Abuzallouf et al. 2004). Es gibt keine eindeutigen Nachweise dafür, dass die MRT oder die Cholin-PET/CT beim PCA eine höhere Treffsicherheit für Knochenmetastasen besitzen als die Ganzkörper-Knochenszintigraphie. Unklare knochenszintigraphische Befunde sollen gemäß der deutschen S3-Leitlinie Prostatakarzinom (2009) allerdings möglichst durch MRT, ersatzweise durch CT abgeklärt werden. Für kleine Knochen und lange Röhrenknochen sind hingegen konventionelle Röntgenaufnahmen zu bevorzugen. Bei Hinweisen auf Frakturgefahr in der Knochenszintigraphie wird der Befund durch CT weiter abgeklärt. Dieses Vorgehen entspricht – bei fehlender wissenschaftlicher Evidenz – vernünftigem klinischen Handeln (Good Clinical Practice).

11.5 Bildgebende Untersuchungen bei biochemischem Rezidiv

Für die Nachsorge des in kurativer Absicht lokal behandelten PCA sieht die neue S3-Leitlinie Prostatakarzinom (2009) bei asymptomatischen Patienten die Bestimmung des Serum-PSA-Werts vor. Als biochemisches Rezidiv wird dabei nach radikaler Prostatektomie ein Anstieg des PSA-Werts auf > 0,2 ng/ml in mind. 2 Messungen aufgefasst (Expertenkonsens); nach alleiniger Strahlentherapie ein in mind. 2 Messungen bestätigter PSA-Anstieg von > 2 ng/ml über den postinterventionellen PSA-Nadir (Expertenkonsens). Bestätigt sich das biochemische Rezidiv, so besteht nach radikaler Prostatektomie ggf. die Möglichkeit zur Salvage-Radiotherapie. Die Indikation zur Salvage-Radiotherapie der Prostataloge wird üblicherweise nur bei niedrigen PSA-Werten und Ausschluss von Metastasen gestellt. Die Wahrscheinlichkeit einer Metastasierung im Verhältnis zum PSA-Wert ist bei biochemischen Rezidiven von zunächst in kurativer Absicht lokal behandelten PCAs nicht genau bekannt. Die vorliegenden Daten zeigen jedoch, dass eine ossäre Metastasierung nach radikaler Prostatektomie bei PSA-Werten < 7 ng/ml praktisch nicht vorkommt, bei PSA unter 10 ng/ml sehr selten ist und erst bei einem PSA-Wert von 20 ng/ml oder mehr die nuklearmedizinische Untersuchung mit hinreichender Wahrscheinlichkeit positive Befunde ergibt. Nach primärer Strahlentherapie und/oder Brachytherapie und biochemischem Rezidiv des PCA besteht ggf. die Möglichkeit zur Salvage-Operation. Auch in diesem Fall sollte eine Metastasierung mit den bestehenden Möglichkeiten als unwahrscheinlich ausgeschlossen werden. In Ermangelung klarer Daten und zur Vermeidung unnötiger Untersuchungen sieht die neue S3-Leitlinie Prostatakarzinom (2009) als Kompromisslösung im Expertenkonsens vor, dass bei asymptomatischen Patienten mit biochemischem Rezidiv bei einem PSA-Wert < 10 ng/ml keine Knochenszintigraphie durchgeführt werden sollte.

11.6 Schlussfolgerungen

Aufbauend auf der Basisdiagnostik mit digitaler rektaler Untersuchung, PSA-Bestimmung und Prostatastanzbiopsie ergänzen verschiedene bildgebende Untersuchungsverfahren die Diagnostik und Stadieneinteilung des Prostatakarzinoms. Eine wichtige Rolle spielt dabei die Klärung einander widersprechender Ergebnisse der Basisdiagnostik, eine andere die Unterstützung des Stagings. Neben der Knochenszintigraphie entwickelt sich die Magnetresonanztomographie (MRT) zur 2. Säule der ergänzenden diagnostischen Bildgebung beim Prostatakarzinom.

Literatur

Abuzallouf S, Dayes I, Lukka H (2004) Baseline staging of newly diagnosed prostate cancer: a summary of the literature. J Urol 171: 2122–2127

American Joint Committee on Cancer (AJCC) (2002) Cancer staging manual. 6. Aufl. Springer, Berlin, 2002

Amsellem-Ouazana D, Younes P, Conquy S, Peyromaure M, Flam T, Debre B and Zerbib M (2005) Negative prostatic biopsies in patients with a high risk of prostate cancer. Is the combination of endorectal MRI and magnetic resonance spectroscopy imaging (MRSI) a useful tool? A preliminary study. Eur Urol 47: 582–586

Bhatia C, Phongkitkarun S, Booranapitaksonti D, Kochakarn W and Chaleumsanyakorn P (2007) Diagnostic accuracy of MRI/MRSI for patients with persistently high PSA levels and negative TRUS-guided biopsy results. J Med Assoc Thai (Chotmaihet thangphaet) 90: 1391–1399
Beyersdorff D, Lüdemann L, Dietz E, Galler D, Marchot P, Franiel T (2011) Dynamische kontrastmittelunterstützte MRT der Prostata: Vergleich von zwei Auswerteverfahren. Rofo 183: 456–461. Epub 2011 Mar 25
Boni RA, Hutter BE, Trinkler F, Jochum W, Pestalozzi D, Krestin GP (1996) Preoperative T-staging of prostatic carcinoma: endorectal magnetic resonance tomography compared with other imaging and clinical methods. Fortschr Rontgenstr 165: 152–158
Carter HB, Partin AW (2002) Diagnosis and staging of prostate cancer. In: PC Walsh et al. (Hrsg) Campbell's Urology, 8. Aufl. Vol. 4, Saunders, Philadelphia, S 3055–3079
Choi YJ, Kim JK, Kim N, Kim KW, Choi EK, Cho KS (2007) Functional MR imaging of prostate cancer. RadioGraphics 27: 63–77
Engelbrecht MR, Jager GJ, Laheij RJ, Verbeek AL, van Lier HJ, Barentsz JO (2002) Local staging of prostate cancer using magnetic resonance imaging: a meta-analysis. Eur Radiol 12: 2294–2302
Franiel T (2011) Multiparametrische Magnetresonanztomografie der Prostata – Technik und klinische Anwendungen. Rofo 183: 607–617. Epub 2011 Apr 12
Futterer JJ, Heijmink SW, Scheenen TW, Jager GJ, Hulsbergen-Van de Kaa CA, Witjes JA, Barentsz JO (2006) Prostate cancer: local staging at 3-T endorectal MR imaging – early experience. Radiology 238: 184–191. Epub 2005 Nov 22
Gibbs P, Pickles MD, Turnbull LW (2006) Diffusion imaging of the prostate at 3.0 Tesla. Invest Radiol 41: 185–188
Giusti S, Caramella D, Fruzzetti E, Lazzereschi M, Tognetti A, Bartolozzi C (2010) Peripheral zone prostate cancer. Pretreatment evaluation with MR and 3D 1H MR spectroscopic imaging: correlation with pathologic findings. Abdom Imaging 35:757–763. Epub 2009 Sep 12
Graser A, Heuck A, Sommer B, Massmann J, Scheidler J, Reiser M, Mueller-Lisse U (2007) Per-sextant localization and staging of prostate cancer: correlation of imaging findings with whole-mount step section histopathology. AJR Am J Roentgenol 188: 84–90
Hara N, Okuizumi M, Koike H, Kawaguchi M, Bilim V (2005) Dynamic contrast-enhanced magnetic resonance imaging (DCE-MRI) is a useful modality for the precise detection and staging of early prostate cancer. Prostate 62: 140–147
Harisinghani MG, Barentsz J, Hahn PF, Deserno WM, Tabatabaei S, van de Kaa CH, de la Rosette J, Weissleder R (2003) Noninvasive detection of clinically occult lymph-node metastases in prostate cancer. N Engl J Med 348: 2491–2499
Heuck A, Scheidler J, Sommer B, Graser A, Müller-Lisse UG, Maßmann J (2003) MR-Tomographie des Prostatakarzinoms. Radiologe 43: 464–473
Hövels AM, Heesakkers RA, Adang EM, Jager GJ, Strum S, Hoogeveen YL, Severens JL, Barentsz JO (2008) The diagnostic accuracy of CT and MRI in the staging of pelvic lymph nodes in patients with prostate cancer: a meta-analysis. Clinical Radiology 63: 387–395
Hosseinzadeh K, Schwarz SD (2004) Endorectal diffusion-weighted imaging in prostate cancer to differentiate malignant and benign peripheral zone tissue. J Magn Reson Imaging 20: 654–661
Hricak H, Choyke PL, Eberhardt SC, Leibel SA, Scardino PT (2007) Imaging prostate cancer: a multidisciplinary perspective. Radiology 243: 28–53
Hsu CY, Joniau S, Oyen R, Roskams T and Van Poppel H (2006) Detection of clinical unilateral T3a prostate cancer – by digital rectal examination or transrectal ultrasonography? BJUI 98: 982–985
Kiessling F, Lichy M, Grobholz R, Farhan N, Heilmann M, Michel MS, Trojan L, Werner A, Rabe J, Delorme S, Kauczor HU, Schlemmer HP (2003) Detektion von Prostatakarzinome mit T1-gewichteter Kontrastmittel-unterstützter dynamischer MRT. Wertigkeit des Zweikompartimentenmodells. Radiologe 43: 474–480
Kim CK, Park BK, Han JJ, Kang TW, Lee HM (2007) Diffusion-weighted imaging of the prostate at 3 T for differentiation of malignant and benign tissue in transition and peripheral zones: preliminary results. J Comput Assist Tomogr 31: 449–454
Kozlowski P, Chang SD, Jones EC, Berean KW, Chen H, Goldenberg SL (2006) Combined diffusion-weighted and dynamic contrast-enhanced MRI for prostate cancer diagnosis – correlation with biopsy and histopathology. J Magn Reson Imaging 24: 108–113
Kurhanewicz J, Vigneron DB, Hricak H, Narayan P, Carroll P, Nelson SJ (1996) Three-dimensional H-1 MR spectroscopic imaging of the in situ human prostate with high (0.24–0.7 cm^3) spatial resolution. Radiology 198: 795–805
Langer DL, van der Kwast TH, Evans AJ, Sun L, Yaffe MJ, Trachtenberg J, Haider MA (2008) Intermixed Normal Tissue within Prostate Cancer: Effect on MR Imaging Measurements of Apparent Diffusion Coefficient and T2 – Sparse versus Dense Cancers. Radiology 249: 900–908
Lim HK, Kim JK, Kim KA, Cho KS: Prostate Cancer (2009) Apparent Diffusion Coefficient Map with T2-weighted Images for Detection—A Multireader Study. Radiology 250: 145–151. Epub 2008 Nov 18
Mazaheri Y, Shukla-Dave A, Muellner A, Hricak H (2008) MR imaging of the prostate in clinical practice. Magn Reson Mater Phys 21: 379–392
Müller-Lisse UL, Hofstetter A (2003) Urologische Diagnostik des Prostatakarzinoms. Radiologe 43: 432–440
Müller-Lisse UG, Müller-Lisse UL (2006) Männliches Becken – Prostata und Samenblasen. In: Rummeny EJ, Reimer P, Heindel W (Hrsg) Ganzkörper-MR-Tomographie, 2. Aufl. Georg Thieme, Stuttgart, S 390–401
Müller-Lisse UG, Scherr MK (2003) 1H-MR-Spektroskopie der Prostata: Ein Überblick. Radiologe 43: 481–488
Müller-Lisse UG, Scherr MK (2007) Proton MR spectroscopy of the prostate. Eur J Radiol 63: 351–360. Epub 2007 Aug 20
Müller-Lisse UG, Vigneron DB, Hricak H, Swanson MG, Carroll PR, Bessette A, Scheidler J, Srivastava A, Males RG, Cha I,

Kurhanewicz J (2001) Localized prostate cancer: effect of hormone deprivation therapy measured by using combined three-dimensional 1H MR spectroscopy and MR imaging: clinicopathologic case-controlled study. Radiology 221: 380–390

Müller-Lisse UG, Scherr MK, Seitz M, Stief CG, Reiser MF (2008) Vorhersagewert der kombinierten MRT und MR-Spektroskopie der Prostata für das Ergebnis nachfolgender Biopsien nach vorangehender, negativer Prostata-Stanzbiopsie. Fortschr Röntgenstr 180 (Suppl 1). doi: 10.1055/s-2008-1073715

Müller-Lisse UG, Müller-Lisse UL, Zamecnik P, Schlemmer HP, Scherr MK (2011) Diffusionsgewichtete MRT der Prostata. Radiologe 51: 205–214

Prando A, Kurhanewicz J, Borges AP, Oliveira EM, Jr. and Figueiredo E (2005) Prostatic biopsy directed with endorectal MR spectroscopic imaging findings in patients with elevated prostate specific antigen levels and prior negative biopsy findings: early experience. Radiology 236: 903–910

Robert Koch-Institut in Zusammenarbeit mit dem Statistischen Bundesamt (2007) Gesundheitsberichterstattung des Bundes – Heft 36. Prostataerkrankungen. Berlin: ISBN 978-3-89606-177-5, ISSN 1437-5478

Scheidler J, Hricak H, Vigneron DB, Yu KK, Sokolov DL, Huang RL, Zaloudek CJ, Nelson SJ, Carroll PR, Kurhanewicz J (1999) Prostate Cancer: localization with three-dimensional proton MR spectroscopic imaging – clinicopathologic study. Radiology 213: 473–480

Scherr MK, Seitz M, Müller-Lisse UG, Ingrisch M, Reiser MF, Müller-Lisse UL (2010) MR-perfusion (MRP) and diffusion-weighted imaging (DWI) in prostate cancer: quantitative and model-based gadobenate dimeglumine MRP parameters in detection of prostate cancer. Eur J Radiol 76: 359–366. Epub 2010 May 14

Schlemmer HP (2010) Multiparametrische MRT der Prostata: Methode zur Früherkennung des Prostatakarzinoms? Rofo 182: 1067–1075. Epub 2010 Oct 22

Schlemmer HP, Merkle J, Grobholz R, Jaeger T, Michel MS, Werner A, Rabe J, van Kaick G (2004) Can pre-operative contrast-enhanced dynamic MR imaging for prostate cancer predict microvessel density in prostatectomy specimens? Eur Radiol 14:309–317. Epub 2003 Oct 3

Sciarra A, Panebianco V, Ciccariello M, Salciccia S, Cattarino S, Lisi D, Gentilucci A, Alfarone A, Bernardo S, Passariello R, Gentile V (2010) Value of magnetic resonance spectroscopy imaging and dynamic contrast-enhanced imaging for detecting prostate cancer foci in men with prior negative biopsy. Clin Cancer Res 16: 1875–1883

Shimofusa R, Fujimoto H, Akamata H, et al. (2005) Diffusion-weighted imaging of prostate cancer. J Comput Assist Tomogr 29: 149–153

Smith JA Jr, Scardino PT, Resnick MI, Hernandez AD, Rose SC and Egger MJ (1997) Transrectal ultrasound versus digital rectal examination for the staging of carcinoma of the prostate: results of a prospective, multi-institutional trial. J Urol 157: 902–906

Sonnad SS, Langlotz CP, Schwartz JS (2001) Accuracy of MR imaging for staging prostate cancer: a meta-analysis to examine the effect of technologic change. Acad Radiol 8: 149–157

S3-Leitlinie Prostatakarzinom (2009) Interdisziplinäre Leitlinie der Qualität S3 zur Früherkennung, Diagnose und Therapie der verschiedenen Stadien des Prostatakarzinoms. http://www.dgu.me/fileadmin/MDB/PDF/S3LLPCa_091002.pdf. Zugegriffen: 22. Dezember 2009

Tanimoto A, Nakashima J, Kohno H, Shinmoto H, Kuribayashi S (2007) Prostate cancer screening: the clinical value of diffusion-weighted imaging and dynamic MR imaging in combination with T2-weighted imaging. J Magn Reson Imaging 25: 146–152

Thoeny HC, Triantafyllou M, Birkhaeuser FD, Froehlich JM, Tshering DW, Binser T, Fleischmann A, Vermathen P, Studer UE (2009) Combined ultrasmall superparamagnetic particles of iron oxide-enhanced and diffusion-weighted magnetic resonance imaging reliably detect pelvic lymph node metastases in normal-sized nodes of bladder and prostate cancer patients. Eur Urol 55: 761–769. Epub 2009 Jan 7

Vassallo P, Matei C, Heston WD, McLachlan SJ, Koutcher JA, Castellino RA (1995) Characterization of reactive versus tumor-bearing lymph nodes with interstitial magnetic resonance lymphography in an animal model. Invest Radiol 12: 706–711

Wang L, Hricak H, Kattan MW, Chen HN, Scardino PT, Kuroiwa K (2006a) Prediction of organ-confined prostate cancer: incremental value of MR imaging and MR spectroscopic imaging to staging nomograms. Radiology 238: 597–603

Wang L, Hricak H, Kattan MW, Schwartz LH, Eberhardt SC, Chen HN, Scardino PT (2006b) Combined endorectal and phased-array MRI in the prediction of pelvic lymph node metastasis in prostate cancer. AJR American J Roentgenol 186: 743–748

Wang L, Hricak H, Kattan MW, Chen HN, Kuroiwa K, Eisenberg HF, Scardino PT (2007) Prediction of seminal vesicle invasion in prostate cancer: incremental value of adding endorectal MR imaging to the Kattan nomogram. Radiology 242: 182–188

Wefer AE, Hricak H, Vigneron DB, Coakley FV, Lu Y, Wefer J, Mueller-Lisse U, Carroll PR, Kurhanewicz J (2000) Sextant localization of prostate cancer: comparison of sextant biopsy, magnetic resonance imaging and magnetic resonance spectroscopic imaging with step section histology. J Urol 164: 400–404

Wittekind C, Mezer HJ, Bootz F (2002) UICC – International Union Against Cancer: TNM-Klassifikation maligner Tumoren. 6. Aufl. Springer, Berlin, S 295 pp

Yuen JS, Thng CH, Tan PH, Khin LW, Phee SJ, Xiao D, Lau WK, Ng WS and Cheng CW (2004) Endorectal magnetic resonance imaging and spectroscopy for the detection of tumor foci in men with prior negative transrectal ultrasound prostate biopsy. J Urol 171: 1482–1486

MR Vagina, Uterus und Adnexe

Sonja Kirchhoff

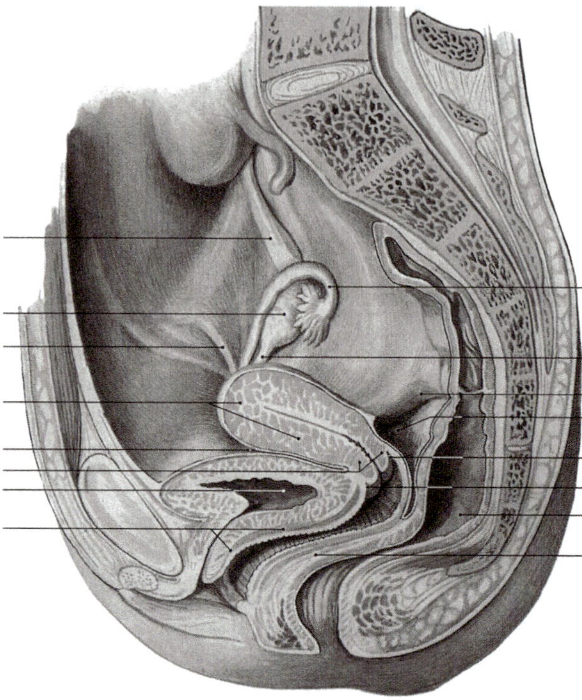

Abb. 12.1 Anatomie (Aus Diedrich et al. 2007)

12.1 Einleitung

Die Bildgebung des weiblichen Beckens spielt gerade in der Infertilitäts- und Tumordiagnostik eine zunehmend wichtige Rolle. Die MRT ist daher aufgrund der fehlenden Strahlenbelastung gerade bei Frauen im gebärfähigen Alter das Diagnostikum der Wahl.

12.2 Anatomie

Die Vagina ist eine fibromuskuläre Struktur und lässt sich aufgliedern in ein dorsal von der Urethra begrenztes inferiores Drittel, ein mittleres, auf Höhe der Harnblasenhinterwand lokalisiertes sowie ein superiores, die Fornices beinhaltendes Drittel. Der Gebärmutterhals, die Zervix, schließt die Vagina ab und mündet nach proximal in Corpus und Fundus uteri. Die dreischichtige Wand des Corpus uteri wird unterteilt in das zentrale Endometrium, die Muskelschicht, das Myometrium und die Außenhülle, die Serosa.

Die Ovarien liegen paarig ventral des Ureters und lateral des Uterus in der Fossa ovarica. Die paarige Tuba uterina transportiert die reifen Eizellen vom Ovar zum Uterus (Abb. 12.1).

12.3 Indikation

Die MRT ist in der Diagnostik von Pathologien des weiblichen Beckens das Untersuchungsverfahren der 1. Wahl. Typische Indikationen sind die weitere Abklärung sonographisch und endovaginalsonographisch unklarer Raumforderungen des Ovars bzw. der Adnexe. Die Staginguntersuchung, z. B. bei Zervix- und Endometriumkarzinom, repräsentiert ebenso wie eine unklare Situation im Becken bei Kindern mit dem Verdacht auf eine Anlageanomalie eine Indikation.

12.4 Technik

12.4.1 Spulenwahl, Sequenzwahl und Kontrastmittel

Für die MRT-Untersuchung der weiblichen Beckenorgane sollte eine vaginale Füllung mit Ultraschallgel erfolgen. Eine weitere spezifische Patientenvorbereitung ist nicht erforderlich. Die Harnblase sollte nicht zu voll sein, um eine Abgrenzbarkeit des physiologischen Fettsaums zwischen Uterus und Harnblasenhinterwand zu gewährleisten. Um die Darmperistaltik zu reduzieren, sollte ein Spasmolytikum (z. B. Buscopan, bei Kontraindikation Glukagon) verabreicht werden. In der Regel ist eine orale Kontrastmittel (KM)-Gabe nicht nötig. Die Verwendung von i.v.-gadoliniumhaltigem KM ist in der Diagnostik entzündlicher oder neoplastischer Prozesse äußerst hilfreich und sollte daher obligatorisch verwendet werden. Die Wahl der Spule muss nach dem entsprechenden Gerätetyp ausgerichtet werden, wobei i. Allg. eine sog. hochauflösende Oberflächenspule (z. B. Phased-Array-Körperspule) für die Untersuchung in Rückenlage ausreicht.

12.4.2 Standardprotokoll

a) Sagittale T2w-Single-shot-Turbo-Spinechosequenz
b) Transversale T2w-Single-shot-Turbo-Spinechosequenz
c) Koronale T2w-Single-shot-Turbo-Spinechosequenz
d) Transversale T1w-Turbo-Spinechosequenz mit Fettsuppression
e) Transversale 3-dimensionale GRE-Sequenz (z. B. LAVA, VIBE) nach KM-Applikation
f) Sagittale T1-w-Turbo-Spinechosequenz nach KM-Applikation

Das Untersuchungsprotokoll sollte immer an den entsprechenden Befund angepasst werden, d. h. evtl. sollten zusätzliche Ebenen (koronal, oblique) oder eine Ausweitung des Untersuchungsfelds durchgeführt werden.

12.5 Normalbefunde Vagina

- **Überblick**

Die dreischichtige Vaginalwand, v. a. die das Lumen auskleidende Mukosa, spricht auf Hormonstimulation an, zeigt dabei ein Ödem in der mittleren Phase des Menstruationszyklus bzw. eine Verdickung während einer Schwangerschaft.

- **MRT**

Die Mukosa erscheint in T1w hypo- und in T2w hyperintens, wohingegen die Submukosa und die Muscularis in beiden Wichtungen ein hypointenses, die Adventitia ein hyperintenses Signalverhalten zeigen. Die Muscularis ist durch eine deutliche, die Mukosa durch eine geringe KM-Aufnahme charakterisiert.

12.6 Fokale Läsionen Vagina

12.6.1 Entzündliche Veränderungen

- **Überblick**

Die bspw. durch parfümiertes Toilettenpapier oder Seifen »chemisch« ausgelöste Vulvovaginitis ist in der gynäkologischen Praxis ebenso häufig wie infektiöse (viral, fungoid, bakteriell) Vaginitiden, Die Bildgebung spielt hier nur eine untergeordnete Rolle. Bei chronisch-entzündlichen Erkrankungen (z. B. M. Crohn) oder nach operativen Beckeneingriffen können Fistelgänge zwischen Harnblase und Vagina bzw. enterovaginale Fisteln mittels MRT detektiert werden.

- **MRT**

In der MRT können der Nachweis von luminaler Flüssigkeit sowie eine verdickte, KM-aufnehmende Vaginalwand Zeichen einer Vaginitis sein.

Fistelgänge resultieren häufig in einem Verlust der normalen Vaginalwandarchitektur mit hyperintensem Signalverhalten in T2w sowie deutlichem KM-Enhancement.

12.6.2 Benigne Neoplasien und Zysten

▪ Überblick

Vaginale Zysten entstehen aus Überresten des Müller'schen oder Wolff-Ganges, sind meist asymptomatisch, benigner Natur und bedürfen gewöhnlich keiner operativen Intervention.

Die Gartner-Zyste entwickelt sich aus Überresten des Wolff-Ganges und ist der häufigste benigne vaginale Tumor bei Kindern. Typische Lokalisation ist die laterale Vaginawand.

Die Bartholinizyste ist die häufigste Vulvazyste, meist bei Frauen im gebärfähigen Alter mit typischer Lokalisation im posterolateralen Scheidengewölbe. Selten finden sich vaginale Endometrioseherde.

▪ MRT

Die Gartner-Zyste zeigt in T1w ein typisch hypo- und in T2w hyperintenses Signal.

Die Bartholinizysten sind meist MR-Zufallsbefunde mit hyperintensem T2-Signal und vom Muzingehalt der Zysten abhängigem T1-Signal.

Endometrioseherde zeigen typisch ein von Alter und Gehalt der Blutanteile abhängiges Signalverhalten in T1- und T2-Wichtung.

12.6.3 Maligne Neoplasien

▪ Überblick

Das Vaginalkarzinom (90 % Plattenepithelkarzinom) ist mit einer Inzidenz von 2 % ein seltener gynäkologischer Tumor (mittleres Befallsalter 60–65 Jahre). Ätiologisch spielt die Infektion mit dem HP-Virus 16 eine Rolle. Das Adenokarzinom ist mit 2–4 % die deutlich seltenere Tumorentität, die auch aus einer Endometriose entstehen kann. Klinisch sind blutiger Fluor und irreguläre Blutungen auffällig; sie führen zu klinischer Untersuchung mit bioptischer Diagnosesicherung. Die Stadieneinteilung erfolgt nach der FIGO-Klassifikation (▫ Tab. 12.1). Die MR-Diagnostik wird gemäß den Leitlinien der deutschen Gesellschaft für Gynäkologie und Geburtshilfe e.V. fakultativ zur Beurteilung der Infiltration der Nachbarorgane sowie genauen Bestimmung der Tumorausdehnung eingesetzt und hat somit einen geringen Stellenwert.

▫ Tab. 12.1 Stadieneinteilung Vaginalkarzinom nach FIGO-Klassifikation

FIGO	Beschreibung
0	Carcinoma in situ
I	Tumorausdehnung auf Vaginalwand beschränkt
II	Tumorausdehnung auf Parametrien beschränkt, Beckenwand ist nicht betroffen
III	Tumor erreicht die Beckenwand
IVA	Tumorbefall Mukosa Harnblase/Rektum oder Tumor überschreitet Beckengrenze
IVB	Ausbreitung auf entfernte Organe (Fernmetastasen)

Die meisten Vulva-, Zervix-, Harnblasen- und auch Rektumtumoren metastasieren in die Vagina im Sinn einer sekundären malignen Neoplasie.

▪ MRT

Das Vaginalkarzinom, häufig an der Hinterwand des oberen Scheidendrittels lokalisiert, zeigt ein hyperintenses Signalverhalten in T2w mit variierend KM-aufnehmender Weichteilformation als Zeichen der Infiltration umgebender Strukturen (▫ Abb. 12.2). Metastasen weisen ein dem Primärtumor ähnliches MR-Erscheinungsbild mit intermediärem Signal in T1w und hyperintensem Signal in T2w sowie variablem KM-Enhancement auf.

12.7 Normalbefunde und Anomalien Uterus

▪ Überblick

Die Zervix besteht vorwiegend aus fibrösem Gewebe; den Hauptanteil des dreischichtigen Corpus uteri bildet das aus glatter Muskulatur aufgebaute Myometrium. Die Drüsen der Zervixschleimhaut produzieren zähen Schleim, der den Uterus vor Infektion von außen schützt.

Aus der Verschmelzung des doppelt angelegten Müller-Ganges entwickeln sich Uterus, Tuba uterina und Vagina. Das Spektrum an Fusionsanomalien ist groß und umfasst einen doppelt angelegten Uterus

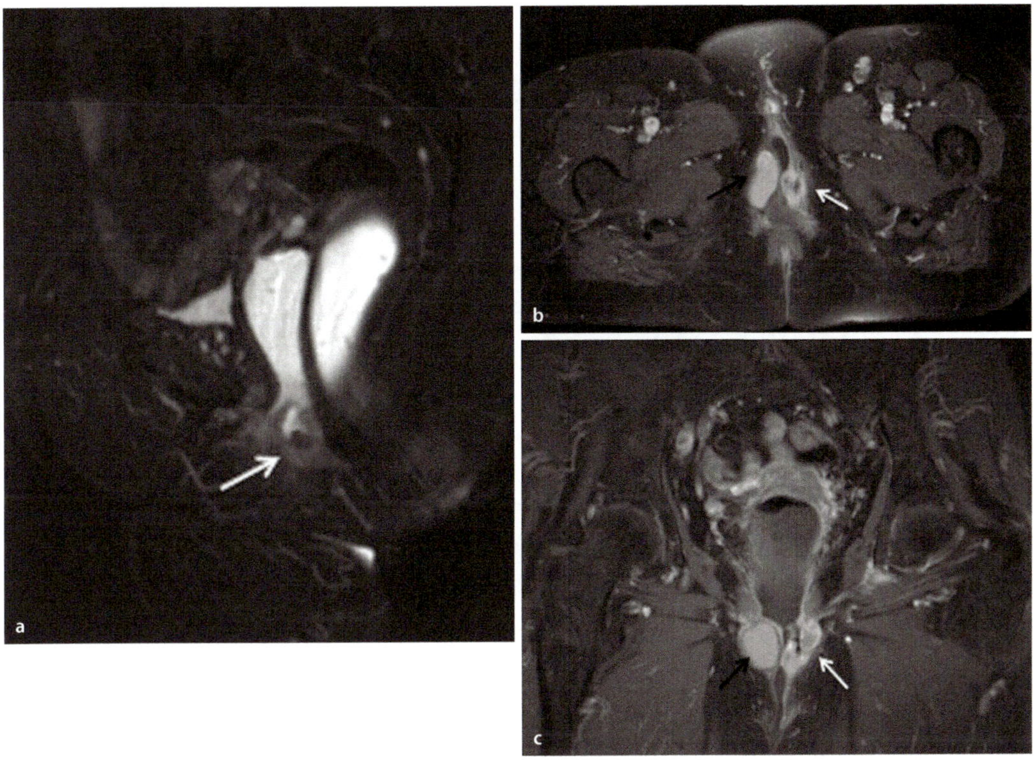

Abb. 12.2 Vaginalkarzinom. In der STIR-Sequenz (**a**) in sagittaler Schichtführung zeigt sich ein partiell hyper-, partiell hypointenser Tumor im Bereich der linken Hinterwand des oberen Scheidengewölbes mit kräftiger KM-Aufnahme in axialer und koronarer Schichtführung (**b**, **c**, *weiße Pfeile*). Das histologisch nachgewiesene Vaginalkarzinom erscheint irregulär begrenzt mit ulzerierendem Charakter. Nebenbefundlich Nachweis einer glatt begrenzten in T2w hypointensen Raumforderung (nicht abgebildet) mit homogener moderater KM-Aufnahme (*schwarzer Pfeil*). Differenzialdiagnostisch sind ein Lipom oder Fibrolipom zu diskutieren

(Uterus bicornis, didelphys), partielle Fusionsstörung (Uterus arcuatus, septus) und gedoppelte Vagina und Zervix (Abb. 12.3, Abb. 12.4). Diese Anlageanomalien sind im Kindesalter meist klinisch inapparent und werden mit Einsetzen der Menarche, sexueller Aktivität oder Kinderwunsch symptomatisch. Eine relativ sichere Diagnose wird meist durch Inspektion und abdominelle oder endovaginale Sonographie gestellt. Die MRT ist gemäß den S2-Leitlinien erst bei unklarer Situation im kleinen Becken indiziert.

- **MRT**

Das fibröse Zervixstroma zeigt hypointenses Signalverhalten in T2w im Gegensatz zur Zervixmukosa mit stark hyperintensem T2-Signal.

Die Dreischichtung des Uterus ist auf T2-gewichteten Aufnahmen gut differenzierbar: Das Endometrium ist stark hyperintens, die schmale angrenzende, sog. junktionale, Zone, die der untersten Myometriumschicht entspricht, zeigt ein hypointenses Signal, und das äußere Myometrium hat eine mittlere Signalintensität.

Anlageanomalien sind in den T2w-Aufnahmen adäquat abbild- bzw. klassifizierbar (Abb. 12.4).

12.8 Fokale Läsionen Uterus

12.8.1 Entzündliche Veränderungen/Abszess

- **Überblick**

Eine Zervizitis entsteht durch vaginale Erregeraszension (typ. Erreger: Gonokokken, Chlamydien).

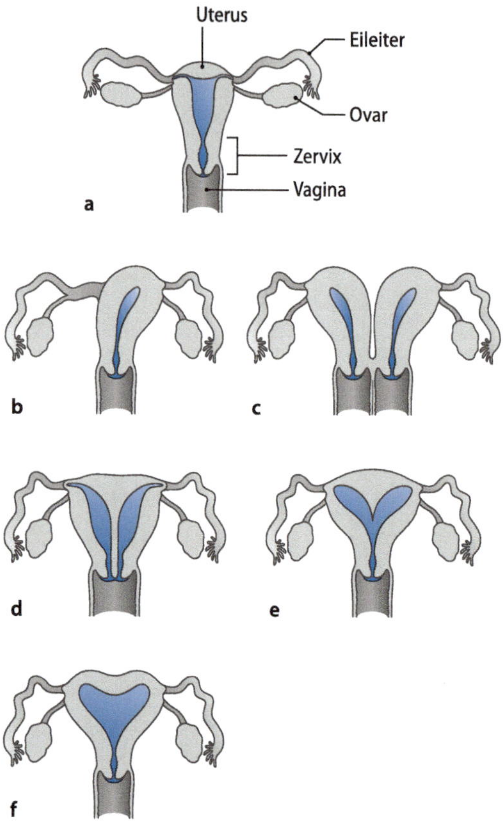

Abb. 12.3 Uterusanlageanomalien. **a** normale Uterus; **b** Uterus unicornis cum cornu rudimentario; **c** Uterus didelphys (Uterus duplex cum vagina duplex); **d** Uterus bicornis bicollis; **e** Uterus subseptus; **f** Uterus arcuatus

Bei progredienter Keimaszension kann es zu einer Endometritis kommen. Die Diagnose wird klinisch gestellt, die Bildgebung hat keine höhere Bedeutung.

Corpus uteri: Eine Vaginitis, Zervizitis, Tumoren und Intrauterinpessare begünstigen die Entstehung einer Endometritis, die selten außerhalb des Wochenbettes (E. puerperalis) und iatrogen nach interventionellen Eingriffen auftritt. Die Diagnose erfolgt klinisch; auch hier besitzt die MRT keinen relevanten Stellenwert. Differenzialdiagnostisch muss aber ein Zervix- oder Corpus-uteri-Karzinom ausgeschlossen werden.

MRT

Eine Zervizitis kann mit einer aufgetriebenen Zervixwand imponieren, die als Zeichen eines in T2w hyperintensen Wandödems unscharf begrenzt ist.

Bei einer Endometritis findet sich in der MRT ein verdickter und unscharf begrenzter Uterus mit z. T. flüssigkeitsgefülltem Cavum und in T2w hyperintensem Endo- und Myometrium. Ein verstärktes KM-Enhancement ist möglich.

12.8.2 Benigne Neoplasien und Zysten

Überblick

Ovula Nabothi sind kleine Retentionszysten der endozervikalen Drüsen. Diese häufigen Zufallsbefunde besitzen i. d. R. keinen Krankheitswert.

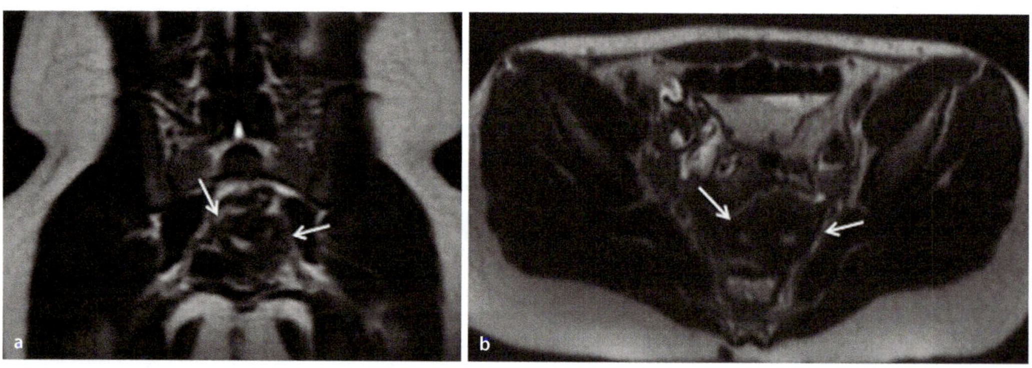

Abb. 12.4 Uterus bicornis unicollis. In der HASTE-Sequenz in koronarer (**a**) und axialer (**b**) Schichtführung lassen sich die beiden Uteruscorpora (*weiße Pfeile*) abgrenzen, die zu einem gemeinsamen Uterushals verschmelzen (häufigere Form, nicht abgebildet)

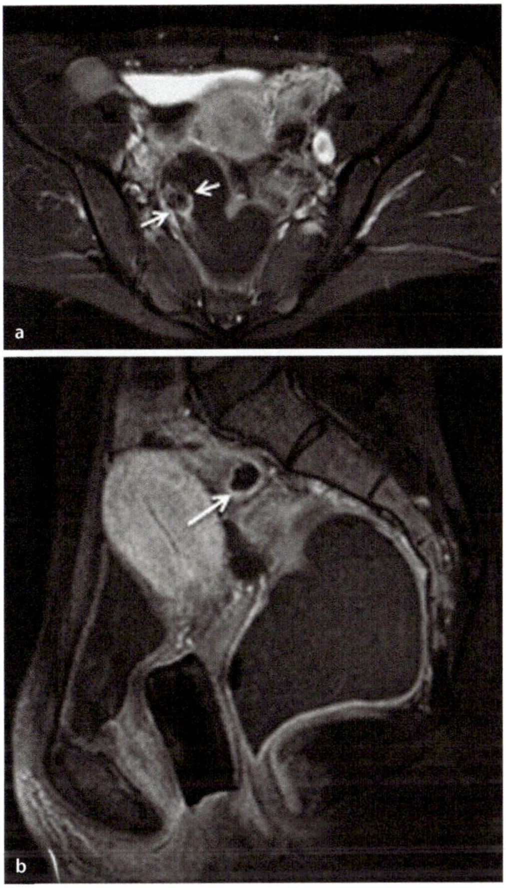

Abb. 12.5 Extrauterine Endometriose. In den T1w-fettgesättigten MR-Bildern in axialer (**a**) und sagittaler (**b**) Schichtführung zeigt sich ein extrauteriner endometriosetypischer Herd im sigmoidorektalem Übergang (*weißer Pfeil*) bei fehlender zentraler KM-Aufnahme als Hinweis auf eine Einblutung

Corpus uteri: Bei ca. 30 % aller Frauen über 30 Jahre lassen sich Leiomyome, die häufigsten gutartigen Uterustumoren der glatten Muskulatur, nachweisen. Diese treten solitär oder multipel in submuköser, myometrialer oder subseröser Lokalisation auf. Vor allem in der Schwangerschaft können diese Tumoren Komplikationen wie Blutungen, Infertilität und Abort bedingen.

Als Endometriose werden extrauterine, endometriumartige Zellverbände bezeichnet, die derselben hormonellen Stimulation wie das Endometrium unterliegen. Als eine der häufigsten gyn. Erkrankungen geschlechtsreifer Frauen zeigt sie auch extragenitale Manifestationen (Harnblase, Rektum).

Unter Adenomyosis uteri (fokal, diffus) versteht man eine ektope, hormonstimulationsunabhängige Ansammlung von Endometrium im Myometrium. Diese findet sich meist bei Frauen im gebärfähigen Alter und ist in bis zu 40 % mit einer Endometriose assoziiert.

MRT

Die Ovula Nabothi zeigen ein sehr stark hyperintenses zystentypisches T2-Signal und sind scharf begrenzt mit möglicher KM-Aufnahme der Wand.

Leiomyome zeigen eine rundliche Konfiguration mit glatter Begrenzung, gering hypo- bis isointensem Signal in T1w und stärkerer Hypointensität in T2w mit gutem Kontrast zum umgebenden Myometrium. Nach KM-Applikation zeigt sich meist ein inhomogenes Enhancement bei häufig nachweisbarer Pseudokapsel. Degenerativ veränderte Herde sind signalreich in T2w mit Nachweis möglicher Verkalkungen.

Endometrioseherde entsprechen MR-morphologisch zystoiden Formationen mit einblutungsbedingtem hypointensem Signal in T1w und T2w (Abb. 12.5).

Fokale Adenomyoseherde erkennt man an in T2w unscharf begrenzten, im Myometrium gelegenen Läsionen (Hauptdifferenzialdiagnose: Leiomyom). Bei der diffusen Adenomyose erscheint der Uterus generell vergrößert mit einer pathologischen Verbreiterung der in T2w signalarmen Übergangszone mit homogenem KM-Enhancement.

12.8.3 Maligne Neoplasien

Überblick

Das Zervixkarzinom (meist Plattenepithel- oder Adenokarzinom) hat in Deutschland eine Inzidenz von 13,3 Fällen pro 100 000 mit einem mittleren Befallsalter von 52 Jahren. Die Stadieneinteilung erfolgt nach FIGO- und TNM-Klassifikation (Tab. 12.2). Gemäß den Leitlinien sollte ab Stadium FIGO IB eine MRT zur Beurteilung der Tumorgröße, der Beziehung zu den Nachbarorganen und der Infiltrationstiefe durchgeführt werden.

Das Endometriumkarzinom hat einen Erkrankungsgipfel zwischen 75 und 80 Jahren und ist das vierthäufigste Malignom der Frau. Tumorsuspekt

Tab. 12.2 Stadieneinteilung Zervixkarzinom nach TNM- bzw. FIGO-Klassifikation

TNM	FIGO	Beschreibung
Tis	0	Carcinoma in situ
T1	I	Tumor streng begrenzt auf Zervix
T1 a	I A	Mikroskopisch diagnostiziert invasiver Tumor
T1 b	I B	Klinisch/Makroskopisch erkennbare Läsionen > I A
T2	II	Infiltration jenseits Uterus, aber nicht bis zur Beckenwand oder unteres Vaginadrittel reichend
T2 a	II A	Fehlende Infiltration der Parametrien
T2 b	II B	Infiltration der Parametrien unter Aussparung der Beckenwand
T3	III	Ausbreitung bis zur Beckenwand, Infiltration unteres Vaginadrittel
T3 a	III A	Infiltration unteres Vaginadrittel, nicht bis zur Beckenwand reichend
T3 b	III B	Tumor reicht zur Beckenwand mit Hydronephrose/stumme Niere
T4	IV	Infiltration Harnblase/Rektum und/oder Überschreitung der Grenzen des kleinen Beckens

Tab. 12.3 Stadieneinteilung Endometriumkarzinom nach TNM- bzw. FIGO-Klassifikation

TNM	FIGO	Beschreibung
T1	I	Tumor begrenzt auf Corpus uteri
T1 a	I a	Infiltration beschränkt auf Endometrium
T1 b	I b	Infiltration < 50% Myometrium
T1 c	I c	Infiltration > 50% Myometrium
T2	II	Ausdehnung auf Zervix, nicht über den Uterus hinaus
T2 a	II a	Befall ausschließlich der endozervikalen Drüsen
T2 b	II b	Invasion des Zervixstromas
T3	III	Lokale und/oder regionale Ausdehnung wie in II a,b
T3 a	III a	Befall der Serosa des Corpus uteri und/oder Adnexe
T3 b	III b	Befall Vagina und/oder Parametrium
N1	III c	Befall pelviner und/oder paraaortaler Lymphknoten
	III c 1	Befall pelviner Lymphknoten
	III c 2	Befall paraaortaler und/oder pelviner Lymphknoten
	IV	Infiltration Harnblasen-/Darmschleimhaut und/oder Nachweis von Fernmetastasen
T4	IV a	Infiltration Harnblasen-/Darmschleimhaut
M1	IV b	Fernmetastasen

12

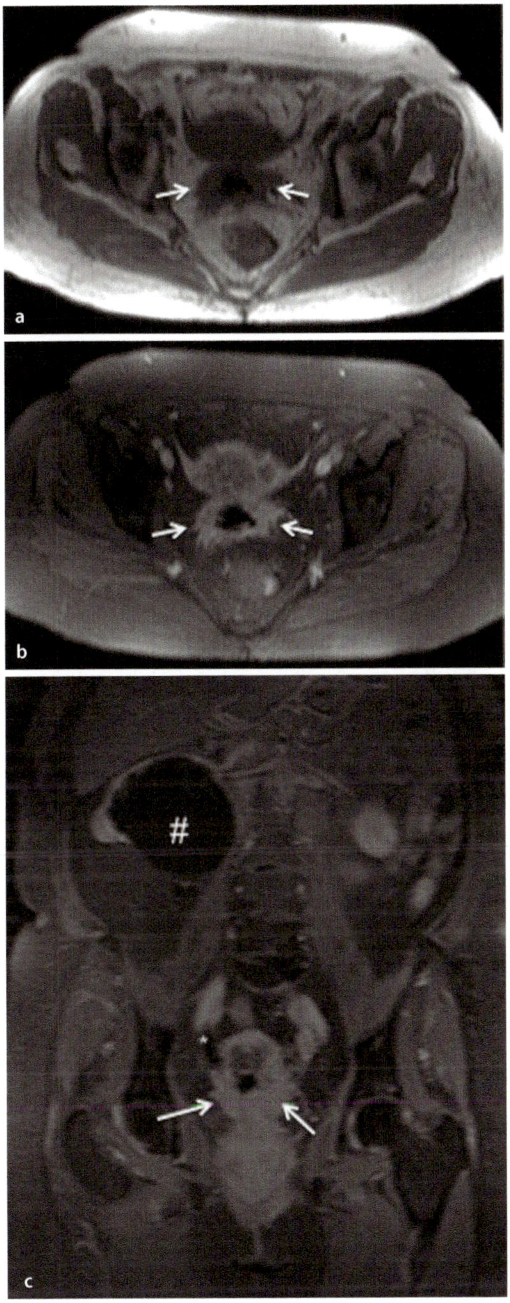

■ **Abb. 12.6** Zervixkarzinom. In der nativen T1w in axialer Schichtführung erkennt man eine irreguläre Verdickung der Zervix (**a**) mit kräftiger KM-Aufnahme (**b**). Zusätzlich zeigt sich eine Ausdehnung bilateral in die Parametrien mit Kompression und Dilatation (*) des rechten Ureters und Zeichen eines Harnstaus rechts Grad IV (#, **c**). Dieser Bildbefund entspricht dem histologisch gesicherten typischen Befund eines Zervixkarzinoms

sind postmenopausale uterine oder irreguläre perimenopausale Blutungen. Die Stadieneinteilung erfolgt nach FIGO- und TNM-Klassifikation (■ Tab. 12.3). Die MRT ist hinsichtlich der prätherapeutischen Stadieneinteilung mit der Endovaginalsonographie vergleichbar. Eine definitive Differenzierung zwischen benignen und malignen Läsionen ist aber technisch bedingt nicht möglich.

■ MRT

Zervixkarzinom In T2w zeigt sich eine signalreiche, im hypointensen Stroma gut abgrenzbare Raumforderung. Typisch ist ein frühes KM-Enhancement in dynamischer KM-Technik. Zusätzlich wird eine Parametrieninfiltration bei Durchbrechen des hypointensen Stromas postuliert (■ Abb. 12.6). Für die Beurteilung der Infiltration der Harnblase/des Rektums sollte in den sagittalen Post-KM-Aufnahmen auf eine Fettsättigung verzichtet werden (Beurteilung des physiologischen Fettstreifens zwischen Uterus und Blase/Rektum).

Endometriumkarzinom In T1w und bei zum Endometrium isointensem Signal mit variabler Signalintensität in T2w sind die Karzinome oft schwer zu erkennen. Ein raumfordernder Effekt kann häufig wegweisend sein. Nach KM-Applikation sind diese vielfach besser gegenüber dem umgebenden Gewebe abgrenzbar.

Entscheidend für die Diagnosestellung ist eine T2w-Sequenz in mind. 2 Ebenen. Eine KM-Applikation ist für die Identifikation kleiner Tumoren hilfreich.

12.9 Normalbefunde und Anomalien Adnexe

■ Überblick

Die Anhangsgebilde des Uterus, das Ovar und die Tuba uterina werden unter dem Begriff »Adnexe« zusammengefasst. Normalerweise sind die Tuben MR-morphologisch nicht darstellbar, wohingegen das Ovar und das die A. und V. ovarica beinhaltende Lig. Latum abbildbar sind.

Die Adnextorsion, die meist mit stärksten Bauchschmerzen und Brechreiz imponiert, ist keine

Anomalie, sondern eine typische nichtentzündliche bzw. neoplastische Pathologie des Kindesalters. Sie wird klinisch-sonographisch diagnostiziert; die MR-Bildgebung spielt in der Akutsituation nur eine untergeordnete Rolle.

- **MRT**

Die Ovarien kommen in T1w mit mittlerer Signalintensität zur Darstellung, wobei physiologische Follikelzysten eine entsprechend hohe Signalintensität in T2w aufweisen. Bei der Adnextorsion zeigt sich eine normale Adnexanatomie bei möglicher Vergrößerung der betroffenen Seite mit einem verbreiterten Gefäßstiel.

12.10 Fokale Läsionen Adnexe

12.10.1 Entzündliche Veränderungen/Abszess

- **Überblick**

Entzündliche Prozesse der Adnexen werden meist klinisch diagnostiziert. Es handelt sich zumeist um aszendierende vaginale/endometriale Infekte. Die akut oder chronisch ein- oder beidseitig verlaufende Eileiterentzündung (Salpingitis) kann auf die Eierstöcke übergreifen (Adnexitis). Kommt es zu einer Verklebung der Eileiterfimbrien mit Eiterretention, entsteht eine sog. Pyosalpinx. Durch postinflammatorische Narben-, Strikturbildung kann sich eine obstruktive Sterilität entwickeln.

Bei chronischer/rezidvierender Adnexitis kommt es zu einem Verbacken/Verkleben des Ovars und Eileiters mit resultierendem sog. Tuboovarialabszess oder auch zu einem Übertritt von Eiter in den Douglasraum mit der Folge eines Douglasabszesses. Die erweiterte Bildgebung spielt nur bei atypischen Verläufen eine Rolle.

- **MRT**

Bei Komplikationen überwiegend entzündlicher Erkrankungen kann die MRT als Bildgebung der ersten Wahl eingesetzt werden. Typisch ist eine Imbibierung des pelvinen Fettgewebes in T2w sowie aufgehobene physiologische Fettstreifen im Becken. Abszesstypische Formationen und freie Flüssigkeit im Douglasraum können auftreten.

Der Tuboovarialabszess präsentiert sich meist mit randständig KM-aufnehmenden Abszessformationen im Douglasraum mit möglicher Fettgewebsimbibierung. Freie Flüssigkeit kann auftreten mit, in Abhängigkeit von Protein- und Blutgehalt, unterschiedlichem Signalverhalten.

12.10.2 Benigne Neoplasien und Zysten

- **Überblick**

Ovarialzysten: Im gebärfähigen Alter finden sich v. a. physiologische sog. funktionelle Zysten im Sinn von Follikel-, Corpus-albicans- oder Corpus-luteum-Zysten.

Polyzystisches Ovar (Stein-Leventhal-Syndrom) Eine LH-/FSH-Dysbalance führt zu chronisch stimulierten aber nicht rupturierten Follikelzysten mit den Symptomen Hirsutismus, Amenorrhoe sowie Infertilität. Die Ovarien erscheinen bilateral vergrößert.

Endometriose Dieses ektope, aber funktionierende, hormonabhängige Endometriumgewebe manifestiert sich am häufigsten in den Ovarien, gefolgt von uterinen Ligamenten und pelvinem Peritoneum. In den Ovarien zeigen sich unterschiedlich große, mit altem Blut gefüllte sog. Schokoladenzysten. Die Diagnosestellung ist oft klinisch wie bildmorphologisch schwierig. Daher bleibt die Laparoskopie der diagnostische Goldstandard, wobei in einigen Zentren die MRT als ebenbürtig betrachtet und zur präoperativen Therapieplanung eingesetzt wird.

Tumoren des Ovars werden in epitheliale, Keimzell- und Keimstrangtumoren sowie sekundäre Tumoren unterteilt.

Zystadenom (Kystom) Das benigne seröse und muzinöse Kystom findet sich als häufigster epithelialer Tumor. Dieser seröse meist unilokuläre flüssigkeitsgefüllte Tumor manifestiert sich zwischen dem 20. und 50. Lebensjahr, tritt in 20 % bilateral auf und zeigt vielfach eine Septierung. Im Gegensatz dazu ist die muzinöse Form multilokulär, mukosgefüllt und nur in 5 % bilateral auftretend. Diese

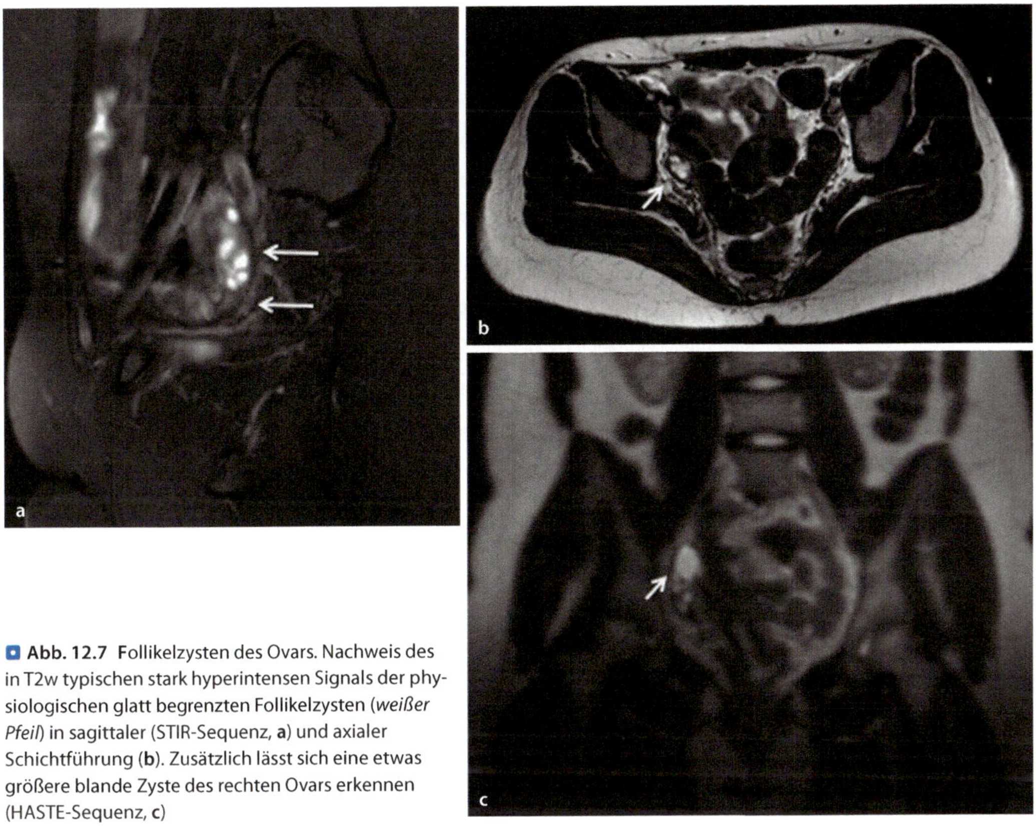

Abb. 12.7 Follikelzysten des Ovars. Nachweis des in T2w typischen stark hyperintensen Signals der physiologischen glatt begrenzten Follikelzysten (*weißer Pfeil*) in sagittaler (STIR-Sequenz, **a**) und axialer Schichtführung (**b**). Zusätzlich lässt sich eine etwas größere blande Zyste des rechten Ovars erkennen (HASTE-Sequenz, **c**)

Form der Zystadenome zeigt ebenfalls eine Septierung, jedoch selten Verkalkungen.

Dermoid (reifes zystisches Teratom) Es handelt sich um den häufigsten Tumor ektodermalen Ursprungs der Pubertät. 10–15 % dieser Keimblatttumoren treten bilateral auf, bilden Zysten mit unterschiedlichen Fett-, Kalk- und Knochenanteilen, Haaren und seröser Flüssigkeit. Es besteht ein nur geringes Risiko der malignen Entartung. Als mögliche Komplikation ist eine Torsion oder Ruptur mit der Folge eines akuten Abdomens zu nennen.

MRT

Ovarialzysten Meist finden sich rundlich-ovale glatt begrenzte Raumforderungen mit aufgrund der Flüssigkeitsfüllung in T2w unterschiedlich stark hyperintensem Signal und einer dünnen, evtl. KM-aufnehmenden Wand (Abb. 12.7). Bei Einblutungen kann differenzialdiagnostisch die Abgrenzung von einer Endometriose schwierig sein.

Polyzystisches Ovar Typischerweise finden sich in der Ovarperipherie gleich große perlschnurartig angeordnete, in T2w hyper- und in T1w hypointense Zysten mit hypertrophiertem Stroma. Der Uterus erscheint bei erhaltener Anatomie oft hypoplastisch.

Endometriose In T1w mit oder ohne Fettunterdrückung zeigt diese eine erhöhte Signalintensität. Dies hilft bei der differenzialdiagnostischen Abgrenzung vom Dermoid (Fettgehalt!). Je nach Alter der Blutanteile bzw. -abbauprodukte finden sich unterschiedliche Signalintensitäten in T1w und T2w. Bei älteren Blutanteilen ist ein hohes T1-Signal bei niedrigem T2-Signal das häufigste MR-Erscheinungsbild und entspricht dem sog. Shadowing als wichtigstes Kriterium zur Diagnosestellung in der MRT.

Tab. 12.4 Stadieneinteilung Ovarialkarinom nach TNM- bzw. FIGO-Klassifikation

TNM	FIGO	Beschreibung
T1	I	Tumor überschreitet Ovar nicht, Kapsel intakt, kein Tumor auf Ovaroberfläche
T1 a	I A	Tumor auf ein Ovar begrenzt, Kapsel intakt, kein Aszites
T1 b	I B	Tumor auf beide Ovarien begrenzt, Kapsel intakt, kein Aszites
T1 c	I C	Tumor auf ein oder beide Ovarien begrenzt, Kapselruptur
		Tumor auf Oberfläche Ovar, Tumorzellen in Aszites nachweisbar
T2	II	Tumorbefall ein/beide Ovarien mit Ausbreitung im Becken
T2 a	II A	Ausbreitung auf und/oder Implantate an Uterus und/oder Tuba uterina
T2 b	II B	Ausbreitung auf andere Beckenorgane
T2 c	II C	Ausbreitung im Becken (IIA oder B)
		Tumorzellen im Aszites
T3	III	Tumorbefall ein/beide Ovarien
		Histologisch nachgewiesene Peritonealmetastasen außerhalb des Beckens und/ regionäre Lymphadenopathie
T3 a	III A	Mikroskopische Peritonealmetastasen jenseits des Beckens
T3 b	III B	Makroskopische Peritonealmetastasen jenseits des Beckens
		Größte Ausdehnung < 2 cm
T3 c	III C	Peritonealmetastasen jenseits des Beckens
		Größte Ausdehnung > 2 cm und/oder regionäre Lymphadenopathie

Zystadenom Mit dem Zysteninhalt variiert die Signalintensität, welche i. Allg. in T1w niedrig bis intermediär und in T2w hoch ist. Der Nachweis von Septen und verdickten Wänden ist möglich. Bei der serösen Form finden sich oft psammonkörperförmige Verkalkungen mit hypointensem Signal in T1w und T2w.

Dermoid Häufig ist ein Flüssigkeits-Fett-Spiegel mit hyperintensem Signal in T1w und intermediärem Signal in T2w nachweisbar. Es finden sich vielfach palmblattartige Veränderungen, sog. Protuberanzen (auch »Rokitansky-Knoten« genannt) mit KM-Enhancement der soliden Anteile. Fettunterdrückte Sequenzen erlauben eine Differenzierung von der Hauptdifferenzialdiagnose, dem Endometrioseherd.

12.10.3 Maligne Neoplasien

Überblick

Das Ovarialkarzinom besitzt die höchste Mortalitätsrate der gynäkologischen Tumoren, da die Mehrzahl erst in einem metastasierten Stadium (Befallsalter 40–65 Jahre) diagnostiziert wird. Histologisch sind 85–90 % der Karzinome epithelialen Ursprungs (serös, muzinös, endometroid, Klarzell-, Adenokarzinom). Die Metastasierung erfolgt früh in das Peritoneum, hämatogen in die Leber und in die pelvinen und paaortalen Lymphknoten. Die Stadieneinteilung erfolgt nach der FIGO- bzw. TNM-Klassifikation (Tab. 12.4). Die Diagnose erfolgt i. d. R. klinisch-laborchemisch (CA 125 – serös, CA 19-9 – muzinös) und endovaginalsonographisch. Der dezidierte Einsatz der Schnittbildgebung ist umstritten. Daher wird die endgültige Diagnose oft erst durch die Operation gestellt, da gerade kleine früh auftretende Streuherde im Bereich des pelvinen Peritoneums der Bildgebung entgehen.

5 % aller Ovarialtumoren sind Metastasen bei primärem Magenkarzinom, gefolgt von Mamma- und Uteruskarzinom, die oft bilateral auftreten.

MRT

Auch wenn es in der MRT wegweisende Befunde (Tab. 12.4) gibt, so ist eine sichere Differenzierung zwischen benignen und malignen Tumoren mittels Bildgebung nicht möglich. Das seröse Zystadenokarzinom tritt häufig multilokulär auf und besitzt solide Anteile im zystischen Tumor mit kräftigem KM-Enhancement (Abb. 12.8).

Ovarialmetastasen sind oft bildmorphologisch nicht von primären Ovarialkarzinomen zu unterscheiden (Abb. 12.9). Ein entsprechender Primarius kann hinweisend auf Metastasen sein.

Malignitätskriterien für die Beurteilung von Raumforderungen des Ovars im Ultraschall, in der CT und MRT anzuwenden:

- Durchmesser zystischer Raumforderung > 4 cm
- Wanddicke zystischer Raumforderung > 3 mm
- Nachweis knotiger Veränderungen der Wand der zystischen Raumforderung
- Größtenteils/ausschließlich solide Anteile
- Nachweis von nekrotischen soliden Anteilen
- Vorhandensein von Aszites, Lymphadenopathie, Infiltration umliegender Organe

12.11 Zusammenfassung

Die MRT-Untersuchung ermöglicht eine hochauflösende Darstellung anatomischer und pathologischer Strukturen des weiblichen Beckens. Gerade bei Anlageanomalien der weiblichen Geschlechtsorgane liefert die MRT aufgrund des hervorragenden Weichteilkontrasts und der Ortsauflösung wichtige Informationen.

Entzündliche Erkrankungen des weiblichen Genitaltrakts finden sich in der klinischen Routine zwar oft, der MRT kommt hier allerdings nur bei Auftreten von Komplikationen ein Stellenwert zu.

Zystische Läsionen sämtlicher weiblicher Geschlechtsorgane sind mittels MRT hervorragend abbildbar, wenngleich diese oft nur Zufallsbefunde (Ovula Nabothi, Ovarialzysten) sind.

Bei der Diagnostik einer Endometriose, der häufigsten gynäkologischen Erkrankung in der Ge-

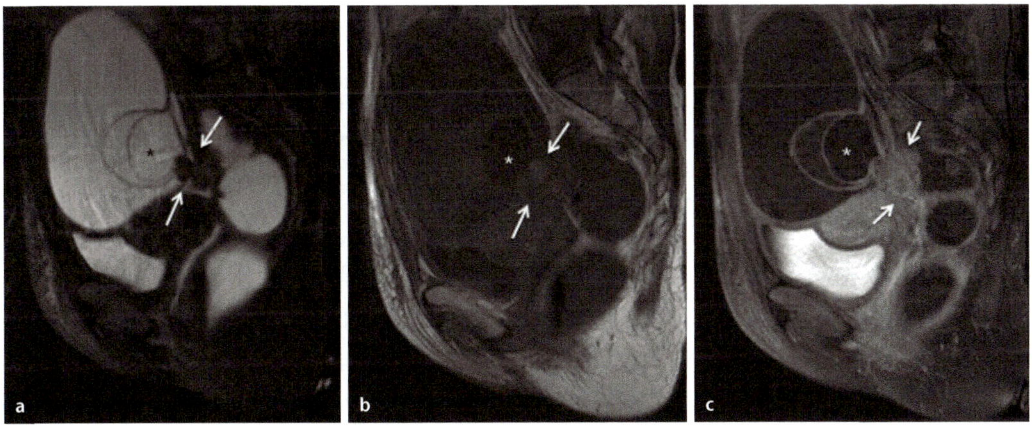

Abb. 12.8 Zystadenokarzinom des Ovars. Wie für das Zystadenokarzinom des Ovars typisch lässt sich ein ausgedehnter zystischer Anteil (*) mit hyperintensem Signal in T2w (**a**) und hypointensem Signal in T1w (**b**) bei eher gering ausgeprägtem soliden Anteil abgrenzen (*weiße Pfeile*). Der solide Anteil erscheint irregulär begrenzt mit kräftigem KM-Enhancement (**c**)

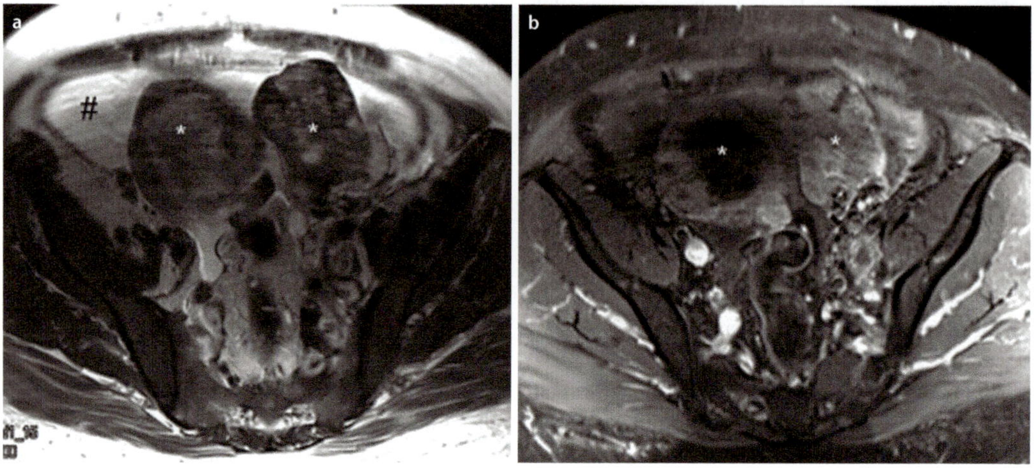

Abb. 12.9 Bilaterale Ovarmetastasen. Es zeigen sich bilaterale Raumforderungen des Ovars (*) mit hypointensem Signal in T2w (**a**) und zumindest rechtsseitiger zentraler KM-Aussparung, vereinbar mit Zeichen einer Nekrose in der fettgesättigten T1w-Sequenz (**b**). Nebenbefundlich Nachweis deutlicher Aszitesbildung im Becken (#). Bei diesem Beispiel handelt es sich um den seltenen Fall von Metastasen bei primärem hepatozellulärem Karzinom

schlechtsreife, kann die MRT gerade auch hinsichtlich Therapieentscheidung/-planung entscheidende Informationen liefern.

Auch bei der Stadieneinteilung des Zervix- und Endometriumkarzinoms ist die MRT sensitiver als die CT-Untersuchung und gibt wichtige Zusatzinformationen für die Differenzialdiagnose ovarieller Raumforderungen.

Weiterführende Literatur

Beller U, Sideri M, Maisonneuve P, Benedet JL, Heintz AP, Ngan HY et al. (2001) Carcinoma of the vagina. J Epidemiol Biostat 6: 141–152

Denny L, Hacker NF, Gori J, Jones HW, Ngan HYS, Pecorelli S (2000) Staging Classifcations and clinical practice guidelines for gynaecologic cancers. Int J Gynecol Obstet 70: 207–312

Deutsche Gesellschaft für Gynäkologie und Geburtshilfe e.V. (2008) Diagnostik und Therapie des Endometriumkarzinoms AWMF 032/034 Stand August 2008

Deutsche Gesellschaft für Gynäkologie und Geburtshilfe e.V. (2008) Diagnostik und Therapie des Zervixkarzinoms. Interdisziplinäre AWMF 032/033. Stand August 2008

Deutsche Gesellschaft für Gynäkologie und Geburtshilfe e.V. (2010) Weibliche genitale Fehlbildungen. Interdisziplinäre S1-Leitlinie AWMF 015/064. Stand August 2010

Deutsche Krebsgesellschaft (2004) Vaginalkarzinom. Auszug aus Kurzgefasste Interdisziplinäre Leitlinien 2004. Diagnostik und Therapie maligner Erkrankungen, 4. Aufl. Zuckerschwerdt-Verlag, München

Deutschen Krebsgesellschaft e.V. und Deutsche Gesellschaft für Gynäkologie und Geburtshilfe (2007) Interdisziplinäre Leitlinie der Diagnostik und Therapie maligner Ovarialtumoren. AWMF 032/035 2k. Stand Mai 2007 verlängert bis Januar 2012

Diedrich K, Holzgreve W., Jonat W, Schultze-Mosgau A, Schneider KTM, Weiss JM (2007) Gynäkologie und Geburtshilfe. 2. Aufl. Springer, Berlin

Elsayes KM, Narra VR, Dillman JR, Velcheti V, Hameed O, Tongdee R, Menias CO (2007) Vaginal masses: Magnetic Resonance Imaging Features with Pathologic correlation. Acta Radiolgica 48: 921–933

Healy JC, Philips RR, Reznak RH, Crawford RA, Armstrong P, Shepherd JH (1996) The MR appearance of vaginal fistulas. Am J Roentenol 167: 1487–1489

Jeong YY, Outwater EK, Kang HK (2000) RSNA Refresher Course Imaging Evaluation of ovarian masses. Radiographics 20: 1445–1470

Pecorelli S (2009) Revised FIGO staging for carcinoma of the vulva, cervix and endometrium. Int J Gynaecol Obstet 105: 103–104

Pecorelli S, Zigliani L, Odicino F (2009) Revised FIGO staging for carcinoma of the cervix. Int J Gynaecol Obstet 105: 107–108

Wittekind C, Meyer HJ (2010) TNM: Klassifikation maligner Tumoren. 7. Aufl. Wiley-VCH, S 192–198

Beckenmessung

Cäcilia S. Reiner

13.1 Einleitung

Die Beckenmessung oder Pelvimetrie ist eine Methode zur Erfassung der anatomischen Verhältnisse des weiblichen Beckens und insbesondere zur Messung geburtsmechanisch wichtiger Beckenmaße. Die Untersuchung gibt Auskunft über die Platzverhältnisse im Geburtskanal und kann bei der Entscheidung helfen, ob eine vaginale Entbindung möglich oder ein Kaiserschnitt nötig ist. Ein Missverhältnis zwischen Fötus und Geburtskanal ist die wichtigste Ursache für einen verlängerten Geburtsvorgang. Dies führt zu einer erhöhten kindlichen und mütterlichen Morbidität und Mortalität (Ferguson u. Sistrom 2000). Daher ist es von Bedeutung ein etwaiges Kopf-Becken-Missverhältnis und damit ein erhöhtes Risiko für das Auftreten einer Dystokie bereits vor der Geburt zu erkennen und danach den geeigneten Geburtsweg zu wählen. Herkömmliche Methoden sind die digitale Beckenaustastung, die jedoch keine objektiven Messungen erlaubt, und die ultrasonographische Schätzung des Kindgewichts. Als bildgebende Methode wurde die Röntgen-Pelvimetrie eingesetzt, die jedoch aufgrund des umstrittenen Nutzens und der Strahlenbelastung des Fötus praktisch nicht mehr zum Einsatz kommt (Morrison et al. 1995). Die Methode der Wahl ist heute die Pelvimetrie mittels Magnetresonanztomographie (MRT), die erstmals von Stark et al. (1985) angewendet wurde. Die wesentlichen Vorteile der MRT-Pelvimetrie sind, dass sie Beckenmaße in allen Ebenen liefert und der Fötus keiner Röntgenstrahlung ausgesetzt wird (Levine et al. 1999; van Loon et al. 1997).

13

13.2 Indikationen

Die MRT-Pelvimetrie kann bei Beckenendlage sowie zur Planung weiterer Geburten nach Sectio caesarea und nach erschwerter Vaginalgeburt bei Verdacht auf ein Kopf-Becken-Missverhältnis durchgeführt werden.

Die MRT-Pelvimetrie liefert zusätzliche Informationen über die anatomischen Verhältnisse des Geburtskanals, die gemeinsam mit klinischen Informationen über den Fötus, dessen Kopfposition und die Stärke der Uteruskontraktionen die Planung des Geburtsweges verbessern sowie zu einer signifikant niedrigeren Rate von Notfallkaiserschnitten führen (van Loon et al. 1997).

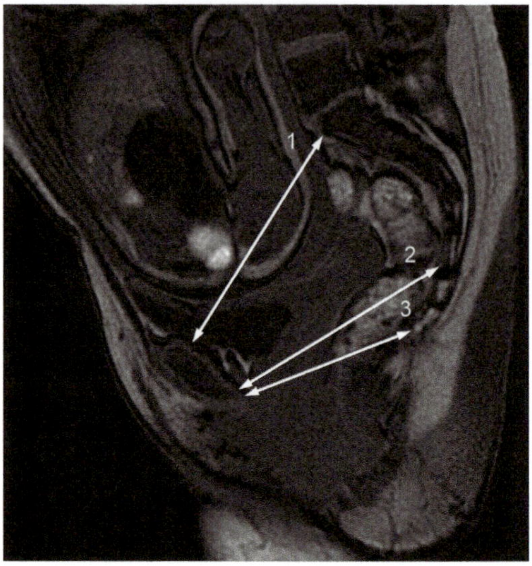

Abb. 13.1 Midsagittales, T1-gewichtetes Bild einer MRT-Pelvimetrie. Die *Doppelpfeile* zeigen die Messung der Conjugata vera obstetrica (*1*), der Beckenenge (*2*) und des Beckenausgangs (*3*)

13.3 Untersuchungstechnik

Die Untersuchung erfolgt in Rückenlage in einem herkömmlichen, klinisch verwendeten MRT-Gerät (üblicherweise mit einer Magnetfeldstärke von 1,5 Tesla) unter Verwendung einer Körperspule. Das Untersuchungsprotokoll besteht aus einer T1-gewichteten Fast-spoiled-Gradientenechosequenz (FSPGR), die in sagittaler (Abb. 13.1), axialer (Abb. 13.2) und schräger (koronar entlang des Beckeneingangs, Abb. 13.3) Ebene akquiriert wird. Die Akquisition erfolgt mit

- einer Repetitionszeit von 155 ms,
- einer Echozeit von 1,66 ms,
- einem Flipwinkel von 80°,
- einem Gesichtsfeld von 34 cm,
- einer Matrix von 224 × 224,
- einer Schichtdicke von 7 mm,
- einem Schichtabstand von 7 mm und
- einem akquirierten Signal.

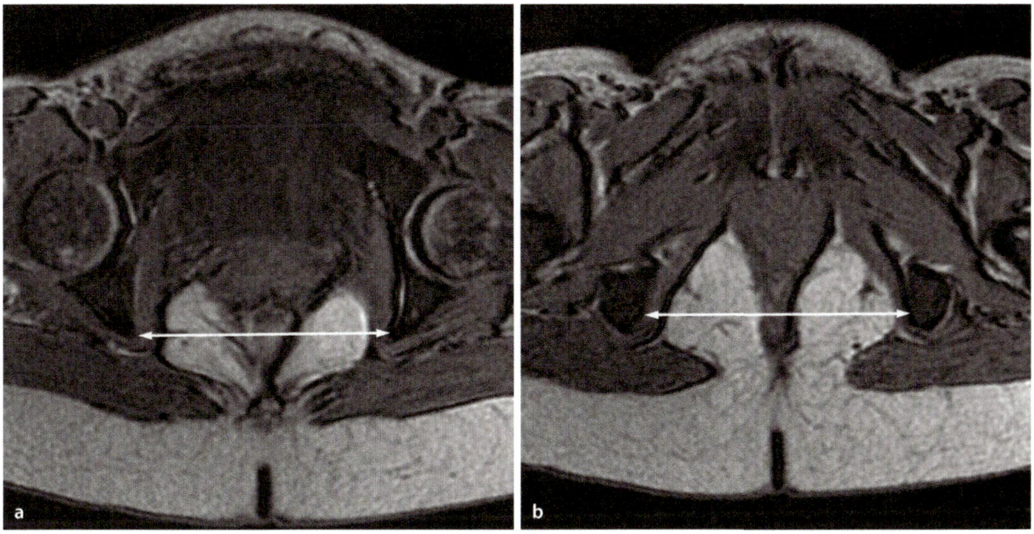

◘ **Abb. 13.2** Axiale, T1-gewichtete Bilder einer MRT-Pelvimetrie. Die *Doppelpfeile* zeigen die Messung (**a**) des interspinalen Abstands und des intertubaren Abstands (**b**)

Wichtig ist die exakte Planung der Untersuchungsebenen auf der Planungssequenz, um korrekte Beckenmessungen zu erhalten.

13.4 Beckenmessungen

Die Beckenmessungen werden auf midsagittalen, axialen und schrägen Bildern des Beckens durchgeführt. Auf dem midsagittalen Bild des Beckens werden die Conjugata vera obstetrica als Verbindung zwischen Promontorium und Hinterrand der Symphyse, die Beckenenge zwischen Spitze des Os sacrum und Unterrand der Symphyse sowie der Beckenausgang zwischen Spitze des Os coccygis und Unterrand der Symphyse gemessen (◘ Abb. 13.1).

Auf dem axialen Bild des Beckens werden der interspinale Abstand als der kleinste Abstand zwischen den Spinae ischiadicae (◘ Abb. 13.2a), der intertubare Abstand als größter Abstand zwischen den Tubera ischiadica gemessen (◘ Abb. 13.2b).

Auf dem schrägen Bild, welches in der Ebene des Beckeneingangs durch Symphyse und Promontorium liegt, wird der Diameter transversa als maximaler transversaler Durchmesser des Beckens gemessen (◘ Abb. 13.3).

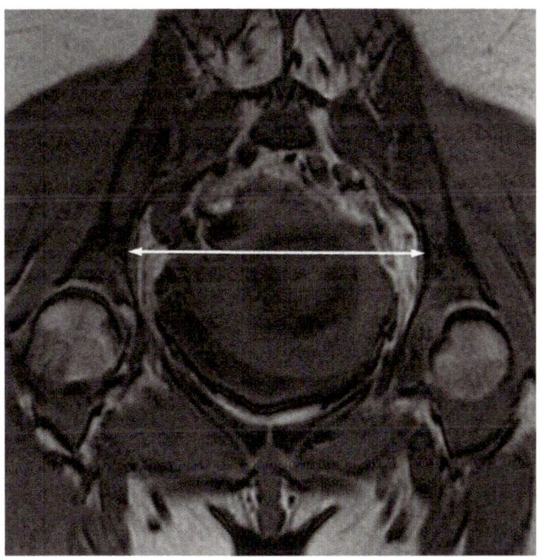

◘ **Abb. 13.3** Schräges, T1-gewichtetes Bild koronar zum Beckeneingang. Der *Doppelpfeil* zeigt die Messung des Diameter transversa

Die Normwerte der weiblichen Beckenmaße sind in ◘ Tab. 13.1 zusammengefasst. Für das Maß der Beckenenge liegt kein Normwert vor.

Tab. 13.1 Normwerte der weiblichen Beckenmaße (Aus Keller et al. 2003)

Beckenmessung	Norm (Mittelwert ± SD cm)
Conjugata vera obstetrica (Beckeneingang)	12,2 ± 0,9
Interspinaler Abstand	11,2 ± 0,8
Intertubarer Abstand	12,1 ± 1,1
Diameter transversa	13,0 ± 0,9
Beckenausgang	11,6 ± 1,0

SD Standardabweichung

13.5 Diagnostische Aspekte

In verschiedenen Studien konnte gezeigt werden, dass die Beckenmaße in der MRT-Pelvimetrie mit einer hohen Reproduzierbarkeit zwischen verschiedenen Beobachtern gemessen werden kann (Keller et al. 2003; Wright et al. 1992). Die größte Variation ist bei der Messung des intertubaren Abstands und des Beckenausgangs zu finden. Die Schwierigkeit liegt darin, den Ausgangspunkt der Messung am Tuber ischiadicum zu definieren. Eine mögliche Fehlerquelle für die Messung des Beckenausgangs ist die korrekte Identifizierung des Übergangs von Os sacrum zu Os coccygis (Keller et al. 2003; Wright et al. 1992). Allgemein liegen die Messfehler für die Beckenmaße in der MRT-Pelvimetrie lediglich bei 1 % (Stark et al. 1985).

In zwei Studien wurde gezeigt, dass insbesondere die Beckenenge ein wichtiges Maß in der MRT-Pelvimetrie darstellt (Lenhard et al. 2010; Zaretsky et al. 2005). Die Beckenenge, durch die der Kopf des Fötus in sagittaler Richtung tritt, stellt die mechanisch engste Stelle des Geburtskanals dar. Ein Kopf-Becken-Missverhältnis kann anhand des Ausmaßes der Beckenenge relativ verlässlich vorhergesagt werden (Lenhard et al. 2010; Zaretsky et al. 2005). In einer Studie von Sporri et al. (2002) wurde beobachtet, dass neben der Messung der Beckenmaße auch die Beckenform, also eine abnorme Form des Beckeneingangs oder eine abnorme Beckenkonfiguration, wie z. B. ein flaches bzw. stark konkaves Os sacrum oder ein stark abgewinkeltes Os coccygis mit einem Winkel zwischen Os sacrum und coccygis von beinahe 90°, einen gewissen Einfluss auf den Geburtsvorgang hat. Daher sollte eine komplette Evaluation des weiblichen Beckens nicht nur die Angabe der Beckenmaße, sondern auch eine Beurteilung der Beckenkonfiguration und der Form des Beckeneingangs beinhalten.

Zu beachten bleibt, dass die Beckenmaße der MRT-Pelvimetrie lediglich als zusätzlicher Faktor in der Geburtsplanung dienen. Wenn die Beckenmaße oder das geschätzte Geburtsgewicht des Fötus allein zur Detektion eines Kopf-Becken-Missverhältnisses angewendet werden, zeigen diese eine niedrige Sensitivität von 15–62 % und können somit nicht mit ausreichender Sicherheit vorhersagen, ob eine vaginale Geburt möglich ist. Auch verschiedene Methoden, die die Beckenmaße und die Masse des Fötus zueinander in Relation setzten, konnten keine ausreichende Genauigkeit in der Vorhersage des Geburtsausgangs erzielen (Sporri et al. 2002). Werden jedoch die Ergebnisse der MRT-Pelvimetrie gemeinsam mit klinischen Informationen über den Fötus, über die Kopfposition des Fötus und die Stärke der Uteruskontraktionen interpretiert, lässt sich die Planung des Geburtswegs verbessern und die Rate von Notfallkaiserschnitten verringern (van Loon et al. 1997).

Literatur

Ferguson JE 2nd, Sistrom CL (2000) Can fetal-pelvic disproportion be predicted. Clin Obstet Gynecol 43: 247–264

Keller TM, Rake A, Michel SC, Seifert B, Efe G, Treiber K, Huch R, Marincek B, Kubik-Huch RA (2003) Obstetric MR pelvimetry: reference values and evaluation of inter- and intraobserver error and intraindividual variability. Radiology 227: 37–43

Lenhard MS, Johnson TR, Weckbach S, Nikolaou K, Friese K, Hasbargen U (2010) Pelvimetry revisited: analyzing cephalopelvic disproportion. Eur J Radiol 74: e107–111

Levine D, Barnes PD, Edelman RR (1999) Obstetric MR imaging. Radiology 211: 609–617

Morrison JJ, Sinnatamby R, Hackett GA, Tudor J (1995) Obstetric pelvimetry in the UK: an appraisal of current practice. Br J Obstet Gynaecol 102: 748–750

Sporri S, Thoeny HC, Raio L, Lachat R, Vock P, Schneider H (2002) MR imaging pelvimetry: a useful adjunct in the treatment of women at risk for dystocia? AJR Am J Roentgenol 179: 137–144

Stark DD, McCarthy SM, Filly RA, Parer JT, Hricak H, Callen PW (1985) Pelvimetry by magnetic resonance imaging. AJR Am J Roentgenol 144: 947–950

van Loon AJ, Mantingh A, Serlier EK, Kroon G, Mooyaart EL, Huisjes HJ (1997) Randomised controlled trial of magnetic-resonance pelvimetry in breech presentation at term. Lancet 350: 1799–1804

Wright AR, English PT, Cameron HM, Wilsdon JB (1992) MR pelvimetry--a practical alternative. Acta Radiol 33: 582–587

Zaretsky MV, Alexander JM, McIntire DD, Hatab MR, Twickler DM, Leveno KJ (2005) Magnetic resonance imaging pelvimetry and the prediction of labor dystocia. Obstet Gynecol 106: 919–926

Pädiatrisches Abdomen

David Bonekamp und Thierry A.G.M. Huisman

14.1 Technik

14.1.1 Grundlagen

Die kinderheilkundliche Magnetresonanztomographie (MRT) erfordert die Berücksichtigung vieler Faktoren, die sich oft stark von der Erwachsenenbildgebung unterscheiden. Es ist im Besonderen wichtig, Kinder nicht als »kleine Erwachsene« zu betrachten, sondern es stellt sich die Frage: »Wie sollte die ideale MRT-Untersuchung eines kleinen, kranken und meistens unkooperativen Kindes in der Anwesenheit der Eltern erfolgen?« Grundlegende Unterschiede bestehen in der Auswahl der optimalen MR-Sequenzen, dem Gebrauch intravenöser Kontrastmittel (Gadolinium) und im Spektrum der häufigsten Indikationen (Läsionsdetektion, -identifikation, -lokalisation und -charakterisierung sowie Ausschluss der Multifokalität). Vorteile der pädiatrischen MRT bestehen in

- der multiplanaren Bildgebung,
- unterschiedlichen Bildkontrasten zur Charakterisierung der Pathologie (T1, T2, T2*) und funktionaler Sequenzen (diffusionsgewichtete MRI, DWI, suszeptibilitätsgewichtete MRI, SWI, und MR-Spektroskopie, MRS) und
- der Integration von vaskulärer Bildgebung (MRA).

Daher bietet sich die Möglichkeit, die gesamte anatomische und funktionelle Bildgebung in einer einzigen Untersuchung abzuschließen. Bei Kindern ist die Vermeidung ionisierender Strahlen besonders wichtig, und die MRT stellt eine wichtige Alternative zur Computertomographie (CT) zur Verfügung. Nachteile der MRT sind die Kosten, absolute Kontraindikationen (bestimmte metallische oder elektrische Implantate), die erforderliche Anpassung der Untersuchungstechnik und die Notwendigkeit der Benutzung spezieller pädiatrischer Spulen für eine optimale Bildgebung. Geduld, optimale Vorbereitung des Patienten und der Eltern sowie gute Kommunikation sind sehr hilfreich. Die Ablenkung des Patienten durch Musik, Videos oder Sedierung können die Chance für eine gelungene Untersuchung deutlich erhöhen. Kleine Kinder sollten durch das Abschalten des Gantry-Ventilators und den Gebrauch von Decken vor Wärmeverlust geschützt werden. Wenn möglich, sind die Füße nach vorn zu positionieren.

14.1.2 Bewegungsartefakte, Sedierung und Anästhesie

Zur erfolgreichen Anfertigung von Bildern diagnostischer Qualität ist es erforderlich, Bewegungsartefakte durch stabile und komfortable Patientenlagerung so weit wie möglich einzuschränken. Die Harnblase sollte kurz vor der Untersuchung nochmals entleert werden. Wenn diese optimierte Vorbereitung und die Möglichkeiten schneller Bildgebungstechnik (▶ Abschn. 14.1.3) nicht ausreichen, stellt die pharmakologische Sedierung oder Anästhesie eine gute Alternative dar. Eine Überwachung des Patienten durch geschultes Personal und die Bereitschaft eines Kinderanästhesisten sind notwendig. Das Anästhesieteam muss sich mit den Besonderheiten der MRT-Sicherheitsvorkehrungen auskennen.

14.1.3 MRT-Untersuchung

Kommerzielle MR-Syteme mit Feldstärken von 1,5 und 3,0 Tesla sind geeignet für die Untersuchung pädiatrischer Patienten. Spezielle Kinderspulen, besonders für Säuglinge, sind häufig notwendig. Andernfalls können Standardspulen herangezogen werden, wobei zu beachten ist, die kleinstmögliche Spule auszuwählen, welche komfortabel passt. Prinzipiell können alle »Erwachsenensequenzen« eingesetzt werden. Die räumliche Auflösung muss jedoch für jedes Kind optimiert werden. Schnelle Bildgebung ist Standard für Echo Planar Imaging (EPI)-basierte Methoden, z. B. funktionelle MRT (fMRI), DWI und perfusionsgewichtete MRT (PWI), die dadurch unverändert bei Kindern benutzt werden können. Single Shot-Fast Spin Echo (SS-FSE)-Sequenzen sind oft in der Lage, Bewegungsartefakte deutlich zu mindern. Zusätzlich können verschiedene neuere Sequenzentwicklungen leichte Bewegungsunruhe kompensieren. Bei kontrastmittelverstärkten Untersuchungen kann die Sensitivität für die Erkennung subtil kontrastmittelanreichender Läsionen durch die Anfertigung von Subtraktionsbildern deutlich erhöht werden. Die Phasenkodierungsrichtung sollte ggf. optimiert werden, sodass Pulsations- und Atemartefakte die diagnostische Qualität so wenig wie möglich einschränken. Fettunterdrückung oder Short TI Inversion Recovery

(STIR)-Sequenzen, Atmungskompensation, Vorsättigungspulse und pharmakologische Methoden zur Einschränkung der Darmmotorik stellen weitere Möglichkeiten zur Qualitätsverbesserung dar. Eine sehr effektive Methode zur Vermeidung von Bewegungsartefakten ist die Akquisition ultraschneller Einzelschichten (Dünnschicht oder »thick slab«) mit Single-shot-Sequenzen.

14.2 Hepatobiliäres System

Die MRT-Untersuchung der pädiatrischen Leber erlaubt die Charakterisierung benigner und maligner Tumoren, diffuser Lebererkrankungen, des Neugeborenenikterus und Evaluation der Leberanatomie für chirurgische Eingriffe, z. B. Transplantationen. Angeborene Erkrankungen der Leber und Gallenwege sind keine Seltenheit in der kinderheilkundlichen MRT. Primäre Lebertumoren stellen 0,5–2 % aller pädiatrischen Tumorerkrankungen und die dritthäufigsten abdominalen bösartigen soliden Neoplasien hinter dem Neuroblastom und dem Wilms-Tumor dar. Die häufigsten primären malignen pädiatrischen Lebertumoren sind das Hepatoblastom, das hepatozelluläre Karzinom und das undifferenzierte embryonale Sarkom. Weitere maligne Prozesse sind Lymphome und Metastasen, während benigne Tumoren das infantile Hämangioendotheliom, das Hämangiom, die fokale noduläre Hyperplasie und das Leberadenom einschließen. Diese werden oft durch Palpation erstmals erkannt. Kavernöses Hämangiom, fokal noduläre Hyperplasie, hepatisches Adenom und Leberzysten sind eher selten bei Kindern (< 5 % der Leberläsionen). Die Bildgebung ist der im Erwachsenenalter sehr ähnlich, weswegen wir diese nur kurz in diesem Kapitel erwähnen und auf die entsprechende Diskussion im separaten Kapitel über die Leber verweisen.

14.2.1 Hepatoblastom

Das Hepatoblastom ist der häufigste primäre Lebertumor. Der Altersmedian bei Diagnose liegt bei 1 Jahr. Es tritt mit größerer Häufigkeit im Beckwith-Wiedemann-Syndrom, Gardner-Syndrom, fetalen Alkoholsyndrom und assoziiert mit Hemihypertrophie und Dickdarmpolypose auf (Woodward et al. 2005; Finegold et al. 2008). Das Serum Alpha-Fetoprotein (AFP) ist bei 80–90 % der Patienten erhöht. Das Hepatoblastom kann unifokal oder multifokal auftreten. Die 2-Jahres-Überlebensrate beträgt 65 %. Bei der Bildgebung zeigt sich typischerweise ein T1-und T2-hypointenser heterogener Tumor mit fokaler Nekrose, Hämorrhagie und möglicherweise fokalem Fettsignal sowie diffuser oder heterogener Kontrastmittelanreicherung. Die Gefäßinvasion ist charakteristisch (▣ Abb. 14.1).

14.2.2 Hepatozelluläres Karzinom (HCC)

Das HCC ist der zweithäufigste pädiatrische Lebertumor; der Altersmedian liegt bei 12 Jahren. Etwa 12 % treten unter 5 Jahren auf, während es etwa 87 % aller Lebertumoren zwischen 15 und 19 Jahren repräsentiert. Das HCC ist die häufigste maligne hepatische Neoplasie des Adoleszentenalters (Finegold et al. 2008). Oftmals besteht eine chronische parenchymale Lebererkrankung. Im Gegensatz dazu tritt das fibrolamelläre HCC in der normalen Leber auf, und die Patienten sind zumeist älter als 10 Jahre. Das fibrolamelläre HCC ist bei der MRT-Bildgebung klassischerweise durch eine zentrale Narbe charakterisiert, die jedoch nicht vorhanden sein muss. Das AFP ist in 50 % der Fälle erhöht. Das HCC kann als lokal-invasiver Tumor, multifokal oder diffus auftreten. Die 2-Jahres-Überlebensrate ist < 30 %. Die Differenzierung vom Hepatoblastom ist aufgrund überlappender Befunde bei der Bildgebung oft schwierig.

14.2.3 Lebermetastasen

Die häufigsten Tumoren mit Metastasierung in die Leber sind Wilms-Tumor, Neuroblastom, Rhabdomyosarkom und Lymphom. Typische MRT-Befunde sind multiple, häufig peripher lokalisierte, gut abgrenzbare T1-hypointense und T2-hyperintense Raumforderungen. Diffusionsgewichtete Sequenzen sind oft sehr hilfreich, da Metastasen erhöhter Zelldichte Diffusionsrestriktion mit erniedrigtem Apparent Diffusion Coefficient (ADC) aufzeigen können und das gute Kontrastverhalten der DWI-Sequen-

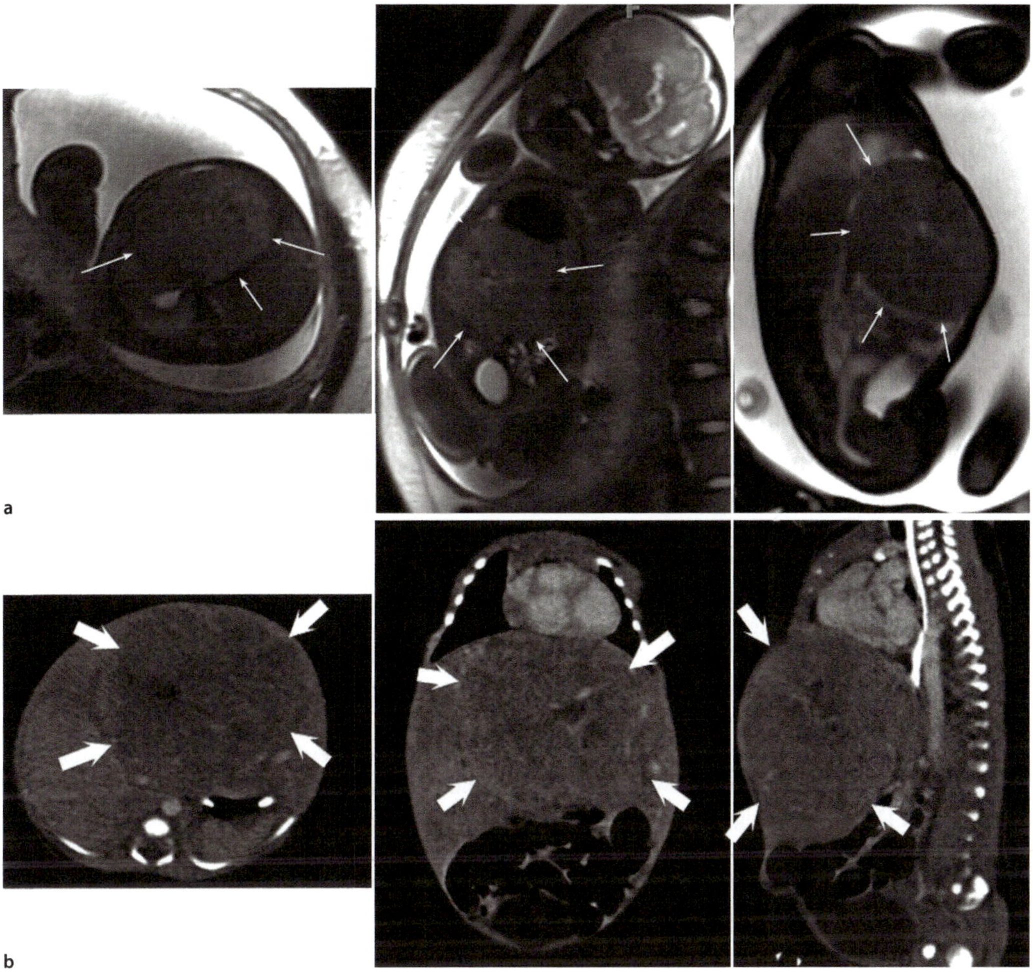

Abb. 14.1 Pränatale Diagnose eines Hepatoblastoms. **a** Die Single-Shot T2-gewichtete pränatale MRT in axialer (*links*), koronaler (*mitte*) und sagittaler (*rechts*) Schichtführung zeigt eine heterogene minimal hyperintense Raumforderung in der fetalen Leber. **b** Die postnatale CT in axialer, koronaler und sagittaler Schichtführung stellt das Hepatoblastom als eine heterogen hypodense Raumforderung dar

zen eine hohe Sensitivität auch für kleine Läsionen ermöglicht. Dynamische kontrastverstärkte T1-gewichtete fettsupprimierte Sequenzen erlauben eine bessere Erkennung von hypervaskulären oder früharteriell kontrastanreichernden Metastasen.

14.2.4 Undifferenziertes embryonales Sarkom

Das undifferenzierte embryonale Sarkom der Leber ist eine aggressive maligne Neoplasie, die zumeist im Alter von 6–10 Jahren auftritt. Bei der MRT-Bildgebung zeigt sich eine aggressive heterogene Raumforderung der Leber, die oft > 10 cm ist und z. T. bis zu 30 cm groß werden kann.

14.2.5 Kavernöses Hemangiom

Das kavernöse Hemangiom wird selten im Kindesalter diagnostiziert und besitzt zum Erwachsenenalter identische Bildgebung, die durch langsames zentripetales Fortschreiten der Kontrastmittelanreicherung nach initialer nodulär peripherer Kontrastaufnahme gekennzeichnet ist (Chung et al. 2010). Deutliche T2-Hyperintensität wird oft beobachtet. Diagnostische Schwierigkeiten können durch atypische Präsentation entstehen, z. B. durch eine zentrale Narbe in Riesenhämangiomata, oder durch sehr schnellen Ablauf der Kontrastmittelaufnahme (sog. Flash-filling-Hämangiomata), in denen das zentripetale Fortschreiten der Kontrastmittelaufnahme nicht dokumentiert werden kann.

14.2.6 Infantiles Hämangioendotheliom

Das infantile Hemangioendotheliom ist der häufigste gutartige Lebertumor (Chung et al. 2010). Die Patienten sind im Median jünger als 6 Monate. Das Shunting eines großen Blutvolumens durch den Tumor und eine daraus resultierende Hyperzirkulation kann zur Herzinsuffizienz durch Volumenüberlastung führen. Klinisch kann der Tumor palpabel sein oder sich durch Verbrauchskoagulopathie bzw. massives Hämatoperitoneum manifestieren. Eine deutliche T2-Hyperintensität und ein hypointenses T1-Signal sind typisch. Der Tumor zeigt oft eine heterogene Struktur aufgrund von Hämorrhagie, Nekrose und Fibrose. Auf dynamischen, kontrastverstärkten T1-gewichteten Sequenzen zeigt sich i. d. R. initial eine periphere noduläre Kontrastaufnahme, die dann langsam zentrifugal fortschreitet (◘ Abb. 14.2). Das infantile Hämangioendotheliom bildet sich normalerweise von allein zurück, sodass die Behandlung auf die Kontrolle des Herzversagens und anderer hämodynamischer Effekte gerichtet ist.

14.2.7 Mesenchymales Hamartom

Das mesenchymale Hamartom ist ein seltener gutartiger zystischer Lebertumor, der am häufigsten in asymptomatischen Kindern im Alter von < 2 Jahren auftritt (Chung et al. 2010, Helmberger et al. 1999). Oft wird er als Folge vergrößerten Bauchumfangs diagnostiziert. Jungen sind ungefähr doppelt so häufig betroffen wie Mädchen. Meistens sind diese Tumoren zum Zeitpunkt der initialen Diagnose recht groß (im Durchschnitt 15 cm). Eine stromale Komponente kann in variabler Ausprägung vorhanden sein. Typischerweise besteht der Tumor aus multiplen gut abgrenzbaren Zysten unterschiedlicher Größe (von Millimetern bis zu einigen Zentimetern). Verkalkungen oder Blutungen werden normalerweise nicht beobachtet. Im Fall von Verkalkungen oder eines großen Anteils solider Komponenten sollte das Alpha-Fetoprotein bestimmt und ein Hepatoblastom ausgeschlossen werden, welches zu etwa 60 % in der Altersgruppe < 2 Jahren auftritt. T1-gewichtete Sequenzen zeigen ein variables Signalverhalten. T2-gewichtete Sequenzen stellen die Zysten deutlich hyperintens und das Stroma als hypointense Komponenten dar. Septen und Stroma können Kontrastmittel anreichern. Die Therapie ist Resektion, um das assoziierte Risiko der Transformation in ein undifferenziertes embryonales Sarkoms zu mindern.

14.2.8 Fokal noduläre Hyperplasie (FNH)

FNH ist selten bei Kindern und manifestiert sich ähnlich der adulten FNH (Chung et al. 2010; Okada et al. 2006). Eine T2-isointense Läsion mit einer T2-hyperintensen zentralen Narbe mit früher Kontrastmittelanreicherung und rascher Angleichung zum Kontrastanreicherungsverhalten der restlichen Leber sind typisch (◘ Abb. 14.3).

14.2.9 Hepatozelluläres Adenom

Leberadenomata sind mit dem Gebrauch oraler Kontrazeptiva oder anaboler Steroide, Schwangerschaft und einem erhöhten Blutungsrisiko assoziiert (Chung et al. 2010). Sie werden häufiger bei jungen Frauen beobachtet. Multiple Adenomata können bei Patienten mit Glykogenose vom Typ IA (Typ von Gierke) in bis zu 60 % der Patienten auftreten. Eine frühe Kontrastmittelanreicherung mit rascher Angleichung an das umgebende Leberparenchym ist typisch. Die Chemical-shift-MR-Bildgebung mittels In-phase- und Out-of-phase-Sequenzen ist hilfreich bei der Identifikation von mikroskopischen Lipidpartikeln in Adenomzellen, welche zur negativen Interferenz des Signals von Fett- und Wasser-

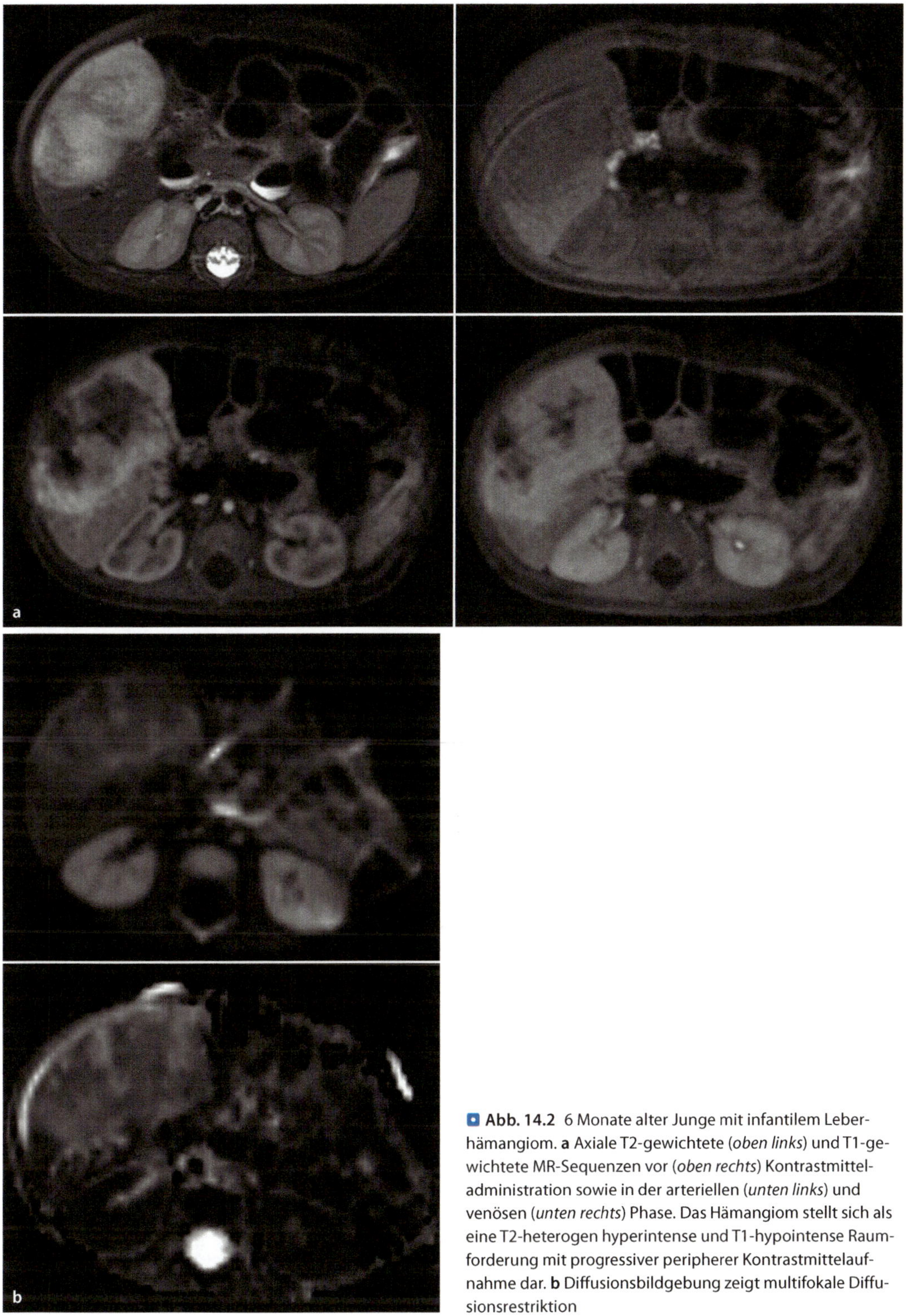

Abb. 14.2 6 Monate alter Junge mit infantilem Leberhämangiom. **a** Axiale T2-gewichtete (*oben links*) und T1-gewichtete MR-Sequenzen vor (*oben rechts*) Kontrastmitteladministration sowie in der arteriellen (*unten links*) und venösen (*unten rechts*) Phase. Das Hämangiom stellt sich als eine T2-heterogen hyperintense und T1-hypointense Raumforderung mit progressiver peripherer Kontrastmittelaufnahme dar. **b** Diffusionsbildgebung zeigt multifokale Diffusionsrestriktion

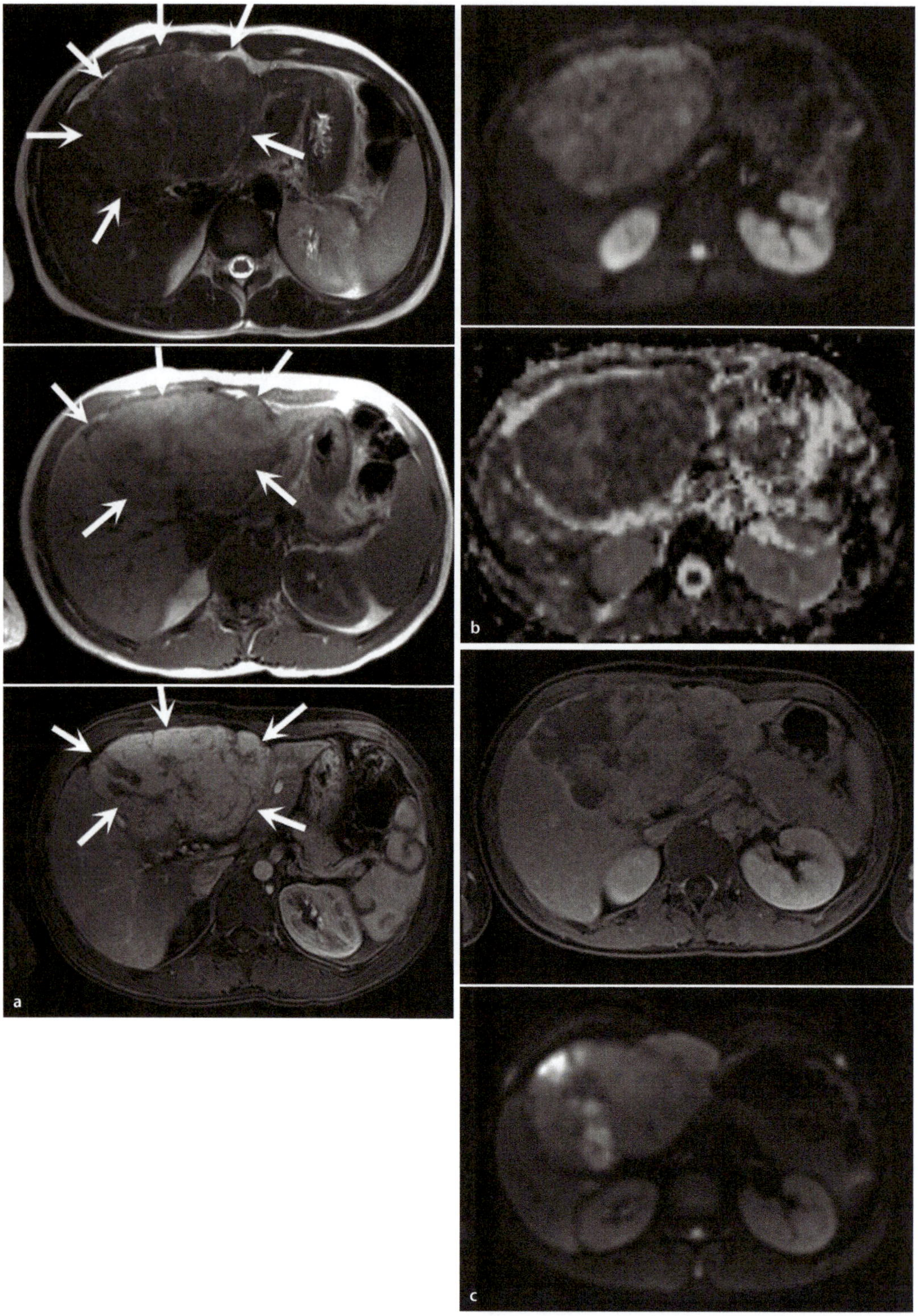
a
b
c

protonen innerhalb der Adenomvoxel führen. Dies äußert sich in einem Signalintensitätsverlust in den Out-of-phase-Sequenzen im Vergleich zu den In-phase-Sequenzen.

14.2.10 Biliäre Atresie

Die neonatale Biliäratresie ist die Hauptdifferenzialdiagnose zur neonatalen Hepatitis im Fall der anhaltenden (> 4 Wochen) neonatalen konjugierten Hyperbilirubinämie und wird häufig begleitet von acholischem Stuhl (Guibaud et al. 1998). Sie ist etwa halb so häufig wie die neonatale Hepatitis. Ist die Diagnose nach einer Ultraschalluntersuchung und Leberbiopsie weiterhin unsicher, so stellen die Leberszintigraphie, die MRT und die intraoperative Cholangiographie weitere diagnostische Möglichkeiten dar. Eine frühe Diagnose ist essenziell, um einer permanenten Leberfunktionsschädigung vorzubeugen. Die biliäre Atresie ist assoziiert mit Heterotaxie-Syndromen wie der Polysplenie, Trisomie 18, einer präduodenalen Vena portae und intestinaler Malrotation. Man unterscheidet

- Grad I, eine Atresie des Ductus choledochus,
- Grad II, bei der auch der Ductus hepaticus communis eingeschlossen ist und
- Grad III, mit Atresie des Ductus hepaticus sinister und/oder dexter.

Die MR-Cholangiographie zeigt ein nichtdilatiertes intrahepatisches Gallenwegssystem. Im Allgemeinen sind die Gallenwege normalkalibrig, da die mit der Biliäratresie einhergehende Fibrose eine Dilatation verhindert. Dilatierte Gallenwege weisen daher eher auf eine obstruktive Ätiologie hin, wie z. B. Choledochuszysten oder Gallenwegssteine. Das Vorliegen einer Gallenblasenatresie ist diagnostisch für die Biläratresie; allerdings muss eine kleine oder kollabierte Gallenblase sorgfältig ausgeschlossen werden. Umgekehrt stellt der Ausschluss der Gallenblasenatresie keinen Ausschluss der biliären Atresie dar, obwohl die Gallenblase bei der biliären Atresie oft morphologisch abnormal ist. Die Therapie besteht in der hepatobiliären Anastomose für die korrigierbare und der Kasai-Portoenterostomie für die unkorrigierbare biliäre Atresie.

◄ **Abb. 14.3** Fokal noduläre Hyperplasie (FNH) der Leber. Ein 13-jähriges Mädchen bemerkte eine Vorwölbung des Abdomens. Eine CT des Abdomens zeigte eine 13 cm große Raumforderung in der Leber (nicht gezeigt). **a** Die axiale T2-gewichtete (*oben*) und T1-gewichtete MRT vor (*Mitte*) und nach (*unten*) Kontrastmittelgabe zeigen die FNH als eine minimal T2-hyperintense, nahezu T1-isointense Raumforderung mit diffuser Kontrastmittelanreicherung (*Pfeile*). **b** Die diffusionsgewichtete MRT (*oben*) zeigt ein heterogen erhöhtes Signal mit verringerten ADC Werten (*unten*), bedingt durch die höhere Zellularität des Tumors. **c** Die axiale kontrastmittelverstärkte T1-gewichtete MRT mit Fettunterdrückung (*oben*) und die diffusionsgewichtete MRT (*unten*) zeigen den Tumor nach endovaskulärer Therapie (Embolisation). Der Tumor ist therapiebedingt partiell nekrotisch. Die nekrotischen Bereiche zeigen regionale Diffusionsrestriktion und sind T1-hypointens im Vergleich zum nichtnekrotischen Tumor

14.2.11 Alagille-Syndrom

Das Alagille-Syndrom gehört zur seltenen Gruppe der duktalen Hypoplasiesyndrome, die durch eine ausgeprägte Verminderung interlobulärer Gallengänge charakterisiert sind (Wetli et al. 2010). Zu dieser Erkrankungsgruppe gehört auch die progressive familiäre interlobuläre Cholestase, einschl. der Byler'schen Erkrankung. Die Bildgebung ist der der Biliäratresie sehr ähnlich, sodass für die Diagnose oft eine Leberbiopsie erforderlich ist. Diese Patienten leiden unter anhaltender Hyperbilirubinämie, die allerdings nicht durch die Kasai-Operation behoben werden kann, da im Gegensatz zur biliären Atresie die Drainage durch die existierenden interlobulären Gallengänge unzureichend ist.

14.2.12 Choledochuszyste

Choledochuszysten treten etwa 3- bis 4-mal so häufig bei Mädchen als bei Jungen auf (Chavhan et al. 2008; Edil et al. 2009). Sie sind kongenitale Fehlbildungen der Gallenwege, die meist im Kindes- oder jungen Erwachsenenalter diagnostiziert werden. Die chirurgische Exzision ist notwendig, da ein etwa 20fach erhöhtes Risiko für das Entstehen eines Cholangiokarzinoms besteht. Weitere Assoziationen sind eine erhöhte Rate von Pankreatitis, Choledocholithiasis und duodenaler Obstruktion. Die Todani-Klassifikation unterscheidet zwischen

- der fusiformen Dilatation des Ductus choledochus und Ductus hepaticus (Typ I, häufigster Typ, 80–90 %),
- fokalen Divertikula (Typ II),
- der Choledochozele (Typ III),
- der fusiformen Dilatation der extrahepatischen Gallenwege mit intrahepatischen Gallenwegszysten (Typ IVA) bzw. multiplen Gallenwegszysten der extrahepatischen Gallenwege (Typ IVB) und
- der zystischen Dilatation der intrahepatischen Gallenwege (Typ V, Morbus Caroli).

14.2.13 Kongenitale Leberfibrose

Die kongenitale Leberfibrose (Akhan et al. 2007; Brancatelli et al. 2005; Ernst et al. 1998) ist Teil eines Krankheitsspektrums bestehend aus einer variablen Kombination von Fibrose und zystischen Veränderungen der Leber und Nieren. Die Patienten sind meist zwischen 5 und 12 Jahren alt. Alle Patienten mit der Diagnose einer autosomal-rezessiven polyzystischen Nierenerkrankung haben zu einem gewissen Grad eine kongenitale Leberfibrose. Die Nieren- und Leberveränderungen sind das Resultat einer embryologischen Fehlbildung der Gallenwege und Nierensammelrohre. Die MR-Cholangiographie (MRC) zeigt erweiterte intrahepatische Gallenwege und Gallenwegszysten. Leber- und Nierenzysten stellen sich T2-hyperintens und T1-hypointens dar. Die Prognose ist durch die variable Ausprägung der pathologischen Veränderungen bestimmt. Wichtige Faktoren stellen die portale Hypertension mit Varizenblutungen und die Gallenwegsobstruktion mit Komplikationen der Cholangitis und Sepsis dar.

14.2.14 Leberzyste

Solitäre Leberzysten bei Kindern werden durch ein breites pathologisches Spektrum hervorgerufen. Simple Leberzysten leiten sich von aberrierenden Gallengängen oder intrahepatischem peribiliaren glandulären Gewebe ab. Diese sind sphärisch, evtl. mit minimaler Lobulation und haben die Signalcharakteristika einfacher Flüssigkeit mit T2-Hyperintensität und T1-Hypointensität. (▣ Abb. 14.4). Asymptomatische simple Leberzysten bedürfen keiner Intervention – es sei denn, sie vergrößern sich, werden durch Kompression benachbarter Strukturen symptomatisch oder die Bildgebung ergibt Zweifel an der Diagnose. Simple Leberzysten treten viel seltener bei Kindern als bei Erwachsenen auf. Sie sind etwa doppelt so häufig bei Mädchen als bei Jungen. Eine Assoziation mit Zysten in anderen Organen besteht nicht. Andere zystische Leberläsionen bei Kindern sind das mesenchymale Hamartom, die intrahepatische Choledochuszyste, Lymphangiom, »ciliated hepatic foregut cyst« und erworbene Zysten (z. B. Echinococcuszyste, zystische Neoplasie und Abszess).

14.3 Pankreas

Kinder mit persistierenden Cholangitiden, Pankreatitiden, Ikterus, Bauchschmerzen, Erbrechen und Übelkeit sollten auf das Vorliegen einer kongenitalen Anomalie des Pankreas oder der Gallenwege untersucht werden. Klinische Befunde sind oft nicht spezifisch; die MRT liefert häufig einen wichtigen Beitrag zur Diagnose.

14.3.1 Pankreas divisum

Das Pankreas divisum ist die häufigste Pankreasanomalie und tritt bei 4–14 % aller Kinder auf. Es entsteht durch fehlende Fusion der dorsalen und ventralen Pankreasanlagen (Arcement et al. 2001). Der Großteil des Pankreasparenchyms (Korpus und Kauda) wird durch die Papilla minor und den Ductus pancreaticus minor (Santorini) drainiert, während die ventrale Anlage durch den Ductus pancreaticus major (Wirsung) und die Papilla major drainiert wird. Die MRCP erlaubt die Diagnose durch Darstellung separater Pankreasgänge. Der Ductus Wirsungii ist oft kurz (1–6 cm) und kleinkalibrig, während der kleine Ductus Santorinii nahezu das gesamte Pankreas drainiert. Die Darstellung dieser anatomischen Verhältnisse ist durch gleichzeitige Administration von Sekretin erleichtert. In seltenen Fällen kann eine sog. Santorinicele auftreten – eine fokale Dilatation des Ductus Santorinii nahe der

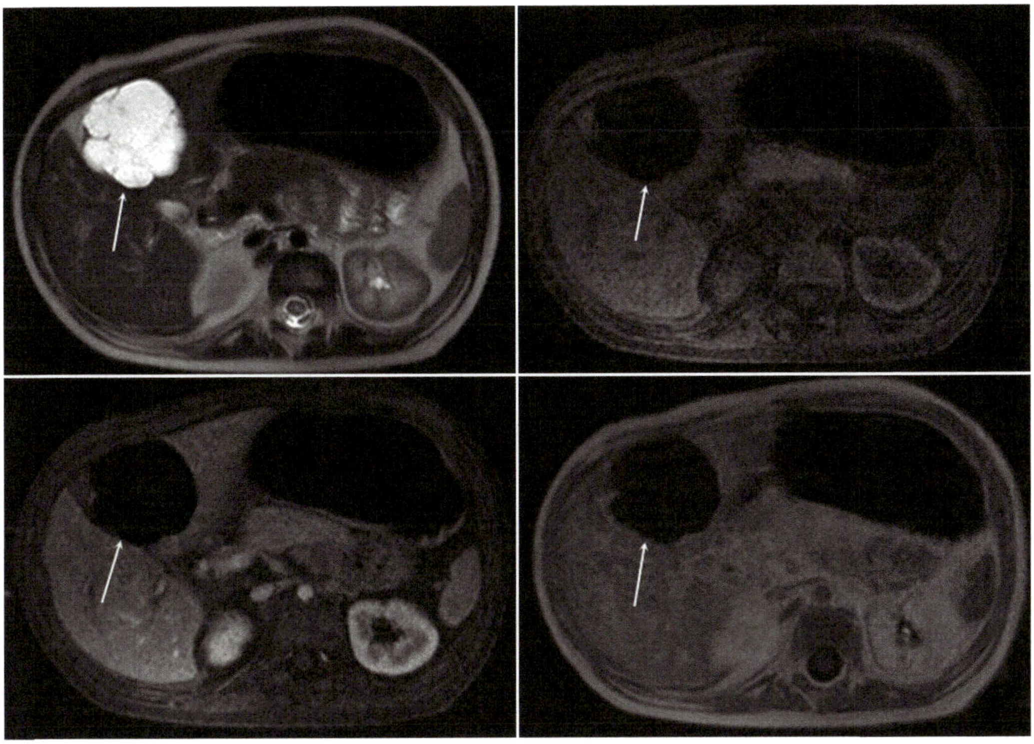

Abb. 14.4 Leberzyste. Axiale T2-gewichtete MRT (*oben links*), T1-gewichtete MRT mit Fettunterdrückung (*oben rechts*), nach Kontrastmittelgabe, (*unten links*) und ohne Fettunterdrückung (*unten rechts*). Die minimal lobulierte Leberzyste zeigt das Signalverhalten von Wasser, ohne Kontrastaufnahme

Papilla. Sekundäre Zeichen akuter Pankreatitis, einschließlich T2-hyperintensen Ödems, Schwellung, peripankreatischer Flüssigkeitsansammlungen oder Zeichen chronischer Pankreatitis wie T2-hypointense Verkalkungen, Irregularitäten des Ductus pancreaticus und parenchymale Atrophie, können zusätzlich vorhanden sein.

14.3.2 Annuläres Pankreas

Das annuläre Pankreas ist Folge einer prämaturen Fusion der dorsalen und ventralen Pankreasanlagen. Das Pankreasparenchym bildet einen Ring um das zweite Duodenalsegment, und kann eine Duodenalstenose hervorrufen (Arcement et al. 2001). Es tritt gehäuft in Assoziation mit der Trisomie 21 auf. Die bildgebungsgestützte Diagnose basiert auf der anatomischen Analyse des Pankreas. Wichtige Zeichen sind die fokale Verdickung der Duodenalwand, ein scheinbar vergrößertes Caput pancreatis oder das Duodenum ringförmig umgebende Pankreasparenchym. Die MRCP zeigt einen zirkulären Pankreasgang, der mit dem Ductus pancreaticus major verbunden ist.

14.3.3 Shwachman-Diamond-Syndrom (SDS)

Das SDS ist eine seltene, autosomal-rezessive Erkrankung, die durch die Kombination exokriner Pankreasinsuffizienz, Knochenmarkdysfunktion und skelettaler Veränderungen im Sinn einer metaphysealen Chondrodysplasie gekennzeichnet ist (Ruggiero et al. 2008). Bis zum Erreichen der 2. Lebensdekade ist das Pankreas oft zu großen Teilen atrophiert und durch Fett ersetzt. Eine wichtige Differenzialdiagnose bei diesem Befund ist die zystische Fibrose.

14.3.4 Pankreasektopie

Das ektopische Pankreasparenchym kann in Magen, Duodenum, Jejunum, Appendix oder Meckel'schem Divertikel auftreten. Es findet sich öfter im Bereich der großen Magenkurvatur und im proximalen Duodenum. Das MR-Signalverhalten der Pankreasektopie ist identisch mit dem des orthotopen Pankreasgewebes. In seltenen Fällen kann der zentral gelegene Ausführungsgang eine sichtbare Mulde bilden.

14.3.5 Pankreasagenesie und -hypoplasie

Eine komplette Agenesie des Pankreas ist extrem selten und normalerweise mit schwerwiegenden Malformationen anderer Organsysteme assoziiert. Eine partielle Pankreasatresie kommt häufiger vor. So ist bspw. das Fehlen des Pankreasschwanzes auf eine Agenesie der dorsalen Pankreasanlage zurückzuführen und kommt in Verbindung mit dem Polyspleniesyndrom vor. Die Pankreashypoplasie führt zu einer verminderten Funktion des exokrinen Pankreas, in selteneren Fällen des endokrinen Pankreas. Die Bildgebung zeigt fehlendes oder vermindertes Pankreasparenchym. Lipomatöse Hypertrophie mit einer Verminderung der glandulären Anteile ist typisch für die Pankreashypoplasie.

14

14.3.6 Solid and Papillary Epithelial Neoplasm (SPEN)

Das SPEN, auch Hamoudi-Tumor genannt, tritt am häufigsten bei jungen Frauen im Alter von 20–30 Jahren auf (Al-Qahtani et al. 2010). Der Tumor kann auch im späteren Kindesalter auftreten (◘ Abb. 14.5). SPEN-Tumoren sind klassischerweise heterogen mit soliden und zystischen Anteilen, treten am häufigsten im Pankreaskörper und -schwanz auf und sind oft größer als 6 cm bei Diagnose. T1-hyperintense Areale repräsentieren häufig intratumorale Hämorrhagie. Eine T1- und T2-hypointense Tumorkapsel kann beobachtet werden. Flüssigkeitsspiegel in zystischen Bereichen können auftreten. SPEN-Tumoren sind lokal und regional invasiv, metastasieren aber selten. Wenn sie auf das Pankreas beschränkt sind, hat die chirurgische Entfernung gute Aussicht auf kurative Resektion.

14.4 Milz

14.4.1 Akzessorische Milz

Eine akzessorische Milz ist die häufigste angeborene Milzveränderung und stellt eher eine anatomische Variante als eine krankhafte Veränderung dar. Die richtige Diagnosestellung vermeidet unnötige weitere diagnostische Maßnahmen. Eine akzessorische Milz ist meist nahe des Milzhilums oder Pankreasschwanzes lokalisiert und zeigt einT1-, T2- und kontrastverstärktes Signalverhalten identisch zur »Hauptmilz«. Die typische mäanderförmige Kontrastmittelanreicherung normalen Milzgewebes während der früharteriellen Phase kann sehr hilfreich sein.

14.4.2 Asplenie und Polysplenie

Die Heterotaxiesyndrome, d. h. das Fehlen der Milz (Asplenie) und das Vorliegen vieler kleiner nodulärer Milzfoci anstelle einer normalen Milz (Polysplenie), sind seltene embryologische Fehlentwicklungen der Körpersymmetrie (Combs et al. 2004). Beide sind mit einer Vielzahl pulmonärer, kardiovaskulärer, gastrointestinaler und anderer Fehlbildungen assoziiert. Intestinale Malrotation und Situs inversus treten vermehrt auf. Die Asplenie tritt häufiger im männlichen Geschlecht auf und geht oft mit schweren zyanotischen Herzvitien einher. Die typische Anatomie besteht aus bilateralen trilobären Lungen mit kleinen Fissuren und epiarterialen Bronchien, bilateralen systemischen Atria, einer in der Körpermitte liegende Leber und einer variablen Position des Magens. Aufgrund des Fehlens der Milz besteht eine angeborene Immunschwäche (◘ Abb. 14.6). Die Polysplenie tritt häufiger beim weiblichen Geschlecht auf und ist durch bilaterale bilobäre Lungen, hypoarterielle Bronchien, bilaterale pulmonäre Atria und viele kleine Milzen im oberen Abdomen, die oft entlang der großen Magenkurvatur gefunden werden, gekennzeichnet. Die

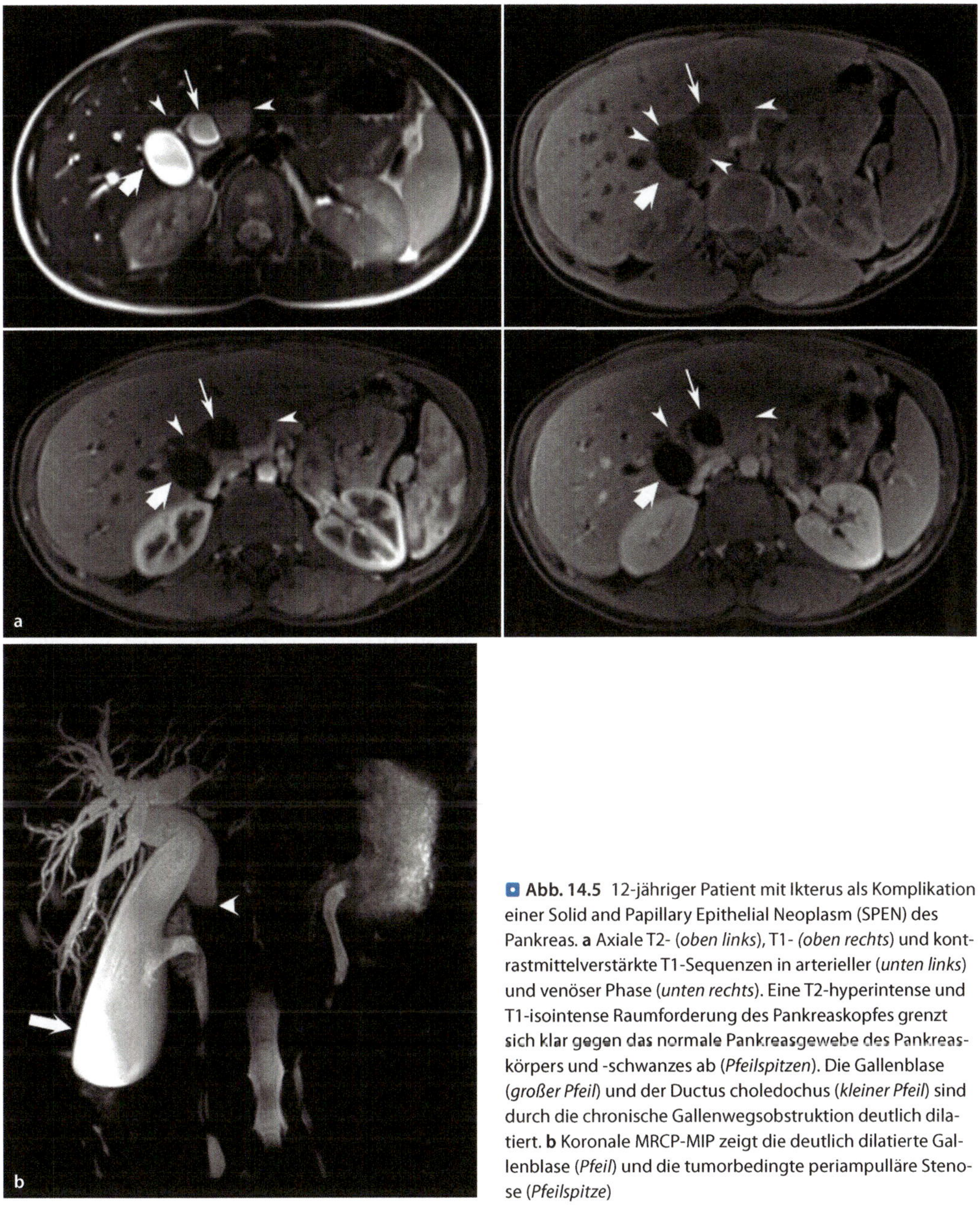

Abb. 14.5 12-jähriger Patient mit Ikterus als Komplikation einer Solid and Papillary Epithelial Neoplasm (SPEN) des Pankreas. **a** Axiale T2- (*oben links*), T1- (*oben rechts*) und kontrastmittelverstärkte T1-Sequenzen in arterieller (*unten links*) und venöser Phase (*unten rechts*). Eine T2-hyperintense und T1-isointense Raumforderung des Pankreaskopfes grenzt sich klar gegen das normale Pankreasgewebe des Pankreaskörpers und -schwanzes ab (*Pfeilspitzen*). Die Gallenblase (*großer Pfeil*) und der Ductus choledochus (*kleiner Pfeil*) sind durch die chronische Gallenwegsobstruktion deutlich dilatiert. **b** Koronale MRCP-MIP zeigt die deutlich dilatierte Gallenblase (*Pfeil*) und die tumorbedingte periampulläre Stenose (*Pfeilspitze*)

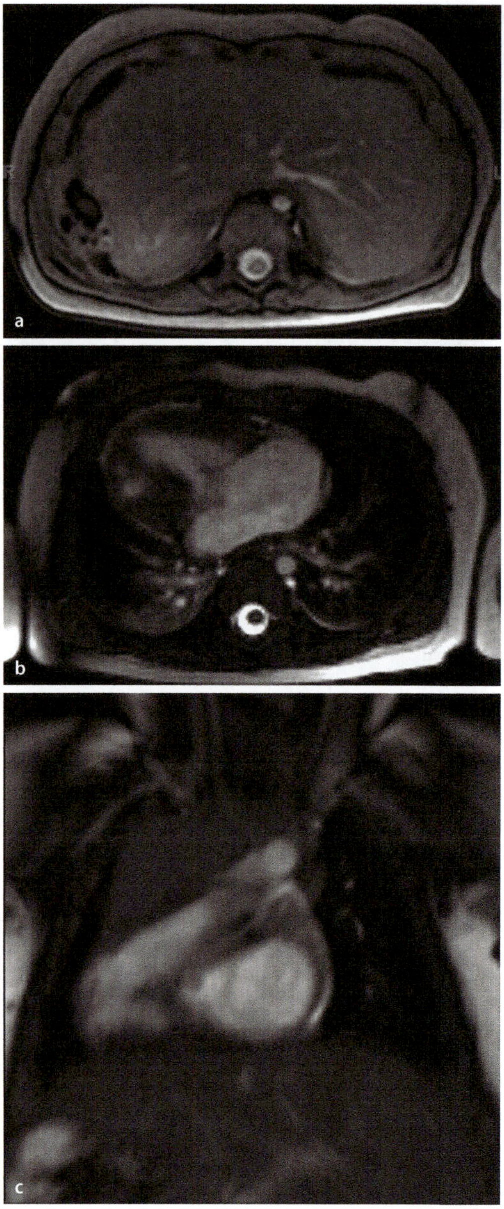

Abb. 14.6 Vier Monate alter Junge mit Asplenie und Dextrokardie. **a** T2-gewichtete axiale MRT des oberen Abdomens zeigt das Fehlen der Milz und eine symmetrisch in der Mittellinie orientierte Leber. Rechtsseitiges Lungenödem und Pleuraerguss sind vorhanden. Axiale (**b**) und koronale (**c**) Bright-blood-Sequenzen des Herzens zeigen Dextrokardie. Eine genaue Analyse der MRT erlaubte die Diagnose eines »double outlet right ventricle« mit (I, L, L) Konfiguration, unbalanciertem AV-Kanal, hypoplastischem linken Ventrikel und partieller anomaler Drainage der Pulmonarvenen

MRT-Diagnose wird durch Identifikation der anatomischen Verhältnisse gestellt, was mit einer Standarduntersuchung mit T1- und T2-gewichteten Sequenzen in axialer und koronaler Schnittführung ausgezeichnet möglich ist.

14.5 Gastrointestinaltrakt

14.5.1 Appendizitis

Appendizitis ist die häufigste Diagnose im Kindesalter, die eine chirurgische Behandlung erfordert. Während eine initiale Ultraschalluntersuchung oft zur Diagnose ausreicht, stellt bei verbleibender Unsicherheit die MRT eine ausgezeichnete weitere Untersuchungsmethode dar, die gegenüber der CT bevorzugt eingesetzt werden sollte, um die Strahlenbelastung der pädiatrischen Population zu verringern. Ein entzündliches T2-hyperintenses Ödem, Schwellung und Verdickung der Appendix mit einem Diameter von >6 mm und vergrößerte Lymphknoten im rechten unteren Abdominalquadranten sind diagnostische Zeichen der unkomplizierten Appendizitis. Das MRT ist in der Lage, lokale Komplikationen wie Abszesse, Perforation, Ileus und Aszites mit hervorragender Sensitivität zu diagnostizieren. Eine häufige Differenzialdiagnose ist die mesenterische Lymphadenitis mit reaktiv vergrößerten Lymphknoten in Abwesenheit einer Appendizitis, oft im Rahmen viraler Infekte sowie des Morbus Crohn. Die MRT kann gleichzeitig das weibliche Becken auf das Vorliegen von Erkrankungen des Uterus und der Ovarien untersuchen sowie auf andere Pathologien, wie z. B. Meckel'sches Divertikel, omentale Infarzierung und entzündliche Darmerkrankungen, hinweisen.

14.5.2 Morbus Crohn und Colitis ulcerosa

Morbus Crohn und Colitis ulcerosa stellen 25 % aller inflammatorischen Darmerkrankungen bei Kindern dar. Die Unterscheidung dieser beiden Entitäten hat wichtige diagnostische Bedeutung. Die MR-Enterographie (MRE) stellt eine noninvasive und strahlungsfreie Methode zur Abklärung dar

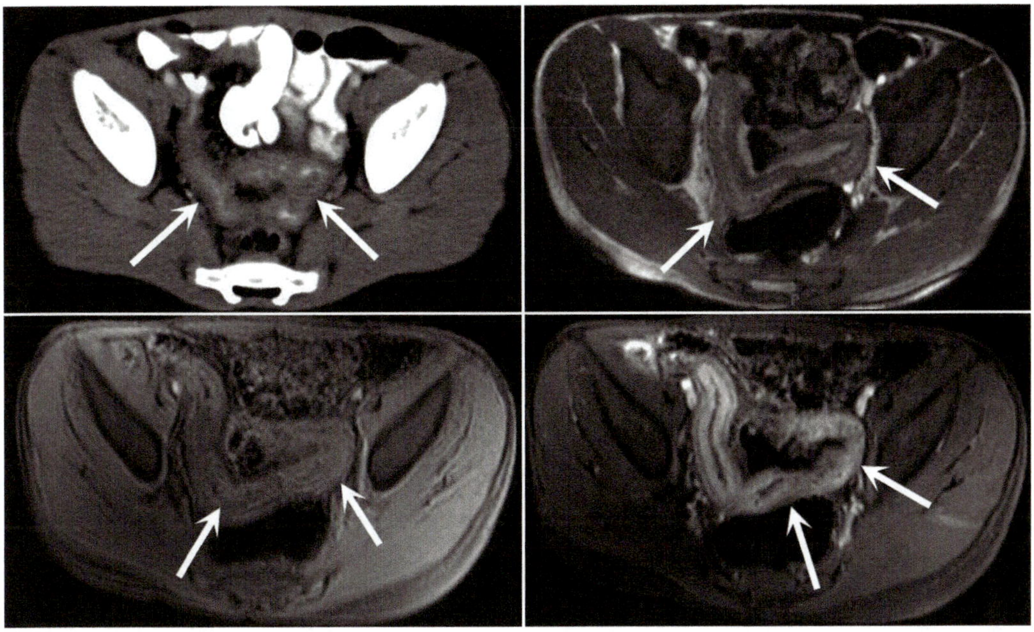

Abb. 14.7 Zwölf Jahre alter Junge mit Morbus Crohn. Axiale CT (*links oben*), T2-gewichtete MR Enterography (*rechts oben*) und T1-gewichtete MRT mit Fettsuppression vor (*links unten*) und nach Kontrastmittelgabe (*rechts unten*). Signifikante entzündliche Verdickung von Dünndarmschlingen im Becken mit abnormal erhöhter Kontrastmittelanreicherung (*Pfeile*)

(Horsthuis et al. 2010). Wichtige Befunde bei der MRE-Untersuchung des Darms sind Darmwandverdickung, abnormale murale Kontrastanreicherung, Darmobstruktion und -stenose. Der Morbus Crohn ist durch transmurale abnormale Kontrastmittelanreicherung und Darmverdickung gekennzeichnet mit bevorzugtem Befall des terminalen Ileums. Ein diskontinuierlicher Befall ist typisch (Abb. 14.7); multiple Strikturen und Fisteln gehören zum Krankheitsbild. Die Colitis ulcerosa zeichnet sich durch präferenzielle Kontrastmittelanreicherung in der Mukosa mit relativer Aussparung der Submukosa aus, dem nichttransmuralen Charakter des Entzündungsprozesses entsprechend. Der Befall dehnt sich klassischerweise retrograd vom Rektum nach proximal aus.

14.5.3 Primäre und sekundäre intestinale Lymphangiektasie

Primäre intestinale Lymphangiektasie (Morbus Waldmann) ist eine seltene kongenitale Erkrankung, die zumeist vor dem 3. Lebensjahr durch Ödem der unteren Extremitäten, aber auch durch das Auftreten von prolongierten Durchfällen mit assoziiertem Proteinverlust und Aszites diagnostiziert wird. Die MRT zeigt eine Darmwandverdickung mit intramuralem Ödem (Abb. 14.8). Alpha-1-Antitrypsin wird in erhöhtem Maß ausgeschieden und ist ein Indikator der erhöhten Permeabilität des Darmes. Es können auch diffuse Anasarka, chylöser Aszites, Pleuraergüsse und Perikarderguss beobachtet werden. Die Therapie ist eine Diät, bestehend aus mittelkettigen Triglyzeriden, die unter Umgehung des lymphatischen Systems direkt in die Portalzirkulation resorbiert werden (Vignes u. Bellanger 2008). Eine sekundäre intestinale Lymphangiektasie resultiert aus inflammatorischer oder neoplastischer Obstruktion des mesenterialen Lymphsystems. Diese tritt durchschnittlich häufiger bei älteren Kindern auf als die primäre Form. Oft können spezifische MRT-Befunde erhoben werden, die den zugrunde liegenden Krankheitsprozess identifizieren (Abb. 14.9).

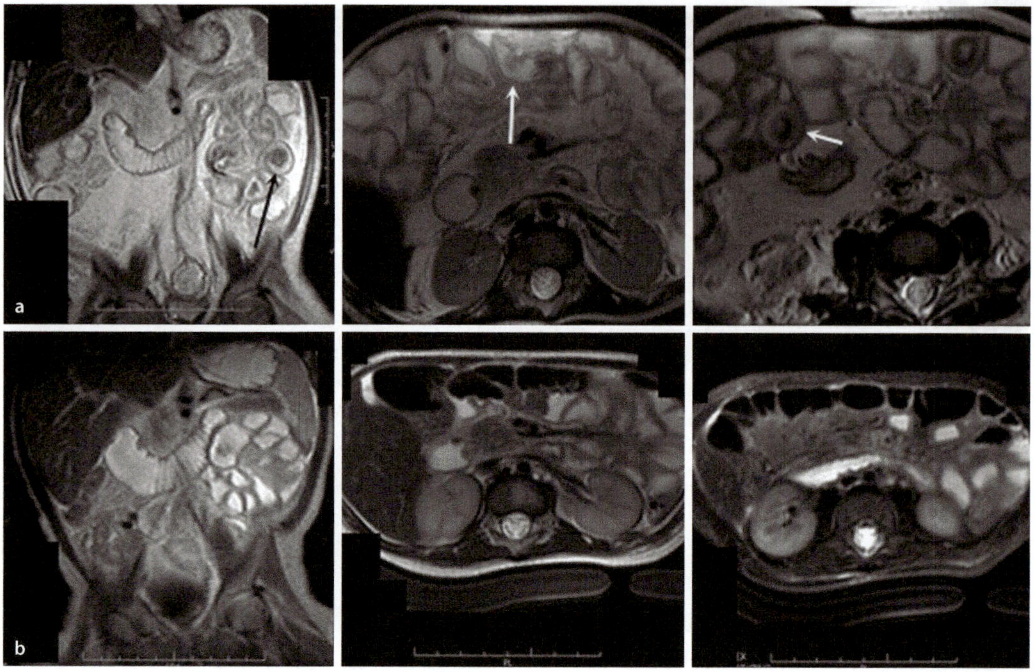

Abb. 14.8 Primäre intestinale Lymphangiektasie. **a** Die koronale (*links*) und axiale (*Mitte und rechts*) T2-gewichtete MRT des Abdomens zeigt vor Beginn der Therapie mit mittelkettigen Triglyzeriden multiple ödematöse Dünndarmschlingen. **b** Die koronale (*links*) und axiale (*Mitte und rechts*) T2-gewichtete MRT des Abdomens zeigt Normalisierung des Dünndarms nach Therapie

14.6 Niere, Nebenniere

14.6.1 Neuroblastom

Das Neuroblastom ist der häufigste fetale maligne solide Tumor, gefolgt vom Wilms-Tumor und den primären pädiatrischen Lebertumoren (Lonergan et al. 2002; Forman et al. 1990). Es tritt bevorzugt auf der rechten Körperseite auf und repräsentiert etwa 8–10 % aller Tumoren im Kindesalter mit einem Altersmedian von 22 Monaten. Der Tumor leitet sich von der Neuralleiste, im Besonderen häufig dem Nebennierenmark und dem sympathetischen Nervensystem ab. Primärtumoren können daher vom Halsbereich bis ins Becken auftreten. Erhöhte Blutkatecholaminwerte sind typisch. Pränatale Neuroblastome werden in etwa 90 % der Fälle in der Nebenniere gefunden. Die Diagnose wird meist im Zusammenhang mit Raumforderungssymptomen gestellt, kann aber auch ein Zufallsbefund beim Neugeborenenscreening sein. Ein assoziiertes Horner-Syndrom entsteht durch die Zerstörung zervikaler Grenzstrangganglia durch den Tumor, während Bluthochdruck entweder durch tumorinvasions- oder raumforderungsbedingte Nierenarterienstenose oder den erhöhten Katecholaminspiegel hervorgerufen wird. 80 % aller Neuroblastome sind zum Zeitpunkt der Diagnose metastatisch mit den häufigsten Zielorganen Leber, Knochenmark, Haut und Lymphknoten. Orbitale Metastasen sind mit Proptosis sowie Ecchymose assoziiert und klinisch als »racoon eyes« beschrieben worden. Das Opsoklonus-Myoklonus-Syndom (OMS) ist ein assoziiertes paraneoplastisches Syndrom, welches durch ruckartige Augenbewegungen, zerebelläre Ataxie und unwillkürliche Muskelkontraktionen gekennzeichnet ist. OMS ist selten und tritt in etwa 3 % aller Neuroblastompatienten auf. Allerdings ist das Vorliegen eines OMS in bis zu 50 % der Patienten auf ein Neuroblastom zurückzuführen. Eine Besonderheit des Neuroblastoms ist die Möglichkeit der spontanen Differenzierung der

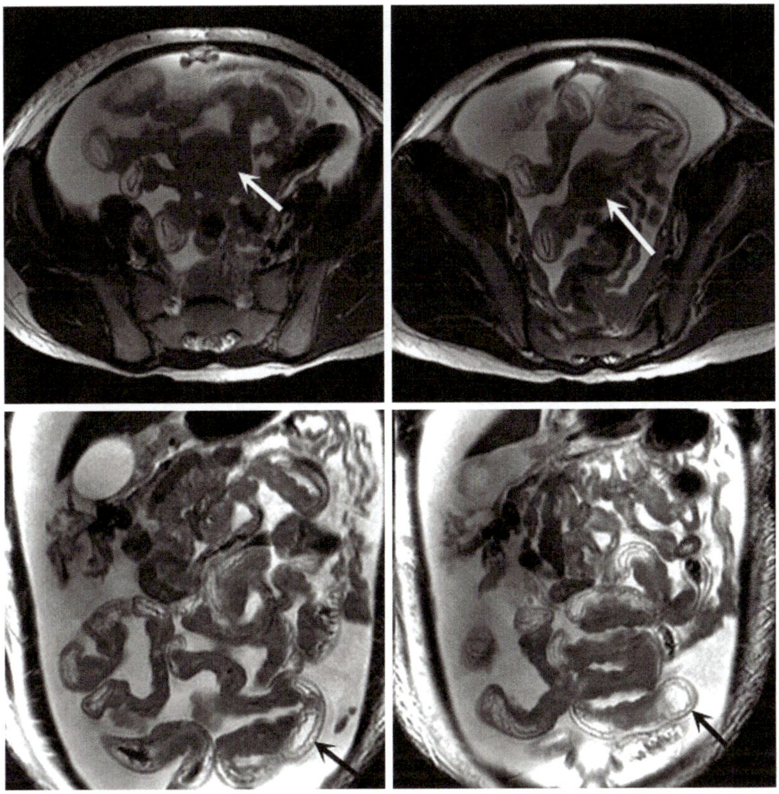

Abb. 14.9 Sekundäre intestinale Lymphangiektasie durch mesenteriales Lymphom. Die axiale (*oben*) und koronale (*unten*) MRT des Abdomens zeigt eine Raumforderung in der Mesenterialwurzel (*weiße Pfeile, oben*) mit Verdickung der Darmwand mehrerer Dünndarmschlingen (*schwarze Pfeile, unten*) und Flüssigkeitsintensität (Lymphödem) in der Mittdarmwand

Neuroblastomzellen zu gutartigen Ganglienzellen und daher die Chance einer spontanen Regression. Dies führt zur speziellen Klassifizierung des Typ-IVS-Neuroblastoms durch die INSS-Klassifikation (International Neuroblastoma Staging System) mit der Kombination aus kutanen, Leber-, Lymphknoten- und Knochenmarkmetastasen (jedoch ohne kortikale Knochenmetastasen und einem befallenen Knochenmarkanteil von < 10 %) innerhalb des 1. Lebensjahrs (Abb. 14.10). Das Typ-IVS-Neuroblastom hat eine insgesamt gute Prognose mit einer rückfallfreien Überlebensrate von 75–90 % ähnlich der Stadien I (beschränkt auf das Ursprungsorgan) und II (ohne Überschreitung der Mittellinie mit homolateralem Lymphknotenbefall). Weitere wichtige prognostische Faktoren sind sowohl biologische Faktoren wie erhöhte Laktatdehydrogenase (LDH) und Ferritin-Werte als auch genetische Faktoren wie die N-myc-Onkogen-Amplifizierung auf dem kurzen Arm des 2. Chromosoms und das Vorliegen einer Deletion auf dem kurzen Arm des 1. Chromosoms.

Neuroblastome sind typischerweise solide Tumoren mit Verkalkungen in bis zu 85 % der erkrankten Kinder, die i. d. R. auf Röntgenaufnahmen sichtbar sind. Die Tumoren neigen dazu, Blutgefäße zu umschließen, während der Wilms-Tumor dazu tendiert, angrenzende Strukturen zu verlagern (Abb. 14.11). Die MRT-Untersuchung sollte zunächst darauf gerichtet sein, den Tumor als intraperitoneal oder retroperitoneal, adrenal oder extraadrenal zu lokalisieren. Das Vorliegen eines paravertebralen Tumors, einer Spinalkanalinvasion, einer Gefäßumschließung durch den Tumor und einer vergrößerten Distanz der Aorta abdominalis und Vena cava inferior zur Wirbelsäule weisen auf

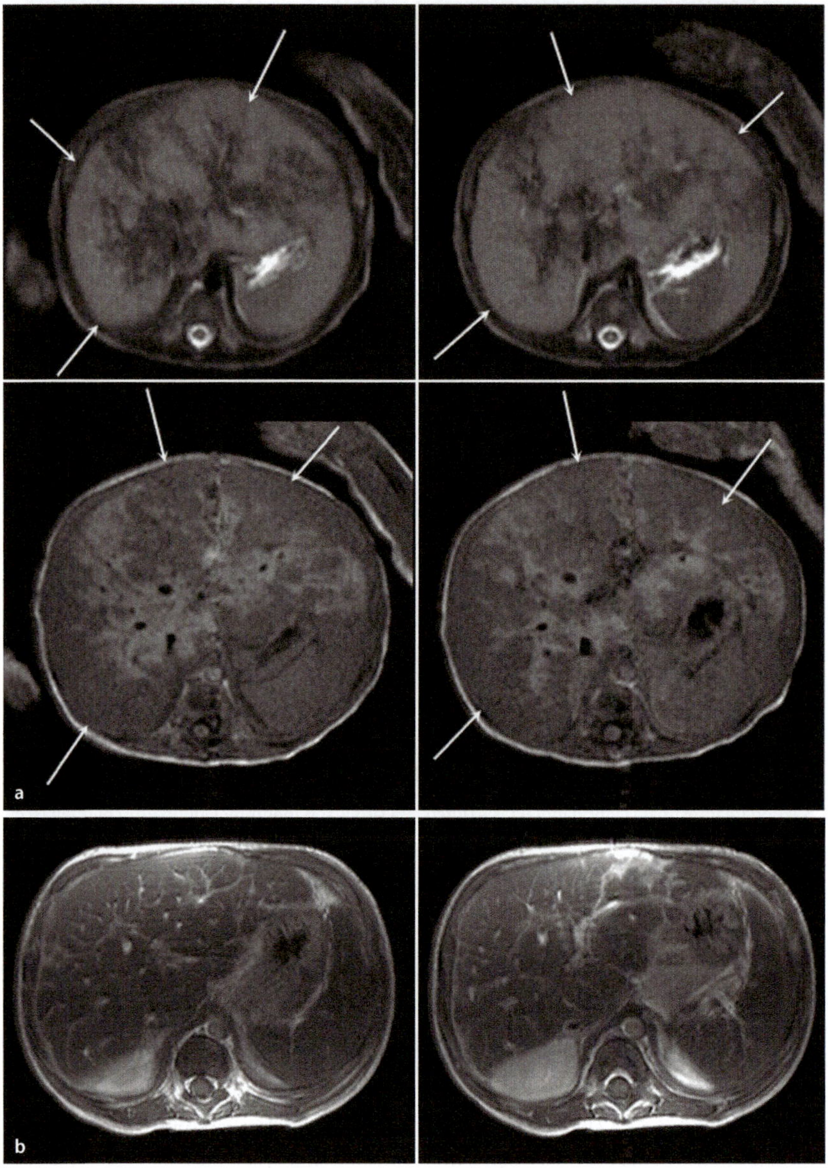

Abb. 14.10 Kongenitales Neuroblastom. **a** Axiale T2-gewichtete (*oben*) und T1-gewichtete MRT der Leber eines Neugeborenes zeigt ausgeprägte diffuse Infiltration des Leberparenchyms mit prädominant peripherer Distribution (*Pfeile*). Haut- und Knochenmarkbefall waren in diesem Fall eines linksseitigen, adrenalen Neuroblastoms (nicht gezeigt) des Stadiums IV-S ebenfalls vorhanden. **b** Axiale T2-gewichtete MRT der Leber 10 Monate später zeigt gemäß dem biologischen Verhalten des IV-S Neuroblastoms spontane komplette Rückbildung der Leberinfiltration

14

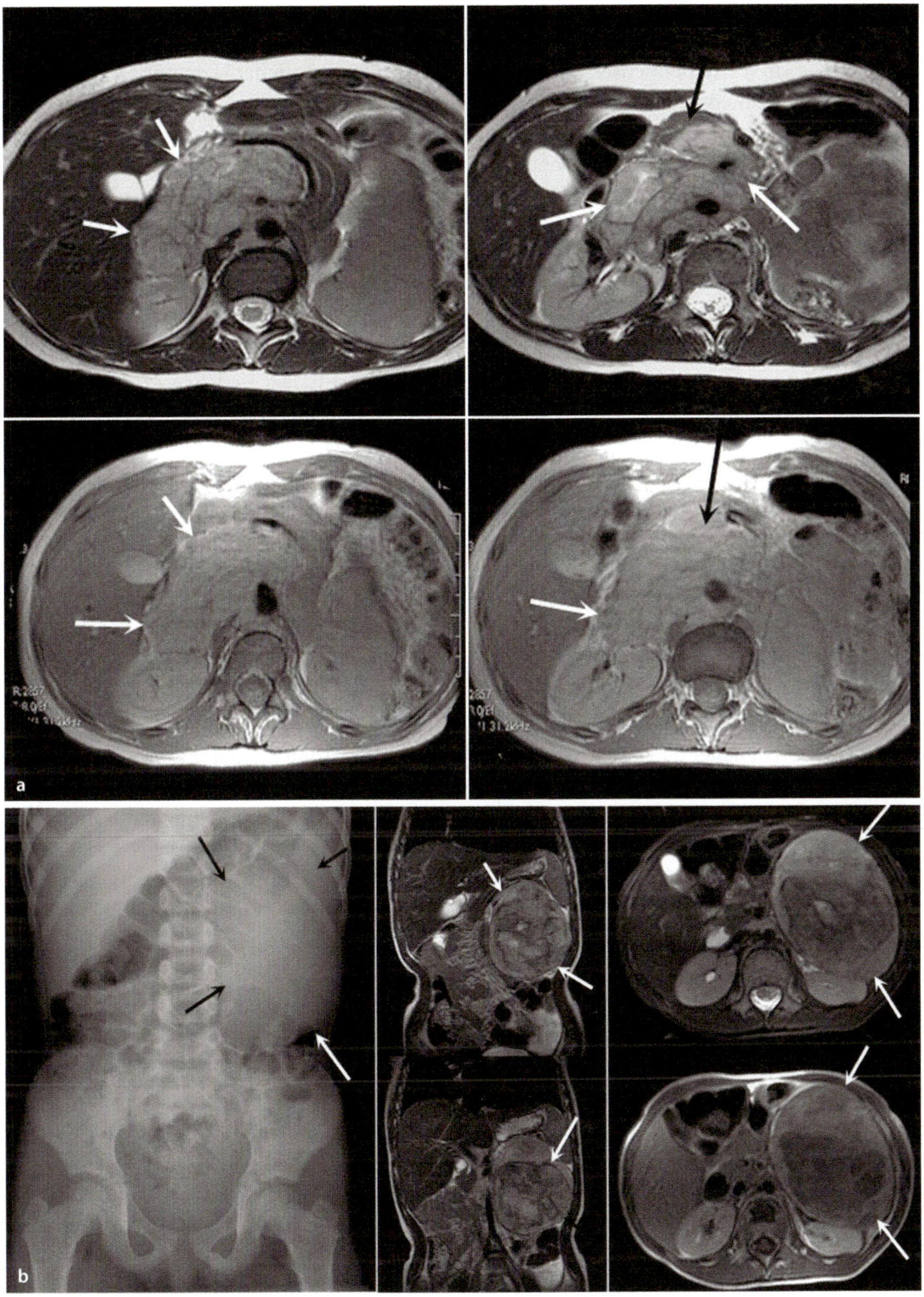

Abb. 14.11 Neuroblastom. **a** Die axiale T2-gewichtete (*oben*) und T1-gewichtete (*unten*) MRT des Abdomens zeigt einen suprarenalen Tumor auf der rechten Seite. Das Neuroblastom umwächst die großen Gefäße des oberen Abdomens (Aorta, Truncus coeliacus, A. mesenterica superior) und überschreitet die Mittellinie (*Pfeile*). **b** Ein anderes Kind mit Neuroblastom. Abdominales Röntgenbild (*links*) zeigt eine Raumforderung im linken oberen Quadranten des Abdomens mit Verlagerung des Colon descendens nach rechts/anterior. Die koronale T2-gewichtete MRT (*mittlere Spalte*) und axiale T2-gewichtete sowie T1-gewichtete MRT des Abdomens zeigen ein links suprarenales Neuroblastom als eine heterogene Raumforderung

ein Neuroblastom hin. Der Tumor selbst ist oft heterogen mit nekrotischen und zystischen Anteilen und zeigt daher ein T1-hypointenses oder -isointenses und T2-hyperintenses oder -isointenses Signal. Eine moderate Kontrastmittelanreicherung ist typisch. Die laterale Überschreitung des kontralateralen spinalen Pedikels ist ein Kriterium für Mittellinienüberschreitung, während der Einschluss von wenigstens 3/4 des Blutgefäßumfangs durch den Tumor Gefäßinvasion signalisiert. Weiterhin weist eine zusammenhängende Tumorausbreitung in den Spinalkanal auf eine Spinalkanalinvasion hin. Zur Diagnose von Fernmetastasen kann eine nuklearmedizinische MIBG-Untersuchung hilfreich sein, obwohl Knochenmarkmetastasen auch gut auf T1- oder diffusionsgewichteten MR-Bildern erkennbar sind. Die Differenzialdiagnose beinhaltet das adrenale kortikale Karzinom (selten, < 1 % aller pädiatrischer adrenaler Neoplasien), das Nebennierenadenom (selten bei Kindern), Phäochromozytom (häufiger im Zusammenhang mit Syndromen wie der multiplen endokrinen Neoplasie, MEN, und Phakomatosen) sowie die Nebennierenblutung, welche die häufigste fokale Nebennierenraumforderung im Neugeborenenalter darstellt.

14.6.2 Wilms-Tumor

Der Wilms-Tumor ist die häufigste Nierenneoplasie im Kindesalter (7 % aller pädiatrischen Tumoren) und tritt mit einem Altersmedian von 3,5 Jahren auf. Er entwickelt sich aus dem primitiven metanephrischen Blastem und ist meist unizentrisch (Siegel u. Chung 2008). Allerdings treten unilateral multizentrische Formen in 7 % und bilaterale Wilms-Tumoren in 5 % der Fälle auf. Wilms-Tumoren entwickeln sich meist sporadisch mit nur etwa 1 % positiver Familienanamnese (Lowe et al. 2000). Assoziationen bestehen mit der Nephroblastomatose, Syndromen mit übermäßigem Wachstum (Hemihypertrophie, Beckwith-Wiedemann Syndrom), dem Denys-Drash-Syndrom (30–40 % Risiko) und der Aniridie (50 % Risiko). Regelmäßige Ultraschalluntersuchungen der Nieren sind bei Bestehen von diesen Risikofaktoren in 3-monatigen Abständen bis zum Alter von etwa 7 Jahren zu empfehlen. Wilms-Tumoren werden meist als asymptomatische große Raumforderungen im Abdomen diagnostiziert oder aufgrund periodischer Bauchschmerzen, mikroskopischer Hämaturie (30 %), Bluthochdruck (25 %) bzw. einer linksseitigen Varikozele durch Druck des Tumors auf die linke Nierenvene. Die Prognose ist mit einer mehr als 90 %igen 5-Jahres-Überlebensrate relativ gut. Bei der MRT-Bildgebung zeigt sich meistens eine einzelne große Raumforderung im Bereich der Niere mit gemischt T1-intermediärem und T2-hyperintensem Signal sowie heterogener Kontrastmittelanreicherung (◘ Abb. 14.12). Oft ist das Nierenbecken dilatiert und verformt. Das Bestehen extrarenaler Invasion, retroperitonealer Lymphadenopathie, Nierenvenen- oder unterer Hohlvenenthrombose (durch blanden oder Tumorthrombus) sowie von Leber- und Lungenmetastasen hat wichtige prognostische Bedeutung und sollte sorgfältig untersucht werden. Bei sehr großen Tumoren kann die Differenzierung zwischen einer Raumforderung der Niere und der Nebenniere problematisch sein. Sollte die normale Nebenniere nicht klar identifiziert sein, hilft das »claw sign«, bei dem das verbleibende normale, regulär kontrastmittelanreichernde Nierenparenchym den Tumor scherenartig umgibt und einen renalen Tumor favorisiert. Die Differenzialdiagnose des Wilms-Tumors beinhaltet einige seltenere Nierentumoren, die durch die Bildgebung nicht unbedingt mit ausreichender Sicherheit ausgeschlossen werden können, obwohl das Alter zum Zeitpunkt der Diagnose zur Unterscheidung hilfreich ist. Oft ist daher eine Biopsie indiziert, bevor weitere therapeutische Schritte unternommen werden können.

14.6.3 Mesoblastisches Nephrom

Das mesoblastische Nephrom ist ein renales Hamartom mit exzellenter Prognose, wenn nicht die aggressivere zelluläre Variante vorliegt. Es ist der häufigste Nierentumor im Fetal- und frühen Säuglingsalter (Lowe et al. 2000). Die meisten mesoblastischen Nephrome werden innerhalb der ersten 3 Lebensmonate diagnostiziert. Obwohl benigne, können diese Raumforderungen rasches Tumorwachstum aufzeigen. Eine chirurgische Entfernung ist meistens kurativ.

14.6.4 Weitere pädiatrische Nierenerkrankungen

Klarzellensarkom Das Klarzellensarkom ist ein hochaggressiver Nierentumor des Kindesalters mit einer schlechten Prognose und durch die Tendenz zur Bildung von Knochenmetastasen gekennzeichnet.

Pädiatrisches Nierenzellkarzinom Das pädiatrische Nierenzellkarzinom repräsentiert 2–5 % der Nierentumoren im Kindesalter mit einem Altersmedian von 9–15 Jahren.

Medulläres Nierenkarzinom Das medulläre Nierenkarzinom tritt besonders assoziiert mit einer besonderen Form der Sichelzellanämie auf, wahrscheinlich bedingt durch die resultierende chronische Hypoxie des Nierenmarks. Es ist ein aggressiver Tumor mit schlechter Prognose, der oft als heterogene und große Nierenraumforderung diagnostiziert wird.

Nephroblastomatose Schließlich stellt die Nephroblastomatose einen Vorläufer des Wilms-Tumors dar. Multiple Reste des nephrogenen Blastems bleiben in den Nieren bei der Geburt bestehen. Diese bilden sich meistens von allein zurück. Die subkapsuläre Lage dieser Reste ist ein wichtiges diagnostisches Kriterium zusammen mit ihrer homogenen internen Struktur auf T1-, T2- und kontrastverstärkten MRT-Sequenzen.

Malformationen des Urogenitaltraktes Die MRT und MR-Urographie (MRU) sind sehr hilfreich bei der genauen anatomischen und funktionellen Abklärung urogenitaler Malformationen, z. B. der Nierenagenesie, Nierenduplikation, Nierenektopie, Ureterduplikation, Ureteratresie, Ureterozele, Ureterobstruktion, kongenitalem Megaureter, Hypo- und Epispadie, Kryptorchidismus sowie urogenitaler und anorektaler Malformationen. Eine detaillierte Diskussion dieses umfangreichen Themas würde den Rahmen dieses Kapitels sprengen. Wir verweisen auf die bereits bestehende extensive Literatur.

14.7 Becken – Sakrokokzygeales Teratom

Teratome sind der häufigste histologische Typ fetaler Beckentumoren (Woodward et al. 2005). Die meisten Teratome sind mature Teratome, die, obwohl histologisch gutartig aufgrund ihrer anatomischen Lage, zu letalen Komplikationen, einschließlich kardiovaskulärer Insuffizienz und fetalem Hydrops, führen können. Extrakraniale Teratome treten am häufigsten im Bereich des Sakrums und Os coccygis auf (70–80 %), gefolgt von zervikalen, kranialen, thorakalen und retroperitonealen Teratomen. Teratome bevorzugen die Mittellinienregionen, bedingt durch die embryologische Wanderungswege primordialer Geschlechtszellen. Sakrokokzygeale Teratome treten etwa 4-mal häufiger bei Mädchen als bei Jungen auf. Die pränatale Diagnose ist äußerst wichtig, um die perinatale Sterblichkeit durch Frühgeburten und tumorbedingte Blutungen so gering wie möglich zu halten.

Typen sakrokokzygealer Teratome

Typ I besitzt keine intrapelvischen (internen) Komponenten.
Typ II besitzt eine Ausdehnung in Richtung der präsakralen Region.
Typ III ist durch externe und in die Bauchhöhle hineinreichende interne Komponenten charakterisiert.
Typ IV ist komplett intraabdominal ohne externe Komponenten.

14.8 Verschiedenes

Sicherlich gibt es noch viele zusätzliche Indikationen und Einsatzgebiete der MRT für das kindliche Abdomen. Zu denken ist an viele zusätzliche benigne und maligne Raumforderungen des Abdomens, an das Lymphom oder Rhabdomyosarkom sowie an das Trauma und infektiöse Prozesse. In diesem Kapitel haben wir uns auf die häufigsten aktuellen MRT-Indikationen im Kindesalter beschränkt. Problemlos könnte ein ganzes Lehrbuch mit zusätzlichen Indikationen gefüllt werden. Wichtig ist jedoch v. a., dass sowohl der Radiologe als

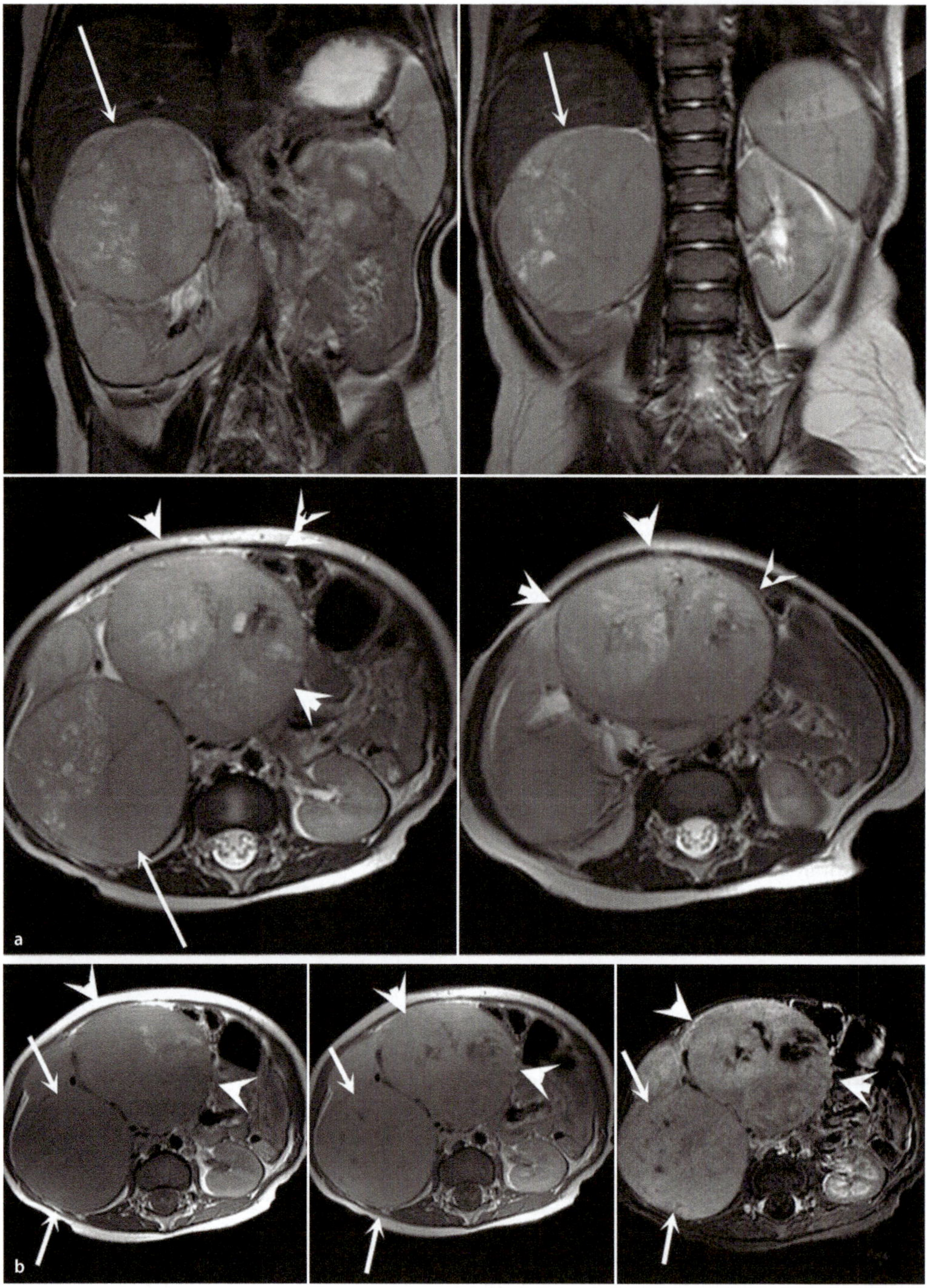

Abb. 14.12 Wilms Tumor. **a** Die koronale (*oben*) und axiale (*unten*) MRT des Abdomens zeigt 3 unterschiedlich große Raumforderungen in der rechten Niere, die größte im Oberpol (*Pfeile*) mit einer definierten Grenze zwischen Tumor und der verbleibenden Niere. Ein Tumorknoten dehnt sich über die Mittellinie aus (*Pfeilspitzen*). **b** Die axiale T1-gewichtete MRT vor (*links*) und nach (*Mitte*) Kontrastmitteladministration sowie das Subtraktionsbild (*rechts*) zeigen die diffuse Kontrastmittelaufnahme der Tumorknoten (*Pfeile*) und die Multifokalität (*Pfeilspitzen*). Die linke Niere ist ohne fokalen Befund.

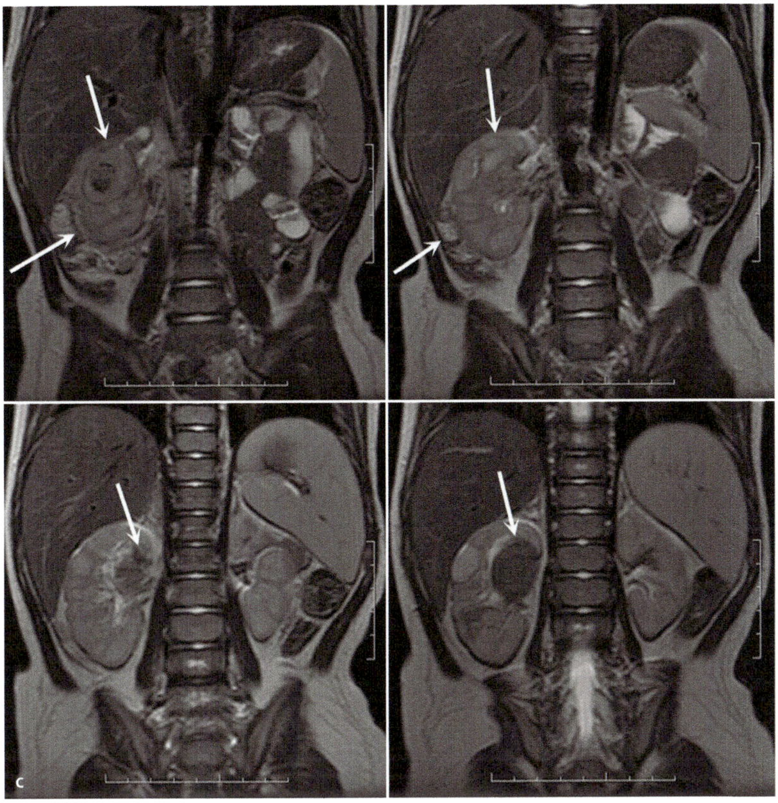

Abb. 14.12 (Fortsetzung) **c** Die koronale T2-gewichtete MRT nach Chemotherapie zeigt ein deutliche Verringerung sämtlicher Tumorknoten

auch der Kliniker die MRT als strahlenfreie Alternative zur CT wo immer möglich einsetzen.

Literatur

Akhan O, Karaosmanoglu AD, Ergen B (2007) Imaging findings in congenital hepatic fibrosis. Eur J Radiol 61(1): 18–24

Al-Qahtani S, Gudinchet F, Laswed T, Schnyder P, Schmidt S, Osterheld MC, Alamo L (2010) Solid pseudopapillary tumor of the pancreas in children: typical radiological findings and pathological correlation. Clin Imaging 34(2): 152–156

Arcement CM, Meza MP, Arumanla S, Towbin RB (2001) MRCP in the evaluation of pancreaticobiliary disease in children. Pediatr Radiol 31(2): 92–97

Brancatelli G, Federle MP, Vilgrain V, Vullierme MP, Marin D, Lagalla R (2005) Fibropolycystic liver disease: CT and MR imaging findings. Radiographics 25(3): 659–670

Chavhan GB, Babyn PS, Manson D, Vidarsson L (2008) Pediatric MR cholangiopancreatography: principles, technique, and clinical applications. Radiographics 28(7): 1951–1962

Chung EM, Cube R, Lewis RB, Conran RM (2010) From the archives of the AFIP: Pediatric liver masses: radiologic-pathologic correlation part 1. Benign tumors. Radiographics 30(3): 801–826

Combs LS, Gupta S, Mehta A (2004) Evaluation of spleen in children with heterotaxia and congenital heart disease. Tenn Med 97(4):161–163

Edil BH, Olino K, Cameron JL (2009) The current management of choledochal cysts. Adv Surg 43: 221–232

Ernst O, Gottrand F, Calvo M, Michaud L, Sergent G, Mizrahi D, L'Hermine C (1998) Congenital hepatic fibrosis: findings at MR cholangiopancreatography. AJR Am J Roentgenol 170(2): 409–412

Finegold MJ, Egler RA, Goss JA, Guillerman RP, Karpen SJ, Krishnamurthy R, O'Mahony CA (2008) Liver tumors: pediatric population. Liver Transpl 14(11): 1545–1556

Forman HP, Leonidas JC, Berdon WE, Slovis TL, Wood BP, Samudrala R (1990) Congenital neuroblastoma: evaluation with multimodality imaging. Radiology 175(2): 365–368

Guibaud L, Lachaud A, Touraine R, Guibal AL, Pelizzari M, Basset T, Pracros JP (1998) MR cholangiography in neonates and infants: feasibility and preliminary applications. AJR Am J Roentgenol 170(1): 27–31

Helmberger TK, Ros PR, Mergo PJ, Tomczak R, Reiser MF (1999) Pediatric liver neoplasms: a radiologic-pathologic correlation. Eur Radiol 9(7): 1339–1347

Horsthuis K, de Ridder L, Smets AM, van Leeuwen MS, Benninga MA, Houwen RH, Littooij AS, Nievelstein RA, Stoker J (2010) Magnetic resonance enterography for suspected inflammatory bowel disease in a pediatric population. J Pediatr Gastroenterol Nutr 51(5): 603–609

Lonergan GJ, Schwab CM, Suarez ES, Carlson CL (2002) Neuroblastoma, ganglioneuroblastoma, and ganglioneuroma: radiologic-pathologic correlation. Radiographics 22(4): 911–934

Lowe LH, Isuani BH, Heller RM, Stein SM, Johnson JE, Navarro OM, Hernanz-Schulman M (2000) Pediatric renal masses: Wilms tumor and beyond. Radiographics 20(6): 1585–1603

Okada T, Sasaki F, Kamiyama T, Nakagawa T, Nakanishi K, Onodera Y, Itoh T, Todo S (2006) Management and algorithm for focal nodular hyperplasia of the liver in children. Eur J Pediatr Surg 16(4): 235–240

Ruggiero A, Molinari F, Coccia P, Attina G, Maurizi P, Riccardi R, Bonomo L (2008) MRI findings in Shwachman diamond syndrome. Pediatr Blood Cancer 50(2): 352–354

Siegel MJ, Chung EM (2008) Wilms' tumor and other pediatric renal masses. Magn Reson Imaging Clin N Am 16(3): 479–497, vi

Vignes S, Bellanger J (2008) Primary intestinal lymphangiectasia (Waldmann's disease). Orphanet J Rare Dis 3: 5

Wetli SC, Gralla ES, Schibli S, Stranzinger E (2010) Hepatocellular carcinoma and regenerating nodule in a 3-year-old child with Alagille syndrome. Pediatr Radiol 40(10): 1696–1698

Woodward PJ, Sohaey R, Kennedy A, Koeller KK (2005) From the archives of the AFIP: a comprehensive review of fetal tumors with pathologic correlation. Radiographics 25(1): 215–242

Abdominale Notfälle

Hatem Alkadhi und Johannes T. Heverhagen

15.1 Einleitung

Das Management des akuten Abdomens erfordert eine rasche und präzise Diagnose. Hierbei spielen v. a. der Ultraschall (US) sowie die Computertomographie (CT) eine wesentliche Rolle. Die relativ hohen Kosten, die beschränkte Verfügbarkeit und die oftmals langen Untersuchungszeiten sind die Hauptgründe für den zurückhaltenden Einsatz der Magnetresonanztomographie (MRT) in der Notfallsituation. Nichtsdestotrotz besitzt die MRT zahlreiche Vorteile gegenüber den anderen Modalitäten und kann dadurch eine wertvolle Alternative zum US und zur CT bei dezidierten klinischen Szenarien wie spezifischen Fragestellungen sein (Singh et al. 2007).

Dieses Kapitel liefert eine Übersicht über die Vor- und Nachteile der MRT im Vergleich zum US und zur CT bei der Diagnose von Ursachen des akuten Abdomens im Notfall. Ein besonderes Gewicht wird der Optimierung von MRT-Protokollen und der Verwendung von Kontrastmitteln in der Schwangerschaft verliehen. Schlussendlich werden verschiedene typische Erkrankungen besprochen und klassische Befunde in der MRT diskutiert.

15.2 Vor- und Nachteile der MRT

Im Vergleich zu den alternativen Modalitäten US und CT zeigt die MRT zahlreiche Vorteile. Im Vergleich zur CT liegt der wesentliche Vorteil der MRT im Fehlen ionisierender Strahlung und im sehr guten Sicherheitsprofil gadoliniumhaltiger Kontrastmittel. Zudem liefert die MRT eine überlegene Kontrastauflösung und hiermit verbunden die Möglichkeit, pathologische Prozesse exzellent abzubilden und zu charakterisieren. Im Vergleich zum US bietet die MRT den Vorteil, dass sie die gesamte Anatomie und damit auch Pathologien außerhalb des primären Fokus darstellen kann. Des Weiteren ist sie untersucherunabhängig und standardisierbar.

Zu den Nachteilen der MRT zählen die vermeintlich hohen Kosten, die schlechtere örtliche Auflösung im Vergleich zur CT, die stärkere Anfälligkeit für Bewegungsartefakte und die eingeschränkte Verwendung intensivmedizinischer Geräte zum Monitoring der Patienten in der Notfallsituation. Zudem ist die CT deutlich schneller als die MRT, selbst unter Verwendung schneller Gradientenechosequenzen. Die CT wird daher beim akut erkrankten Patienten, welcher nicht kooperieren und für die Dauer einer Untersuchung ruhig liegen kann, der MRT vorgezogen.

Eventuell verhindert auch die fehlende Gewöhnung und Erfahrung des Radiologen für die typischen MRT-Befunde bei Pathologien des akuten Abdomens (im Gegensatz zu denjenigen im US und in der CT), dass die MRT in der Notfallsituation vermehrt eingesetzt wird.

Die Option der direkten multiplanaren Bildgebung in jeder gewünschten Ebene ist ein weiterer Pluspunkt der MRT, sodass der Ursprung und die Ausdehnung verschiedener Pathologien im Abdomen und Becken gezielt untersucht werden können. Allerdings ist die Fähigkeit der multiplanaren Bildgebung in der MRT derjenigen der CT mit der Volumenakquisition isotroper Voxel weiterhin unterlegen.

15.3 Schwangerschaft

15.3.1 MRT und Schwangerschaft

Aufgrund des Fehlens ionisierender Strahlung stellt die MRT eine wertvolle Alternative zur CT bei der Bildgebung des akuten Abdomens in der Schwangerschaft dar.

Bis heute konnten keine Risiken der MRT auf die Schwangerschaft festgestellt werden. Nichtsdestotrotz ist die gängige Meinung, dass schwangere Patientinnen eine MRT in jedem Stadium der Schwangerschaft erhalten können, falls der Nutzen das potenzielle Risiko der Untersuchung übersteigt. Der Radiologe sollte mit dem zuweisenden Arzt entsprechend Rücksprache halten und dies so in der Patientenakte vermerken (Kanal et al. 2007).

Das American College of Radiology (ACR) empfiehlt vor einer MRT in der Schwangerschaft das schriftliche Festhalten folgender Punkte:

1. Die potenzielle Information aus der MRT-Untersuchung kann mit anderen Modalitäten, die bspw. wie der US keine ionisierende Strahlen aufweisen, nicht erzielt werden.

2. Die MRT-Untersuchung ist notwendig, weil sie die Behandlung und Therapie der Patientin und/oder des Ungeborenen noch während der Schwangerschaft beeinflusst.
3. Der zuweisende Arzt ist der Meinung, dass es unvorsichtig wäre, die MRT-Untersuchung bis nach der Schwangerschaft hinauszuzögern.

Zudem wird empfohlen, dass schwangere Patientinnen, die eine MRT erhalten sollen, vor der Untersuchung eine schriftliche Einverständniserklärung abgeben. In dieser sollte die Patientin unterschreiben, über die potenziellen Risiken sowie über alternative Untersuchungen (falls vorhanden) aufgeklärt worden zu sein (Kanal et al. 3007). Diese Aufklärung über mögliche Risiken sollte v. a. die Erwähnung beinhalten, dass zwar bisher keine Risiken der MRT auf die Schwangerschaft festgestellt werden konnten, aber auch keine Daten existieren, um diese sicher auszuschließen.

15.3.2 Kontrastmittel und Schwangerschaft

Ein wichtiger Aspekt bei der MRT in der Schwangerschaft ist die Verwendung gadoliniumhaltiger Kontrastmittel.

Studien zu wasserlöslichen extrazellulären Substanzen wie gadoliniumhaltigem Kontrastmittel in der Schwangerschaft sind limitiert. Dadurch sind die Effekte der Kontrastmittel auf den humanen Embryo und Fetus nicht vollständig erforscht. Gadoliniumhaltige MRT-Kontrastmittel passieren die Plazentabarriere und finden sich ca. 11 min nach intravenöser Applikation in der fetalen Harnblase (Moon et al. 2000). Nach Übertritt in den fetalen Blutkreislauf wird das Kontrastmittel in die Amnionflüssigkeit ausgeschieden und anschließend vom Fetus oral aufgenommen. Es wird angenommen, dass eine kleine Menge des oral aufgenommenen Kontrastmittels aus dem Magendarmtrakt des Fetus absorbiert wird, während der Rest zurück in die Amnionflüssigkeit ausgeschieden wird. Dieser Zyklus wiederholt sich mehrere Male.

Wegen der bislang nicht gänzlich geklärten Datenlage sind die Empfehlungen verschiedener Fachgesellschaften zur Verwendung gadoliniumhaltiger Kontrastmittel in der Schwangerschaft zurückhaltend.

Das American College of Radiology (ACR) empfiehlt die Gabe gadoliniumhaltiger Kontrastmittel nur mit äußerster Vorsicht (American College of Radiology 2010). Jeder Fall muss vorsichtig und individuell beurteilt werden, und das Kontrastmittel sollte nur dann gegeben werden, wenn es einen klaren Benefit (im Originaltext: «overwhelming benefit«) für die Patientin und/oder das Ungeborene bringt, der das mögliche Risiko der Exposition des Fetus mit freien Gadolinium-Ionen übersteigt. Ähnlich zu den in ▶ Abschn. 15.3.1 genannten Empfehlungen zur MRT in der Schwangerschaft sollte eine entsprechende Dokumentation und schriftliche Einverständniserklärung der Patientinnen erfolgen.

Die ESUR (European Society of Urogenital Radiology 2008) empfiehlt, gadoliniumhaltige Kontrastmittel in der Schwangerschaft nur dann zu verwenden, wenn eine zwingende Indikation für eine kontrastverstärkte MRT besteht. Zudem sollte Schwangeren nur die kleinstmögliche Dosis eines stabilen gadoliniumhaltigen Kontrastmittels (makrozyklische Substanzen) verabreicht werden.

Wurde einer Schwangeren gadoliniumhaltiges Kontrastmittel verabreicht, sind beim Neugeborenen (im Gegenteil zur Exposition des Fetus mit jodhaltigen Kontrastmitteln) keine speziellen Tests und Abklärungen erforderlich.

15.4 Protokolle

Da eine optimale Bildqualität der Schlüssel zur korrekten Diagnose ist, sollten die MRT-Protokolle an die individuelle klinische Situation des Patienten angepasst und jegliche Artefakte mit allen zur Verfügung stehenden Mittel minimiert werden. Falls möglich, sollten Techniken in Atemstillstand verwendet werden, um Bewegungsartefakte zu reduzieren. Sollte ein Patient nicht in der Lage sein, die Luft während der Untersuchung anzuhalten, müssen alternative Optionen in Erwägung gezogen werden.

Alternativen zur Atemanhaltetechnik zur Reduktion von Bewegungsartefakten

1. Es ist möglich, die Datenakquisitionszeit durch parallele Bildgebung zu reduzieren. Hierdurch kann bei geringeren Feldstärken (≤ 1,5 T) die Untersuchungszeit max. halbiert werden.
2. Die Matrixgröße kann reduziert werden. Diese Option führt zu einer rascheren Datenakquisition, jedoch auch zu einer reduzierten Bildqualität.
3. Anteriore Sättigungsbanden können verwendet werden, welche Atemartefakte reduzieren. Allerdings verlängern diese wiederum die Aufnahmezeit.
4. Es existieren Techniken mit Datenakquisition in freier Atmung oder atemgetriggerte Untersuchungstechniken, welche u. U. angewendet werden können. Auch hier führt die Anwendung der Techniken zu einer teils erheblich verlängerten Untersuchungszeit.

Das Untersuchungsprotokoll beim akuten Abdomen besteht i. d. R. aus den folgenden Sequenzen (Heverhagen u. Klose 2009):

- flüssigkeitssensitive, stark T2-gewichtete Sequenzen (Inversion Recovery),
- T2-gewichtete Sequenzen,
- T1-gewichtete Sequenzen vor, und falls notwendig, nach i.v.-Gabe von Kontrastmittel sowie
- optional diffusionsgewichtete Sequenzen (◘ Tab. 15.1).

Es empfiehlt sich, mit einer koronaren Short Tau Inversion Recovery (STIR)-Sequenz zu beginnen, welche das ganze Abdomen und Becken abbilden soll. Diese Sequenz kann bei freier Atmung durchgeführt werden. Die Akquisition dieser Sequenz gelingt in ca. 3 min und liefert eine gute Übersicht über freie Flüssigkeit im Abdomen. Anschließend kann die weitere MRT-Untersuchung auf den Bereich mit freier Flüssigkeit fokussiert werden. Hierzu bieten sich axiale Single-shot-T2-gewichtete Sequenzen an (»fast spin echo« oder »half-fourier RARE«) an. Diese Sequenz liefert exzellente anatomische Details und klärt die exakte Region der freien Flüssigkeit. Zudem liefert sie eine gute Darstellung der parenchymatösen Organe sowie der abdominalen Hohlorgane. Die Sequenz kann, wenn nötig, in 3 Ebenen akquiriert werden. Sie sollte i. Allg. ohne Fettsättigung durchgeführt werden; in Ausnahmefällen kann eine Suppression des Fettsignals allerdings geringe Mengen freier Flüssigkeit demaskieren.

Wie in ► Abschn. 15.3.2 erwähnt, ist die Gabe von Kontrastmittel optional und sollte nur dann vorgenommen werden, wenn eine klare klinische Indikation dazu besteht. T1-gewichtete Sequenzen nach intravenöser Kontrastmittelgabe liefern eine bessere Darstellung der Darmwand und verbessern die Detektion von abdominalen Abszessen. Sie können weiterhin Tumoren, welche die zugrunde liegende Ursache für die akute Dekompensation des Patienten sein können, demaskieren.

Die Diffusionsbildgebung bildet die Diffusion von Wassermolekülen in Geweben ab (► Kap. 1). Pathologische Prozesse verändern die Permeabilität von Zellen und/oder modifizieren den Wassergehalt des Gewebes. So können Änderungen in den Weichteilen mit diffusionsgewichteten Sequenzen darstellt werden.

Der genaue Nutzen der diffusionsgewichteten Bildgebung beim akuten Abdomen ist aktuell noch nicht präzise definiert und befindet sich derzeit in der Evaluation innerhalb klinischer Studien. Jedoch deuten erste Erfahrungen an, dass die diffusionsgewichtete Bildgebung als Alternative zu kontrastmittelverstärkten Sequenzen bei entzündlichen Veränderungen verwendet oder zur Differenzierung von Zysten und Abszessen benutzt werden kann.

15.4.1 Kontrastmittelgabe

Wie bereits erwähnt, soll bei schwangeren Patientinnen die i.v.-Gabe von gadoliniumhaltigen Kontrastmitteln nur bei zwingender klinischer Indikation und mit äußerster Vorsicht geschehen.

Bei Nichtschwangeren sind bei der Gabe von i.v.-Kontrastmittel in der Notfallsituation dieselben Sicherheitsvorkehrungen zu treffen wie bei anderen elektiven Fragestellungen (s. Empfehlungen ESUR 2008).

Tab. 15.1 Exemplarisches MRT-Protokoll zur Bildgebung beim akuten Abdomen

Gewichtung	Sequenzen	Ausrichtung	Schichtdicke (mm)
Stark T2-gewichtet mit Fettsaturation	STIR	Koronar	5
T2-gewichtet ohne/mit Fettsaturation	TSE, FSE	Axial (ggf. koronar und sagittal)	5
T1-gewichtet mit Fettsaturation[a]	FFE, GRE	Axial (ggf. koronar)	5
Diffusionsgewichtet	EPI	Axial	6

[a] bei Bedarf vor und nach i.v.-Gabe gadoliniumhaltigen Kontrastmittels

Orales Kontrastmittel kann optional verwendet werden. Allerdings muss dann die Verzögerung durch die orale Gabe in Betracht gezogen werden. Zudem wurde gezeigt, dass sowohl bei Schwangeren als auch bei Nichtschwangeren mit verschiedenen Pathologien, wie z. B. der akuten Appendizitis oder Adnextorsionen, auf orales Kontrastmittel verzichtet werden kann, ohne dass dadurch die diagnostische Genauigkeit der Methode reduziert wird.

15.5 Klinische Anwendungen

15.5.1 Akute Appendizitis

Die akute Appendizitis ist eine Erkrankung, die vornehmlich bei Kindern und Jugendlichen auftritt. Die Diagnose wird bildgebend dann gestellt, wenn eine Kombination folgender Befunde vorliegt (Pedrosa et al. 2007):

a) die Appendix weist einen Durchmesser von > 7 mm auf,
b) die Wand der Appendix ist dicker als 2 mm,
c) das umgebende Fettgewebe ist imbibiert bzw. infiltriert (Abb. 15.1).

Die Flüssigkeit im umliegenden Fettgewebe kann in den STIR-Bildern am besten detektiert, auf T2-gewichteten Bildern die verdickte Appendix am besten abgebildet werden.

T1-gewichtete und diffusionsgewichtete Bilder können dann von Nutzen sein, wenn die Appendix nicht klar verdickt ist oder wenn keine wesentliche Fettgewebsimbibierung vorliegt. Im Fall einer gedeckten Perforation liefert die kontrastmittelverstärkte T1-gewichtete Sequenz die beste Differenzierung zwischen entzündlicher Infiltration und Abszedierung. Auch hier deuten erste Erfahrungen das Potenzial der Diffusionsbildgebung bei der akuten Appendizitis als Alternative zu kontrastmittelverstärkten Sequenzen an.

Akute Appendizitis in der Schwangerschaft

Bei schwangeren Patientinnen mit akutem Abdomen ist die MRT eine hervorragende Modalität sowohl zur Diagnose der akuten Appendizitis als auch zum Ausschluss anderer Ursachen mit operativen oder interventionellen Konsequenzen. Sie ist daher eine geeignete Modalität, um die Triage von schwangeren Patientinnen mit akutem Abdomen zu optimieren (Oto et al. 2009).

Zu beachten ist in der Schwangerschaft jedoch eine Änderung in der abdominalen Anatomie: Im Verlauf der Schwangerschaft zeigt sich eine zunehmende, graduelle Verlagerung der Appendix und des Zökums nach kranial mit einer moderaten Korrelation zwischen der Lage der Appendix und dem Gestationsalter (Abb. 15.2). Während die Appendix im 1. Trimester deutlich unterhalb der Ebene des Beckenkamms liegt, steigt sie im 2. Trimester auf Höhe des Beckenkamms und erreicht im 3. Trimester eine Lage von im Durchschnitt 2,6 cm kranial des Beckenkamms (Oto et al. 2006).

15.5.2 Adnextorsion

Die Adnextorsion stellt die häufigste akute Komplikation von benignen wie auch malignen Tumoren

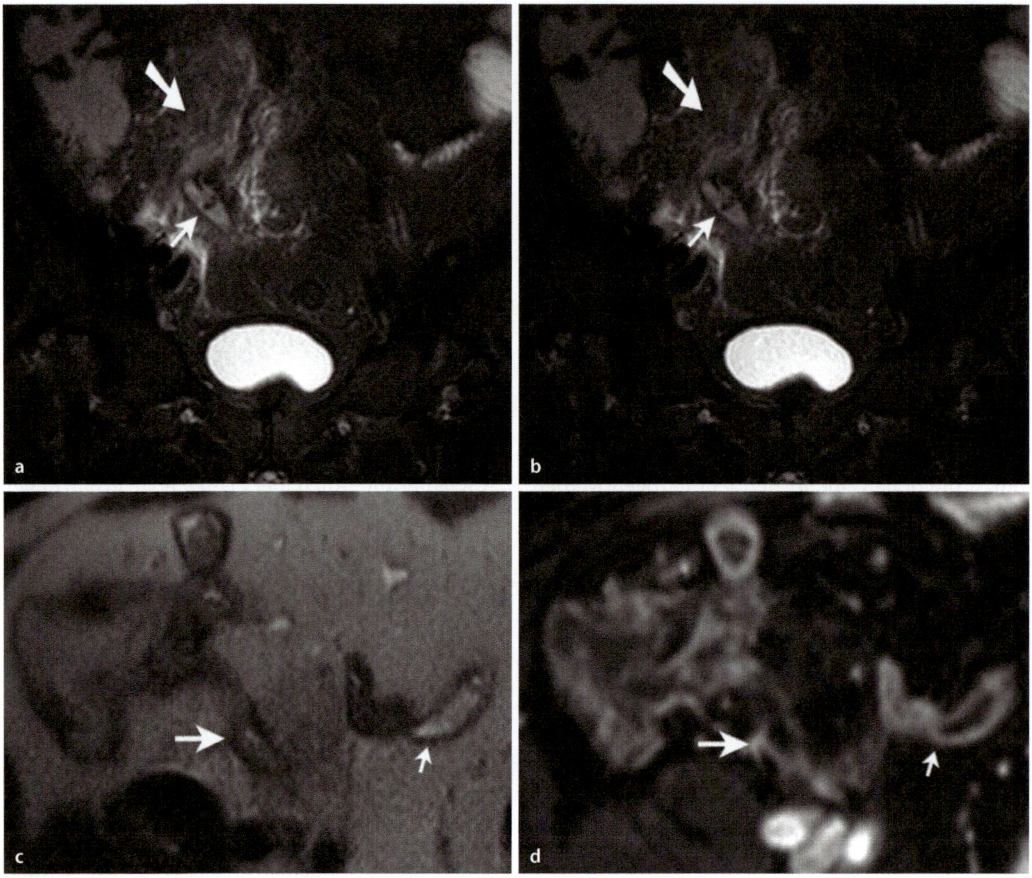

Abb. 15.1 29-jährige Patientin mit akutem Abdomen. Koronare STIR- (**a**) und TRUFISP-Bilder (**b**) zeigen eine entzündlich veränderte und vergrößerte Appendix (*kurzer Pfeil*) mit entzündlicher Reaktion des angrenzenden Gewebes (*großer Pfeil*). Axiale FSE- (**c**) und kontrastmittelverstärkte T1-gewichtete (**d**) Bilder zeigen die vergrößerte Appendix mit starker Kontrastmittalanreicherung der Wand (*großer Pfeil*) sowie eine begleitende Entzündung benachbarter Dünndarmschlingen (*kleiner Pfeil*)

des Ovars dar und betrifft Frauen jeglichen Alters. Die Ursache der Adnextorsion hingegen hängt vom Alter der Patientin ab: Bei Jugendlichen sind Entwicklungsstörungen (wie z. B. anlagebedingt lange Tuben) die Hauptursache. Bei der Schwangeren ist die häufigste Ursache eine vergrößerte Corpus-luteum-Zyste. Bei postmenopausalen Frauen sind maligne Tumoren die häufigste Ursache für Adnextorsionen.

Zunächst wird die erkrankte Region als Areal mit hoher Signalintensität auf den STIR-Bildern detektiert. Die T2-gewichteten Bilder lokalisieren dann den entzündlichen Prozess im Ovar und bilden die zugrundeliegende Läsion ab. Kontrastmittelverstärkte T1-gewichtete Sequenzen können bei der Dignitätsbeurteilung von gefundenen Läsionen hilfreich sein. Auch bei der Adnextorsion haben erste Studien gezeigt, dass die Diffusionsgewichtung die kontrastmittelverstärkten Sequenzen ersetzen kann.

Die wichtigsten Befunde bei der Adnextorsion sind eine Vergrößerung des Ovars mit stromalem Ödem (Singh et al. 2007). Zudem zeigen sich eine Verdickung der verdrehten Tube, eine leichte Verdickung der Wand der zystischen Masse im Ovar, Aszites sowie eine Verlagerung des Uterus zur Seite der Torsion.

Seltenere Befunde sind Einblutungen in die Tube und/oder in das Ovar sowie ein Hämoperito-

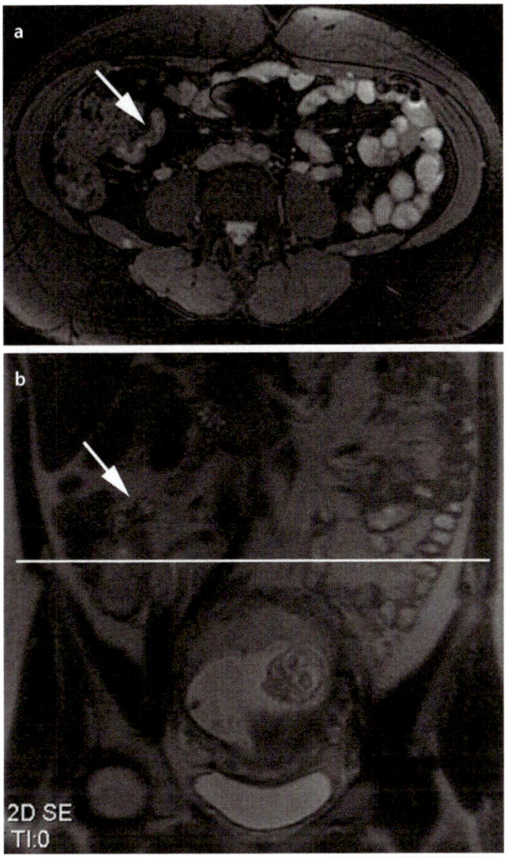

Abb. 15.2 Lage der Appendix (**a**, weiße Pfeile) bei einer 25-jährigen Schwangeren in der 21. SSW ca. 1,5 cm oberhalb der Ebene des Beckenkamms (**b**, weiße Linie)

neum. Die assoziierte benigne Zyste des Ovars oder benigne Tumoren können in den meisten Fällen detektiert werden. Das zystische Teratom ist der häufigste benigne Tumor in Assoziation mit einer Adnextorsion.

Um Einblutungen zu detektieren, empfiehlt sich die Verwendung T1-gewichteter Sequenzen mit Fettsuppression. Eine fehlende Kontrastmittelanreicherung spricht für eine Beeinträchtigung der Gefäßversorgung der Adnexe.

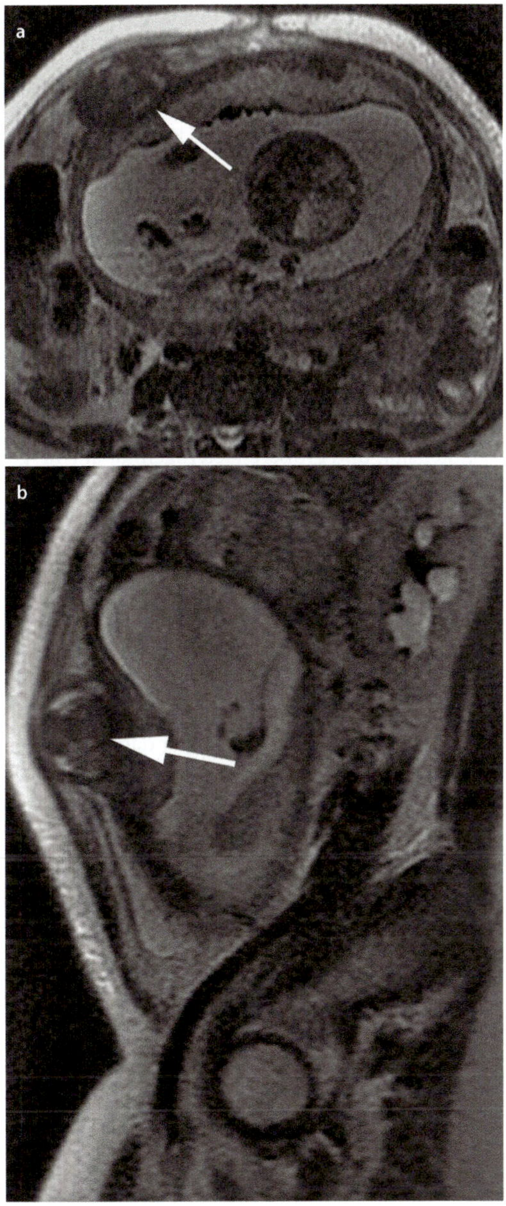

Abb. 15.3 30-jährige Patientin mit akutem Unterbauchschmerz in der 22. SSW. Axiale (**a**) und sagittale (**b**) FSE zeigen ein subseröses Uterusmyom in der ventralen Wand des Corpus uteri (*Pfeile*) mit Zeichen einer Degeneration mit teils fleckiger, teils diffuser T2-Hyperintensität

15.5.3 Myomdegeneration

Die Degeneration von Uterusmyomen kann Schmerzen, Spannungsgefühl, Fieber und eine Leukozytose zur Folge haben. Die Degeneration geschieht dann, wenn das Wachstum der Myome das Ausmaß ihrer Blutversorgung übersteigt. Während der Schwangerschaft interferiert die Vergrößerung des Uterus mit der Blutversorgung der Myome, wodurch eine Degeneration zusätzlich begünstigt werden kann.

Die MRT kann helfen, komplizierte Fälle von Uterusmyomdegenerationen zu klären. T1-gewichtete MRT-Bilder können eine diffuse oder periphere Hyperintensität, verursacht durch Einblutungen, zeigen. Ein T2-hyperintenser Randsaum um die Myome kann durch obstruierte Venen am Rand der Masse hervorgerufen werden.

Ein Ödem, welches der Degeneration vorausgeht, kann einen diffusen Signalanstieg der Myome auf T2-gewichteten Bildern verursachen (Abb. 15.3). Degenerierte Myome haben eine höhere Signalintensität und größere Heterogenität auf T2-gewichteten Bildern und zeigen eine geringere Kontrastmittelanreicherung als nichtdegenerierte, zellreiche Myome (Singh et al. 2007).

15.6 Zusammenfassung

Die MRT des Abdomens ist eine exzellente Alternative zur CT, falls letztere wegen der damit assoziierten ionisierenden Strahlung und/oder Unverträglichkeiten jodhaltigen Kontrastmittels nicht angewendet werden kann. Zudem stellt die MRT eine hervorragende Ergänzung zum US bei schwangeren Patientinnen dar, falls dieser nicht konklusiv ist.

Die Radiologen sollten mit der MRT in der Notfallsituation vertraut sein sowie die Vor- und Nachteile der MRT bei Patienten mit akutem Abdomen kennen. Ein an die jeweilige Fragestellung und die Notfallsituation adaptiertes Protokoll ist essenziell, um den diagnostischen Wert und damit die Effizienz dieser Untersuchung max. auszuschöpfen.

Literatur

American College of Radiology (2010) ACR Manual on Contrast Media. Version 7

European Society of Urogenital Radiology (2008) ESUR Guidelines on Contrast Media. Version 7.0

Heverhagen JT, Klose KJ (2009) MR imaging for acute lower abdominal and pelvic pain. Radiographics 29(6): 1781–1796

Kanal E, Barkovich AJ, Bell C et al. (2007) ACR guidance document for safe MR practices: 2007. AJR Am J Roentgenol 188(6): 1447–1474

Moon AJ, Katzberg RW, Sherman MP (2000) Transplacental passage of iohexol. J Pediatr 136(4): 548–549

Oto A, Srinivasan PN, Ernst RD et al. (2006) Revisiting MRI for appendix location during pregnancy. AJR Am J Roentgenol 186(3): 883–887

Oto A, Ernst RD, Ghulmiyyah LM et al. (2009) MR imaging in the triage of pregnant patients with acute abdominal and pelvic pain. Abdom Imaging. 34(2): 243–250

Pedrosa I, Zeikus EA, Levine D, Rofsky NM (2007) MR imaging of acute right lower quadrant pain in pregnant and nonpregnant patients. Radiographics 27(3): 721–743, discussion 43–53

Singh A, Danrad R, Hahn PF, Blake MA, Mueller PR, Novelline RA (2007) MR imaging of the acute abdomen and pelvis: acute appendicitis and beyond. Radiographics 27(5): 1419–1431

Stichwortverzeichnis

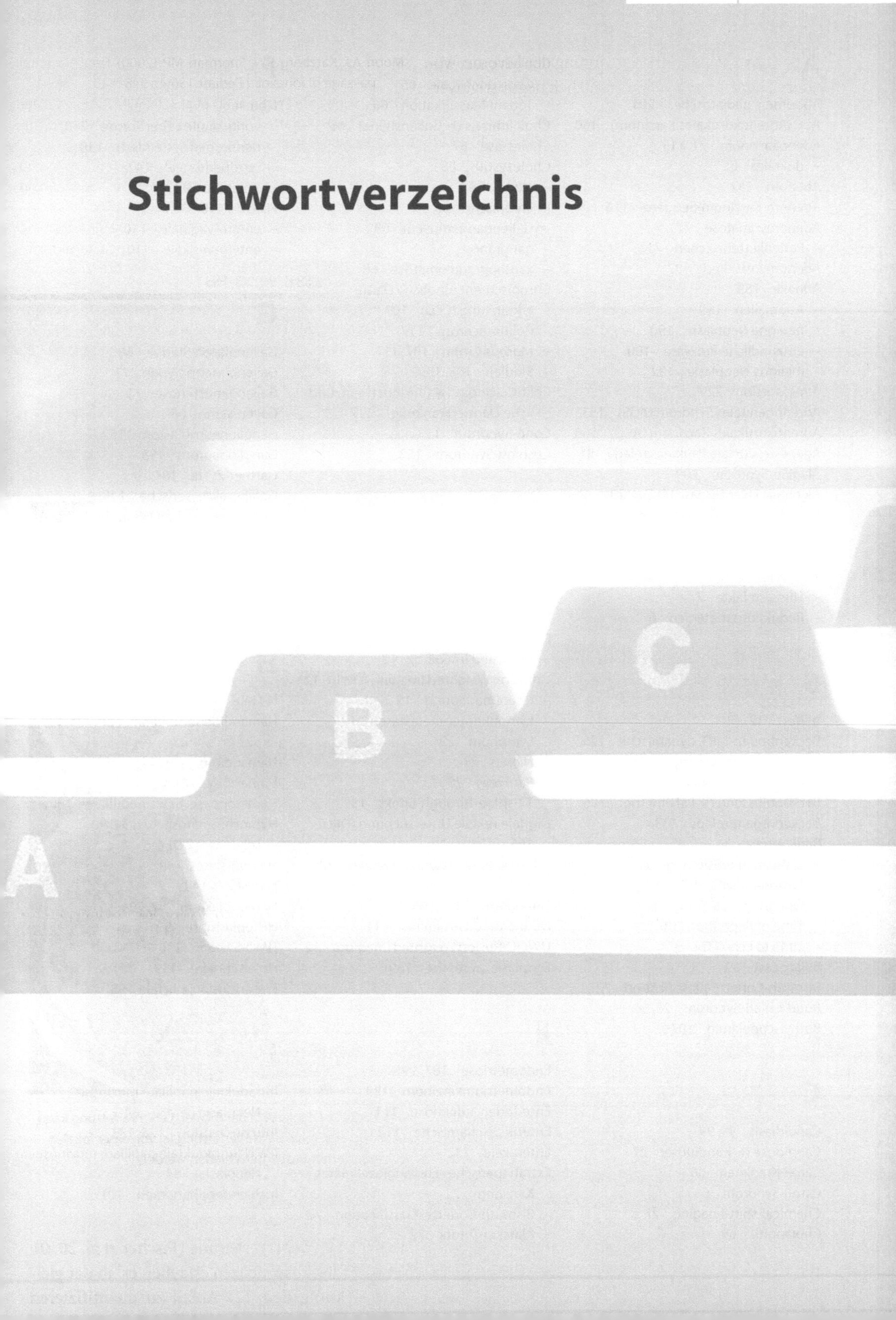

K

L

M

N

O

P

GPSR Compliance

The European Union's (EU) General Product Safety Regulation (GPSR) is a set of rules that requires consumer products to be safe and our obligations to ensure this.

If you have any concerns about our products, you can contact us on ProductSafety@springernature.com

In case Publisher is established outside the EU, the EU authorized representative is:

Springer Nature Customer Service Center GmbH
Europaplatz 3
69115 Heidelberg, Germany

Batch number: 10584743

Printed by Printforce, the Netherlands